Stabile Seitenlage, Druckverband, Herz-Lungen-Wiederbelebung, wer weiß schon noch, wie das genau geht – gerade wenn der Erste-Hilfe-Kurs, wie bei den meisten Menschen, Jahre oder gar Jahrzehnte zurückliegt. Aber nichts ist unangenehmer als die Vorstellung, anderen Menschen in einer Notfallsituation nicht helfen zu können. Tagtäglich können wir damit konfrontiert werden, sei es auf der Straße bei einem Verkehrsunfall, im Haushalt, am Arbeitsplatz oder in der Freizeit. Das ›Kursbuch Erste Hilfe‹ gibt in Verbindung von Tafeln und Texten einen Überblick über den gesamten Bereich der Ersten Hilfe. Die Autoren erläutern grundlegende Mechanismen im menschlichen Körper im Zusammenhang mit wichtigen Vitalfunktionen – eine Voraussetzung für qualifizierte Maßnahmen. Sie beschreiben detailliert Notfallsituationen, Symptome und Erste-Hilfe-Maßnahmen und stellen ähnliche, leicht verwechselbare Krankheitsbilder einander vergleichend gegenüber. Für alle, die im Notfall gut vorbereitet sein wollen, bietet dieses Buch fundierte Informationen und klare Anleitungen zur Ersten Hilfe.

Dr. phil. Harald Karutz, geboren 1975, ist Diplom-Pädagoge und Lehrrettungsassistent. Seit 2001 leitet er das Notfallpädagogische Institut in Essen, eine staatlich anerkannte Berufsfachschule für den Rettungsdienst. An der Steinbeis-Hochschule Berlin ist er zudem Professor für Notfallvorsorge und psychosoziales Krisenmanagement.
Dr. med. Manfred von Buttlar, geboren 1955, ist Internist und Intensivmediziner und arbeitet in einer eigenen Praxis in Mülheim an der Ruhr. Zudem unterrichtet er als freier Dozent am Notfallpädagogischen Institut in Essen und bildet dort Rettungsassistenten aus. Darüber hinaus war er mehr als 25 Jahre als Kreisverbandsarzt des Deutschen Roten Kreuzes tätig.

Jörg Mair, geboren 1964, war ab 1985 als Layouter und Werbegrafiker tätig; seit 1992 illustriert er Lexika, Schulbücher, Sportbücher sowie naturwissenschaftliche und medizinische Lehrwerke.
Für den dtv gestaltete er die Grafiken für ›Mein Gesundheitsbuch‹, ›Körperintelligenz‹, ›Die Gesundheit unserer Kinder‹ und ›Das Herz-Buch‹ von Dr. med. Marianne Koch, ›Geheimnisse unseres Universums‹ von Joachim Bublath sowie die dtv-Atlanten ›Ernährung‹ und ›Sexualität‹.

Übersetzungen

Libanon: Librairie Orientale, Beirut (in Vorb.)

Harald Karutz
Manfred von Buttlar

Kursbuch Erste Hilfe

Mit 110 farbigen Abbildungsseiten

Grafische Gestaltung der Abbildungen
Jörg Mair

Deutscher Taschenbuch Verlag

Wichtiger Hinweis

Soweit in diesem Buch eine Dosierung oder Applikationsform für Medikamente angegeben wird, darf der Leser zwar darauf vertrauen, dass Autoren und Verlag große Sorgfalt darauf verwendet haben, dass diese Angabe dem Wissensstand bei Fertigstellung dieses Werkes entspricht. **Für Angaben zu Dosierung und Applikationsform kann jedoch weder von den Autoren noch vom Verlag eine Gewähr übernommen werden.** Auch für die hier genannten Ratschläge und Behandlungsmethoden kann keine Haftung übernommen werden.

Originalausgabe
1. Auflage Dezember 1999 unter dem Titel ›dtv-Atlas Erste Hilfe‹
2., korrigierte und erweiterte Auflage Juli 2008
3., durchgesehene und korrigierte Auflage 2011

Umschlagkonzept: Balk & Brumshagen
Umschlagbilder: W. Söhngen GmbH
Gesetzt aus der Times 7/7,5 Pt (3B2)
Gesamtherstellung: Firmengruppe APPL, aprinta druck, Wemding
Printed in Germany · ISBN 978-3-423-34491-3

Aus dem Vorwort zur ersten Auflage

Verletzte und akut erkrankte Menschen sind in Notfallsituationen auf die Hilfe anderer angewiesen. Maßnahmen, die medizinische Laien noch vor dem Eintreffen des Rettungsdienstes durchführen, sind häufig lebensrettend oder tragen zumindest dazu bei, die Entstehung von Folgeschäden und weiteren Komplikationen zu vermeiden.
In diesem Buch versuchen wir, eine in Wort und Bild möglichst umfassende Darstellung der Ersten Hilfe zu geben, die es in dieser Form bislang nicht gegeben hat. Inhaltlich haben wir uns an den derzeit gültigen Richtlinien und Leitfäden orientiert, die auch von den Hilfsorganisationen in der Breitenausbildung umgesetzt werden. Bei der Darstellung einzelner Themen gehen wir teilweise jedoch weit über die Inhalte eines üblichen Erste-Hilfe-Lehrgangs hinaus. Wir haben Ergänzungen vorgenommen, die uns aufgrund eigener Unterrichtserfahrungen als sinnvoll, notwendig und angebracht erschienen. Unsere Ergänzungen stehen wohlgemerkt nicht im Widerspruch zu den allgemein verwendeten Ausbildungsunterlagen.
Besondere Aufmerksamkeit haben wir einem Bereich gewidmet, der in den meisten Veröffentlichungen zur Ersten Hilfe unserer Ansicht nach bislang – wenn überhaupt – nur unzureichend berücksichtigt wurde, wenngleich er für eine qualifizierte Hilfeleistung von größter Bedeutung sein dürfte. Dabei geht es primär gerade nicht um medizinisch-technische Maßnahmen, sondern um die *psychische* Erste Hilfe, d. h. um die verbale und nonverbale Zuwendung zum Betroffenen: Verletzte und Erkrankte erleben Notfallsituationen als seelischen Ausnahmezustand, als große emotionale Belastung. Sie müssen dementsprechend betreut werden.
Zweifellos kann und soll dieses Buch nicht die Teilnahme an einem Erste-Hilfe-Lehrgang ersetzen: Die sichere Beherrschung der einzelnen Maßnahmen erfordert praktische Übungen unter der Anleitung erfahrener Lehrkräfte. So würden wir uns freuen, wenn das vorliegende Buch nicht nur für die Nachbereitung eines Erste-Hilfe-Lehrgangs bzw. zur Vertiefung, Wiederholung und Auffrischung von Lerninhalten genutzt wird, sondern möglicherweise auch zur erneuten Teilnahme an entsprechenden Ausbildungsangeboten motiviert.

Mülheim, im Herbst 1999 Harald Karutz und Manfred von Buttlar

Vorwort zur zweiten Auflage

In den acht Jahren, die seit Erscheinen dieses Buches vergangen sind, hat sich in der Ausbildung von Ersthelfern viel verändert. Erst vor kur-

zem wurden die Leitlinien zur Durchführung der Herz-Lungen-Wiederbelebung noch einmal aktualisiert. Beim Auffinden einer bewusstlosen Person mit Atemstillstand ist demnach keine Pulskontrolle mehr notwendig, um mit den Reanimationsmaßnahmen zu beginnen. Nach den neuesten Erkenntnissen hat eine möglichst ununterbrochene Herzdruckmassage für das Überleben des Betroffenen eine größere Bedeutung als die Atemspende. Auch wurde das Verhältnis geändert, in dem die Kompressionen des Brustkorbes und die Beatmung erfolgen sollen. Darüber hinaus wenden Ersthelfer heute vielerorts automatische Elektroschockgeräte (Defibrillatoren) an.
Neuerungen gibt es aber nicht nur im Bereich der Herz-Lungen-Wiederbelebung, sondern auch in vielen anderen Bereichen. Zur Herstellung der stabilen Seitenlage wird seit einiger Zeit beispielsweise eine andere Technik angewendet. Das Kühlen von großflächigen Verbrennungen wird inzwischen kritisch betrachtet, weil es u. U. eine Unterkühlung zur Folge haben kann. Insgesamt sind die einzelnen Erste-Hilfe-Maßnahmen jedoch deutlich vereinfacht worden.
Wir haben das vorliegende Buch daher ebenfalls gründlich überarbeitet. Ergänzungen haben wir vor allem im Anhang vorgenommen. So wurden Karten mit den Standorten von Seenotkreuzern an der deutschen Küste und Rettungshubschraubern in Österreich und in der Schweiz eingefügt. Außerdem wurden Informationen für das Verhalten in Bedrohungs- und Konfliktsituationen aufgenommen.
Für die vielen Zuschriften und die fast durchweg positive Resonanz, aber auch für die kritischen Anmerkungen und Verbesserungsvorschläge aus der Leserschaft, die uns in den vergangenen Jahren erreicht haben, bedanken wir uns sehr herzlich.

Mülheim, im Frühjahr 2008 Harald Karutz und Manfred von Buttlar

Vorwort zur dritten Auflage

Die Text- und Tafelseiten wurden sorgfältig aktualisiert und den neuesten Erkenntnissen notfallmedizinischer Forschung angepasst. Veränderungen haben sich einmal mehr insbesondere bei den Hinweisen zur Herz-Lungen-Wiederbelebung sowie zur Versorgung von Verbrennungen ergeben. Im Kapitel über Vergiftungen und Verätzungen wurden die Angaben zur Kennzeichnung von Gefahrstoffen modifiziert.
Rückmeldungen zu diesem Buch nehmen wir auch weiterhin gern entgegen!

Mülheim, im Sommer 2011 Harald Karutz und Manfred von Buttlar

Inhalt

Hinweise für die Benutzer

Die beiden ersten Kapitel informieren über die elementaren Grundlagen einer qualifizierten Hilfeleistung: Allgemeine Hinweise zur Notwendigkeit, Zielsetzung und Bedeutung der Ersten Hilfe sowie zum Verhalten des Ersthelfers finden die Leser im ersten Kapitel, im zweiten werden Anregungen zur Betreuung von Betroffenen gegeben.
Die weiteren Kapitel sind folgendermaßen aufgebaut:
- Nach einer kurzen Erläuterung von **Aufbau und Funktion bestimmter Organe** des menschlichen Körpers folgt eine orientierende Übersicht über Ursachen und Gefahren von **Störungen der jeweiligen Organfunktion**.
- Es werden Erkennungsmerkmale und Maßnahmen genannt, die prinzipiell bei *allen* diesen Störungen auftreten bzw. angebracht sind.
- Die detaillierte Beschreibung *einzelner*, besonders häufig auftretender Notfallsituationen, Verletzungszustände und Krankheitsbilder mit *speziellen* Erkennungsmerkmalen und *zusätzlich* notwendigen Maßnahmen schließt das Kapitel ab.

In der Regel wird jede einzelne Notfallsituation dabei mit *drei* Abbildungen veranschaulicht:
1. Die obere bzw. linke Abbildung beinhaltet die jeweilige **Symptomatik**.
2. In der Mitte findet man ein Schaubild zu pathophysiologischen Vorgängen und den sich daraus ergebenden **Gefahren**.
3. Unten bzw. rechts sind die notwendigen **Maßnahmen** dargestellt.

Diese Reihenfolge entspricht dem in der Erste-Hilfe-Ausbildung üblichen »Taktikschema« *Erkennen – Überlegen – Handeln*. Nur in einigen Fällen schien es zum besseren Verständnis unbedingt notwendig, noch weitere Abbildungen aufzunehmen.
Um dem Betrachter eine rasche Orientierung zu ermöglichen, wurde der Ersthelfer auf allen Abbildungen *grün*, der Betroffene stets *rot* gekleidet dargestellt. Symptome sind immer auf *gelbem*, Maßnahmen immer auf *weißem* Untergrund zu finden. Für besonders häufig notwendige Maßnahmen, wie z.B. das Absetzen des Notrufs und die Kontrolle der Vitalfunktionen, wurden einheitlich wiederkehrende Symbole verwendet.
Auf ein eigenes Kapitel zu Krankheiten bzw. Kinderkrankheiten wurde bewusst verzichtet, weil ihre Diagnostik und Therapie nicht zum Aufgabenbereich eines Ersthelfers gehören. U.U. lebensbedrohliche Notfallsituationen, die durch akute Erkrankungen ausgelöst werden, sind jedoch bei Störungen derjenigen Vitalfunktion aufzufinden, die primär beeinträchtigt ist. So findet man z.B. Ausführungen zu einem Asthmaanfall bei Störungen der Atmung, Angina-Pectoris-Anfall und Herzinfarkt wurden Kreislaufstörungen zugeordnet usw.
Das Auffinden gesuchter Textstellen erleichtert das Register.

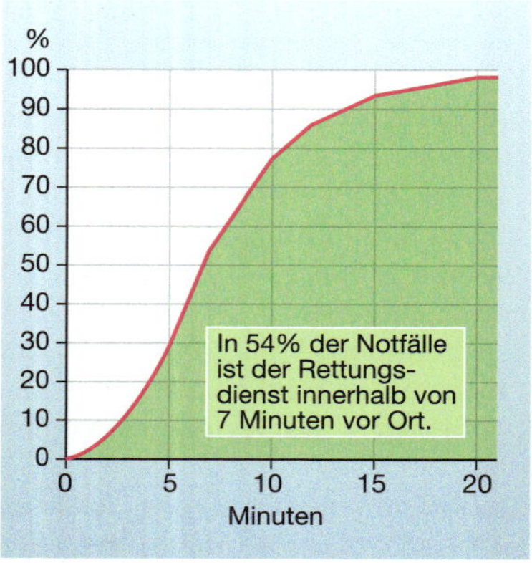

A Fahrzeit des Rettungsdienstes

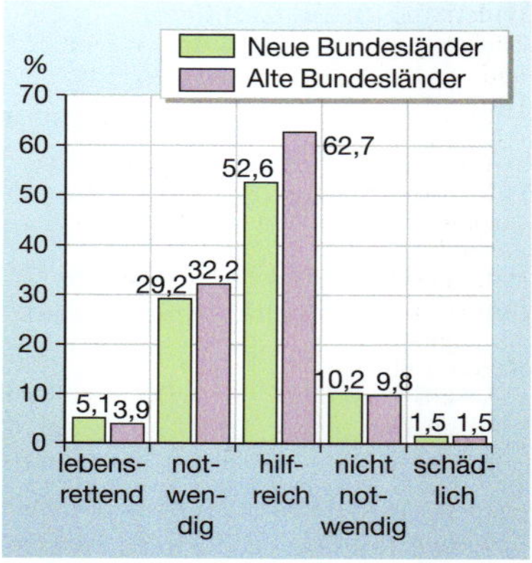

B Bewertung der Ersthelfermaßnahmen

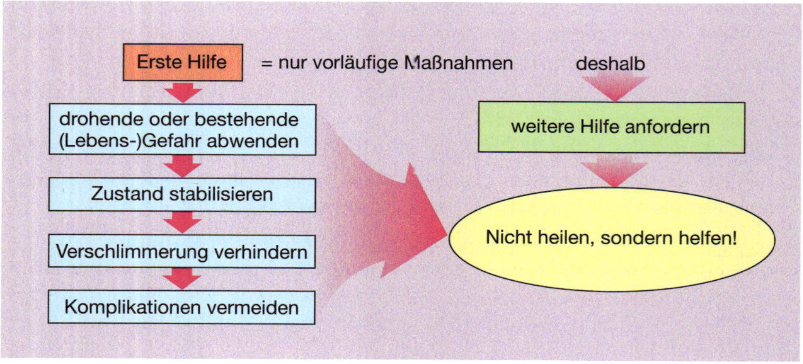

C Ziele der Ersten Hilfe

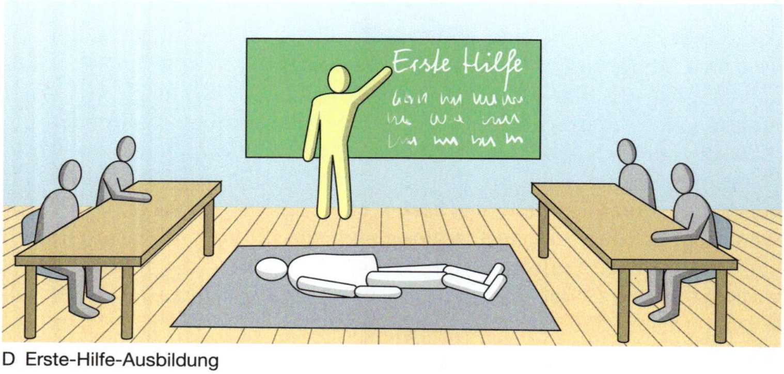

D Erste-Hilfe-Ausbildung

Bedeutung der Ersten Hilfe
Täglich geraten viele Menschen plötzlich und unverhofft in eine Notsituation. Durch Unfälle im Straßenverkehr, am Arbeitsplatz, im Haushalt und in der Freizeit, durch akute Erkrankungen (Herzinfarkt, Asthmaanfall) und durch Vergiftungen kann das gesundheitliche Wohlergehen beeinträchtigt werden; vielfach besteht sogar Lebensgefahr. Menschen sind in diesen Situationen auf die Hilfe anderer angewiesen.
Rettungsdienste in der Bundesrepublik Deutschland und vielen anderen Staaten sind gut organisiert, professionell ausgebildet und mit moderner medizinischer Technik ausgerüstet. Auch die *notärztliche Versorgung* ist – zumindest im deutschsprachigen Raum – flächendeckend sichergestellt.
Die Hilfe des Rettungsdienstes *allein* ist allerdings unzureichend, denn wenn die Gesundheit eines Menschen bedroht ist, entscheiden oft nur wenige Minuten über Leben und Tod bzw. über Folgeschäden. So ist man auch in einem dichten Netz von Rettungswachen auf **Erste Hilfe** von Menschen angewiesen, die vielleicht nur zufällig am Notfallort sind – selbst wenn bis zum Eintreffen des Rettungsdienstes nur wenige Minuten vergehen (A). Ob ein Betroffener überlebt und ob bleibende Schäden auftreten, liegt deshalb nur selten in den Händen des Rettungsdienstes – *entscheidend* ist häufig, dass Ersthelfer die wesentlichen Maßnahmen einleiten.

Definition der Ersten Hilfe
Erste Hilfe bedeutet, dass den Maßnahmen eines Laienhelfers weitere folgen, die vom Personal des Rettungsdienstes am Einsatzort oder von Ärzten und Assistenzpersonal in Praxen und Krankenhäusern durchgeführt werden. Erste Hilfe beinhaltet also nur vorläufige – aber sehr wirkungsvolle – Maßnahmen, mit denen die Zeit bis zur endgültigen Versorgung sinnvoll genutzt und überbrückt werden soll. Sie kann die Behandlung Betroffener durch den Arzt oder Rettungsdienst nicht ersetzen: Am Notfallort soll *nicht geheilt*, sondern kompetent *geholfen* werden. Ersthelfer sollen eine drohende oder bestehende Gefahr für die Gesundheit des Betroffenen abwenden, seinen Zustand stabilisieren und somit einer Verschlimmerung der Situation entgegenwirken (C). So wird die Gefahr weiterer Komplikationen reduziert und die Kostenentwicklung im Gesundheitswesen positiv beeinflusst, da die ersten Maßnahmen bei einem Notfall für Dauer, Art und Umfang der folgenden Behandlung mitentscheidend sind. Das Risiko, dem Betroffenen durch die Hilfeleistung zu *schaden*, ist minimal (B). Es ist in jedem Fall sinnvoller, *etwas zu tun*, als tatenlos herumzustehen und dadurch evtl. sogar die Hilfeleistung zu behindern (Schaulustige).

Erste-Hilfe-Ausbildung
Jeder kann Erste Hilfe leicht erlernen (D): Hilfsorganisationen *(Arbeiter-Samariter-Bund, Deutsche Lebens-Rettungs-Gesellschaft, Deutsches Rotes Kreuz, Johanniter-Unfall-Hilfe* und *Malteser Hilfsdienst)* sowie private Unternehmen bieten Lehrgänge an. Dachverbände sind die Bundesarbeitsgemeinschaft Erste Hilfe (BAGEH) sowie die Bundesvereinigung für Erste Hilfe (BVEH). In der Regel finden die Kurse an Wochenenden oder abends an Werktagen statt und umfassen jeweils acht Doppelstunden (16 Unterrichtseinheiten à 45 Minuten). Für Eltern, Erzieher, ältere Menschen und Sportler gibt es zahlreiche spezielle Kursangebote. Führerscheinerwerber absolvieren in der Regel einen verkürzten Lehrgang, in dem lediglich die lebensrettenden Sofortmaßnahmen unterrichtet werden. Häufig wird eine Teilnahmegebühr erhoben. Sofern der Arbeitgeber mit der Teilnahme an einem Lehrgang einverstanden ist, übernimmt die Berufsgenossenschaft die Kosten.
Alle zwei Jahre sollte man den Erste-Hilfe-Lehrgang wiederholen: Zum einen, um in Vergessenheit geratenes Wissen aufzufrischen – und zum anderen, weil sich die Notfallmedizin ständig weiterentwickelt und Maßnahmen der Ersten Hilfe somit einem gewissen Wandel unterliegen.
In den Erste-Hilfe-Kursen unterrichten Ausbilder nach einem einheitlich vorgegebenen Themenkatalog, der von den Hilfsorganisationen in Abstimmung mit dem *Bundesgesundheitsministerium*, dem *Beirat für Erste Hilfe und Wiederbelebung bei der Bundesärztekammer* sowie dem *Deutschen Rat für Wiederbelebung (German Resuscitation Council, GRC)* erarbeitet wurde.

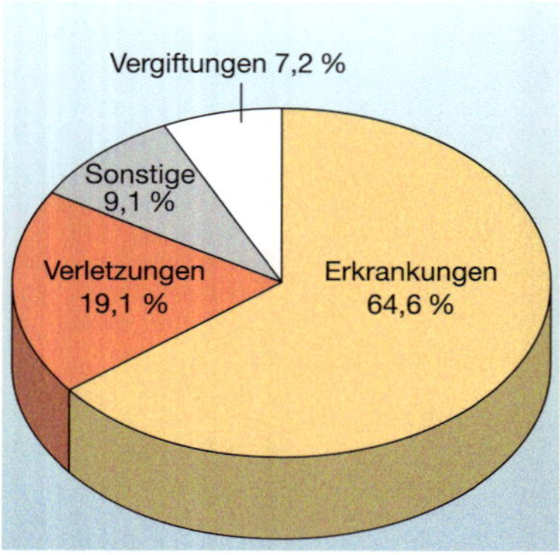

A Notfallarten bei Notarzteinsätzen

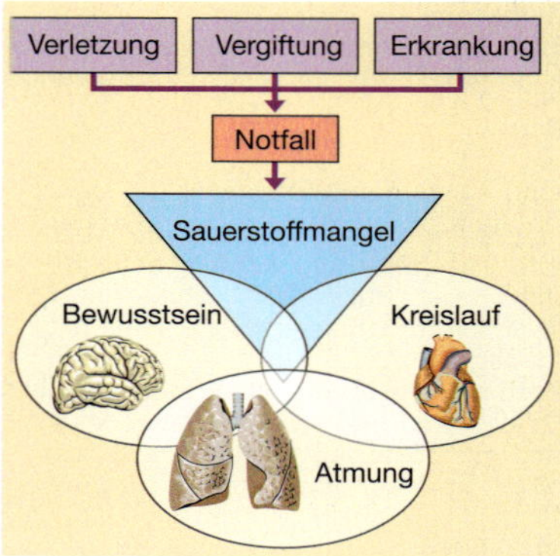

B Lebensgefahr durch Sauerstoffmangel

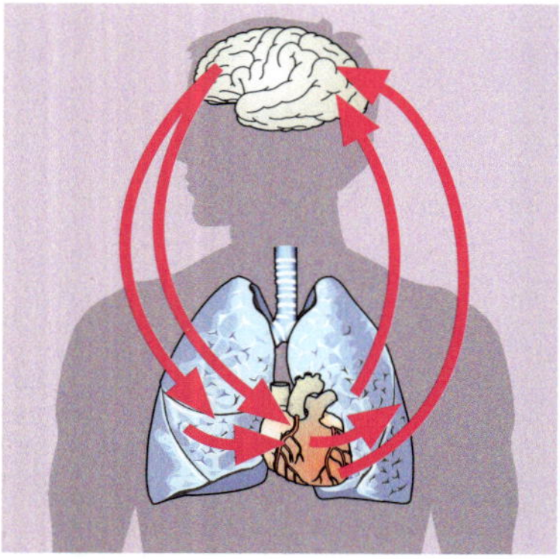

C Vitalfunktionen

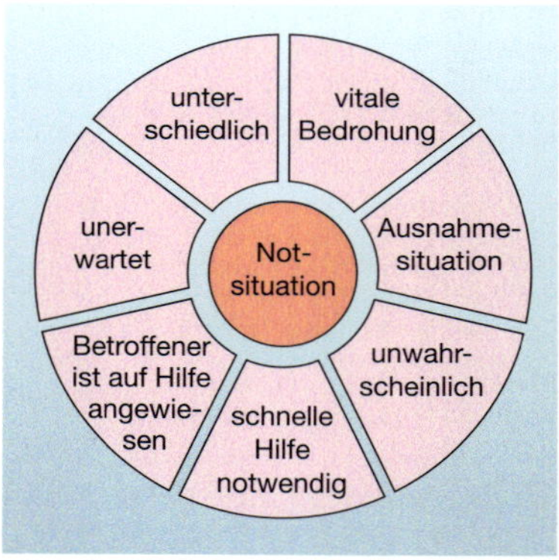

D Merkmale einer Notsituation

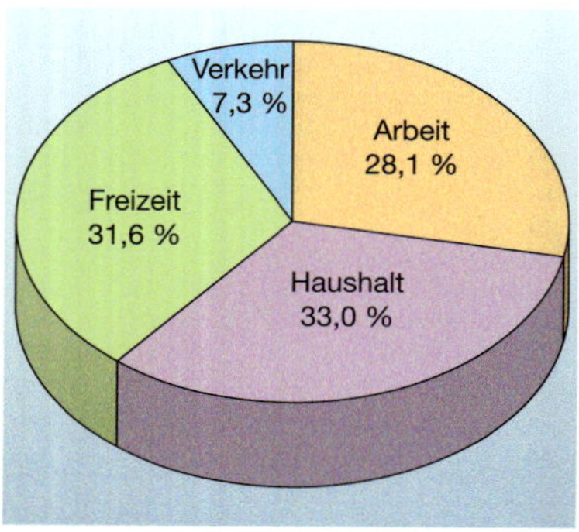

E Verteilung der Unfallbereiche

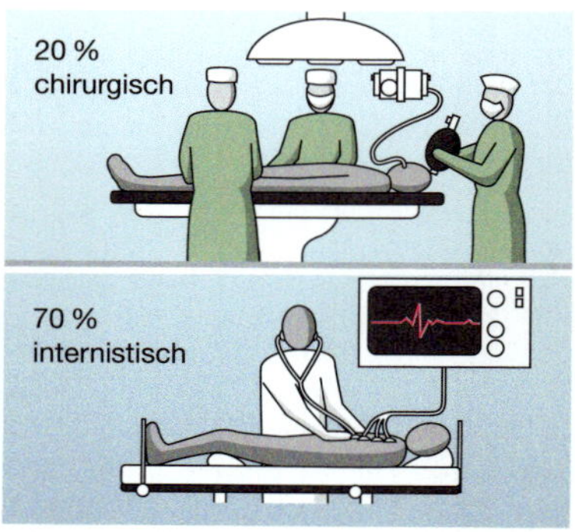

F Verteilung der Notfälle

Vitalfunktionen und Sauerstoffmangel
Unfälle, akute Erkrankungen oder Vergiftungen können zu einem **Notfall** führen (A). Dabei ist die Gesundheit eines Betroffenen akut bedroht. Wenn die lebenswichtigen *Vitalfunktionen* Bewusstsein, Atmung und Kreislauf durch Sauerstoffmangel beeinträchtigt sind, besteht u.U. Lebensgefahr (B). Auch Störungen *einzelner* Vitalfunktionen können diesen Sauerstoffmangel auslösen, denn Bewusstsein, Atmung und Kreislauf ergänzen sich wechselseitig und hängen voneinander ab (C).
Eine Störung des Bewusstseins wirkt sich auf Atmung und Kreislauf aus; akute Atemnot, etwa bei einem Asthmaanfall, kann zu Bewusstlosigkeit und Kreislaufstillstand führen. Wenn die Leistung des Herzens reduziert ist (z.B. durch einen Herzinfarkt), können Bewusstsein und Atmung ebenfalls beeinträchtigt werden.
Sind alle drei Vitalfunktionen durch Sauerstoffmangel ausgefallen, ist ein Mensch klinisch tot. Sauerstoff ist für den Menschen somit lebensnotwendig; ohne eine ausreichende Versorgung mit diesem Gas ist kein Leben möglich. Bei den Erste-Hilfe-Maßnahmen muss deshalb immer dafür gesorgt werden, dass die Sauerstoffversorgung des Betroffenen gesichert ist.

Merkmale einer Notsituation
Nicht nur die *gesundheitliche Beeinträchtigung* und die Gefahr der *vitalen Bedrohung*, der *schnell* entgegengewirkt werden muss, kennzeichnen eine Notsituation (D). Charakteristisch ist zudem, dass ein Mensch, der sich selbst nicht helfen kann, dringend Hilfe benötigt. Der Betroffene ist *auf andere angewiesen* und sogar *von ihnen abhängig*. Außerdem ist das Auftreten einer Notfallsituation relativ *unwahrscheinlich*; ein Mensch erlebt nur selten, dass sich jemand in Lebensgefahr befindet. Natürlich ist das Auftreten kleinerer Verletzungen häufiger – aber auch das sind im Alltag grundsätzlich *Ausnahmesituationen*. Zudem treten Notfälle *unerwartet* und *unvorhersehbar* auf. Selbst wenn man sich der generellen Möglichkeit eines Notfalls ständig bewusst ist, sind die konkreten Notfallsituationen zu *unterschiedlich*, um sie gedanklich erschöpfend durchzuspielen.
Notfälle kann man zu Übungszwecken daher auch nur bedingt praxisnah simulieren – im Gegensatz etwa zu Prüfungen oder einem Vorstellungsgespräch. Dort weiß man im Wesentlichen, was auf einen zukommt; man überlegt sich passende Worte, sucht geeignete Kleidung aus und ist auf Fragen des Gesprächspartners gefasst. Dies ist bei Notfallsituationen anders; es ist schwierig, sich ausreichend darauf vorzubereiten. Dennoch trägt die regelmäßige Teilnahme an Erste-Hilfe-Lehrgängen zweifellos *entscheidend* dazu bei, dass sich der Ersthelfer in Notfallsituationen korrekt verhalten und die jeweils notwendigen Maßnahmen durchführen kann. Eine fachlich und methodisch-didaktisch fundierte Ausbildung ist die vermutlich effektivste Möglichkeit, die Handlungskompetenz eines Ersthelfers zu steigern und v.a. die Zielstrebigkeit und Sicherheit, mit der Hilfsmaßnahmen durchgeführt werden, zu erhöhen.

Notfallarten
Die Notfallereignisse, bei denen Erste Hilfe erforderlich wird, sind nur selten so spektakulär, wie man sie aus dem Fernsehen kennt. Die Wahrscheinlichkeit, bei einem Explosionsunglück, einem Großbrand oder einem schweren Verkehrsunfall Hilfe leisten zu müssen, ist viel geringer als bei Notfällen, die sich im direkten Umfeld des Helfers und im Alltag ereignen (E): Ein Arbeitskollege erleidet vielleicht einen Krampfanfall, beim Einkaufen im Supermarkt sinkt der Ehepartner bewusstlos zu Boden, ein Kind hat sich beim Spielen eine Wunde zugezogen, oder ein Freund verletzt sich während des gemeinsamen Sporttrainings in der Turnhalle: Die Menschen, denen geholfen werden muss, sind nur in wenigen Fällen Fremde – sondern meistens Bekannte oder Verwandte.
Man wird auch seltener mit Blutungen oder Knochenbrüchen konfrontiert als mit einem Herzinfarkt, einem Asthmaanfall oder plötzlicher Bewusstlosigkeit: Internistische Notfälle sind weitaus zahlreicher als chirurgische – zumindest dann, wenn man leichte Blessuren, wie sie beim Freizeitsport oder beim Spielen von Kindern häufig auftreten, außer Acht lässt und sich auf *lebensbedrohliche* Situationen beschränkt (F). Im Erste-Hilfe-Lehrgang wird dies berücksichtigt: Man benötigt dort z.B. mehr Zeit zum Üben der Herz-Lungen-Wiederbelebung als für das Anlegen von Verbänden.

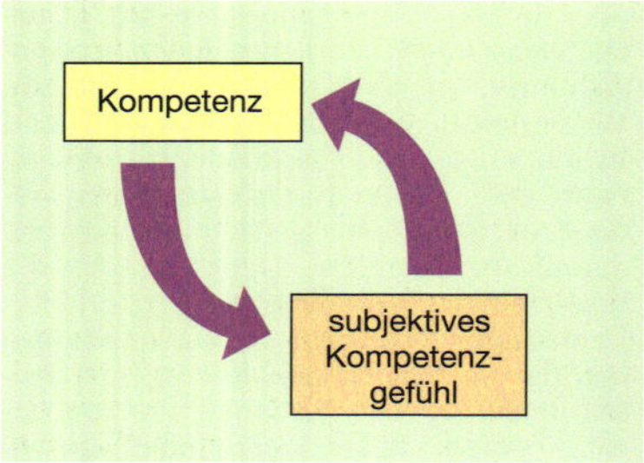

A Kompetenz und Kompetenzgefühl

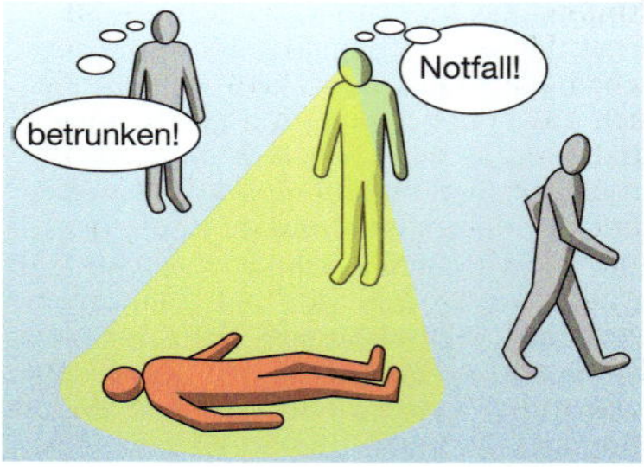

B Wahrnehmung eines Notfalls

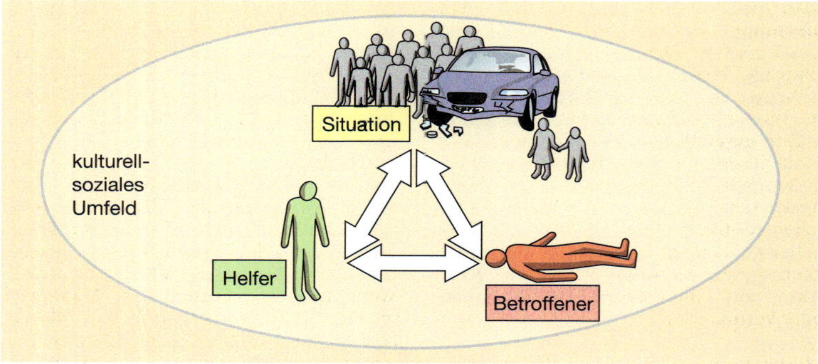

C Einflussfaktoren der Kosten-Nutzen-Analyse

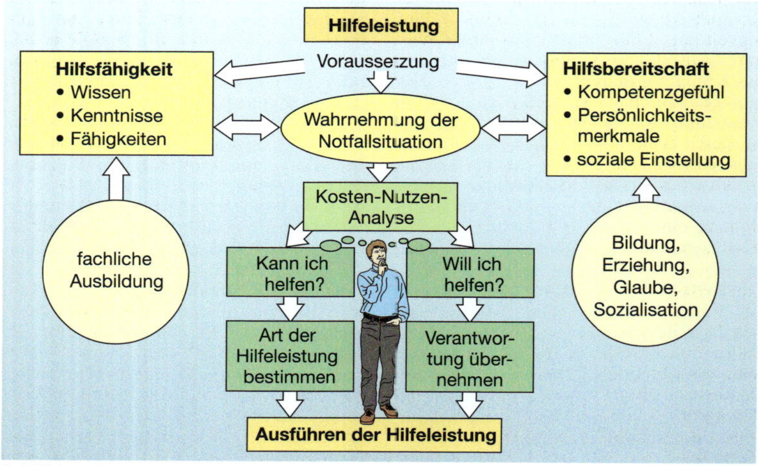

D Hilfsbereitschaft und Hilfeleistung

Einfluss des kulturell-sozialen Umfelds
Erste Hilfe zu leisten ist für jeden Menschen eine **ethische Pflicht**. Dies ergibt sich aus den Normen, Wertvorstellungen und moralisch-ethischen Prinzipien, die in unserer Kultur gelten und das Denken und Handeln eines Menschen beeinflussen. Die Gesundheit gilt demnach als besonders wertvolles Gut, und daher ist es zweifellos wünschenswert, sich für ihre Erhaltung einzusetzen. Erste Hilfe zu leisten heißt also, in sozialer Verantwortung tätig zu werden, weil man Teil einer Gemeinschaft ist, deren Regeln man akzeptiert und für die man eintritt.
Man spricht bezüglich der **sozialen Verpflichtung** zur Ersten Hilfe auch vom Grundsatz der Gegenseitigkeit, denn wer erwartet, dass andere ihm in einer Notlage helfen, der muss selbst bereit sein, diese Hilfe anderen zukommen zu lassen.

Zur **gesetzlichen Verpflichtung**, Hilfe zu leisten → Abschnitt »Rechtliche Aspekte der Ersten Hilfe« (Seite 23).

Neben den sozialen, ethischen und juristischen Motiven, die der potenzielle Ersthelfer aus seinem **Umfeld** bezieht, wirken noch weitere Faktoren mit, die die Motivation zur Hilfeleistung jeweils steigern oder vermindern:

Merkmale des potenziellen Helfers
Von großer Bedeutung sind hier die tatsächliche Kompetenz und das subjektive Kompetenzgefühl (A). Die fachliche Fähigkeit zur Hilfeleistung kann durch eine gute Ausbildung sichergestellt werden; das Kompetenzgefühl wird zusätzlich beeinflusst durch Geschlecht, Alter, den Zeitpunkt, zu dem die Ausbildung erfolgt ist, durch bisherige Erfahrungen mit Notfallsituationen und die Persönlichkeitsstruktur des Ersthelfers. Auch die Erziehung sowie die religiöse und soziale Einstellung entscheiden mit, welche Bereitschaft jemand zeigt, anderen zu helfen.

Die Bedeutung der Wahrnehmung
Ein Notfall muss als solcher *erkannt* werden. Dass man auf ein bestimmtes Ereignis aufmerksam wird und das Wahrgenommene als Situation erkennt, die für die Gesundheit des Betroffenen bedrohlich werden kann, ist eine unbedingte Voraussetzung für die Erste Hilfe (B). Vor allem Menschen in Großstädten, die gestresst sind, unter Zeitdruck stehen und hektisch von Termin zu Termin eilen, bemerken einen Notfall mitunter nicht. In ländlichen Regionen ist die Wahrscheinlichkeit, dass Hilfe geleistet wird, größer. Unterschiedlich ist hier nicht die Hilfsbereitschaft der in Städten oder auf dem Land lebenden Menschen, sondern die Qualität der Wahrnehmung ihrer Umgebung.

Merkmale des Betroffenen
Kindern wird eher geholfen als Erwachsenen, weil sie hilfsbedürftiger erscheinen. Wenn dem Betroffenen eine gewisse Schuld an seiner Situation zugeschrieben werden kann, senkt dies die Hilfsbereitschaft. Im unbewussten Glauben an eine »gerechte Welt« wird die Notfallsituation als Bestrafung für ein Fehlverhalten angesehen, die der Verletzte oder Erkrankte geradezu »verdient« hat. Von Bedeutung sind außerdem Geschlecht und Aussehen sowie die Beziehung des potenziellen Helfers zum Betroffenen.

Merkmale der Situation
In der Wohnung eines Freundes leistet man eher Hilfe als auf einer einsamen Landstraße; bei Unfällen am Arbeitsplatz wird eher geholfen als im Straßenverkehr. Wenn nur eine Person vom Notfallgeschehen betroffen ist, wird man sich die Hilfeleistung eher zutrauen als z.B. bei einem Unfall mit fünf oder mehr Beteiligten. Eine wesentliche Rolle spielt auch die Gegenwart anderer Menschen: Wenn außer dem potenziellen Helfer und dem Betroffenen niemand am Notfallort ist, ist die Wahrscheinlichkeit, dass geholfen wird, ähnlich gering wie bei Anwesenheit einer größeren Gruppe von Zuschauern. In diesem Fall fühlt sich u.U. niemand zur Hilfeleistung verpflichtet (Verantwortungsdiffusion). Günstig wirkt sich dagegen eine Gruppe von sieben oder acht Personen aus (positive Gruppendynamik). Zudem ist die Tageszeit mit entscheidend dafür, ob geholfen wird oder nicht.

Kosten-Nutzen-Analyse
Wenn eine Notfallsituation richtig erkannt wurde, fragt sich der potenzielle Helfer unbewusst, ob er helfen kann und ob er helfen will. Dies geschieht im Rahmen einer Kosten-Nutzen-Analyse. Wie er sich dabei entscheidet, hängt von den genannten Einflüssen ab (C).
Eine *zusammenfassende Übersicht* zur Hilfsbereitschaft eines potenziellen Ersthelfers zeigt Abbildung D.

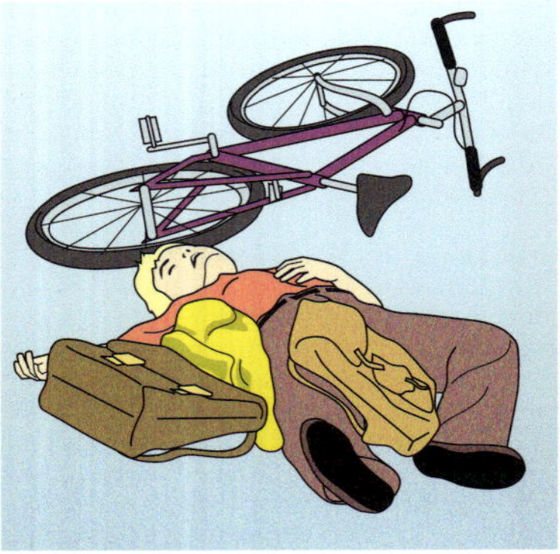

A Improvisationsvermögen –
z. B. Ruhigstellen von Knochenbrüchen

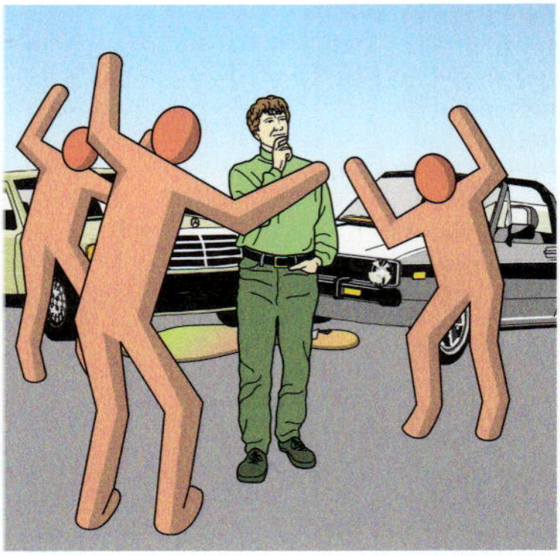

B Ruhe bewahren

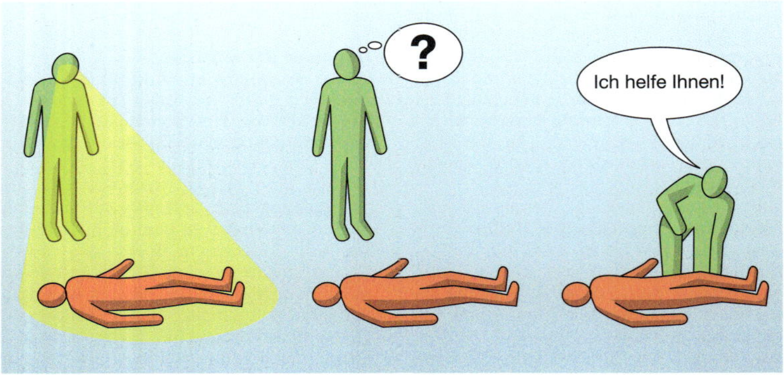

C Erkennen, überlegen, handeln

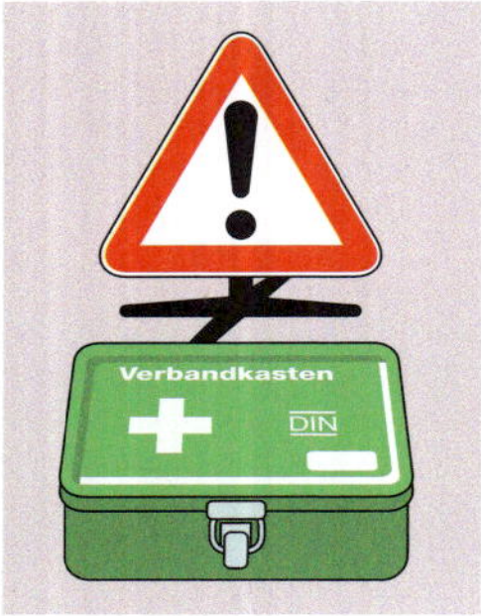

D Vorgeschriebene Sicherheitsausstattung im Pkw

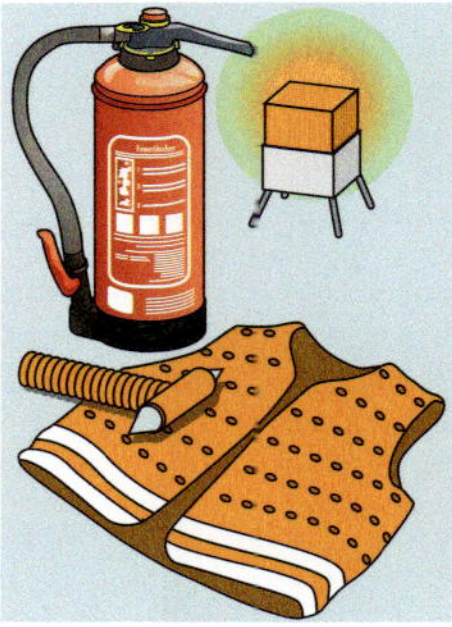

E Ergänzende Sicherheitsausstattung

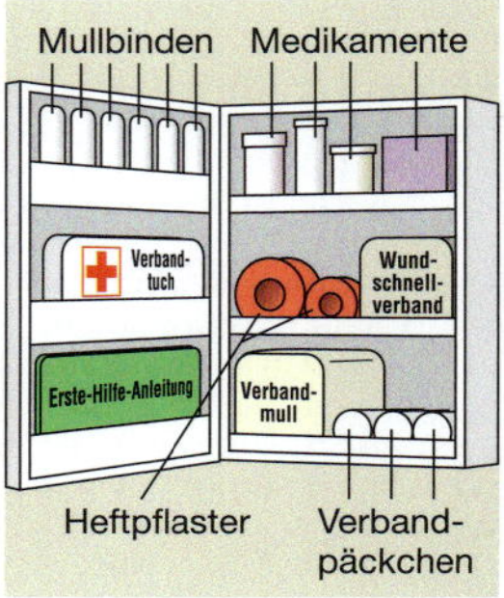

F Hausapotheke

Fachliche Qualifikation
In den Erste-Hilfe-Lehrgängen wird in der Regel anhand von Fallbeispielen erarbeitet, welche Maßnahmen jeweils erforderlich sind. Teilnehmer erhalten umfangreiche Hintergrundinformationen über Bau und Funktionsweise des menschlichen Körpers; viel Unterrichtszeit wird für praktische Übungen genutzt. Die Grundlage der fachlichen Qualifikation eines Ersthelfers ist damit sichergestellt.

Improvisationsvermögen
Unfälle, Erkrankungen oder Vergiftungen, mit denen man in der Realität konfrontiert ist, entsprechen häufig nicht den Beispielen aus einem Erste-Hilfe-Kurs: Notfälle sind sehr unterschiedlich, daher kann man nicht auf *alle* Situationen vorbereitet sein. Man geht in der Erste-Hilfe-Ausbildung deshalb davon aus, dass ein Lehrgangsteilnehmer ausgehend von seinem im Kurs erworbenen Wissen und den dort entwickelten Fähigkeiten auch in *ähnlichen* Notfällen helfen kann. Voraussetzung dafür sind ein gewisses Improvisationsvermögen (A) und die Fähigkeit, *allgemeine* Verhaltensregeln auf *konkrete* Situationen zu übertragen.

Knochenbrüche (→ Seite 165–171) müssen z.B. ruhig gestellt werden. Womit dies geschieht, ist letztlich egal – man sollte auf das Material zurückgreifen, das einem gerade zur Verfügung steht.

Ruhe bewahren
Sinnvoll Erste Hilfe zu leisten heißt, besonnen und umsichtig das jeweils Richtige zu tun und nicht hektisch in blinden Aktionismus zu verfallen (B).

Erkennen – Überlegen – Handeln (C)
Der Ersthelfer muss zunächst **erkennen**, was überhaupt geschehen ist: Handelt es sich um einen Verkehrsunfall oder eine akute Erkrankung? Wie viele Verletzte gibt es? Welche Verletzungen oder Erkrankungen liegen vor? Wichtig ist, sich in kurzer Zeit einen Überblick über die Situation zu verschaffen. Dann sollte man sich – zumindest einige Sekunden lang – die Zeit nehmen, um zu **überlegen**: Welche Gefahr droht dem oder den Betroffenen? Wer ist besonders schwer verletzt? Wem muss zuerst geholfen werden? Welche Maßnahmen sind sofort notwendig, welche erst später? Zu den ersten Überlegungen gehört auch, ob man sich möglicherweise selbst gefährden könnte. Treten an einer Unfallstelle giftige Substanzen aus? Besteht Explosionsgefahr? Wie kann man trotzdem helfen? Ist der Rettungsdienst schon benachrichtigt? Erst wenn solche Fragen beantwortet sind, sollte *unmittelbare* Hilfe geleistet werden. Jetzt heißt es **handeln**, und zwar so, wie es notwendig ist: Einerseits so, wie die Situation es verlangt, andererseits, wie sie es zulässt.

Hilfsmittel für die Erste Hilfe
Alle *lebensrettenden* Maßnahmen der Ersten Hilfe sind ohne Hilfsmittel durchführbar. Was der Ersthelfer jedoch benötigt, sind ein gesundes Selbstvertrauen und ein wenig Mut, um im entscheidenden Augenblick aktiv zu werden. Jeder Mensch kann an jedem Ort Hilfe leisten – sofern er geistig und körperlich dazu in der Lage ist. Ein zehnjähriges Kind wird z.B. noch keine effektive Herz-Lungen-Wiederbelebung durchführen können, weil es ganz einfach noch nicht kräftig genug ist.
Bei einigen Maßnahmen ist es natürlich sinnvoll, auf Hilfsmittel zurückzugreifen: So müssen in jedem Kraftfahrzeug ein genormter Verbandkasten nach DIN 13164 (→ Seite 222) und ein Warndreieck zur Absicherung von Unfallstellen mitgeführt werden (D). Bei Lastkraftwagen ist zusätzlich eine tragbare gelbe Warnblinkleuchte vorgeschrieben.
Neben dieser Mindestausstattung empfehlen sich folgende Dinge für die Sicherheitsausrüstung (E): Ein Feuerlöscher, ein sogenannter Nothammer, mit dem bei Bedarf Autoscheiben eingeschlagen werden können, um Fahrzeuginsassen zu befreien, und eine Sicherheits-Warnweste mit Reflexstreifen, die dafür sorgt, dass der Ersthelfer bei Unfällen im Straßenverkehr besser wahrgenommen wird.
Selbstverständlich sollte auch in Schulen und Betrieben ausreichend Material für die Erste Hilfe vorhanden sein – den Inhalt von Betriebsverbandkästen schreiben die DIN 13157 sowie die DIN 13169 vor (→ Seite 222f.). Im eigenen Haus oder der eigenen Wohnung sollte man Wert auf eine gut sortierte Hausapotheke legen (F). Wichtig ist in jedem Fall, alle Gegenstände, die für die Hilfeleistung benötigt werden, deutlich gekennzeichnet und gut zugänglich aufzubewahren.

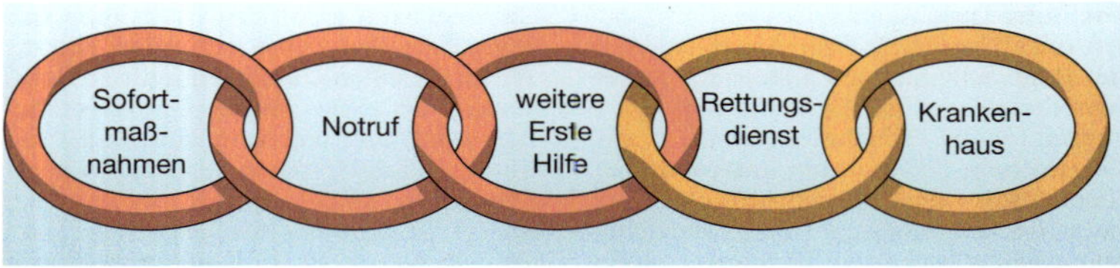

A Rettungskette

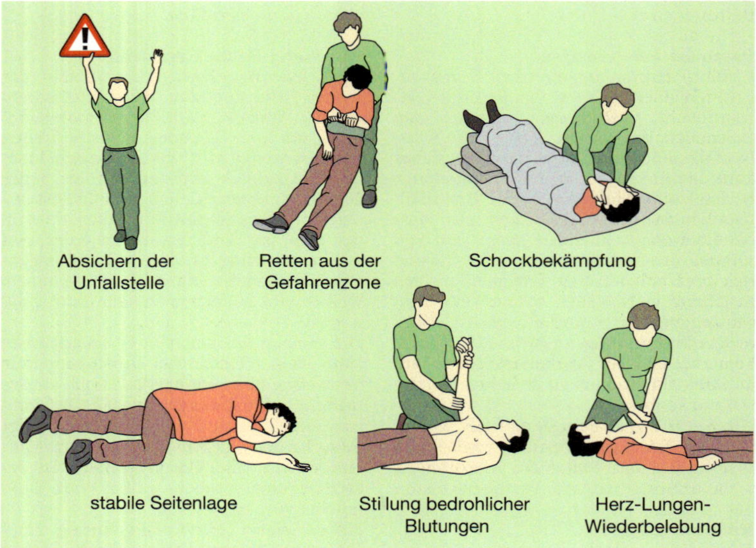

B Lebensrettende Sofortmaßnahmen

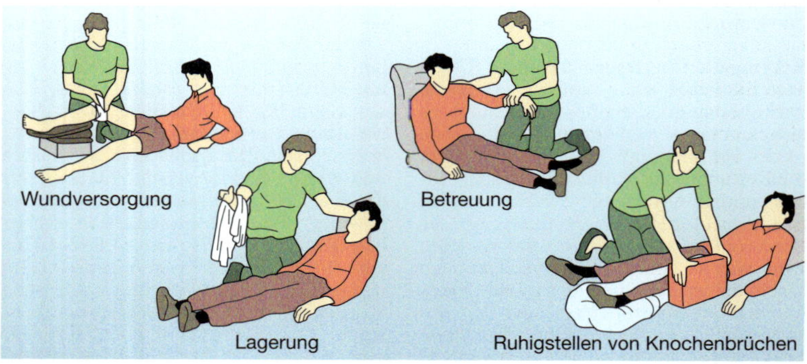

C Weitere Erste Hilfe

Die Versorgung eines verletzten, erkrankten oder vergifteten Menschen lässt sich mit dem Schema der **Rettungskette** beschreiben, die je nach Darstellung aus bis zu fünf Gliedern bestehen kann (A).

Die Rettungskette beginnt **mit lebensrettenden Sofortmaßnahmen** (B). Dazu gehört, *die Vitalfunktionen aufrechtzuerhalten*: Gemeint sind alle Maßnahmen, die ohne jede zeitliche Verzögerung notwendig sind, um den drohenden Tod eines Betroffenen zu verhindern.

Hierzu zählt man das Herstellen der stabilen Seitenlage, die Durchführung der Atemspende und der Herz-Lungen-Wiederbelebung, das Stillen bedrohlicher Blutungen sowie die Schockbekämpfung.

In einigen Notfallsituationen gehört aber auch das *Absichern des Gefahrenbereichs* zu den ersten Maßnahmen. Bei Verkehrsunfällen muss erst das Warndreieck aufgestellt werden, erst dann kann die Versorgung der Verletzten beginnen. Begibt sich der Ersthelfer sofort an die noch ungesicherte Unfallstelle, wird der nachfolgende Verkehr möglicherweise nicht rechtzeitig gewarnt. Unter Umständen kommt es dadurch zu einem weiteren Unfall, bei dem auch der Ersthelfer verletzt werden kann.

Das *Retten aus einem Gefahrenbereich* gehört ebenfalls zu den Sofortmaßnahmen. Wenn z.B. eine bewusstlose Person nicht schnellstmöglich aus einem brennenden Fahrzeug gezogen wird, erleidet sie schwere Verbrennungen und kann daran sterben, noch bevor der Rettungsdienst eintrifft.

Den Sofortmaßnahmen folgt in der Rettungskette das **Absetzen des Notrufs**. Dadurch wird das professionelle Hilfspersonal angefordert. In der Regel ist dies der Rettungsdienst, möglicherweise aber auch die Feuerwehr, wenn etwa Personen nach einem Verkehrsunfall im Fahrzeug eingeklemmt sind. Wird der Notruf nicht – oder nur unvollständig – abgesetzt, reißt die Rettungskette an dieser Stelle ab, und eine optimale Versorgung des Betroffenen ist nicht mehr gewährleistet.

Bis zum Eintreffen des Rettungsdienstes wird **weitere Erste Hilfe** geleistet (C). Unter dieser Bezeichnung sind alle Maßnahmen zusammengefasst, die sinnvoll, zweckmäßig und wichtig sind, aber keine Priorität gegenüber den bisher beschriebenen haben. Ein Mensch mit Herz-Kreislauf-Stillstand muss zunächst erfolgreich wiederbelebt werden, bevor man sich um das – nur evtl. notwendige – Anlegen von Verbänden kümmert.

Neben der Wundversorgung zählt man zur weiteren Ersten Hilfe besondere Lagerungsarten, das Ruhigstellen von Knochenbrüchen und die Betreuung Betroffener.

Der **Rettungsdienst** knüpft mit seinen Maßnahmen an die des Ersthelfers an und sorgt dafür, dass die *Transportfähigkeit* eines *Notfallpatienten* hergestellt wird. Rettungsfahrzeuge bleiben deshalb oft längere Zeit an der Einsatzstelle stehen. Bevor der Patient das Krankenhaus erreicht, werden mit moderner Medizintechnik eine Vielzahl diagnostischer und therapeutischer Maßnahmen der sogenannten *Präklinik* eingeleitet. Der Behandlung an Ort und Stelle folgt der Transport, der in der Regel nicht besonders schnell, sondern möglichst schonend durchgeführt wird, sodass sich der Gesundheitszustand des Patienten währenddessen nicht verschlechtert.

Das letzte Glied der Rettungskette ist schließlich das **Krankenhaus**, in dem einem Notfallpatienten die komplette ärztliche und pflegerische Versorgung zur Verfügung steht. Im Idealfall wird der Betroffene schon hier bis zur völligen Genesung behandelt – möglicherweise folgt dem Krankenhausaufenthalt aber noch eine weitere Therapie in Rehabilitationskliniken.

Schwachstellen der Rettungskette

Die Rettungskette ist nur so stark wie ihr schwächstes Glied. Schwachstellen treten häufiger bei den ersten drei Gliedern auf. Hier müssen Ersthelfer aktiv werden: Von ihnen hängt die Stabilität der Rettungskette ab.

Ein Beispiel zeigt, wie wichtig es ist, dass alle Kettenglieder funktionieren und ineinandergreifen: Wenn ein Mensch nicht mehr atmet, treten nach wenigen Minuten erste bleibende Hirnschäden auf, da Nervenzellen aufgrund des Sauerstoffmangels absterben. Der Rettungsdienst kann aber häufig erst nach dieser Zeit am Notfallort eintreffen. Wurde bis dahin keine Atemspende durchgeführt, ist die beste Ausstattung und Ausbildung des Rettungsdienstes nutzlos. Die entstandenen Hirnschäden sind nicht mehr rückgängig zu machen, und die Überlebenschance des Betroffenen ist bereits erheblich gesunken.

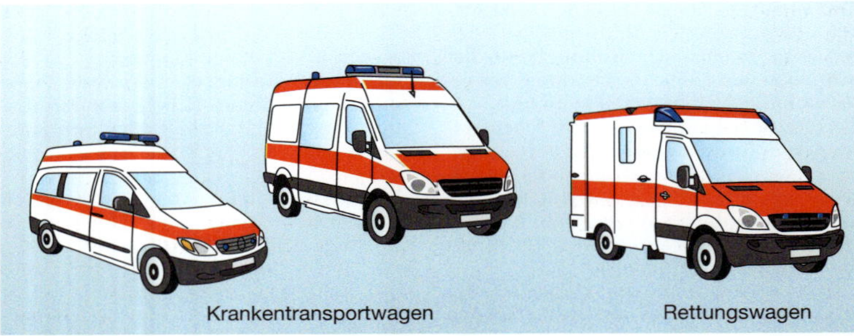

A Fahrzeuge des Rettungsdienstes (Beispiele)

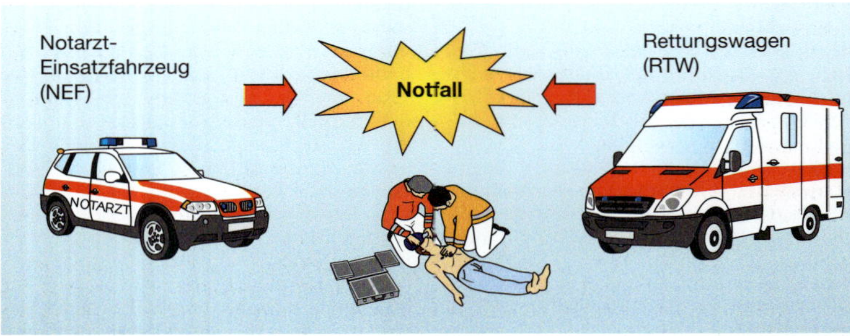

B Rendezvous-System

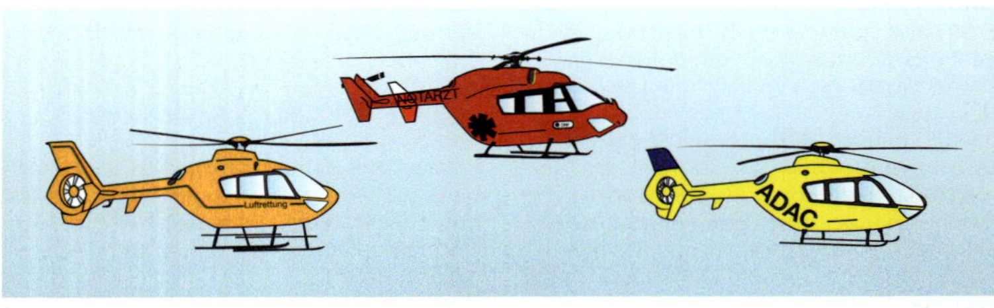

C Rettungs- und Intensivtransporthubschrauber

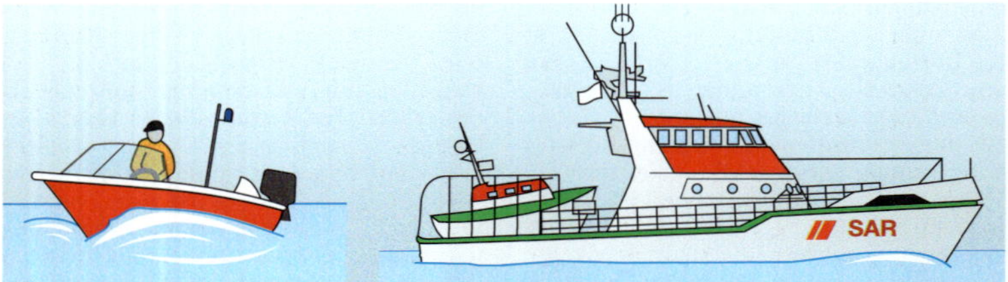

D Rettungsboote

Im alltäglichen Sprachgebrauch werden die Fahrzeugbezeichnungen des Rettungsdienstes häufig synonym verwendet (»Krankenwagen«). Dabei bestehen zwischen den einzelnen Rettungsmitteln große Unterschiede (A):

Krankentransportwagen (KTW) werden in der europäischen Norm DIN EN 1789 auch als *Patient Transport Ambulance* oder *Emergency Ambulance* bezeichnet. Sie dienen üblicherweise zum Transport von *Nicht-Notfallpatienten.* So bezeichnet man Menschen, die krank, verletzt, gehunfähig oder aus anderen Gründen hilfsbedürftig sind. Der Rettungsdienst muss sie deshalb zur ärztlichen Behandlung bringen, es besteht bei diesen Patienten jedoch keine akute Lebensgefahr. Die Ausstattung eines Krankentransportwagens ist dem Verwendungszweck angepasst und nicht sehr umfangreich. Die gesetzlich vorgeschriebene Besatzung bilden in den meisten Bundesländern ein Rettungshelfer und ein Rettungssanitäter.

Rettungswagen (RTW) beschreibt die europäische Norm DIN EN 1789 als *Mobile Intensive Care Unit.* Diese Fahrzeuge werden für die Behandlung und den Transport von *Notfallpatienten* eingesetzt, die sich entweder in Lebensgefahr befinden oder bei denen schwere gesundheitliche Schäden zu erwarten sind, wenn nicht sofort umfassende Hilfe geleistet wird. Die Ausrüstung eines Rettungswagens ist deshalb viel umfangreicher als die eines Krankentransportwagens: An Bord befinden sich fast alle Geräte, Instrumente und Medikamente, die auch in der Notaufnahme eines Krankenhauses vorhanden sind. Die Besatzung eines RTW besteht in den meisten Bundesländern aus mindestens einem Rettungsassistenten und einem Rettungssanitäter. Wenn der Besatzung eines Rettungswagens auch ein Notarzt angehört, bezeichnet man das Fahrzeug als **Notarztwagen (NAW)**.

Bei **Notarzt-Einsatzfahrzeugen (NEF)** handelt es sich um PKW oder Kleinbusse, die als Zubringerfahrzeuge für den Notarzt dienen. Weil mit ihnen kein Patient transportiert werden kann, entsendet die Leitstelle im sog. *Rendezvous-System* parallel stets einen Rettungswagen, der an der Einsatzstelle mit dem NEF zusammentrifft (B). Ein Vorteil dieses *Rendezvoussystems* besteht darin, dass der Notarzt flexibel eingesetzt werden kann. Wenn er bei einem Einsatz nicht mehr benötigt wird, kann er mit dem NEF schon zum nächsten Einsatz fahren.

Rettungs- und Intensivtransporthubschrauber (RTH, ITH) sind ähnlich wie ein Rettungswagen ausgestattet. Sie werden eingesetzt, um einen Notarzt besonders schnell zur Einsatzstelle zu bringen oder um einen schonenden Patiententransport in weiter entfernt liegende Spezialkliniken (z. B. für Verbrennungen) zu ermöglichen. Zur Besatzung gehören i. d. R. der Pilot, ein Notarzt und ein Rettungsassistent mit Zusatzausbildung (C).

Einsätze, bei denen ein Rettungshubschrauber direkt zum Notfallort gerufen wird, bezeichnet man als *Primäreinsätze.* Verlegungsflüge von medizinisch bereits versorgten Patienten aus einem Krankenhaus in ein anderes werden *Sekundäreinsätze* genannt. Sie werden von Intensivtransporthubschraubern übernommen. Primäreinsätze fliegen die Hubschrauber normalerweise in einem Umkreis von 50 Kilometern um ihren Standort; Verlegungsflüge werden auch über größere Entfernungen durchgeführt. (Hubschrauberstandorte → Seite 226–228)

Rettungsboote (D) werden in sehr unterschiedlichen Ausführungen verwendet. Kleinere Bootstypen setzen v. a. Feuerwehren, die Wasserwacht des Deutschen Roten Kreuzes sowie die Deutsche Lebens-Rettungs-Gesellschaft (DLRG) auf Binnen- und Küstengewässern ein. Größere Seenotkreuzer unterhält die Deutsche Gesellschaft zur Rettung Schiffbrüchiger (DGzRS) an der deutschen Küste (Stationsübersicht → Seite 229).

Daneben gibt es **Sonderfahrzeuge**: Für den Transport von extrem übergewichtigen Notfallpatienten werden z. B. Schwerlast-Rettungswagen eingesetzt, die über eine besonders belastbare Trage und teilweise auch eine Ladebordwand verfügen. Patienten mit extrem ansteckenden Krankheiten werden mit speziellen Infektionstransportwagen in ein Krankenhaus gebracht. Diese Fahrzeuge sind u. a. mit Filteranlagen ausgestattet, damit während der Fahrt keine Krankheitserreger austreten können. Bei Großeinsätzen kommen Gerätewagen, teilweise auch Rettungsbusse zum Einsatz, die mit Materialien für die Versorgung einer Vielzahl von Patienten ausgestattet sind. In einigen Städten gibt es außerdem Baby-Notarztwagen, die einen transportablen Brutkasten *(Inkubator)* an Bord haben.

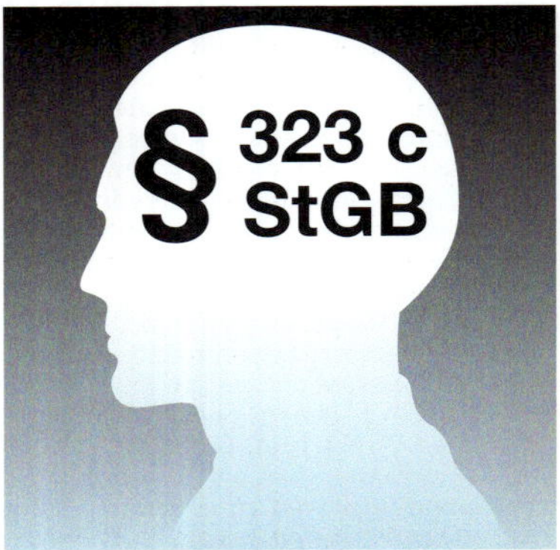

A Gesetzliche Verpflichtung

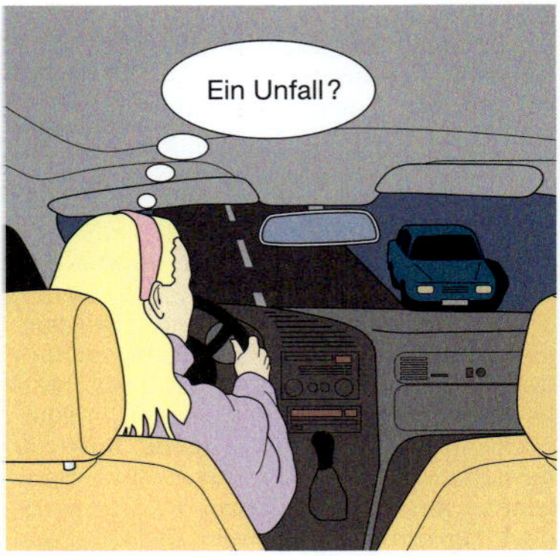

B Zumutbarkeit der Hilfeleistung

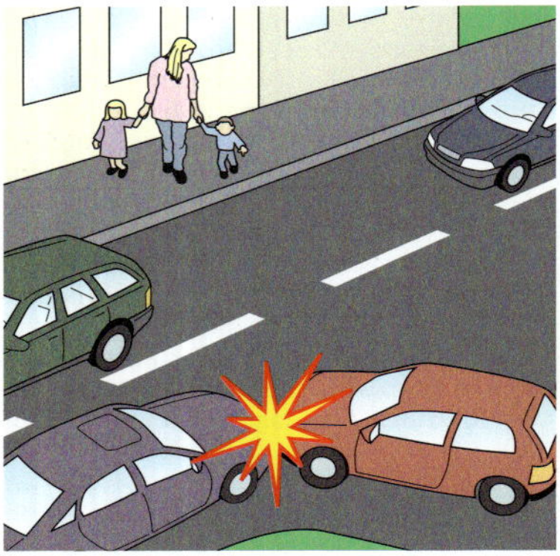

C Verletzung anderer wichtiger Pflichten

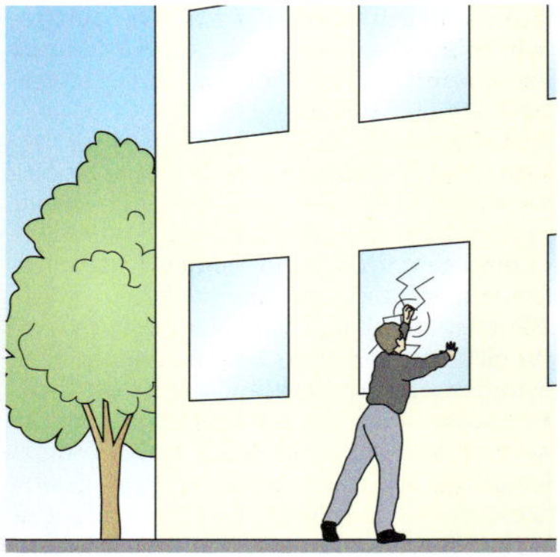

D Rechtfertigender Notstand

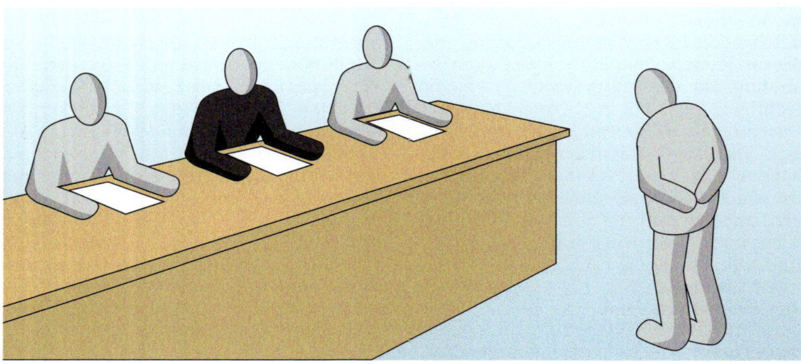

E Gerichtsverhandlung wegen unterlassener Hilfeleistung

Unterlassene Hilfeleistung
Nach Paragraph 323c (sogenannter »Jedermanns-Paragraph«) des Strafgesetzbuches (StGB) wird mit Freiheitsstrafe bis zu einem Jahr oder mit Geldstrafe bestraft, »wer bei Unglücksfällen oder gemeiner Gefahr oder Not nicht Hilfe leistet, obwohl dies erforderlich und ihm den Umständen nach zuzumuten, insbesondere ohne erhebliche eigene Gefahr und ohne Verletzung anderer wichtiger Pflichten möglich ist« (A, E).
Jeder Mensch ist also gesetzlich zur Hilfeleistung verpflichtet. Dies gilt jedoch nicht, wenn Hilfe bereits in ausreichender Form geleistet wird (beispielsweise durch einen am Unfallort anwesenden Arzt) und eigenes Eingreifen nicht mehr notwendig ist. Die gesetzliche Verpflichtung zur Ersten Hilfe wird überdies durch die *Zumutbarkeit der Hilfeleistung* eingeschränkt. Von einer Frau kann man beispielsweise nicht verlangen, dass sie nachts auf einer einsamen Straße aus ihrem Fahrzeug steigt, wenn sie den begründeten Verdacht hat, überfallen zu werden.

Das könnte z.B. der Fall sein, wenn eine Situation nicht eindeutig als Verkehrsunfall erkennbar ist (B).

Man ist ebenfalls nicht verpflichtet, *am Notfallort* zu helfen, wenn man sich dadurch in Gefahr begeben würde (Beispiele hierzu → S.25). Außerdem muss man keine *unmittelbare* Hilfe leisten, wenn dadurch andere wichtige Pflichten verletzt würden. So müsste eine Mutter, die mit ihrem Kind neben einer viel befahrenen Straße zum Einkaufen geht, bei einem Unfall nicht uneingeschränkt helfen, wenn sie dabei ihr Kind nicht mehr ausreichend beaufsichtigen könnte (C).
Es ist jedoch jederzeit möglich und zumutbar, den Rettungsdienst zu benachrichtigen: Die eigene Gesundheit wird dadurch nicht gefährdet, und andere wichtige Pflichten werden nicht vernachlässigt. Das Absetzen des Notrufs kann im Übrigen auch von Personen erwartet werden, die angeben, nicht helfen zu können, weil ihre Erste-Hilfe-Ausbildung schon zu lange zurückliegt. Jeder, der telefonieren kann, ist auch in der Lage, die Rettungsleitstelle anzurufen.

Rechtsansprüche gegen den Ersthelfer
Viele Menschen haben Angst, bei der Ersten Hilfe etwas falsch zu machen und dafür bestraft zu werden. Diese Sorge ist unbegründet: Sollten Erste-Hilfe-Maßnahmen zu Sachschäden (z.B. an der Kleidung) oder sogar gesundheitlichen Beeinträchtigungen des Betroffenen führen, kann der Ersthelfer nicht strafrechtlich belangt werden, sofern er nach bestem Wissen und mit größtmöglicher Sorgfalt gehandelt hat. Haftbar gemacht wird der Helfer nur, wenn Vorsatz, d.h. absichtliches Fehlverhalten oder grobe Fahrlässigkeit, nachgewiesen werden können; i.d.R. ist dies aber auszuschließen. Abgesehen davon sind Schäden durch unterlassene Hilfeleistung viel wahrscheinlicher und schwerwiegender als durch eine nicht ganz korrekte Hilfeleistung.
Wenn ein Ersthelfer in guter Absicht den Rettungsdienst verständigt, sich später jedoch herausstellt, dass dies nicht notwendig war, muss er die entstandenen Kosten nicht tragen. Der Ersthelfer haftet wiederum nur dann, wenn er den Rettungsdienst vorsätzlich falsch alarmiert.
Begeht der Ersthelfer bei seiner Hilfeleistung eine Ordnungswidrigkeit oder eine Straftat, ist dies möglicherweise gerechtfertigt (Juristen sprechen vom »rechtfertigenden Notstand«) und deshalb nicht strafbar. Gibt es keine andere Möglichkeit zu telefonieren, darf der Ersthelfer z.B. eine Fensterscheibe eines allein stehenden Hauses einschlagen, um vom dortigen Telefon den Notruf abzusetzen (D). Die Tatsache, dass durch die Benachrichtigung des Rettungsdienstes möglicherweise ein Menschenleben gerettet wird, wiegt eindeutig schwerer als die geschilderten Straftaten Sachbeschädigung und Hausfriedensbruch.

Rechtsansprüche des Ersthelfers
Sollte bei der Ersten Hilfe Schaden am Eigentum des Helfers (z.B. an der Kleidung oder dem eigenen Fahrzeug) entstanden sein, haftet dafür entweder die Haftpflichtversicherung des Verletzten oder der gesetzliche Unfallversicherungsträger. Das Sozialgesetzbuch (SGB 7) regelt, dass jeder Ersthelfer beitragsfrei gegen alle Personen- und Sachschäden versichert ist, die ihm bei der Hilfeleistung möglicherweise widerfahren. Deshalb hat der Ersthelfer z.B. auch Anspruch auf kostenlose Heilbehandlung, Berufshilfe und spätere Verletztenrente, wenn er selbst bei der Hilfeleistung gesundheitlichen Schaden erleidet.

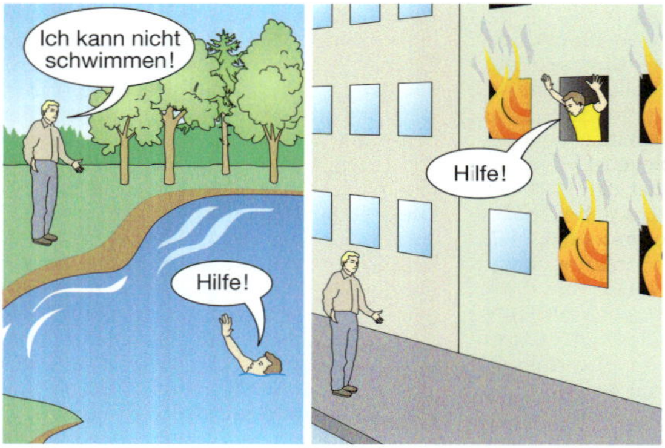

A Eigenschutz

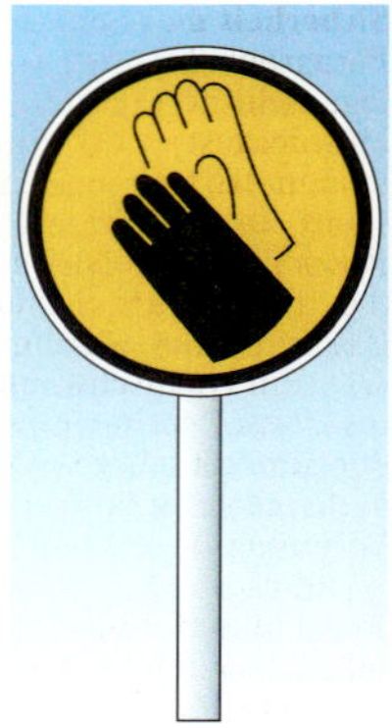

B Schutzhandschuhe

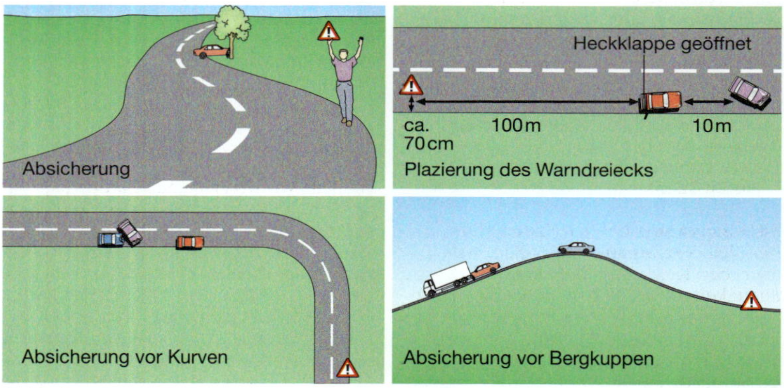

C Absicherung

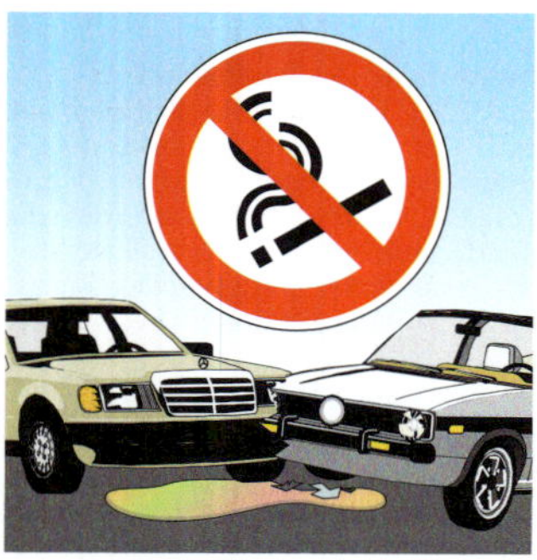

D Rauchverbot an Unfallstellen

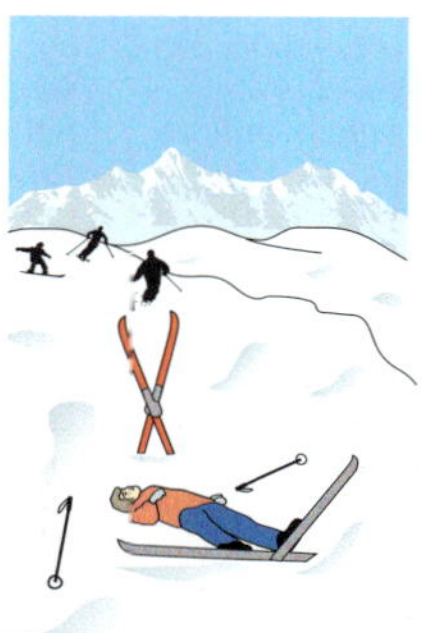

E Absicherung auf einer Skipiste

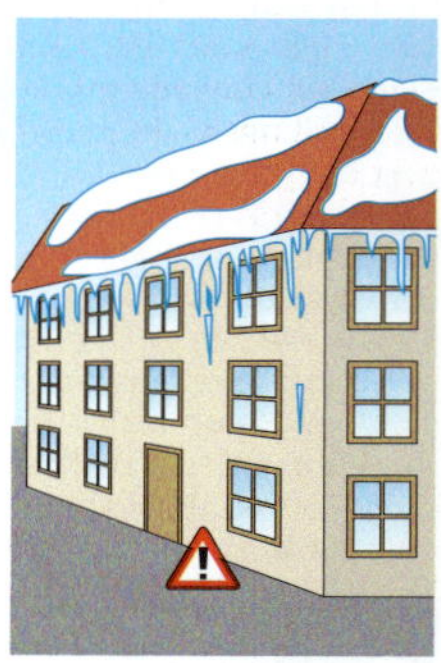

F Absicherung bei Eiszapfen

Sicherheit und Schutzverhalten
Paragraph 323c des Strafgesetzbuches legt nicht nur die Verpflichtung zur Hilfeleistung fest, sondern auch, dass man von keinem Ersthelfer verlangen kann, sich selbst in Gefahr zu begeben. Oberste Priorität hat stets das eigene Leben und damit die eigene Sicherheit. Dies hat Folgen für die Maßnahmen des Ersthelfers (A). Ein Nichtschwimmer muss z.B. nicht ins Wasser springen, wenn ein Ertrinkender gerettet werden muss. Niemand kann verlangen, dass man eine brennende Wohnung betritt, um einen Bewusstlosen zu retten.
In all diesen Fällen ist aufgrund der drohenden Gefahren nur eine jeweils eingeschränkte Hilfeleistung möglich. Der Notruf muss abgesetzt werden, und man sollte versuchen, andere davon abzuhalten, sich in Gefahr zu begeben. Da viele Menschen von riskanten Hilfeleistungen, wie sie in Fernsehen und Kino gezeigt werden, fasziniert sind, ist es unter Umständen nicht einfach, sie vor leichtsinnigem Fehlverhalten zu bewahren.

Man sollte aber bedenken, dass ein verletzter Helfer keine gute Hilfe mehr leisten kann.

Infektionsschutz bei der Ersten Hilfe
Bei der Versorgung blutender Wunden oder bei Kontakt mit anderen Körperflüssigkeiten des Betroffenen (Erbrochenem, Urin, Kot) sollte man sich grundsätzlich Infektionsschutzhandschuhe anziehen (B). Einem theoretisch denkbaren Infektionsrisiko durch die Atemspende kann man mit Beatmungshilfen (→ Seite 103) entgegenwirken, die in Apotheken und Sanitätshäusern verkauft werden. Der Umgang mit diesen Hilfsmitteln ist allerdings nicht ganz einfach und erfordert einige Übung.
Die Wahrscheinlichkeit, sich bei der Hilfeleistung zu infizieren, ist sehr gering. Statistisch gesehen sind die meisten Menschen – abgesehen von der akuten Notfallsituation – gesund und leiden somit nicht an einer Infektionskrankheit. Eine Infektion mit dem Human Immunodeficiency Virus (HIV) ist besonders unwahrscheinlich: Ein viel größerer Personenkreis ist z.B. an Grippe oder Hepatitis (Gelbsucht) erkrankt.
Voraussetzung für eine HIV-Infektion bei der Hilfeleistung ist darüber hinaus, dass der Ersthelfer mit einer offenen Wunde am eigenen Körper in Kontakt mit dem Blut des Betroffenen kommt. Genau dies wird ja durch das Tragen von Handschuhen verhindert.
Die Atemspende wird zudem in den meisten Fällen aufgrund eines internistischen Notfallgeschehens notwendig. Hierbei tritt keine Blutung im Gesichtsbereich oder dem Mund-Rachen-Raum auf, und allein durch Speichelflüssigkeit kann der Human Immunodeficiency Virus nicht übertragen werden. Eine Keimübertragung vom Helfer auf den Betroffenen ist insgesamt viel wahrscheinlicher als umgekehrt.

Absicherung einer Unfallstelle
Wird man auf einen Verkehrsunfall aufmerksam, während man mit dem eigenen Pkw unterwegs ist, sollte man sofort die Warnblinkanlage einschalten. Man reduziert die Geschwindigkeit und fährt langsam an die Unfallstelle heran; zwischen dem eigenen Fahrzeug und dem verunfallten Wagen bleibt ein Sicherheitsabstand. Man stellt seinen Pkw so ab, dass die Scheinwerfer die Unfallstelle bei Dunkelheit beleuchten. Dann klappt man das Warndreieck auf, hält es mit ausgestrecktem Arm hoch und läuft dem nachfolgenden Verkehr entgegen (C). Damit andere Autofahrer es rechtzeitig wahrnehmen, sollte das Warndreieck mindestens 100 Meter vor der Unfallstelle und etwa 70 Zentimeter vom Straßenrand entfernt auf die Fahrbahn gestellt werden. Vor Kurven und Bergkuppen ist es in ausreichender Entfernung zu platzieren (C).
Da eventuell Kraftstoff ausläuft und Brandgefahr besteht, darf an Unfallstellen niemand rauchen (D). Aus dem gleichen Grund sollte auch die Zündung der verunfallten Pkws baldmöglichst ausgeschaltet werden.
Nicht immer sind es Unfälle im Straßenverkehr, die vor der weiteren Hilfeleistung abgesichert werden müssen. Bei einem Unfall auf der Skipiste ist es z.B. sinnvoll, zwei übereinander gekreuzte Skier in den Schnee zu stecken, damit auch andere Wintersportler die Situation erkennen (E).
Im Winter bilden sich an Dachrinnen häufig größere Eiszapfen, die abbrechen können. Auch hier müssen Fußgänger auf die drohende Gefahr aufmerksam gemacht werden (F).

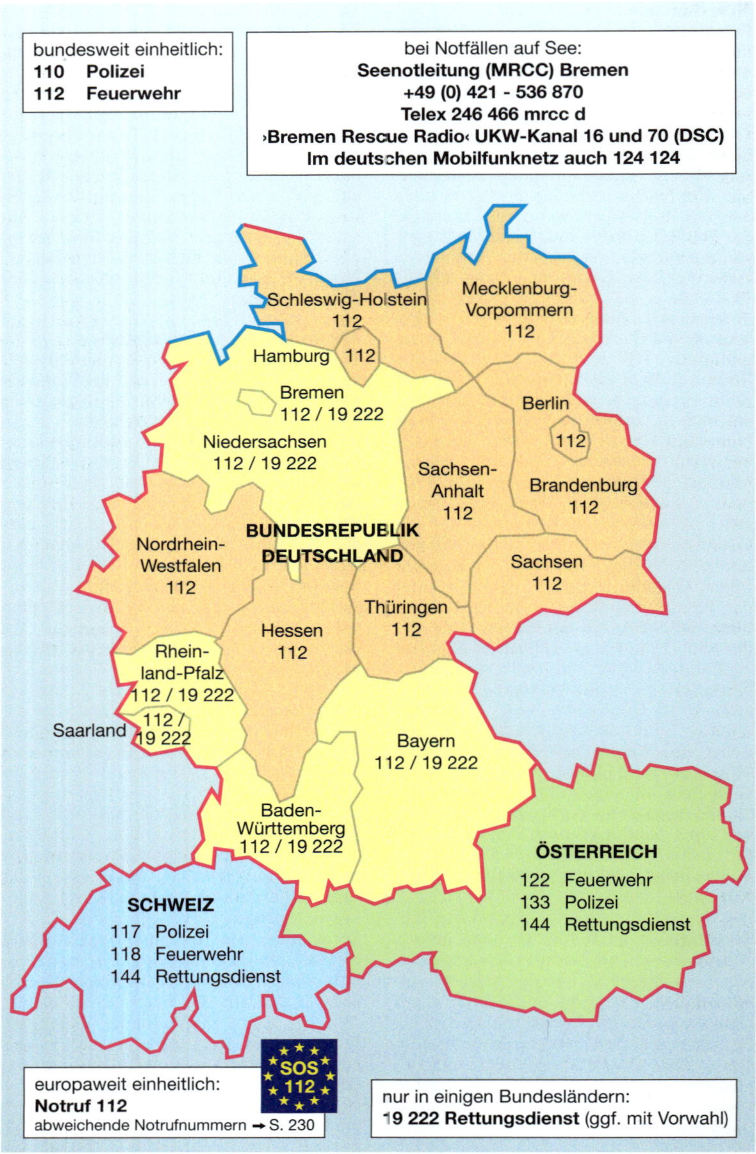
bundesweit einheitlich:
110 Polizei
112 Feuerwehr
bei Notfällen auf See:
Seenotleitung (MRCC) Bremen
+49 (0) 421 - 536 870
Telex 246 466 mrcc d
›Bremen Rescue Radio‹ UKW-Kanal 16 und 70 (DSC)
Im deutschen Mobilfunknetz auch 124 124
Schleswig-Holstein 112
Mecklenburg-Vorpommern 112
Hamburg 112
Bremen 112 / 19 222
Berlin 112
Niedersachsen 112 / 19 222
Sachsen-Anhalt 112
Brandenburg 112
BUNDESREPUBLIK DEUTSCHLAND
Nordrhein-Westfalen 112
Sachsen 112
Thüringen 112
Hessen 112
Rhein-land-Pfalz 112 / 19 222
Saarland 112 / 19 222
Bayern 112 / 19 222
Baden-Württemberg 112 / 19 222
ÖSTERREICH
122 Feuerwehr
133 Polizei
144 Rettungsdienst
SCHWEIZ
117 Polizei
118 Feuerwehr
144 Rettungsdienst
SOS 112
europaweit einheitlich:
Notruf 112
abweichende Notrufnummern → S. 230
nur in einigen Bundesländern:
19 222 Rettungsdienst (ggf. mit Vorwahl)

Notrufnummern in Deutschland, Österreich und der Schweiz

Notrufnummern in der BRD

Für die gesamte Bundesrepublik Deutschland gelten zwei gesetzlich festgelegte und einheitliche Notrufnummern: Unter der **Notrufnummer 110** erreicht man Einsatzzentralen der Polizei. Sie leiten Notfallmeldungen sofort an den Rettungsdienst weiter. Unter der **Notrufnummer 112** erreicht man die Feuerwehren. Sie sind häufig auch der gesetzliche Träger des Rettungsdienstes. Ist das nicht der Fall, übernehmen die Feuerwehr-Leitstellen dennoch die Alarmierung und Koordination des Rettungsdienstes.

Die Nummern 110 und 112 werden im Telefonnetz vorrangig geschaltet und sind auch bei einer Überlastung des Telefonnetzes frei. Man kann sie bei Stromausfällen weiterhin benutzen, da sie über eine eigene Energieversorgung verfügen. Außerdem muss bei den Nummern 110 und 112 keine Ortsnetzkennzahl (Vorwahl) gewählt werden: Man erreicht automatisch die nächstgelegene Leitstelle der Polizei bzw. Feuerwehr.

Grundsätzlich gilt dies auch für Mobiltelefone. Allerdings wird die 112 aus technischen Gründen teilweise zu Leitstellen der Polizei umgeleitet. Außerdem ist es nicht vollkommen auszuschließen, dass der Notruf die Rettungsleitstelle einer benachbarten Stadt erreicht, die für den Notfallort gar nicht zuständig ist. Zwar können Rettungsleitstellen auch Mobiltelefone bzw. den Standort des Anrufers orten, dies nimmt jedoch einige Zeit in Anspruch. Deshalb sollte man bei Notrufversuchen mit einem Handy sicherheitshalber immer die Gemeinde nennen, in der sich der Notfall ereignet hat.

Weitere wichtige Rufnummern

Nur in einigen Bundesländern gilt neben den Notrufnummern 110 und 112 *auch* die **Rufnummer 19 222** für die direkte Alarmierung des Rettungsdienstes. Sie ist fernmeldetechnisch betrachtet **keine Notrufnummer**: Sie wird im Telefonnetz weder vorrangig geschaltet, noch verfügt sie über eine eigene Stromversorgung. Ein weiterer Nachteil: Befindet man sich außerhalb des Ortsnetzes, in dem die Rettungsleitstelle ist, muss man z.T. erst noch die entsprechende Vorwahl wählen.

In einigen Kreisen und Städten kann man den Rettungsdienst darüber hinaus über *weitere* Rufnummern erreichen; sie sind aber jeweils auf *einen* Kreis oder *eine* Stadt beschränkt. Die Rufnummern von Polizei, Feuerwehr und Rettungsdienst, die im eigenen Wohnort und am Arbeitsplatz gelten, sind immer auf den ersten Seiten, mitunter sogar auf dem Umschlag bzw. Titelblatt der **amtlichen Telefonbücher** des jeweiligen Ortes vermerkt. Um sich in Notfallsituationen umständliches und zeitaufwendiges Suchen zu ersparen, sollte neben jedem Telefon immer eine Liste bereitliegen, auf der die örtlich geltenden Rufnummern vermerkt sind.

Die Telefonnummern des **kassenärztlichen Notfall-** bzw. **Bereitschaftsdienstes** und der **Zentralen für Krankentransporte** variieren bundesweit so sehr, dass sie hier nicht aufgelistet werden können. Diese Rufnummern sind den örtlichen Telefonbüchern zu entnehmen.

Die **Rufnummern der Vergiftungszentralen** sind im Kapitel zu Vergiftungen und Verätzungen (→ Seite 192) aufgeführt.

Für **Notfälle auf See** ist das Maritime Rescue Coordination Center (MRCC), d.h. die Seenotleitung in Bremen, zuständig.

Notrufnummern in Österreich

In Österreich gibt es landesweit drei Notrufnummern: **122** für die Feuerwehr, **133** für die Polizei und **144** für den Rettungsdienst.

Notrufnummern in der Schweiz

Während die **144** für den Rettungsdienst ebenso in der Schweiz gilt, ist die Feuerwehr dort unter der Nummer **118** und die Polizei unter der Nummer **117** zu erreichen.

Europaweit einheitliche Notrufnummer

Seit vielen Jahren sind Rettungsdienste und Politiker bemüht, auch über Landesgrenzen hinweg *eine* einheitliche Notrufnummer zu schaffen. Diese Bemühungen haben aus verschiedenen Gründen bislang zu keinem befriedigenden Ergebnis geführt. Allerdings kann die Rufnummer **112** seit 1996 bereits in vielen europäischen Staaten gewählt werden, und zwar für Meldungen an Polizei, Feuerwehr *und* Rettungsdienst (»Euro-Notruf«).

Notrufnummern, die in den europäischen Staaten abweichend von der Notrufnummer 112 gelten, sind auf Seite 230 aufgelistet.

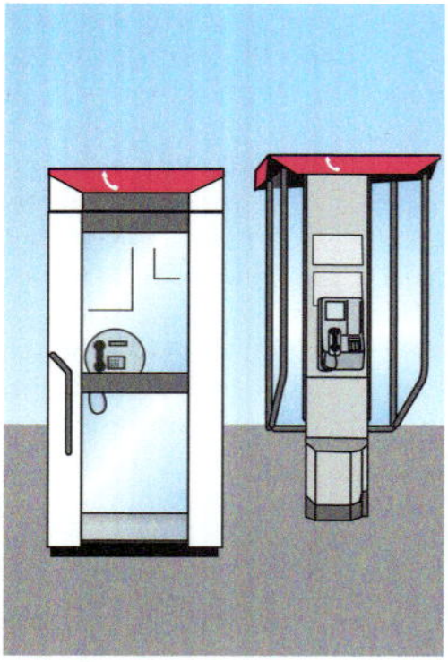

A Telefonzellen

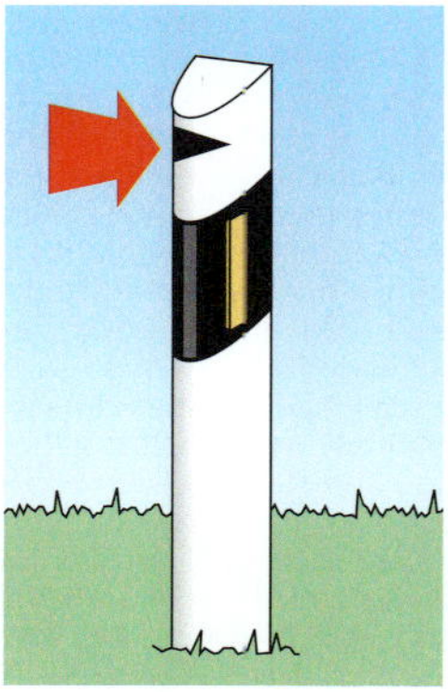

B Leitpfosten

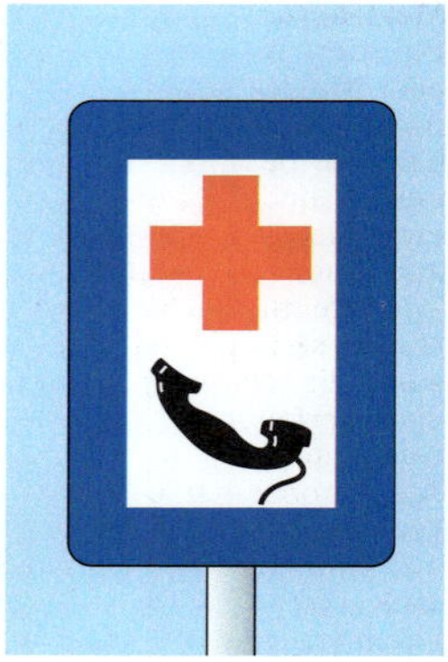

C Hinweisschild

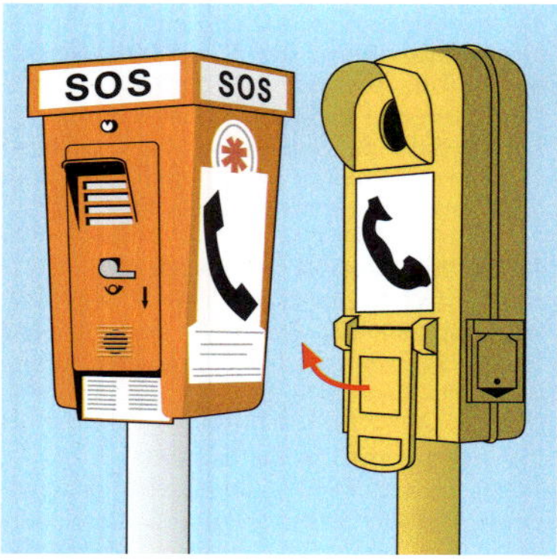

D Notrufsäulen

Notruf
Wo ist es passiert?
Was ist passiert?
Wieviele Personen sind betroffen?
Welche Symptome liegen vor?
Warten auf Rückfragen!

E 5-W-Schema

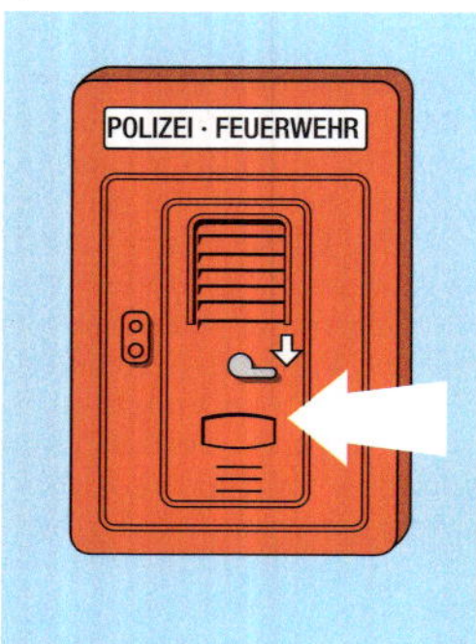

F Meldeeinrichtung

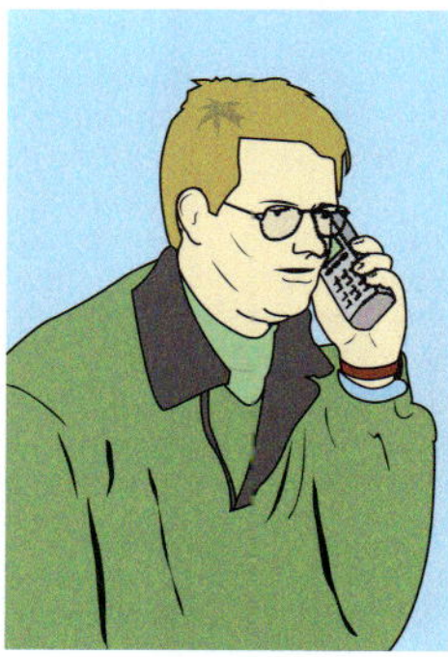

G Mobiltelefon

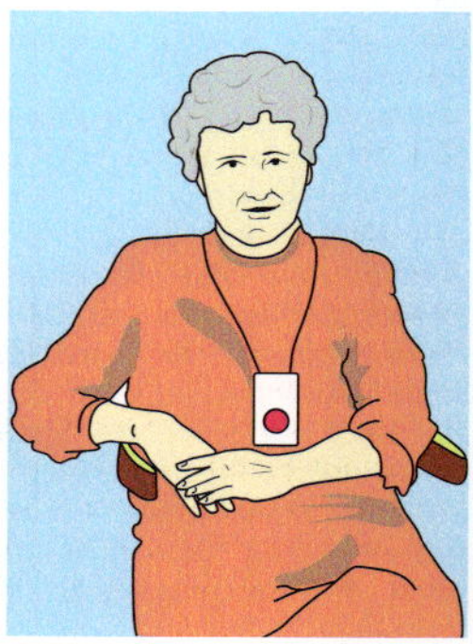

H Hausnotrufsystem

Meldemittel

Bei der Benutzung von Meldemitteln oder Meldeeinrichtungen für den Notruf sollte man grundsätzlich die Bedienungshinweise beachten. Sie sind deutlich formuliert und leicht verständlich. So kann man auch bei situationsbedingter Aufregung kaum etwas falsch machen.

Von öffentlichen **Telefonzellen** aus ist der Notruf stets gebührenfrei möglich. Man kann die Nummer wählen, ohne Geld einzuwerfen oder eine Telefonkarte zu benutzen (A).

An Autobahnen und vielen Schnellstraßen stehen – im Abstand von zwei bis vier Kilometern – orangefarbene **Notrufsäulen** (D). Hier muss in der Regel eine gekennzeichnete Klappe angehoben werden – automatisch wird so eine Verbindung zur Rettungsleitstelle hergestellt. Damit die Beschreibung des Unfallorts keine Schwierigkeiten bereitet, ist der genaue Standort der Notrufsäule (Straße, Fahrtrichtung, Kilometer) auf der Innenseite dieser Klappe vermerkt, sodass man ihn leicht ablesen kann.

Auf den weißen **Leitpfosten** (B) am Straßenrand befinden sich kleine schwarze Pfeile, die in Richtung der nächsten Notrufsäule zeigen.

Bei einigen weiteren **Meldeeinrichtungen** (F), z. B. in Betrieben, Bahnhöfen oder anderen öffentlichen Gebäuden, ist meist ein kleiner Hebel zu betätigen, um die Sprechverbindung zur Leitstelle herzustellen. Diese Meldeeinrichtungen sind i. d. R. wie die Notrufsäulen orange, manchmal aber auch rot oder grün lackiert.

Ein **Verkehrsschild,** das auf die nächste Möglichkeit hinweist, einen Notruf abzusetzen, zeigt Abbildung C. Viele Menschen besitzen heute ein **Mobiltelefon** (G), mit dem ebenfalls Hilfe herbeigerufen werden kann (→ Seite 27).

Zur raschen Alarmierung des Rettungsdienstes ist schließlich auch das sog. **Hausnotrufsystem** geeignet. Ältere oder allein stehende Menschen, Behinderte und Risikopatienten (z. B. Menschen mit Kreislauferkrankungen, Diabetiker etc.) erhalten dabei einen Alarmsender, den sie in ihrer Wohnung jederzeit bei sich tragen, z. B. an einer Halskette oder einem Armband. Wenn ihnen etwas passieren sollte, brauchen sie nur auf einen Knopf zu drücken, damit eine Sprechverbindung zu einer Hausnotrufzentrale hergestellt wird. Diese Sprechverbindung ist unabhängig davon, wo man sich gerade in seiner Wohnung aufhält. Selbst wenn der Betroffene nicht mehr sprechen kann, wird durch die Alarmauslösung automatisch übermittelt, um welchen Teilnehmer des Hausnotrufsystems es sich handelt. Auf diese Weise können Rettungskräfte zu Hilfe eilen. Wenn in der Hausnotrufzentrale auch ein Schlüssel hinterlegt worden ist, können die Helfer sich sogar Zugang zur Wohnung verschaffen, ohne dass der Betroffene selbst die Tür öffnen muss.

Notrufangaben

Damit der Rettungsdienst schnellstmöglich zum Einsatzort fahren kann, sollte der Notruf nach einem einheitlich festgelegten Schema abgesetzt werden. Ganz wichtig ist zunächst allerdings, am Telefon Ruhe zu bewahren, langsam, laut und deutlich zu sprechen und klare Angaben zu machen. Eine Hilfe bietet das **5-W-Schema** (E), bei dem die Ws für den Beginn von Fragen stehen, die beantwortet werden müssen:

1. Wo ist es passiert? Auf eine möglichst exakte Ortsangabe kommt es an: Straße, Hausnummer, Etage und der Name, bei dem der Rettungsdienst klingeln muss.

2. Was ist passiert? Handelt es sich zum Beispiel um eine Erkrankung, eine Schlägerei, ein Feuer, eine Explosion oder einen Verkehrsunfall? Sind Verletzte in Fahrzeugen eingeklemmt?

3. Wie viele Personen sind betroffen, also verletzt oder erkrankt? Diese Angabe ist wichtig, damit die Rettungsleitstelle entscheiden kann, wie viele Fahrzeuge und Einsatzkräfte ausrücken müssen.

4. Welche Symptome liegen vor? Anhand der Schilderung wird entschieden, welches Rettungsmittel zum Einsatz kommt: Ist jemand bewusstlos? Sind Atmung oder Kreislauf gestört? Blutet jemand stark?

5. Warten auf Rückfragen! Es könnte sein, dass der Leitstellendisponent nicht alle Angaben des Notrufs (Ortsangabe!) einwandfrei verstehen konnte. In einem solchen Fall fragt er nach, um unnötige Verzögerungen bis zum Eintreffen des Rettungsdienstes zu vermeiden.

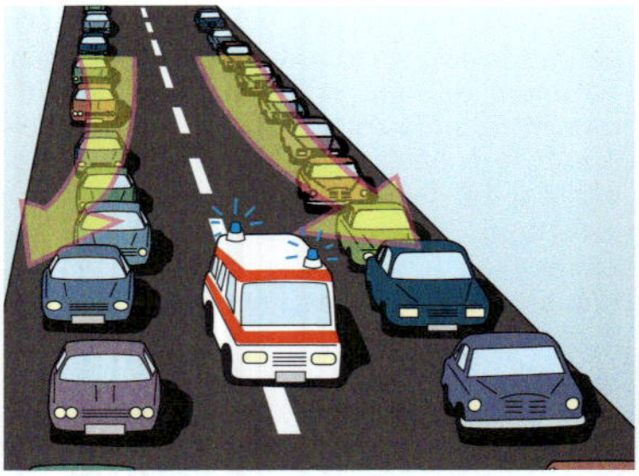

A Rettungsgasse bei 2 Fahrbahnen

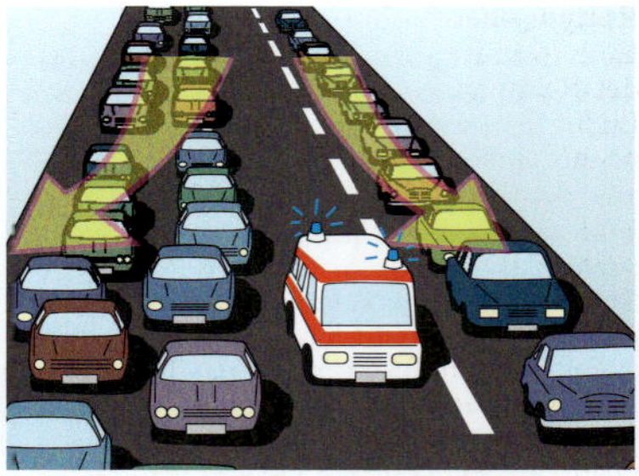

B Rettungsgasse bei 3 Fahrbahnen

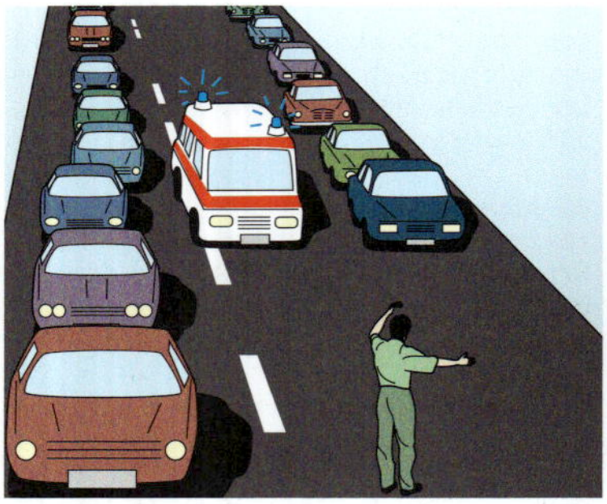

C Einweisung

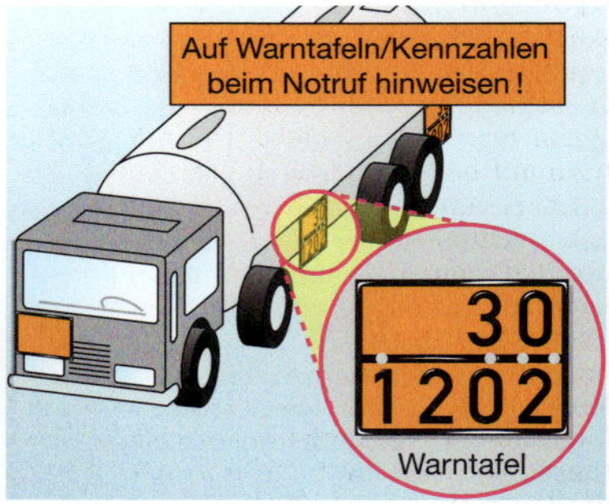

D Gefahrguttransport

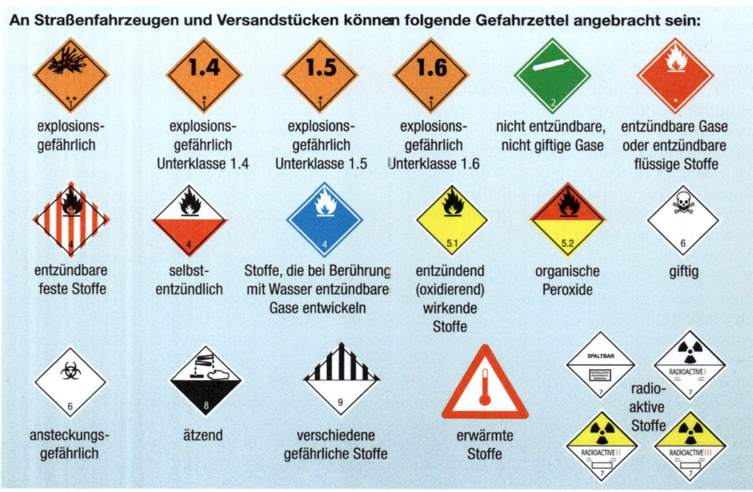

E Gefahrzettel

Rettungsdienst einweisen

Eine weitere Voraussetzung dafür, dass der Rettungsdienst den Einsatzort schnell findet, ist eine große, gut lesbare und nachts **beleuchtete Hausnummer** sowie ein deutlich beschriftetes **Klingelschild.** Viel Zeit geht verloren, wenn Hausnummern z. B. von Sträuchern verdeckt werden oder im Eingangsbereich kein Name von Anwohnern zu finden ist. Günstig ist es in jedem Fall, wenn ein Ersthelfer den Rettungsdienst einweist (C). Dies gilt besonders für große oder unübersichtliche Grundstücke und Wohngebäude.

Rettungsdienst im Straßenverkehr

Auch als Verkehrsteilnehmer kann man einiges dafür tun, dass professionelle Hilfe schnell an den Einsatzort gelangt. Wenn man durch Blaulicht und Martinshorn auf herannahende Einsatzfahrzeuge aufmerksam wird, sollte man sofort an den rechten Fahrbahnrand fahren und dort ggf. anhalten.

Bei Straßen mit zwei Fahrbahnen je Fahrtrichtung sollten die Pkws auf der rechten Spur nach rechts, die auf der linken Spur nach links fahren (A). Sind drei Fahrbahnen vorhanden, wird die Rettungsgasse zwischen der linken und der mittleren Spur gebildet (B).

Ein besonderes Problem sind Verkehrsstauungen vor roten Ampeln, Stopschildern und Straßeneinmündungen, an denen die Vorfahrt beachtet werden muss. Die ersten Fahrzeuge dürfen zwar – wenn sich von hinten ein Rettungsfahrzeug mit Sondersignal nähert – vorsichtig und äußerst langsam in die Kreuzung hineingefahren werden. Die Verantwortung für einen eventuellen Unfall trägt jedoch der Autofahrer, der auf diese Weise versucht hat, für das Rettungsfahrzeug Platz zu schaffen. Wichtig ist zudem, Ein- und Ausfahrten sowie besonders gekennzeichnete Rettungswege freizuhalten. Ein widerrechtlich abgestellter Pkw kann Menschenleben kosten!

Unfall mit Gefahrgut

Wenn ein verunfalltes Fahrzeug mit Warntafeln oder Gefahrzetteln versehen ist und eventuell sogar gefährliche Stoffe austreten (→ Seite 190), sollte der Ersthelfer schon beim Notruf darauf hinweisen.

Die orangefarbenen Warntafeln ohne Beschriftung weisen allgemein auf gefährliche Güter hin (D). Wenn sie mit zwei Ziffernkombinationen beschriftet sind, kennzeichnet die **obere Ziffer** die von der Ladung des Fahrzeugs ausgehende Gefahr (Gefahrennummer), eine Verdoppelung der Ziffer weist auf die Zunahme der jeweiligen Gefahr hin. Die Ziffern bedeuten (Ziffer 1 ist nicht belegt):

- 2 Entweichen von Gas durch Druck oder durch chemische Reaktion
- 3 Entzündbarkeit von Flüssigkeiten, Dämpfen und Gasen
- 4 Entzündbarkeit fester Stoffe
- 5 oxidierende, also brandfördernde Wirkung
- 6 Giftigkeit
- 7 Radioaktivität
- 8 Ätzwirkung
- 9 Gefahr einer spontanen heftigen Reaktion.

Wenn die Eigenschaften eines Stoffes mit einer einzigen Ziffer ausreichend beschrieben sind, wird dieser Ziffer eine Null hinzugefügt. Reagiert eine Substanz gefährlich mit Wasser, zeigt dies ein den Ziffern vorangestelltes »X«. Darüber hinaus haben einige Ziffernkombinationen besondere Bedeutungen:

- 22 tiefgekühltes Gas
- X323 entzündbarer flüssiger Stoff, der mit Wasser gefährlich reagiert, wobei entzündbare Gase entweichen
- X333 selbstentzündliche Flüssigkeit, die mit Wasser gefährlich reagiert
- X423 entzündbarer fester Stoff, der mit Wasser gefährlich reagiert, wobei brennbare Gase entweichen
- 44 entzündbarer fester Stoff, der sich bei erhöhter Temperatur in geschmolzenem Zustand befindet
- 539 entzündbares organisches Peroxid
- 90 verschiedene gefährliche Stoffe.

Die **untere vierstellige Ziffernkombination** gibt den transportierten Stoff an (Stoffnummer), der anhand von Listen, die den Feuerwehren vorliegen, identifiziert werden kann.

Die Gefahrzettel sind farbige, auf der Spitze stehende Quadrate mit unterschiedlicher Bedeutung (E).

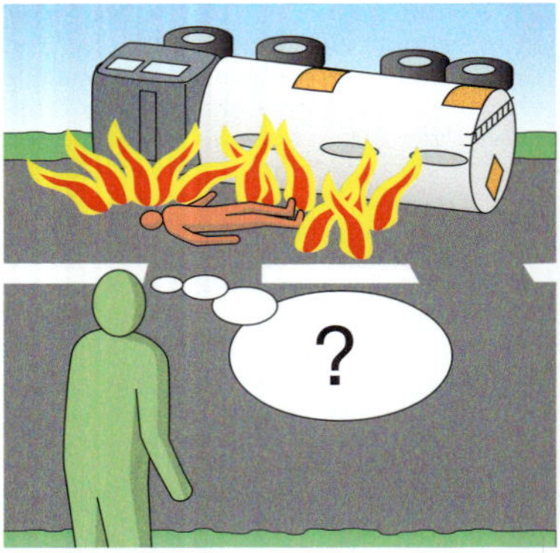

A Selbstgefährdung

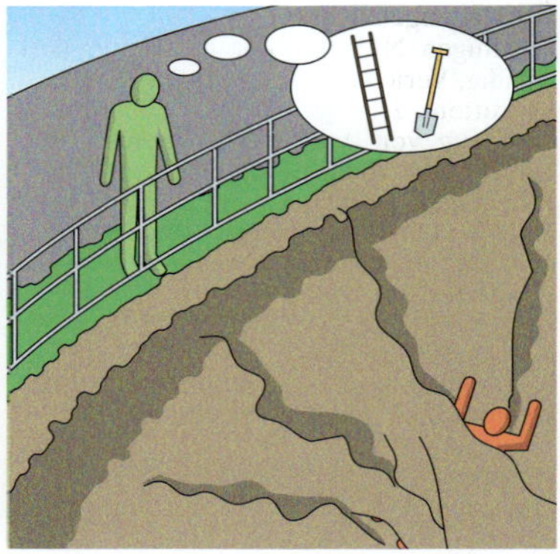

B Notwendigkeit von Hilfsmitteln

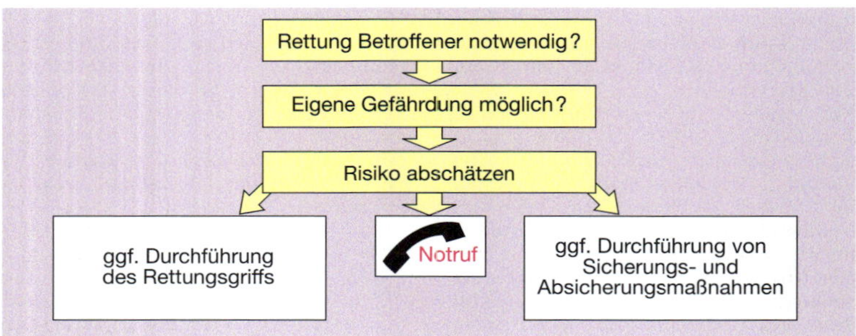

C Rettung Betroffener

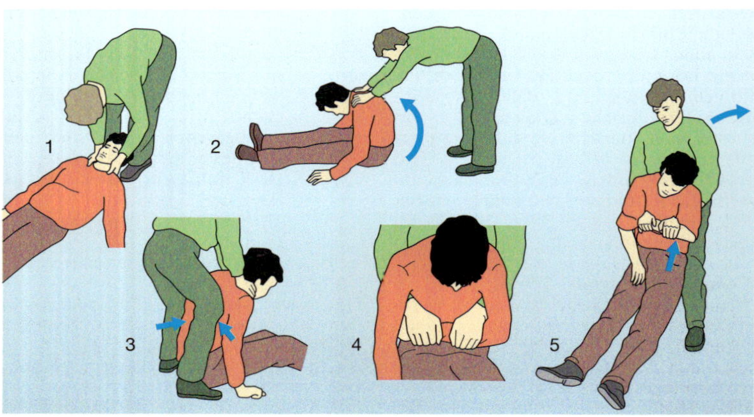

D Durchführung des Rettungsgriffs

Überlegungen vor der Rettung

In einigen Notfallsituationen ist es notwendig, Verletzte aus einer Gefahrenzone zu retten; z.B. aus einem brennenden Fahrzeug, von einer viel befahrenen Straße oder aus einem Bereich, in dem giftige Substanzen austreten bzw. Explosionsgefahr besteht. Unter Umständen beinhaltet diese Maßnahme aber auch für den Ersthelfer ein keineswegs zu unterschätzendes Risiko (A).

Berücksichtigt man die Empfehlungen zum eigenen Schutzverhalten und den Grundsatz, die eigene Sicherheit in den Vordergrund der Überlegungen zur Hilfeleistung zu stellen, kann die Entscheidung, wie man sich verhalten soll, schwierig sein. In solchen Fällen muss jeder Ersthelfer letztendlich für sich selbst entscheiden, was er verantworten kann und was nicht.

Ein besonderer Rettungsgriff ermöglicht es, Personen in sehr kurzer Zeit aus dem Gefahrenbereich zu retten, sodass das eingegangene Risiko häufig vertretbar sein dürfte.

Sofern die Rettung dennoch zu gefährlich erscheint oder Hilfsmittel (z.B. Schaufeln, Leitern, Brechwerkzeuge) benötigt werden, die dem Ersthelfer nicht zur Verfügung stehen (B), beschränkt man sich auf Absicherungs- bzw. Sicherungsmaßnahmen, setzt den Notruf ab oder lässt diesen von einer anderen Person absetzen (C).

Durchführung des Rettungsgriffs (D)

- Der Helfer tritt von hinten an den liegenden Verletzten heran. Er umfasst mit beiden Händen dessen Nackenbereich und stützt zugleich den Kopf mit den Unterarmen; dadurch wird beim folgenden Aufrichten des Oberkörpers eine zu heftige Schleuderbewegung der Halswirbelsäule verhindert.
- Mit angemessenem Schwung richtet der Helfer nun den Oberkörper des Betroffenen auf und bringt ihn in eine sitzähnliche Haltung. Bei Bewusstlosen oder sehr geschwächten Personen muss darauf geachtet werden, dass der Oberkörper nicht seitlich wegsackt. Deshalb stellt sich der Helfer dicht hinter den Verletzten und stützt dessen Oberkörper mit den eigenen Knien ab.
- Der Helfer fährt mit beiden Armen unter die Achselhöhlen des Betroffenen und legt einen Unterarm des Verletzten quer vor dessen Bauch. Er umfasst den Unterarm so mit beiden Händen, dass auch die Daumen – wie die anderen Finger – auf der Armvorderseite liegen. So wird der sicherste Halt ermöglicht, und man schließt Verletzungen des umgriffenen Arms aus, die durch den (falschen) »Klammergriff« auftreten könnten.
- Um unnötige Belastungen für die Wirbelsäule des Helfers zu vermeiden, wird der Verletzte jetzt nicht einfach aus dem Rücken heraus hochgehoben. Der Helfer beugt vielmehr seine Knie und verlagert das eigene Körpergewicht nach hinten. Dabei zieht er den Betroffenen auf seine Oberschenkel und kann ihn so mit relativ geringem Kraftaufwand an einen sicheren Ort bringen. Dort leistet der Helfer je nach Notwendigkeit weitere Hilfe.

Wenn einem Einzelnen diese Maßnahme nicht gelingt, weil der Betroffene z.B. sehr schwer ist, müssen mehrere Helfer den Rettungsgriff gemeinsam durchführen. Man sollte außerdem dafür sorgen, dass offensichtlich verletzte Körperteile möglichst wenig belastet werden.

Sofern z.B. der linke Unterarm des Betroffenen gebrochen ist, umfasst der Helfer zur Durchführung des Rettungsgriffs dessen rechten Unterarm.

Grundsätzlich hat die Rettung aus einem Gefahrenbereich aber Vorrang vor allen anderen Maßnahmen; keinesfalls darf sie unterbleiben, weil der Betroffene beispielsweise einen Arm- oder Beinbruch hat und der Helfer eine Verschlimmerung dieser Verletzungen bei der Durchführung des Rettungsgriffs befürchtet. Solange sich der Betroffene im Gefahrenbereich befindet, droht ihm ja ohnehin schon *Lebensgefahr*, die zunächst nur durch den Rettungsgriff beseitigt werden kann.

Die Durchführung des Rettungsgriffs hat also im ungünstigsten Fall Komplikationen bereits vorhandener Verletzungen zur Folge; demgegenüber führt ein Unterlassen des Rettungsgriffs bzw. der Verbleib des Betroffenen im Gefahrenbereich mit größter Wahrscheinlichkeit zu seinem Tod.

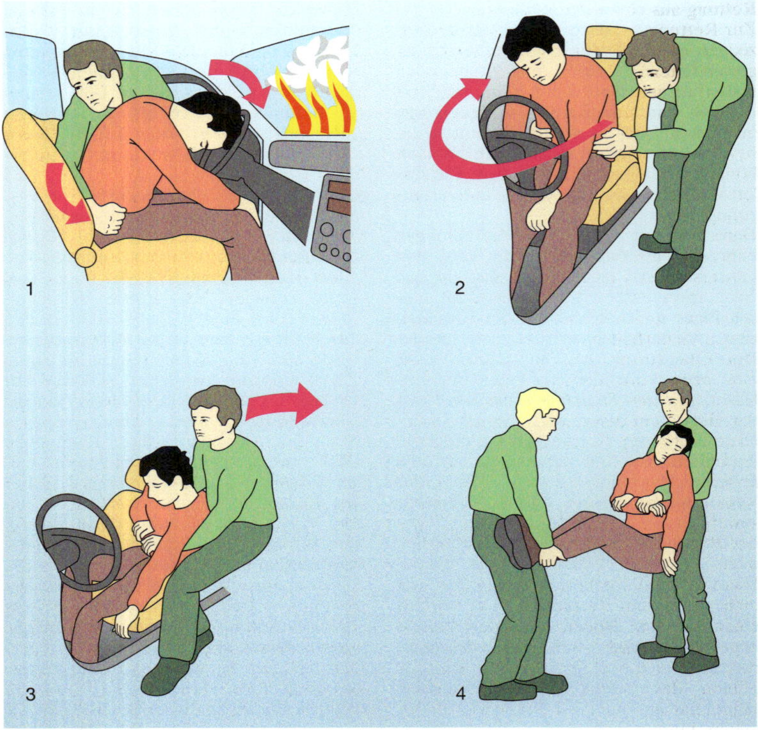

A Rettung aus einem Kraftfahrzeug

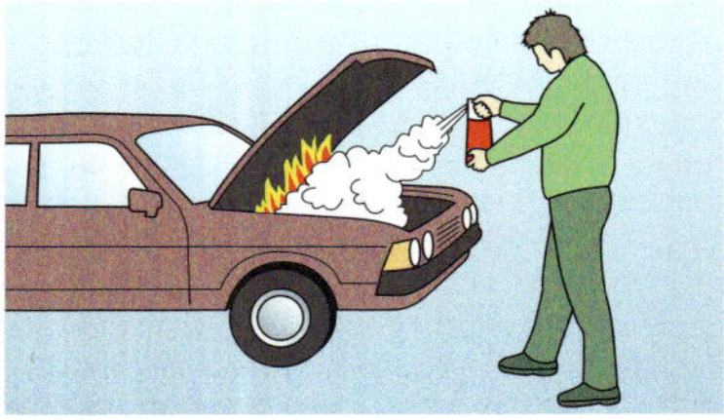

B Fahrzeugbrand

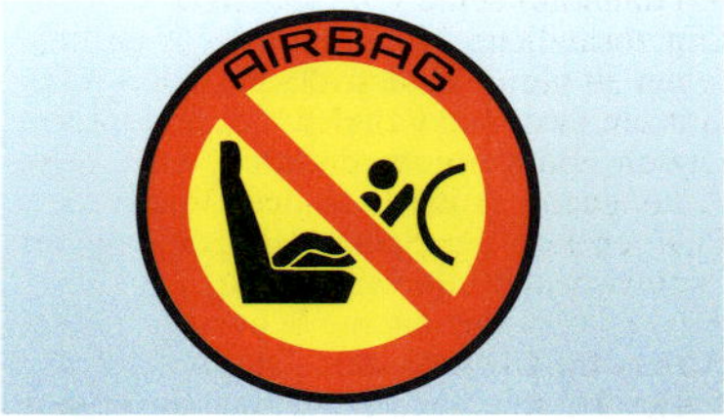

C Hinweisaufkleber

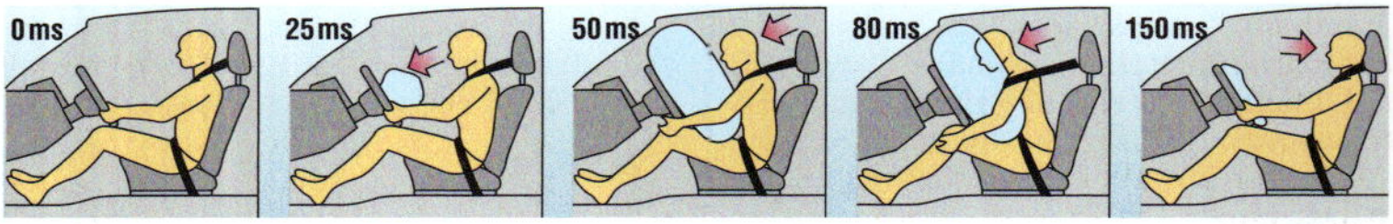

D Auslösung des Airbags

Rettung aus einem Kraftfahrzeug
Zur Rettung von Personen aus Kraftfahrzeugen ist der Rettungsgriff in leicht abgewandelter Form anwendbar (A).
Dabei öffnet der Helfer vorsichtig die Autotür und stützt den Betroffenen ggf. mit einem Griff an die Schulter ab: Eine bewusstlose oder schwer verletzte Person könnte ihm sonst regelrecht entgegenfallen und sich dabei weitere Verletzungen zufügen.
Dann muss der Helfer die Zündung des Fahrzeugs abstellen. Wenn die Füße des Fahrers unter den Pedalen eingeklemmt sind, greift der Helfer in den Fußraum des Pkws und befreit sie. Erst jetzt löst er den Sicherheitsgurt.
Der Oberkörper des Betroffenen wird nun nach vorn gebeugt, und mit der Hand, *die der Sitzlehne näher ist*, fasst der Helfer um den Rücken herum an die ferne Hüfte des Verletzten.
Anschließend greift der Helfer mit der anderen Hand an das ihm zugewandte Knie des Verletzten und dreht diesen – soweit es geht – zu sich herum, sodass der Rücken des Betroffenen zum Helfer weist.
Das weitere Vorgehen unterscheidet sich nicht mehr vom Rettungsgriff, wie er bei einer auf dem Boden liegenden Person angewendet wird (→ Seite 33): Mit beiden Armen unterfährt man die Achselhöhlen des Betroffenen und umfasst schaufelartig einen vor dessen Bauch gelegten Unterarm. Durch Gewichtsverlagerung zieht der Ersthelfer den Verletzten dann auf seine Oberschenkel.
Um zusätzliche Verletzungen des Betroffenen zu vermeiden, sollte nach Möglichkeit ein zweiter Helfer die Füße des Verletzten anheben, während er aus dem Auto gezogen wird. Einige Meter vom Pkw entfernt legt man den Verletzten dann vorsichtig auf dem Boden ab.

Airbag im Unfallfahrzeug
Viele Personenwagen sind heute mit Luftpolstern – sogenannten Airbags – ausgestattet, die sich bei einem Aufprall innerhalb von Sekundenbruchteilen automatisch aufblasen (D). Dadurch wird die unfallbedingte Verletzungsgefahr für Autoinsassen ganz wesentlich reduziert. Aufkleber am Armaturenbrett oder der Windschutzscheibe weisen bei fast allen Fahrzeugen auf die Ausstattung mit Airbags hin (C).
Sofern ein verunfalltes Auto mit Airbags ausgerüstet ist, die – aus welchen Gründen auch immer – bisher nicht ausgelöst wurden, sollten Ersthelfer bei der Rettung verletzter Insassen mit dem Oberkörper möglichst nicht ins Fahrzeuginnere geraten. Wird ein Airbag nachträglich und verzögert ausgelöst, kann das zu erheblichen Verletzungen des Helfers führen, denn das Gas, mit dem Airbags gefüllt werden, strömt explosionsartig aus. Durch den Knall, der dabei entsteht, kann das Gehör des Ersthelfers unter Umständen geschädigt werden. Das Gas selbst ist ungefährlich.

Unfall mit eingeklemmten Verletzten
Bei einigen Unfällen sind Verletzte in ihrem Fahrzeug zwischen deformierten Karosserie- oder Motorteilen eingeklemmt und können von Ersthelfern nicht aus ihrer Lage befreit werden. In solchen Situationen sollte man versuchen, die betroffene Person – ggf. auch durch eingeschlagene Fensterscheiben – im Fahrzeuginneren so weit zu versorgen, wie es eben möglich ist.
Beim Notruf sollte man unbedingt auf die eingeklemmte Person hinweisen, damit die Feuerwehr von vornherein mit dem entsprechenden Rettungsgerät (Hilfeleistungslöschfahrzeug, Rüstwagen) ausrückt. Häufig ist auch der Einsatz von Trennschleifern, Hebekissen, hydraulisch betriebenen Rettungsscheren und -spreizern notwendig.

Rettung bei Fahrzeugbränden
Aus dem Fernsehen sind Bilder bekannt, bei denen Fahrzeuge an einem Unfall beteiligt sind und sofort in Flammen stehen oder explodieren. Diese Darstellungen entsprechen nicht dem realen Normalfall.
Wenn ein Fahrzeug brennt, ist keineswegs *immer* – und erst recht nicht nach wenigen Sekunden – eine Explosion zu erwarten. Häufig beginnt ein Pkw nur im Bereich des Motorraums zu brennen (B), und die Ausdehnung des Feuers bleibt zumindest für kurze Zeit auf diesen beschränkt, bevor es zu einem Vollbrand des Fahrzeugs kommt. Die Gefahr, die einem Ersthelfer bei der Rettung Verletzter aus brennenden Fahrzeugen droht, ist daher relativ gering. Besonders gut wäre natürlich der schnelle Einsatz eines Feuerlöschers (→ Seite 213).

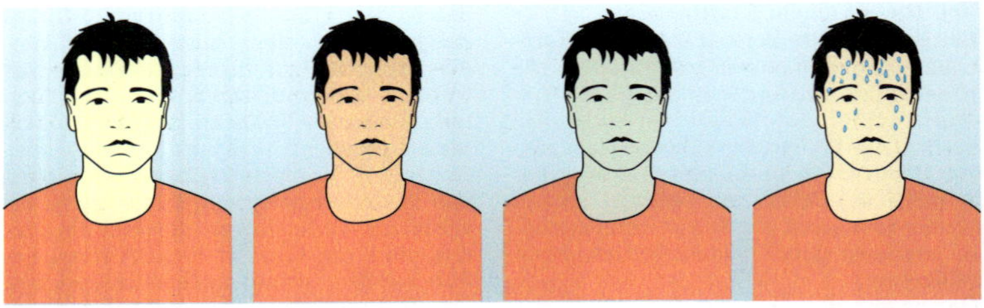

A Äußerer Eindruck des Betroffenen

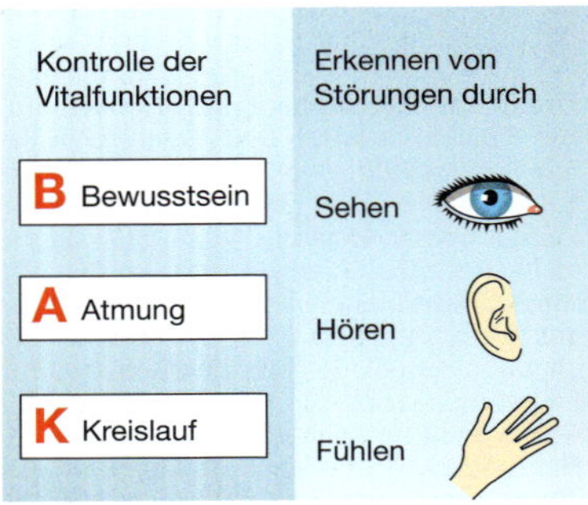

B BAK-Schema

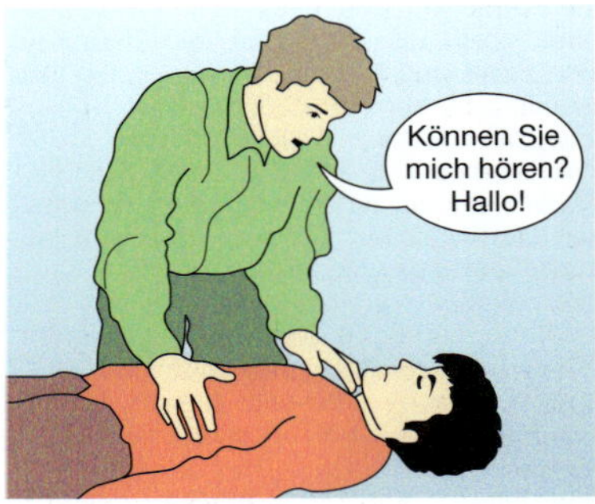

C Kontrolle des Bewusstseins

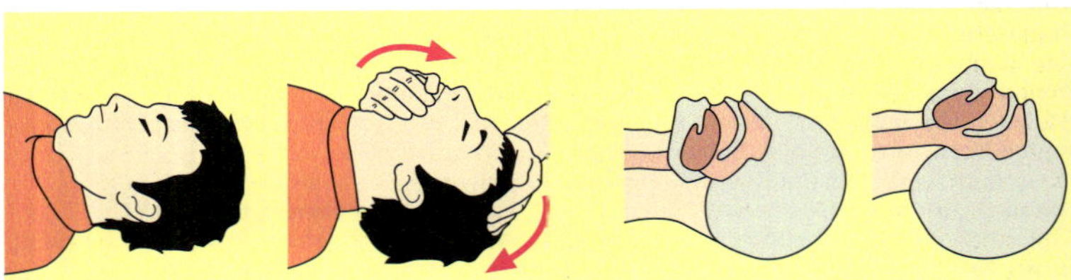

D Lebensrettender Handgriff

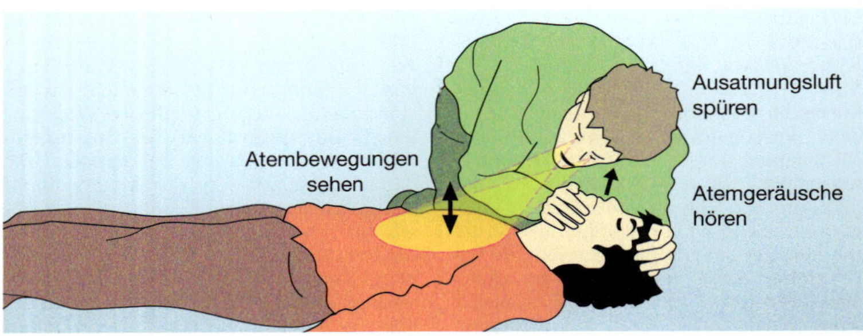

E Kontrolle der Atmung

Vor Beginn der Hilfeleistung muss der Ersthelfer feststellen, welche Hilfsmaßnahmen überhaupt notwendig sind. Erste Hinweise darauf erhält er durch den Eindruck, den der Betroffene äußerlich macht (A). Wenn dessen Haut auffallend blass, gerötet oder bläulich *(cyanotisch)* aussieht, weist dies auf bestimmte Krankheitszustände hin.

In den meisten Fällen sagt der Betroffene selbst, was ihm passiert ist und welche Beschwerden bzw. Schmerzen er hat. Auch zu eigenen Vorerkrankungen kann er häufig Angaben machen.

Wenn der Verletzte oder Erkrankte *keine* näheren Angaben zum Notfallgeschehen machen kann, sind Hinweise von Augenzeugen oder Angehörigen hilfreich.

Findet man eine bewusstlose Person und kann niemand nähere Angaben zum Geschehen machen, lässt möglicherweise auch die Umgebung Rückschlüsse auf die Art des Notfalls zu.

Kontrolle der Vitalfunktionen

Die Einleitung der wichtigsten Hilfsmaßnahmen hängt davon ab, ob die Vitalfunktionen Bewusstsein, Atmung und Kreislauf bei dem Betroffenen noch bzw. noch ausreichend vorhanden sind. Daher müssen die Vitalfunktionen zu Beginn der Hilfeleistung kontrolliert werden, wobei die Kontrolle des Bewusstseins und der Atmung im Vordergrund steht. Wenn das Bewusstsein und die Atmung ausgefallen sein sollten, wird zwangsläufig auch keine Kreislauftätigkeit mehr vorhanden sein.

Beim Auffinden einer bewusstlosen Person mit Atemstillstand ist die Pulskontrolle nicht nur nicht notwendig, sie würde den Beginn der in diesem Fall notwendigen Herz-Lungen-Wiederbelebung verzögern und insofern sogar indirekt schaden (→ Seite 123).

Nur beim Auffinden eines ansprechbaren Betroffenen kann es in einigen Fällen hilfreich sein, wenn der Puls des Betroffenen doch noch kontrolliert wird. Bestimmte Kreislaufstörungen, wie z.B. ein Schock oder auch einige Vergiftungen, können dadurch möglicherweise etwas besser erkannt werden. Außerdem hat das Pulstasten eine psychologische Bedeutung: Dem Ersthelfer wird die Kontaktaufnahme zum Betroffenen erleichtert, und der Betroffene empfindet den Körperkontakt am Handgelenk i.d.R. als etwas Angenehmes. Auf diese Weise wird auch signalisiert, dass jetzt ein Helfer vor Ort und der Betroffene nicht mehr alleine ist.

Wer das Pulsfühlen jedoch nicht intensiv trainiert hat und durch das Pulsfühlen eher verunsichert wird, braucht es auch nicht zu tun.

In vielen Erste-Hilfe-Lehrgängen wird die Pulskontrolle überhaupt nicht mehr unterrichtet, weil sie von ungeübten Menschen in einem Notfall ohnehin kaum durchgeführt werden kann. Aus Gründen der Vollständigkeit – und weil sich dieses Buch auch an angehende Sanitäts- und Rettungshelfer sowie Mitarbeiter aus den Bereichen der Gesundheits- und Krankenpflege richtet – wird nachfolgend dennoch beschrieben, wie das Bewusstsein, die Atmung *und* der Kreislauf bzw. Puls kontrolliert werden können. Als Merkhilfe für diese Kontrollen eignet sich die Abkürzung **BAK** (B).

Kontrolle des Bewusstseins

Um festzustellen, ob der Betroffene bei Bewusstsein ist, spricht man ihn an, berührt ihn oder rüttelt ihn leicht an der Schulter (C). Reagiert er auf diese Maßnahmen nicht und sind bei ihm keinerlei Bewegungen zu beobachten, ist er bewusstlos.

Kontrolle der Atmung

Bewusstlosigkeit hat zur Folge, dass die Muskulatur erschlafft und die Atemwege vom zurücksinkenden Zungengrund blockiert werden können. Mit dem **lebensrettenden Handgriff** (D) wird dies verhindert. Man fasst dabei an Stirn und Kinn des Betroffenen, beugt den Kopf weit in den Nacken und überstreckt den Hals (bei Säuglingen und Kleinkindern den Kopf nur wenig und vorsichtig in den Nacken beugen). Dadurch werden Unterkiefer und Zungengrund des Betroffenen angehoben und nach vorne geschoben – die oberen Atemwege sind frei. Jetzt erst kann die Atmung überprüft werden.

Unter Beibehaltung des lebensrettenden Handgriffs öffnet der Ersthelfer den Mund des Betroffenen und bringt seine eigene Wange über dessen Mund und Nase; zugleich beobachtet er dessen Brust- und Bauchbereich (E). So kann er die Atmung mit drei Sinnen wahrnehmen: Durch **Sehen** (ob Atembewegungen vorhanden sind), durch **Hören** von Atemgeräuschen und durch **Spüren** der ausgeatmeten Luft mit der Wange.

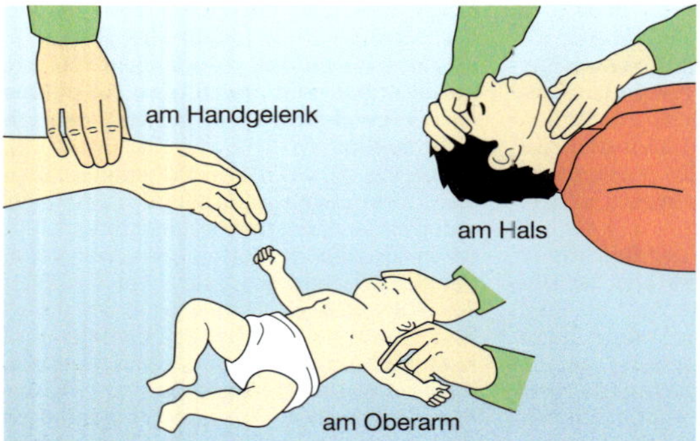

A Pulskontrolle

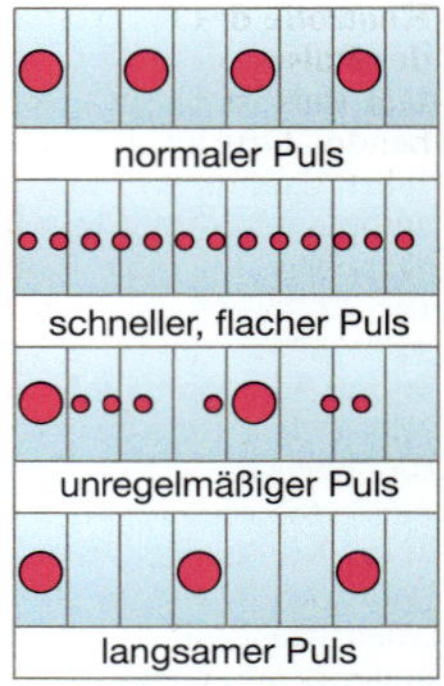

B Qualität und Quantität des Pulses

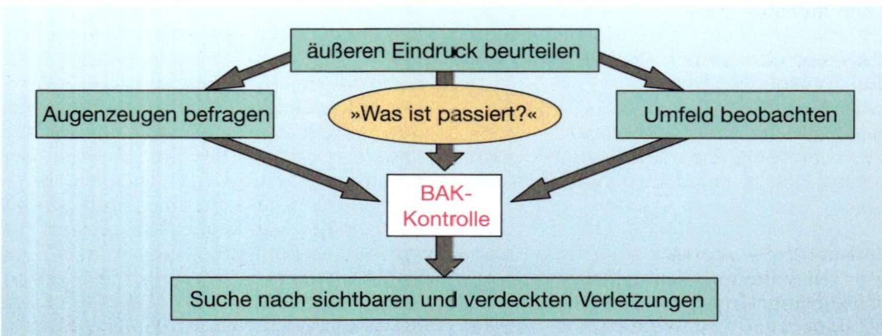

C Feststellung des Gesundheitszustands

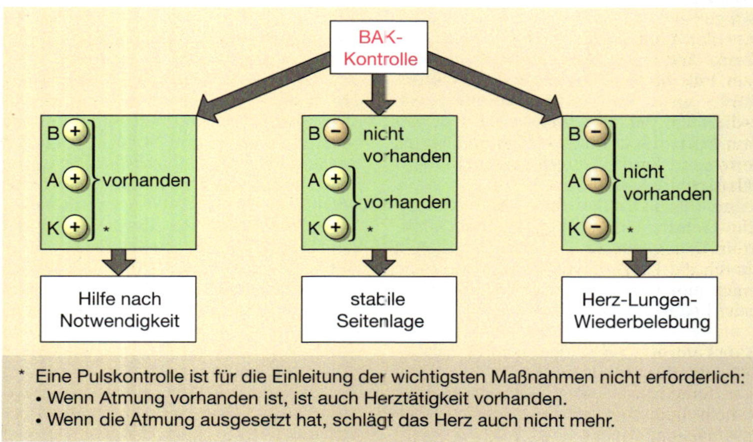

D Notwendigkeit der wichtigsten Hilfsmaßnahmen

Kontrolle des Kreislaufs durch Tasten des Pulses

Der Puls ist die bei Herzaktionen entstehende Druckwelle im Blut, die dazu führt, dass die Wände von Arterien kurzzeitig ausgedehnt werden. Qualität und Quantität des Pulses hängen dabei von der Pumpleistung des Herzens und der im Körper des Betroffenen kreisenden Blutmenge ab.

Das Pulstasten sollte immer nur mit den Kuppen von Zeige-, Mittel- und Ringfinger erfolgen, weil diese am sensibelsten sind. Mit einiger Übung kann man die Schlagkraft, den Rhythmus und die Frequenz des Pulses feststellen (A). Ein besonders »flacher«, unregelmäßiger, sehr schneller oder sehr langsamer Puls ist i. d. R. als Symptom einer gesundheitlichen Störung zu werten.

Pulskontrolle am Handgelenk

Bei Betroffenen, die ansprechbar sind, wird die Pulskontrolle i. d. R. am Handgelenk *(Radialispuls)* durchgeführt, und zwar an der Verlängerung der Daumenwurzel an der Innenseite des Unterarms (B).

Pulskontrolle am Hals

Bei Betroffenen mit einem sehr geschwächten Kreislauf kann der Puls von besonders geschulten und trainierten Helfern auch am Hals ertastet werden *(Carotispuls)*. Dabei legt man zwei oder drei Finger auf den Kehlkopf, der sich mittig auf der Vorderseite des Halses befindet. Links und rechts vom Kehlkopf lässt sich der Puls dann in einer Vertiefung tasten (B).

Allerdings darf die Pulskontrolle niemals auf beiden Seiten des Halses gleichzeitig erfolgen. Durch den Druck auf beide Halsschlagadern kann es zu einer erheblichen Reduzierung der Blutversorgung des Gehirns kommen. Bei besonders starkem Druck besteht außerdem die Gefahr, durch die Reizung von Nervengeflechten auch einen reflektorischen Kreislaufstillstand *(Carotissinusreflex)* auszulösen.

Pulskontrolle bei Säuglingen und Kleinkindern am Oberarm

Bei Säuglingen und Kleinkindern bis zu einem Jahr wird die Pulskontrolle nicht am Handgelenk oder Hals, sondern an der Innenseite des Oberarms durchgeführt (B).

Suche nach Verletzungen

Ein Mensch, der bei Bewusstsein ist, wird in der Regel Schmerzen angeben und so gezielt auf evtl. Verletzungen hinweisen. Bei Bewusstlosen, bewusstseinsgetrübten oder verwirrten Menschen können Verletzungen dagegen leicht übersehen werden, weil sie *keine* oder nur undifferenzierte Schmerzangaben machen.

In diesen Fällen muss man unter Umständen nach Verletzungen suchen; Blutflecken auf dem Boden oder der Kleidung sowie zerrissene Kleidungsstücke sind dabei zu beachten. Liegt der Betroffene auf dem Rücken, sollte man ihn behutsam drehen, und evtl. muss seine Kleidung vorsichtig aufgeschnitten werden, damit man auf verdeckte Verletzungen aufmerksam wird.

Einleitung weiterer Hilfsmaßnahmen

Eine Übersicht *aller* Maßnahmen, die im Notfall angebracht sind, um den Gesundheitszustand eines Menschen zu ermitteln, geht aus Abbildung C hervor. Der äußere Eindruck des Betroffenen gibt bereits erste Hinweise – noch bevor der Betroffene angesprochen und danach gefragt wird, was eigentlich passiert ist. Auch die Befragung von Angehörigen und Augenzeugen sowie die Beobachtung des Umfelds liefert dem Helfer wertvolle Informationen. Anschließend erfolgt die Kontrolle von Bewusstsein und Atmung, ggf. auch die Kontrolle des Kreislaufs durch das Tasten des Pulses. Außerdem muss auf sichtbare oder verdeckte Verletzungen geachtet werden.

Da für die Einleitung der *wichtigsten* Hilfsmaßnahmen zunächst jedoch nur die Störungen der Vitalfunktionen von Bedeutung sind, verdeutlicht Abbildung D die Maßnahmen, die sich ausschließlich aus der Kontrolle der Vitalfunktionen ableiten lassen.

Die Hilfeleistung bei Bewusstlosigkeit – mit vorhandener Atmung und Kreislauftätigkeit – wird ausführlich auf den Seiten 58–79 beschrieben. Maßnahmen, die bei Atem- und Kreislaufstörungen bzw. einem Herz-Kreislauf-Stillstand notwendig sind → Seite 80–127. Die Versorgung von Wunden, Blutungen, Erkrankungen und Verletzungen der Bauchorgane, Knochenbrüchen und Gelenkverletzungen, Hitze- und Kälteschäden sowie Vergiftungen und Verätzungen wird als *Hilfe nach Notwendigkeit* auf den Seiten 128–205 dargestellt.

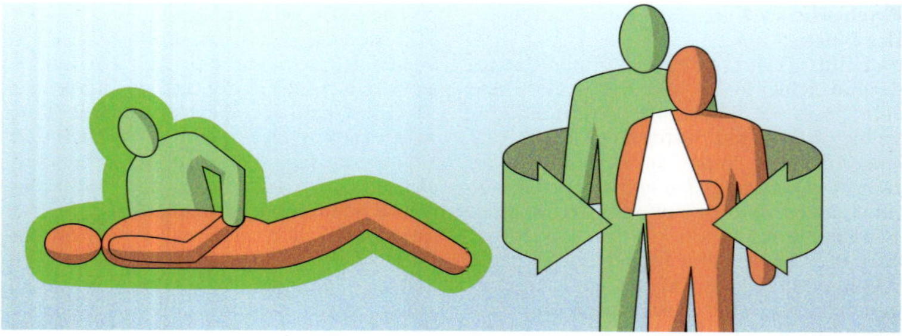

A Psychische Erste Hilfe

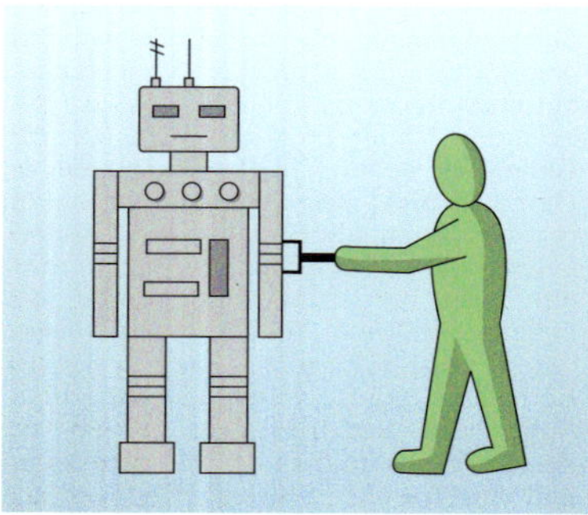

B Erste Hilfe als Technik ?

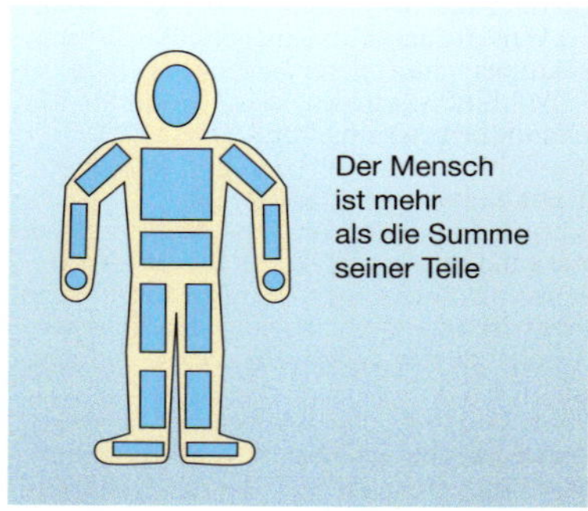

C Der Mensch als Gesamtheit

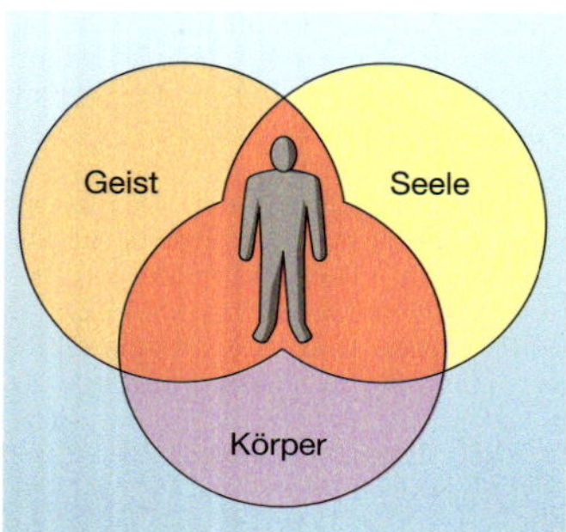

D Geist-Körper-Seele

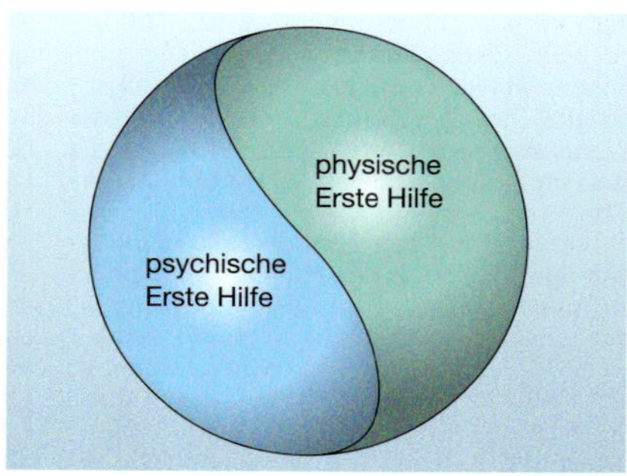

E Einheit physischer und psychischer Hilfe

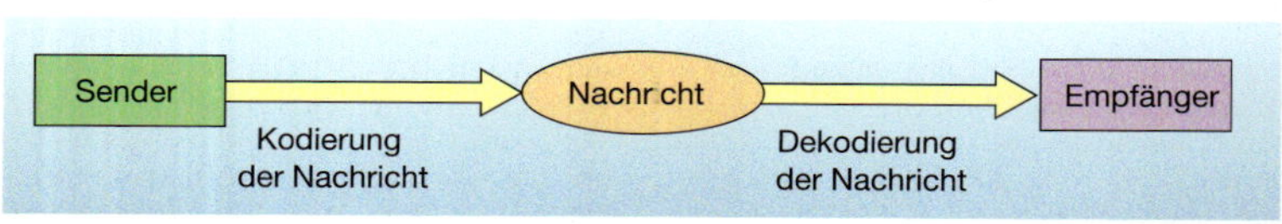
Sender
Nachr cht
Empfänger
Kodierung
der Nachricht
Dekodierung
der Nachricht

F Kommunikation

Psychische Erste Hilfe
Die Notwendigkeit, auch psychische Erste Hilfe (A) zu leisten, ergibt sich aus der Tatsache, dass der von einem Notfallereignis Betroffene keine »defekte Maschine« ist, die mit bestimmten Techniken lediglich »repariert« werden muss (B). Der Mensch besteht nicht nur aus Knochen, Muskeln und Organen, und er ist weitaus mehr als eine größere Ansammlung von Zellsubstanz (C). Ein verletzter, erkrankter oder vergifteter Mensch muss in seiner umfassenden Gesamtheit gesehen werden, die sich aus **Körper, Geist und Seele** (D) zusammensetzt.

Auch die Weltgesundheitsorganisation (WHO) hat Gesundheit als Zustand körperlichen, psychischen und sozialen Wohlbefindens definiert.

Gesundheit ist somit mehr als lediglich das Fehlen von Krankheiten oder körperlichen Gebrechen.

Körper, Geist und Seele stehen in engem Zusammenhang und beeinflussen sich gegenseitig. Jeder Mensch kennt z.B. Prüfungssituationen, in denen er primär geistig gefordert wird, gleichzeitig aber Angst verspürt und sich auch körperlich unwohl fühlt. Das äußert sich vielfach durch Verdauungsbeschwerden, Kopfschmerzen, beschleunigten Herzschlag oder starkes Schwitzen. Jemand dagegen, der frisch verliebt ist, behauptet von sich, geistig und körperlich besonders leistungsfähig zu sein. Zudem ist allgemein bekannt, dass auch relativ leichte (Erkältungs-)Erkrankungen das geistige und seelische Wohlbefinden beeinträchtigen.

Bei einem Verletzten wird der Zusammenhang von Körper, Geist und Seele z.B. dadurch deutlich, dass sein Schmerzempfinden durch eine kompetente Betreuung reduziert werden kann. Wenn es dem Helfer gelingt, dem Betroffenen ein wenig Angst zu nehmen, wirkt sich dies augenblicklich auf die Stabilität des Kreislaufs aus. Wer den ersten Schrecken eines Unfallereignisses überwunden hat, kann auch wieder besser atmen. Psychische Erste Hilfe muss daher eine Einheit mit physischen Hilfsmaßnahmen bilden und darf keinesfalls vernachlässigt werden (E). Auch in Erste-Hilfe-Lehrgängen sollte darauf geachtet werden, dass die Betreuungsaufgabe des Ersthelfers intensiv trainiert wird, z.B. anhand von Rollenspielen.

Eine »körperliche« Hilfeleistung lässt sich leichter technisieren, in Regeln fassen und durchführen. Bei der psychischen Hilfeleistung muss sich der Helfer dagegen zunächst in die Situation des Betroffenen »hineinfühlen«. Dabei bestehen oft größere Hemmschwellen und Unsicherheiten als bei rein körperlichen Hilfsmaßnahmen, sodass man – sogar beim Personal des Rettungsdienstes – mitunter beobachten kann, dass sich Helfer hinter medizinisch-technischen Notwendigkeiten regelrecht »verstecken«.

Die Bedeutung der psychischen Hilfeleistung wird außerdem zu wenig erkannt, weil die Auswirkungen einer unterlassenen *psychischen* Hilfeleistung weniger während des Notfallgeschehens selbst, sondern häufig erst viel später sichtbar werden. Wissenschaftliche Untersuchungen haben gezeigt, dass die Qualität der Betreuung während der Notsituation die Verarbeitung des Erlebten nach einigen Tagen, Wochen, Monaten oder sogar Jahren wesentlich beeinflusst: Wer schon in den ersten Minuten nach einem Unfall verständnisvolle Zuwendung durch einen Ersthelfer erfährt, ist viel eher in der Lage, sich psychisch mit den zweifellos unangenehmen Erlebnissen auseinanderzusetzen, als Betroffene, die mit Schmerzen und Ängsten bis zum Eintreffen des Rettungsdienstes allein gelassen werden. Bei ihnen kann die Erinnerung an das Notfallgeschehen auch nach Jahren noch eine psychische Belastung sein.

Helfende Kommunikation durch verbale und nonverbale Zuwendung
Psychische Erste Hilfe zu leisten bedeutet, mit dem Betroffenen auf eine besondere Art zu kommunizieren und sich ihm verbal und nonverbal zuzuwenden.

Damit Kommunikation gelingt, ist es wichtig zu wissen, was Verletzte und Kranke vielfach ausdrücken wollen, wie der Helfer bestimmte Verhaltensweisen betroffener Menschen verstehen muss und wie seine Gesprächsführung auf sie wirkt.

Hier zeigen sich Fragestellungen, die beantwortet werden können, indem man untersucht, wie Sender und Empfänger ihre Nachrichten codieren beziehungsweise decodieren (F). Dies geschieht vor dem Hintergrund individueller Persönlichkeitsstrukturen in Zusammenhang mit Merkmalen der Notfallsituation. Im folgenden Abschnitt werden deshalb verschiedene Persönlichkeitsmodelle auf Notfallsituationen bezogen dargestellt.

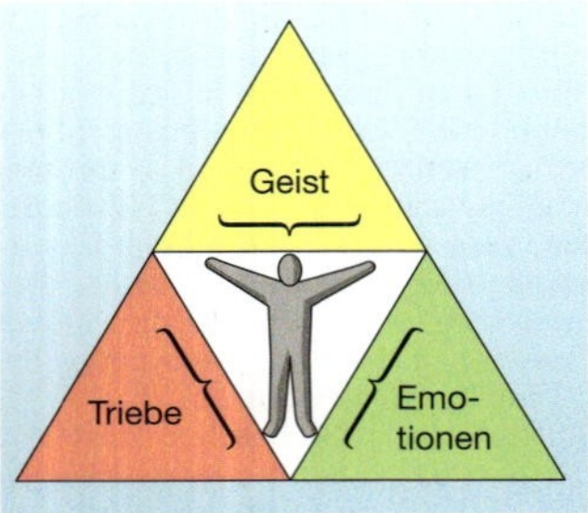

A Triebe, Emotionen, Geist

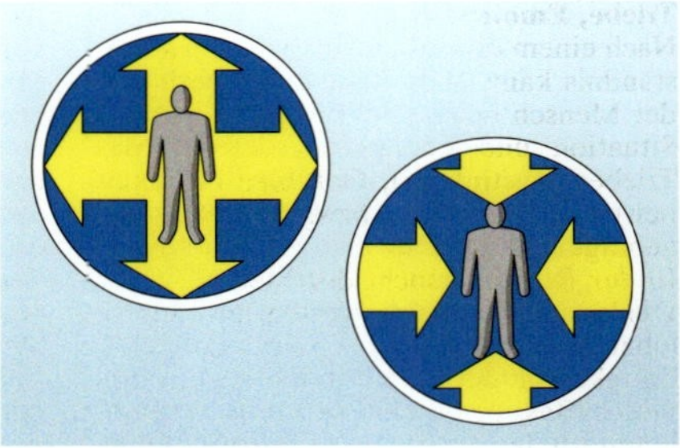

B Agieren und Reagieren

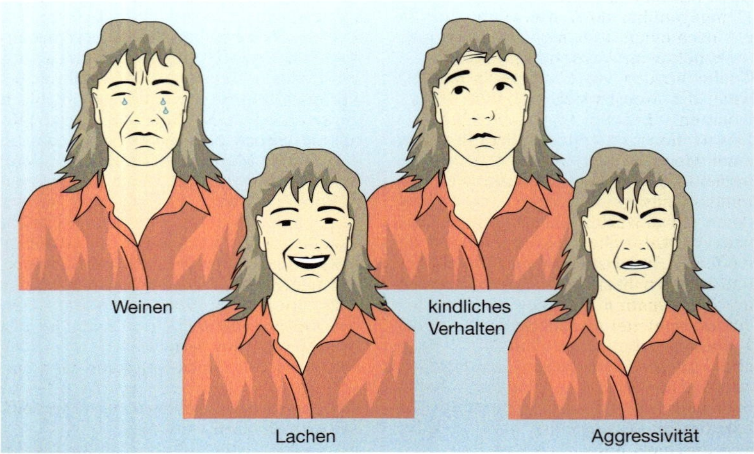

C Unterschiedliche Verhaltensäußerungen

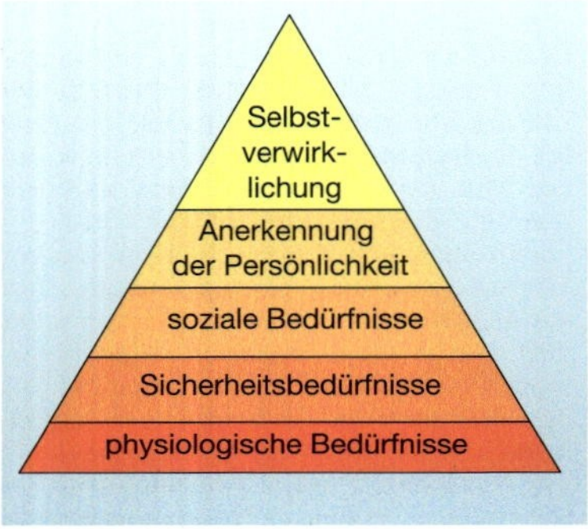

D Bedürfnispyramide

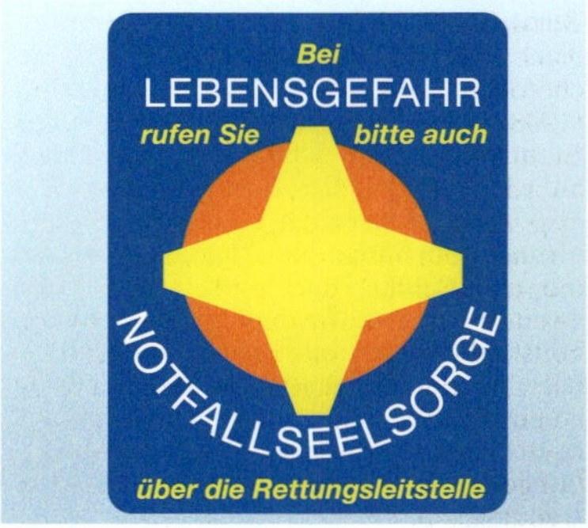

E Autoaufkleber

Triebe, Emotionen, Geist
Nach einem einfachen Persönlichkeitsverständnis kann man davon ausgehen, dass der Mensch und sein Verhalten – je nach Situation und Lebensumständen – von Trieben (Instinkten), Gefühlen (Emotionen) und dem Geist bzw. dem Verstand geprägt sind (A).
In der Regel versucht der Mensch, seine Denk- und Handlungsweisen im Alltagsleben, z.B. bei der Ausübung beruflicher Tätigkeiten oder beim Abschluss eines Geschäftes, primär von seinem Verstand leiten zu lassen. Er strebt also danach, Entscheidungen in *diesem* Bereich möglichst rational zu begründen.
Demgegenüber dürften etwa auf der Suche nach einem Lebenspartner emotionale Aspekte im Vordergrund stehen; und Triebe werden vor allem dann sichtbar, wenn der Mensch sich plötzlich in ungewohnten Extremsituationen befindet. Das irrationale und gefährliche Verhalten einer Menschenmenge, die – warum auch immer – in Panik geraten ist, lässt sich zumindest teilweise so erklären.
Auch ein einzelner Mensch, der von einem medizinischen Notfallereignis betroffen ist, wird zumeist nicht vernünftig und sachlich begründet *agieren*, sondern auf die Situation nur noch instinkt- und emotionsgeleitet *reagieren* (B).
Verhaltensäußerungen wie das Weinen, aber auch ein verzweifeltes Kichern oder Lachen, scheinbar kindliches Benehmen und eine gewisse Aggressivität sind vor diesem Hintergrund als verständlich und durchaus angemessen zu betrachten (C).

Bedürfnishierarchie des Menschen
Nach Ansicht des amerikanischen Psychologen Abraham Harold Maslow (1908–1970) lassen sich die verschiedenen Bedürfnisse eines Menschen hierarchisch anordnen (D). Die Basis seiner *Bedürfnispyramide* stellen physiologische Grundbedürfnisse (z.B. Nahrungsaufnahme und Schlaf) dar; es folgen auf der zweiten und dritten Ebene Sicherheitsbedürfnisse und soziale Bedürfnisse wie z.B. der Wunsch nach Zugehörigkeit zu einer Gemeinschaft und das Verlangen nach Freundschaften und Liebesbeziehungen. Die vierte Ebene beinhaltet das Bedürfnis nach Anerkennung und Achtung der eigenen Persönlichkeit, während die Spitze der Bedürfnispyramide durch das Streben nach individueller Selbstverwirklichung gekennzeichnet ist.
Maslow ging davon aus, dass jeder Mensch danach strebt, eine jeweils höhere bzw. letztlich auch die höchste Bedürfnisebene zu befriedigen. Das gelingt jedoch nur dann, wenn die zugrunde liegenden Bedürfnisse bereits erfüllt sind.
Aus diesem Persönlichkeitsmodell ergeben sich konkrete Konsequenzen für die Hilfeleistung: Durch das Notfallereignis können die physiologischen Bedürfnisse und das Verlangen nach Sicherheit zunächst nicht mehr zufriedenstellend erfüllt werden. Dies hat zur Folge, dass auch die höheren Bedürfnisebenen zwangsläufig unbefriedigt bleiben.
Um dem Betroffenen wieder ein relatives Wohlbefinden zu ermöglichen, müssen Ersthelfer primär dessen elementare Bedürfnisse stillen; darauf aufbauend gilt es dann, die weiteren Stufen der Bedürfnispyramide zu berücksichtigen:

- Eine grundlegende Hilfsmöglichkeit ist z.B., für die ausreichende Zufuhr von frischer Luft zu sorgen, indem man in geschlossenen Räumen Fenster öffnet oder dem Betroffenen Luft zuwedelt. Eine nicht nur medizinisch korrekte, sondern zugleich möglichst bequeme Lagerung herzustellen (die auch Schmerzen lindert), hat eine ähnliche Bedeutung (→ Seite 55, 57).
- Sicherheitsbedürfnissen kann man entsprechen, indem man den Betroffenen gegen Schaulustige und Witterungseinflüsse abschirmt (→ Seite 47).
- Sozialen Bedürfnissen wird der Ersthelfer gerecht, indem er sich ehrlich und verständnisvoll um das Wohlergehen des Betroffenen bemüht.
- Das Verlangen nach Anerkennung und Achtung der Persönlichkeit erfüllt der Ersthelfer, wenn er den Betroffenen nicht als Sache, sondern als einzigartiges Individuum akzeptiert. Dazu gehört beispielsweise auch, auf Wünsche und Bitten, die der Betroffene äußert, so weit wie möglich einzugehen.
- Dem Bedürfnis nach Selbstverwirklichung des Betroffenen kommt man entgegen, wenn auch (und gerade!) in einer Notfallsituation religiöse Überzeugungen respektiert werden (E).
  U.U. möchte ein verletzter Mensch am Notfallort beten, oder er bittet den Helfer darum, einen Notfallseelsorger zu benachrichtigen.

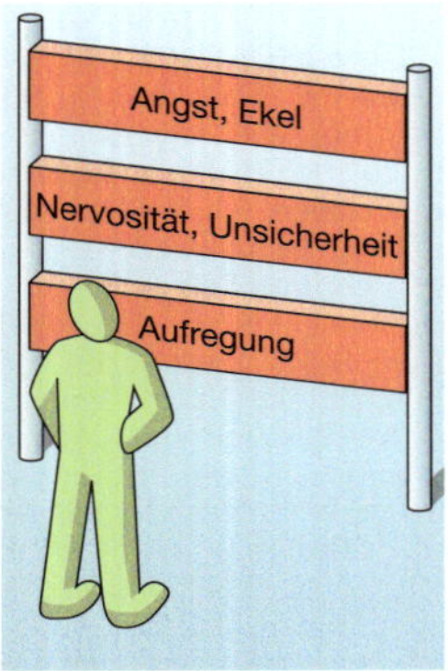

A Hemmschwellen

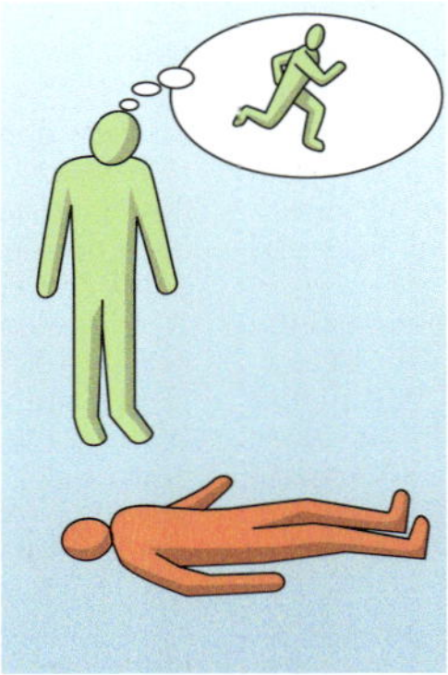

B Fluchtverhalten

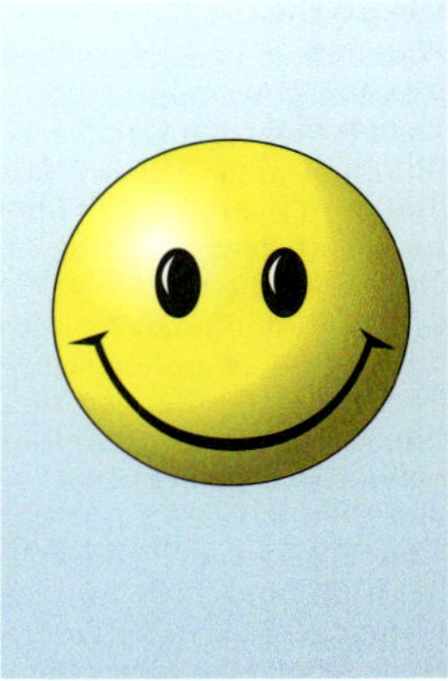

C Positives Denken

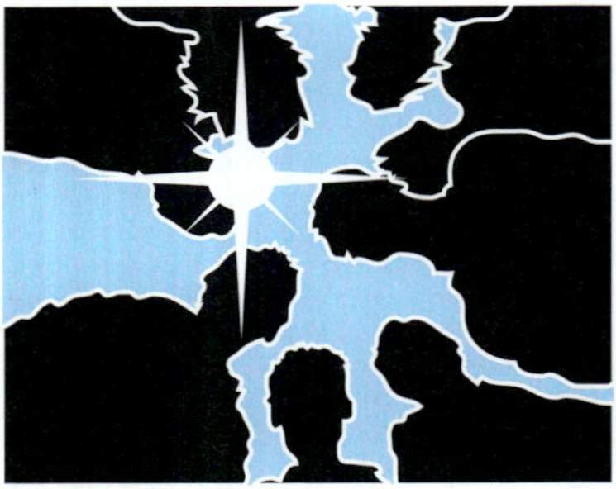

D Froschperspektive

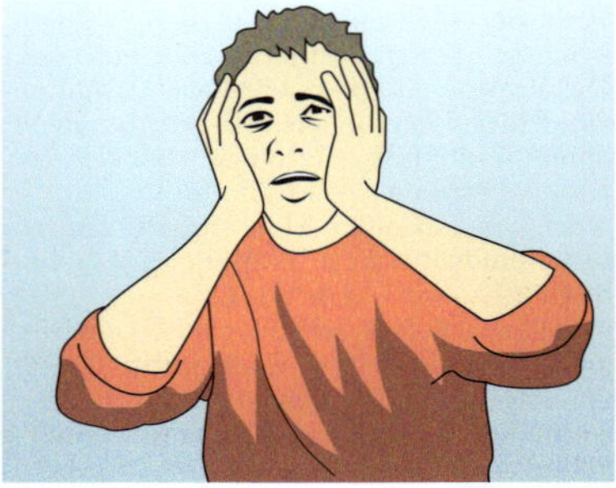

E Hilflosigkeit

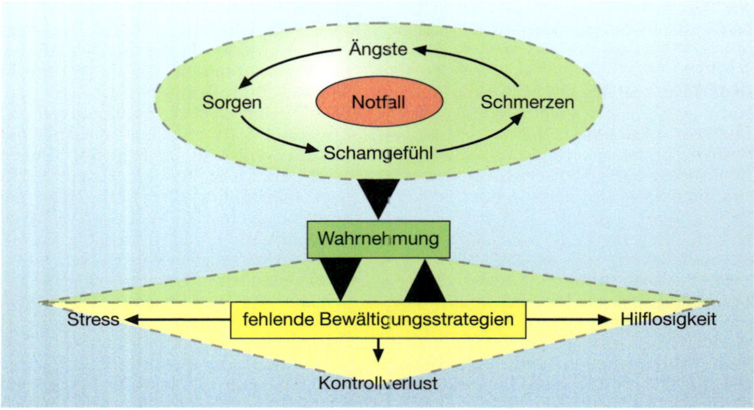

F Psychischer Belastungszustand

Die psychische Situation des Ersthelfers

Auf den Ersthelfer wirken verschiedene psychologische Faktoren vor allem als Hemmschwellen (A). Sie können dazu führen, dass er erst nach längerem Zögern hilft oder dass er gar keine Hilfe leistet.

Im Vordergrund stehen dabei **Aufregung, Nervosität** bzw. **Unsicherheit und Angst**, denn Notfallereignisse sind ungewohnte Situationen, mit denen nur die wenigsten Menschen schon einmal konfrontiert waren. Bekannte Regelmäßigkeiten des alltäglichen Lebens werden dabei plötzlich unterbrochen; von einem Moment zum nächsten soll der Ersthelfer nun Verantwortung übernehmen, Entscheidungen treffen und schließlich auch noch sachgerecht handeln.

Unter Umständen **fürchtet** oder **ekelt** er sich vor dem Anblick von Verletzungen, vor einer nicht auszuschließenden Selbstgefährdung, vor Kommentaren der Umstehenden sowie vor Fehlern, die ihm bei der Durchführung von einzelnen Maßnahmen unterlaufen könnten.

Eine gewisse psychische Erregung ist somit bei *jedem*, der mit einer Notfallsituation konfrontiert wird, durchaus verständlich und vollkommen normal.

Manche Menschen zeigen jedoch ein regelrechtes **Fluchtverhalten** (B): Autofahrer fahren beschleunigt an einer Unfallstelle vorbei, und Passanten gehen schnell weiter, damit sie auf gar keinen Fall in die Bedrängnis kommen, etwas tun zu müssen. Interessanterweise ändert sich das Verhalten dieser Menschen, sobald jemand mit der Hilfeleistung begonnen hat. Dann nämlich wird das Notfallgeschehen zum interessanten Anschauungsobjekt (→ Seite 51).

Hemmschwellen überwinden – Hilfe leisten!

Wer einen Erste-Hilfe-Lehrgang besucht hat, *kann* Hilfe leisten, und es ist bewundernswert, *dass* jemand Hilfe leistet! Der Betroffene und der Rettungsdienst werden dem Ersthelfer dankbar sein. **Jede Hilfe**, die am Notfallort von Laien geleistet wird, ist **prinzipiell gut** – auch dann, wenn Maßnahmen vielleicht nicht ganz so perfekt gelingen wie im Erste-Hilfe-Kurs. Jeder Lehrgangsteilnehmer sollte sich dieser Tatsachen bewusst sein. Ein entsprechend positives Denken könnte mithelfen, die beschriebenen Hemmschwellen zu überwinden (C).

Aufregung und Nervosität kann der Ersthelfer zudem begegnen, indem er sich einfach etwas Zeit nimmt. Wenn er den Entschluss gefasst hat, aktiv zu werden, verlangt niemand, dass er noch im gleichen Augenblick mit den Maßnahmen beginnt. So kann der Helfer bei Verkehrsunfällen ruhigen Gewissens sich eine volle Minute gönnen, um sich zunächst einen Überblick über die Lage zu verschaffen: Was genau ist passiert? Wurde der Rettungsdienst bereits verständigt?

Die psychische Situation des Betroffenen

Auch für den Betroffenen ist das Notfallgeschehen eine neue Situation. Häufig liegt der Verletzte oder Erkrankte auf dem Boden. Er ist Witterungseinflüssen (Temperatur, Regen, Wind) ausgesetzt und friert möglicherweise. Um ihn herum stehen fast immer Menschen, die auf ihn herabblicken. Aus seiner Froschperspektive wirkt das unheimlich, bedrohlich und oft beengend (D).

Atemnot beispielsweise kann durch diese verzerrte Wahrnehmung noch verschlimmert werden.

Der Betroffene hat aber auch aus anderen Gründen **Angst**: z. B. vor Schmerzen, der folgenden Behandlung, einer Operation, einem Krankenhausaufenthalt und sonstigen Konsequenzen des Notfalls.

Betroffene **sorgen** sich außerdem um ihr Leben und künftige Lebensumstände. Dabei spielen häufig auch Angehörige eine Rolle (»Wer kümmert sich jetzt um die Kinder?«). Die nach Verletzungen oder schweren Krankheiten evtl. eingeschränkte Erwerbsfähigkeit, die finanzielle Sicherheit und die ungewisse Zukunft geben weiteren Anlass zur Sorge.

Schließlich ist das **Schamgefühl** des Betroffenen verletzt: Die Kleidung kann beschmutzt oder beschädigt sein, möglicherweise hat er eingenässt oder eingekotet. Er weint und stöhnt vielleicht – oder hat einfach nur das Gefühl, jemandem Umstände zu bereiten (»Das alles wegen mir!«). Das ist vielen Menschen peinlich.

So wird die Notfallsituation zu einem Zustand enormer psychischer Belastung, für den geeignete Bewältigungsstrategien fehlen. Der Betroffene fühlt sich hilflos und ist verzweifelt, weil er das Geschehen nicht unter Kontrolle hat (E). Daraus resultiert erheblicher Stress. Abbildung F stellt die einzelnen Faktoren des psychischen Belastungszustands im Zusammenhang dar.

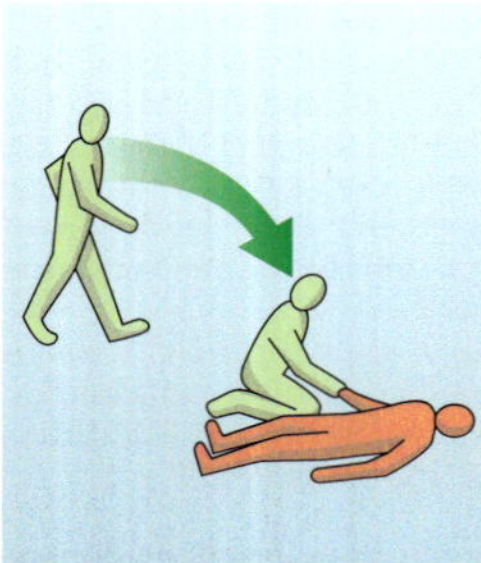

A Kontaktaufnahme

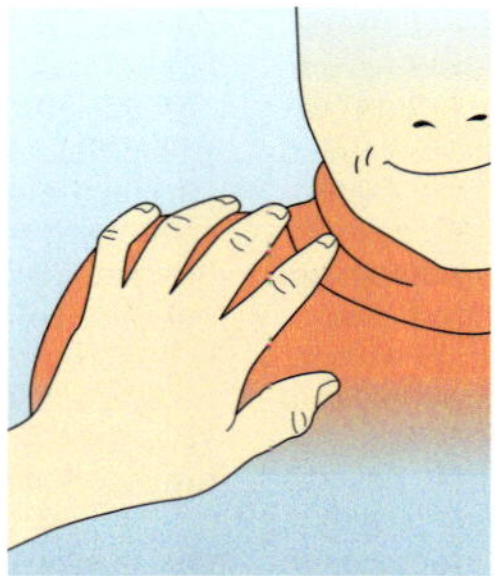

B Nonverbale Zuwendung

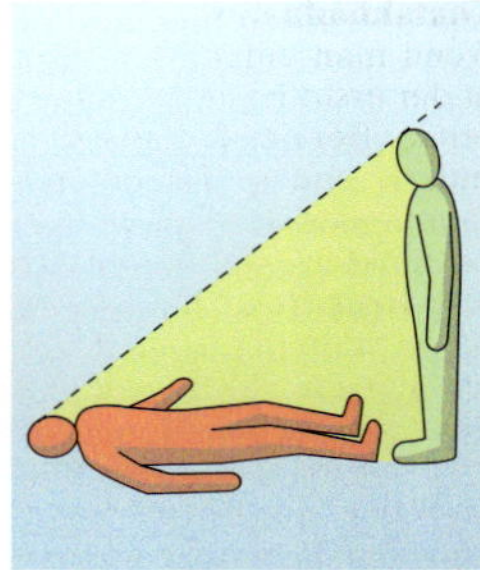

C Sichtbereich

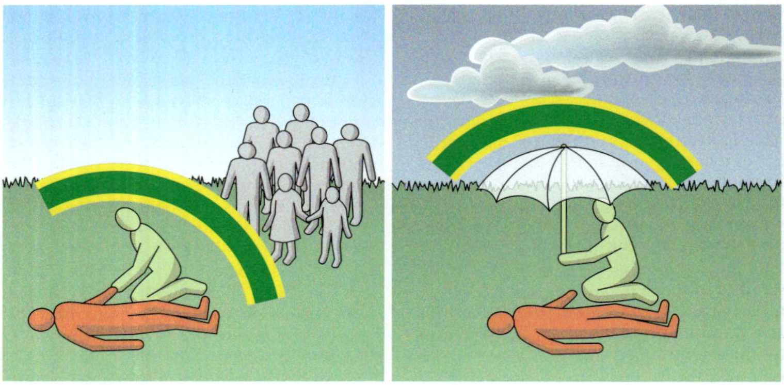

D Abschirmung des Betroffenen

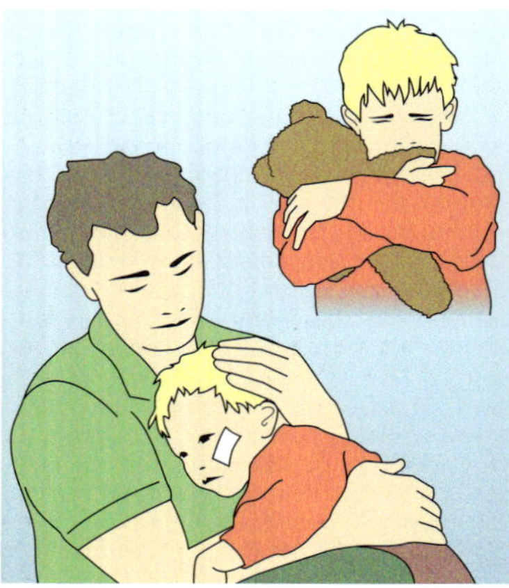

E Betreuung von Kindern

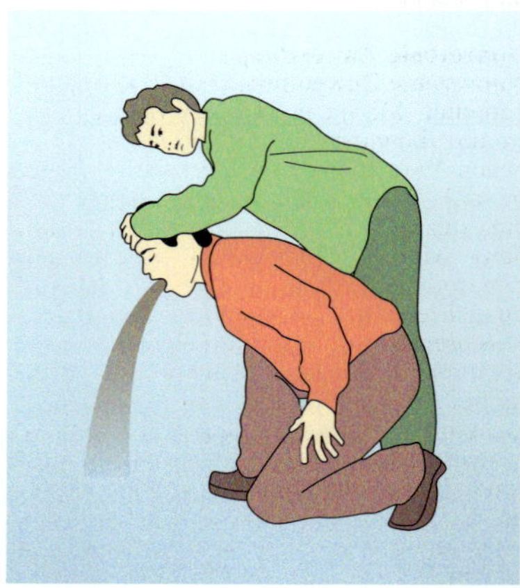

F Hilfe beim Erbrechen

Kontaktaufnahme

Wenn man einen Menschen kennenlernt, ist der erste Eindruck häufig der entscheidende. Bei der Hilfeleistung ist dies nicht anders, und so kommt der Kontaktaufnahme des Ersthelfers zum Verletzten, Erkrankten oder Vergifteten eine besondere Bedeutung zu.

Schon während er sich der hilfsbedürftigen Person nähert, sollte der Ersthelfer Blickkontakt zu ihr herstellen. Er tritt dicht an sie heran und kniet sich im Bereich des Oberkörpers neben sie auf den Boden (A).

Bleibt der Helfer neben einem liegenden Menschen *stehen*, fühlt der Betroffene sich zu Recht »von oben herab« behandelt. *Richtiges* Hinknien ist aber auch deshalb wichtig, weil drängelnde Schaulustige einen beispielsweise nur hockenden Ersthelfer leichter umstoßen können, sodass er möglicherweise auf den Verletzten oder Erkrankten fällt.

In einem einleitenden Satz sollte der Ersthelfer sich dem Betroffenen dann kurz vorstellen und sagen, dass er Hilfe leisten möchte: »Guten Tag. Mein Name ist Kurt Meyer. Ich möchte Ihnen gerne helfen.« Damit der Betroffene Vertrauen gewinnt und sich baldmöglichst kompetent betreut fühlt, kann der Ersthelfer ggf. darauf hinweisen, dass er einen Erste-Hilfe-Lehrgang besucht hat. Sinnvoll ist auch, nach dem Namen des Betroffenen zu fragen und ihn dann *persönlich* anzusprechen.

Nonverbale Zuwendung

Nonverbale Zuwendung zum Betroffenen bedeutet, Mimik und Gestik bei der Betreuung bewusst einzusetzen. In der westlichen Welt fällt dies vielen schwer, weil sowohl körperlich als auch emotional eine relativ große Distanz zu ihren (fremden) Mitmenschen besteht. Herzliche Umarmungen, wie man sie zur Begrüßung Fremder in südlichen Ländern beobachten kann – oder auch Bruderküsse, die man aus östlichen Staaten kommunistischer Prägung kennt, sind hierzulande nicht üblich. Daraus resultiert ein etwas gezwungener Umgang mit nonverbaler (und damit körperlicher) Kommunikation. Einige Regeln sind bei der Hilfeleistung dennoch leicht zu berücksichtigen:

- Den Betroffenen an den Händen, Armen und Schultern zu berühren, beruhigt und tröstet (B); andere Körperstellen sollten nicht angefasst werden, weil Verletzte dies als unangenehm empfinden. Direkter Hautkontakt ist grundsätzlich wirksamer als eine Berührung mit Handschuhen oder durch die Kleidung. Statischer Kontakt (z. B. Hand halten) ist angenehmer als dynamischer (z. B. streicheln).
- Der Betroffene sollte vom Beginn der Hilfeleistung bis zum Eintreffen des Rettungsdienstes möglichst nicht mehr allein gelassen werden.
- Der Ersthelfer sollte sich stets im Sichtbereich des Betroffenen aufhalten (C).
- Mit seinem eigenen Körper kann der Ersthelfer den Betroffenen vor den Blicken der Zuschauer schützen, wenn er sich entsprechend hinsetzt. Zur Abschirmung kann z. B. auch ein Regenschirm verwendet werden – nicht nur, wenn es regnet (D)!
- Für die Betreuung von Kindern eignen sich Kuscheltiere ganz hervorragend. Im Verbandkasten jedes engagierten Ersthelfers sollte solch ein weiches »Trostpflaster« als Zusatzausstattung enthalten sein. Seit einigen Jahren gehören v. a. Teddybären zur Ausrüstung vieler Rettungs- und Krankenwagen. Sie sollten etwa 30 cm groß sein, ein freundliches Gesicht haben und Kindern bei Notfällen geschenkt werden. Nach Möglichkeit sollten auch die Eltern bei der Hilfeleistung einbezogen werden. Sofern sie nicht selbst zu aufgeregt sind, können sie besonders beruhigend auf ihr verletztes Kind einwirken (E).
- Der Ersthelfer sollte auch in unangenehmen Situationen Beistand leisten. Die Hilfeleistung beim Erbrechen gehört beispielsweise dazu (F). Dabei kann der Ersthelfer eine Schale oder einen Eimer halten, um das Erbrochene aufzufangen; oder er stützt die Stirn des Betroffenen und legt anteilnehmend seine Hand auf dessen Schulter. Anschließend sollte ein Papier- oder Stofftuch gereicht werden, mit dem der Mund abgewischt werden kann.
- Der Betroffene darf bei der Hilfeleistung nicht überstiegen werden. Wenn es zur Durchführung von Maßnahmen notwendig ist, auf die andere Seite des Verletzten zu gelangen, muss der Helfer um dessen Körper herumgehen.

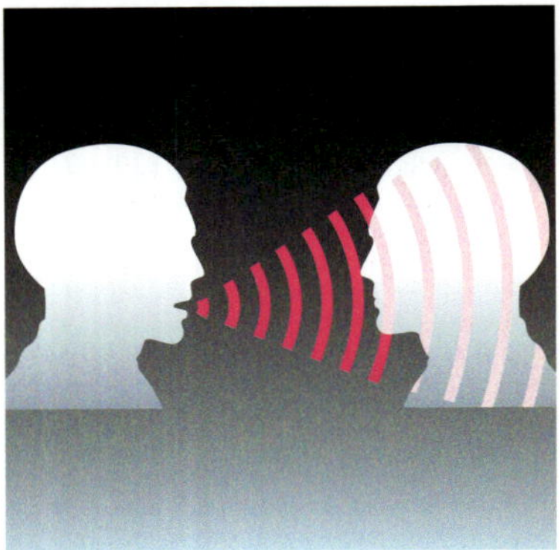

A Aktives Zuhören

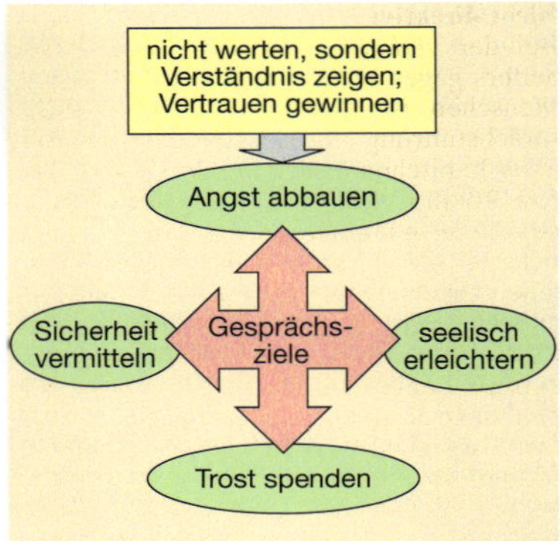

B Gesprächsziele

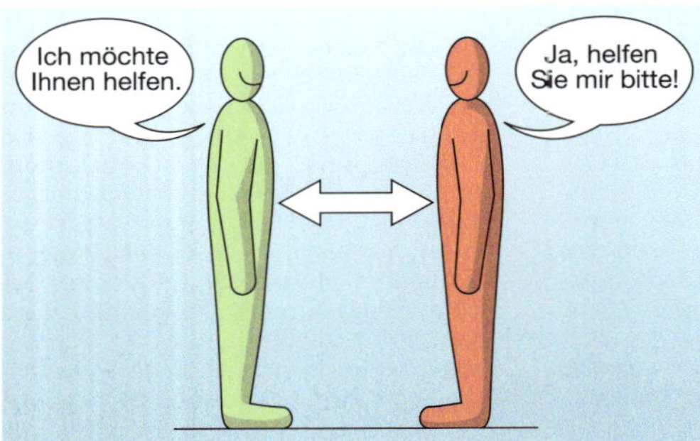

C Einverständnis

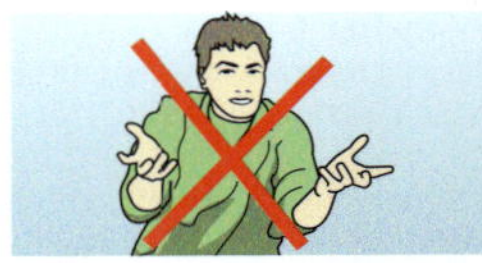

D Keine Vorwürfe machen

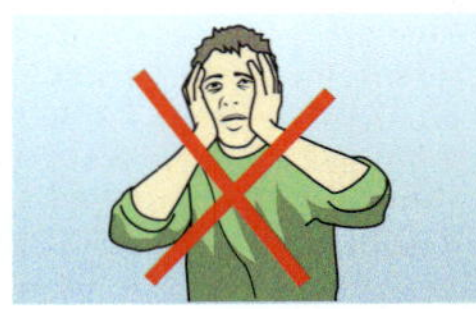

E Eigene Aufregung kontrollieren

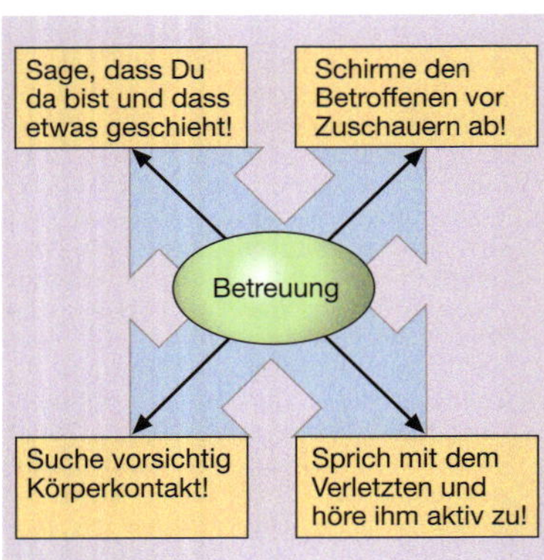

F Vier S-Merksätze

P	→ Präsenz zeigen
A	→ Abschirmen
K	→ Kommunizieren
T	→ Teilnehmen

G Formel PAKT

Nicht direktive Gesprächsführung
Bei der *verbalen* Zuwendung des Ersthelfers gegenüber einem hilfsbedürftigen Menschen ist eine *nicht direktive* Gesprächsführung angebracht, wie sie vom amerikanischen Psychologen CARL RANSOM ROGERS (1902–1987) entwickelt wurde. Sie beinhaltet zunächst den Versuch, sich in die Situation des Betroffenen hineinzuversetzen. All seine Äußerungen müssen ernst genommen werden. Der Ersthelfer darf sie **nicht werten**. Durch aktives Zuhören (A) kann er signalisieren, dass er sein Gegenüber mit all seinen Sorgen und Ängsten versteht. Kopfnicken und zustimmende Laute wie »Aha« oder »Mmh« unterstreichen diese Grundhaltung noch. Gefühle und Gedanken des Betroffenen soll der Ersthelfer mit eigenen Worten wiederholen. Ziele dieser *partnerzentrierten Gesprächsführung* gehen aus Abbildung B hervor.
Zusätzlich ist zur nicht direktiven Gesprächsführung folgendes zu beachten:

- Der Betroffene kann vom Notfallgeschehen abgelenkt werden. Geeignete Fragen, mit denen man ein Gespräch beginnen kann, lauten »Was hatten Sie denn gerade vor?« und »Wo kommen Sie denn her?«.
- Alle Hilfsmaßnahmen dürfen nur mit Einverständnis des Verletzten oder Erkrankten durchgeführt werden (C). Bevor der Ersthelfer etwas unternimmt, muss er den Betroffenen über sein Vorhaben informieren. Erste Hilfe entmündigt den Verletzten nicht. Der Helfer verordnet ihm nichts und zwingt ihm auch nichts auf. Er vermittelt die Erste Hilfe stattdessen partnerschaftlich. Daraus folgt im Übrigen auch, dass der Betroffene sich nicht hilflos ausgeliefert fühlt, sondern eine gewisse Kontrolle über seine Situation zurückbekommt, die er durch das Notfallgeschehen verloren hatte. Psychische Faktoren wie Angst und Stress werden dadurch vermindert.
- Wenn der Ersthelfer seine Maßnahmen begründet, macht er einen besonders kompetenten Eindruck. Beispiel: »Ich lege Ihre Beine hoch, damit Ihr Kreislauf stabilisiert und den wichtigsten Organen mehr Blut zugeführt wird.«

Auf folgende Aspekte verbaler Zuwendung sollte der Ersthelfer in einer Notsituation zusätzlich achten:

- Bei Ausländern muss Rücksicht auf evtl. Sprach- bzw. Verständigungsprobleme genommen werden. Hier bietet es sich besonders an, nonverbal zu kommunizieren!
- Bei älteren Menschen, die verletzt oder erkrankt sind, sollte sich der Ersthelfer geduldig zeigen und beispielsweise auf Hörprobleme der betroffenen Person eingestellt sein. Es versteht sich von selbst, dass auch ältere Menschen gesiezt und nicht mit »Oma« bzw. »Opa« angesprochen werden.
- Auch mit Bewusstlosen zu sprechen, ist durchaus sinnvoll, denn nach Operationen hat sich mitunter gezeigt, dass Patienten – trotz Vollnarkose – Gespräche des medizinischen Personals gehört und verstanden haben.
- Verletzte und erkrankte Menschen, die körperlich oder geistig behindert sind, brauchen nicht das Mitleid des Ersthelfers, sondern dessen sachgerechte Hilfeleistung – so, wie jeder andere von einem Notfall Betroffene auch!

Die folgenden Fehler sollten bei der Betreuung unbedingt vermieden werden:

- Keine Floskeln aussprechen wie »Das wird schon wieder gut!« oder »Machen Sie sich mal keine Sorgen!«. Solche Sätze verfehlen ihr Ziel und bagatellisieren die Gefühle der Betroffenen.
- Keine Vorwürfe machen oder Fragen nach der Schuld stellen (D). Warum z. B. der verletzte Unfallverursacher die rote Ampel nicht gesehen hat, interessiert während der Hilfeleistung nicht. Sie belastet den Betroffenen nur unnötig.
- Keine Pseudodiagnosen stellen wie »Ihr Bein ist ja gebrochen. Es wird sicher mehrfach operiert werden müssen« oder »Sie haben bestimmt eine Blinddarmentzündung«. Solche Äußerungen machen dem Betroffenen nur noch mehr Angst.
- Die eigene Aufregung nicht übermäßig zum Ausdruck bringen. Sätze wie »Meine Güte, das sieht ja furchtbar aus!« vermeiden (E).

Die wichtigsten Regeln zur verbalen und nonverbalen Zuwendung zum Betroffenen lassen sich in **vier S-Merksätzen** (F), alternativ auch in der Formel **PAKT** (G), zusammenfassen, wobei Letztere auch sinnbildlich zu verstehen ist: Der Helfer schließt mit dem Betroffenen einen Pakt, d. h. ein enges Bündnis, um die Notfallsituation **gemeinsam** durchzustehen.

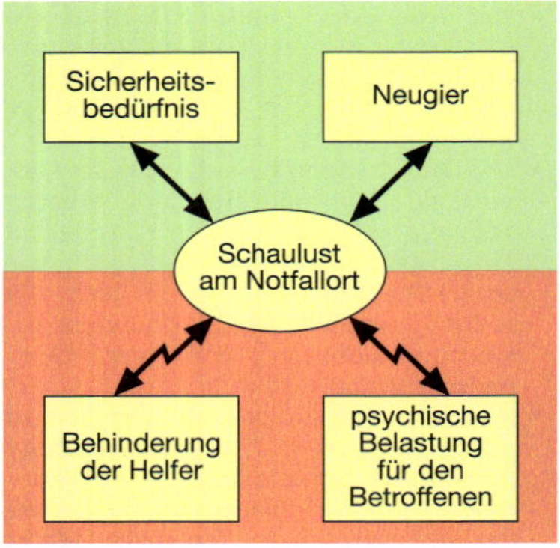

A Schaulust

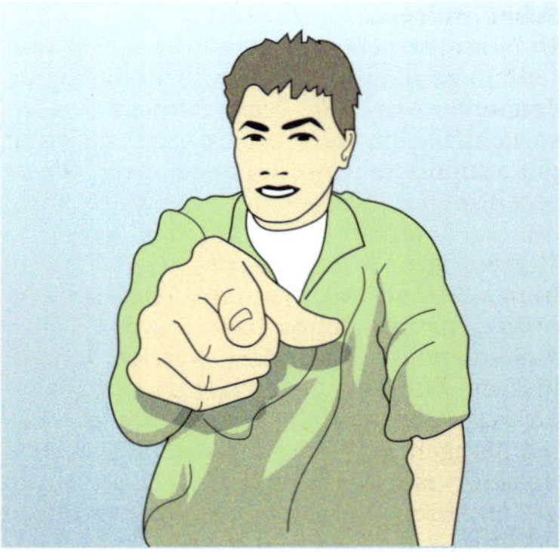

B Gezielte Ansprache

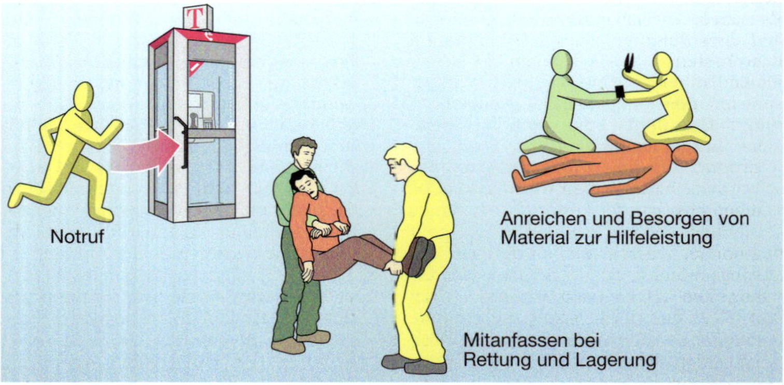

C Schaulustige in die Hilfeleistung einbeziehen

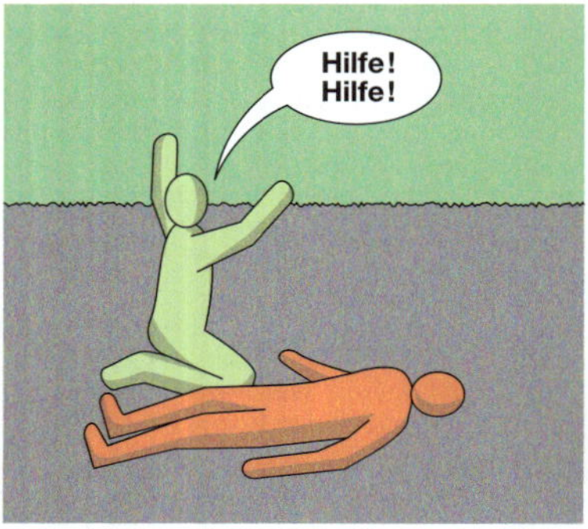

D Um Hilfe rufen

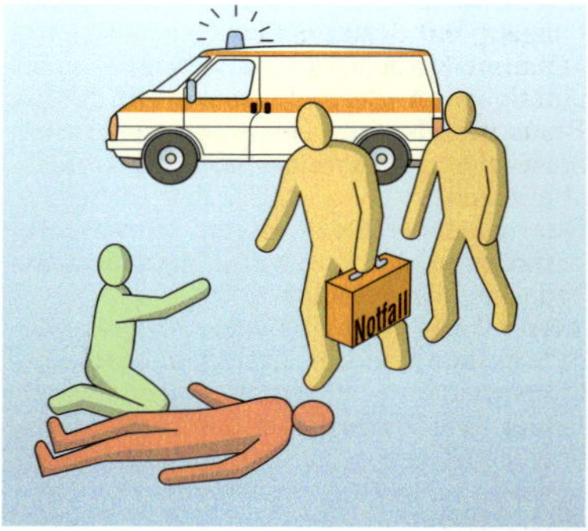

E Zusammenarbeit mit dem Rettungsdienst

Schaulustige am Notfallort
In Notfallsituationen ist man als Ersthelfer fast nie allein. Im Durchschnitt befinden sich etwa 20 Zuschauer an den Einsatzstellen des Rettungsdienstes. Dies gilt zumindest dann, wenn das Notfallgeschehen in der Öffentlichkeit abläuft.

Psychologische Begründung
Man neigt im Allgemeinen dazu, Schaulustige moralisch zu verurteilen. Allerdings wurzelt das Phänomen der Schaulust an Notfallorten in psychologischen Grundbedürfnissen des Menschen. So ist die Neugierde ein charakteristisches Wesensmerkmal der Gattung Mensch. Und das Erforschen von Unbekanntem – Notfallsituationen gehören dazu – stärkt das subjektive Gefühl der eigenen Sicherheit.
Zwischen der Schaulust an Notfallorten und dem Ansehen eines Actionfilms im Kino besteht so gesehen kaum ein Unterschied: In beiden Fällen werden Situationen, mit denen man selbst keine Erfahrung hat, so erlebt, dass man alles »hautnah« mitbekommt und viele Details wahrnimmt. Dennoch ist der Zuschauer selbst nicht beteiligt und verfolgt das Geschehen aus sicherer Distanz.
Psychologisch kann man Schaulust somit begründen. Daraus ergibt sich aber keineswegs zwangsläufig auch ihre Rechtfertigung. Die Maßnahmen von Ersthelfern und Rettungsdienst werden durch die Anwesenheit Schaulustiger behindert. Auch steigt die psychische Belastung für den von einem Notfall Betroffenen mit der Anzahl anwesender Zuschauer (A).

Umgang mit Schaulustigen
»Dumme Sprüche« und Kommentare von untätigen Außenstehenden sollte der Ersthelfer als Zeichen von Arroganz und Schwäche werten und nach Möglichkeit überhören.
Der durchaus angebrachten freundlich-bestimmten Aufforderung, vom Geschehen am Notfallort Abstand zu halten oder – besser noch – weiterzugehen, folgen in den meisten Fällen nur wenige Menschen.
Äußert der Ersthelfer sein Unverständnis und seine Verärgerung über die Anwesenheit der Schaulustigen, erzeugt dies in der Regel Abwehr- und Trotzreaktionen. Die Zuschauer bleiben »jetzt erst recht«.

Eine Lösung des Problems kann darin bestehen, Schaulustige in die Hilfeleistung einzubeziehen, indem man sie um ihre Mithilfe bittet (C). Dabei sollte man **genau definierte Arbeitsaufträge** an *einzelne* Personen verteilen. Auf gezielte Ansprache (B) zeigt sich fast jeder Mensch hilfsbereit: »Sie da vorn im blauen Mantel. Bitte kommen Sie mal her. Sie könnten mir gut helfen!«
Sinnvolle Aufgaben, die Schaulustigen übertragen werden können, sind: Verbandmaterial oder eine Decke zu besorgen, den Notruf abzusetzen, eine Unfallstelle abzusichern, bei der Herstellung bestimmter Lagerungsarten mit anzufassen, Material anzureichen und den Rettungsdienst einzuweisen. Sogar die Anweisung an einen einzelnen Zuschauer, andere Umstehende fernzuhalten, wird zumeist befolgt.

Falsches Eingreifen verhindern. Möglicherweise ergibt sich auch eine Situation, in der der Ersthelfer unüberlegtes und falsches Eingreifen anderer, die helfen möchten, verhindern muss. Mit dem Hinweis auf die eigene Erste-Hilfe-Ausbildung sollte der Ersthelfer in diesen Fällen höflich, aber zugleich sehr bestimmt darum bitten, dass unangebrachte Maßnahmen unterlassen werden.

Um Hilfe rufen! Sollte sich für den Ersthelfer die seltene Situation ergeben, ganz allein mit einem Notfallereignis konfrontiert zu sein, können andere Menschen durch laute Hilferufe auf das Geschehen aufmerksam gemacht werden (D). Die Notwendigkeit dazu ist wohl am ehesten bei Notfällen in Wohnungen gegeben.

Zusammenarbeit mit dem Rettungsdienst
Der Ersthelfer leistet seine Maßnahmen, bis das Rettungsdienstpersonal unmittelbar neben ihm steht. Er sollte dann kurz und knapp über das Notfallgeschehen, die vorgefundene Situation, Verletzungen und Erkrankungen des Betroffenen sowie sein bisheriges Handeln am Notfallort berichten (E). Vielleicht kann der Ersthelfer dem Rettungsdienst weiterhin behilflich sein. Er sollte deshalb noch auf weitere Anweisungen warten.

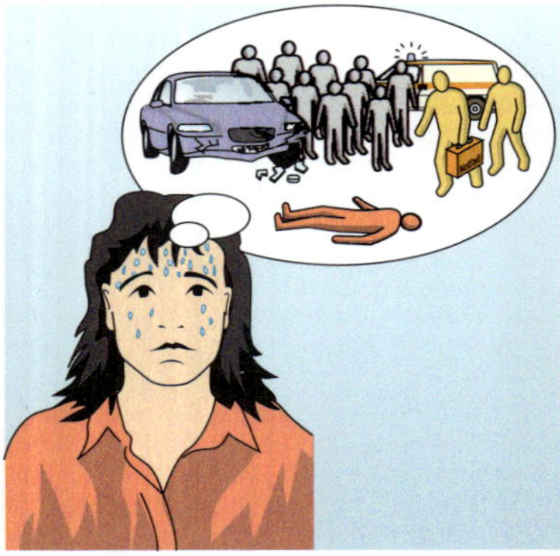

A Posttraumatische Belastungsstörung

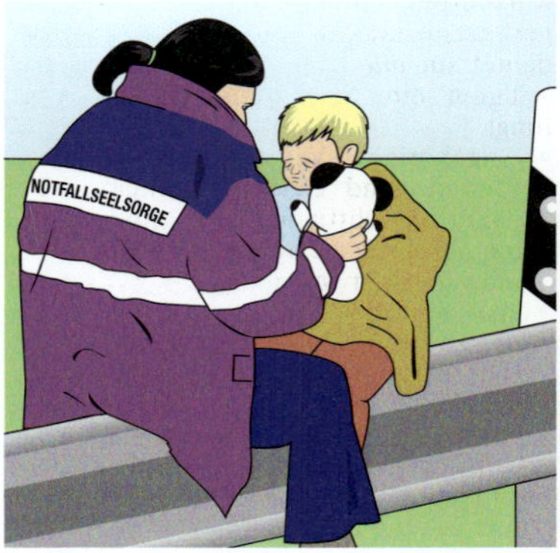

B Notfallseelsorge

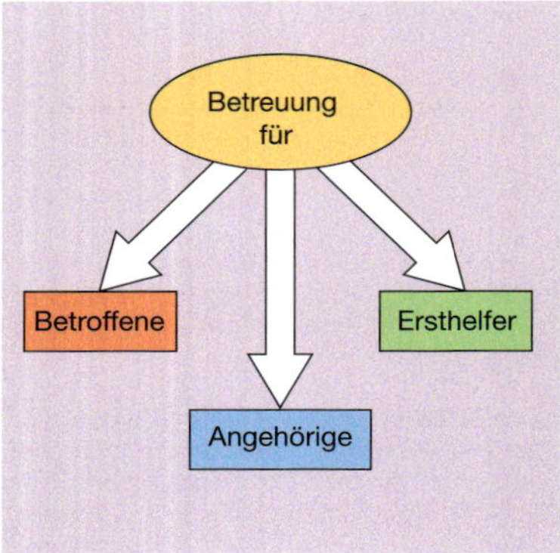

C Betreuung

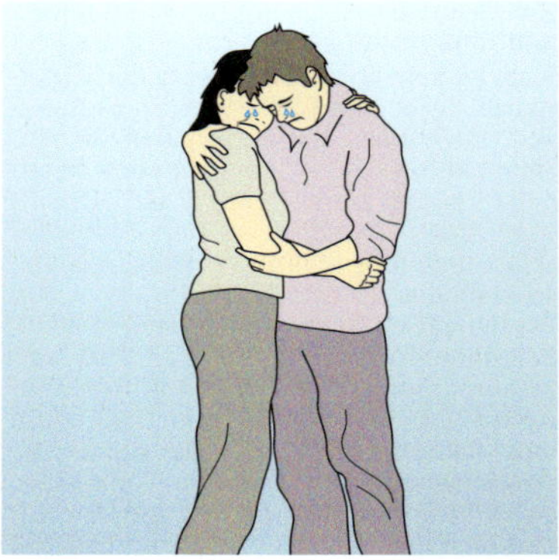

D Gefühle offen zeigen

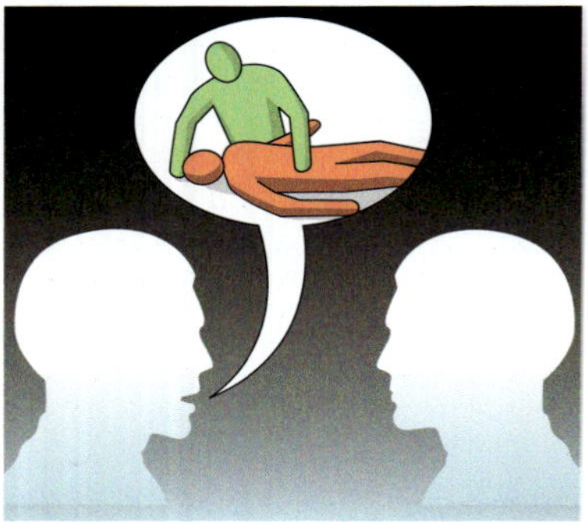

E Gespräch

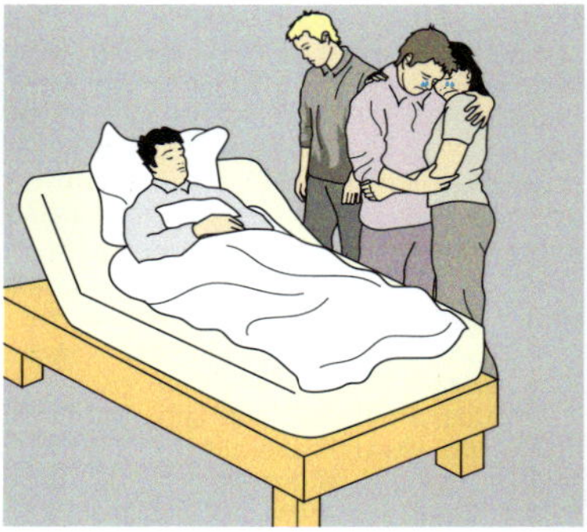

F Abschied nehmen

Mitzuerleben, dass ein Mensch schwer verletzt, erkrankt oder vergiftet ist, bedeutet für *alle* am Notfallgeschehen Beteiligten eine starke psychische Belastung:

- Angehörige (Verwandte, aber auch Freunde und Bekannte) müssen sich damit zurechtfinden, dass ein vertrauter Mensch evtl. in Lebensgefahr schwebt oder sogar stirbt.
- Zur psychischen Situation des Betroffenen sowie des Ersthelfers am Notfallort (der im Übrigen *zugleich* ein Angehöriger des Betroffenen sein kann) → Seite 45.

Notfälle können daher bei *allen* Beteiligten psychische Notfallfolgen verursachen. Entsprechende Symptome sind z.B.: Traurigkeit, Angst- und Erregungszustände, Schlaf- und Essstörungen, ein häufiges Wiedererinnern des Erlebten, Konzentrationsschwierigkeiten, Herzrasen, Übelkeit oder Erschöpfung. Manchmal zeigen Menschen nach Notfällen auch ein Vermeidungsverhalten. Jemand geht dann beispielsweise nicht mehr an den Ort des Geschehens, weil ihn dies zu sehr belasten würde, Kinder, die einen Verkehrsunfall miterlebt haben, trauen sich nicht mehr auf die Straße usw.

Unter bestimmten Bedingungen bezeichnet man solche psychischen Folgen eines Notfalls als **Akute Belastungsreaktion (ABR)**. Zunächst handelt es sich dabei um eine völlig normale und verständliche Reaktion auf das Miterleben eines außergewöhnlichen Ereignisses. Betroffene sollten nicht beunruhigt sein, da solche Reaktionen letztlich als Bestandteil des Verarbeitungsprozesses zu verstehen sind. In den meisten Fällen verschwinden die genannten Symptome innerhalb einer Zeitspanne von maximal vier bis sechs Wochen. Bleiben die Symptome allerdings länger bestehen, kann sich bspw. eine **Posttraumatische Belastungsstörung (PTBS)** entwickelt haben, die psychotherapeutisch behandelt werden muss (A).

Der Entwicklung psychischer Notfallfolgen kann jedoch entgegengewirkt werden. Seit einiger Zeit stehen fast überall z.B. Kriseninterventionsteams, Notfallseelsorger oder Notfallpsychologen zur Verfügung. Sie sind i.d.R. über die Leitstellen des Rettungsdienstes erreichbar und können z.T. sogar direkt zur Einsatzstelle gerufen werden, um Menschen in Notfallsituationen, also auch Ersthelfern und Angehörigen, ihren Beistand anzubieten (B). Die verbale und nonverbale Zuwendung von Helfern zum Betroffenen (→ Seite 41–49) ist somit nur *ein* Aspekt der Betreuung. Ebenso wichtig ist, dass auch die Angehörigen und die Ersthelfer psychosoziale Unterstützung erhalten (»Hilfen für Helfer«, C).

Von der Alarmierung eines Kriseninterventionsteams oder eines Notfallseelsorgers einmal abgesehen, können Angehörige und Ersthelfer nach Notfällen aber auch selbst einiges tun:

- Auf jeden Fall sollte man seinen **Gefühlen »freien Lauf«** lassen und offen zeigen, was man empfindet (D). Wer sehr traurig ist, darf jederzeit weinen – und braucht sich dafür nicht zu schämen!
- Man sollte das **Gespräch** zu Menschen suchen, denen man vertraut, die gut zuhören können, einen ernst nehmen und verstehen (E).
- Generell sollte man **Dinge tun, die einem auch sonst guttun** und bei der Bewältigung von Belastungen helfen. Besonders zu empfehlen sind sportliche Aktivitäten, Hobbys sowie Freizeitbeschäftigungen, denen man gemeinsam mit anderen Menschen nachgehen kann (Ausflüge, Mitgliedschaft in einem Verein etc.).
- Dringend abzuraten ist von Alkoholkonsum. Auch die Einnahme von Beruhigungsmedikamenten ist i.d.R. nicht sinnvoll. Sie sollte nur auf ausdrücklichen ärztlichen Rat und – wenn überhaupt – nur für kurze Zeit erfolgen.
- Bei einem Todesfall sollte man sich außerdem Zeit nehmen, um in Ruhe und ungestört vom Verstorbenen **Abschied zu nehmen**. Den Verstorbenen noch einmal anzusehen (»visueller Abschied«) oder auch anzufassen, kann bei der späteren Verarbeitung des Erlebten hilfreich sein (F).
- Sofern besonders starke oder langfristig anhaltende Symptome psychischer Notfallfolgen auftreten, sollte die Hilfe eines notfallpsychologisch geschulten **Psychotherapeuten** in Anspruch genommen werden. Die Vermittlung an einen geeigneten Therapeuten kann ggf. der Hausarzt, häufig aber auch ein Kriseninterventionsteam, ein Notfallseelsorger oder ein Notfallpsychologe übernehmen.

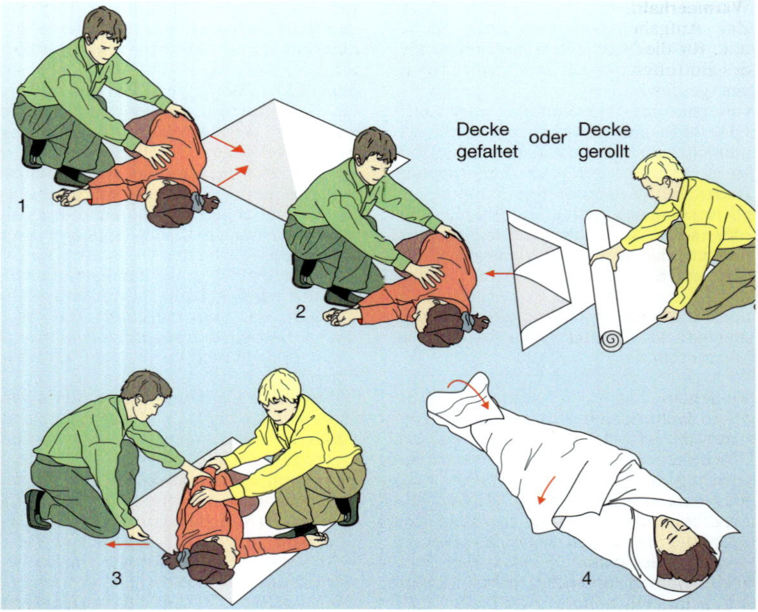

A Wärmeerhaltung

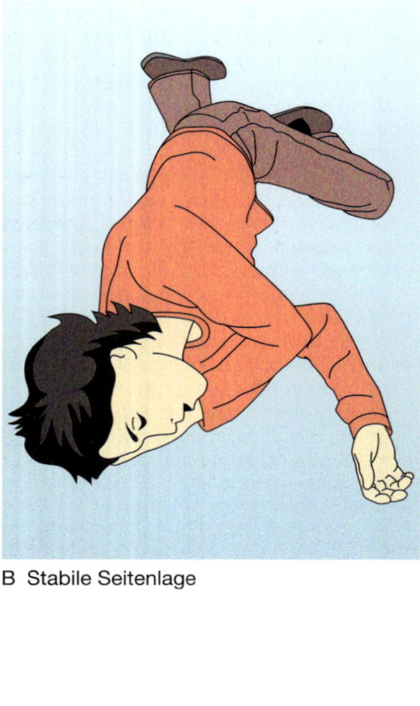

B Stabile Seitenlage

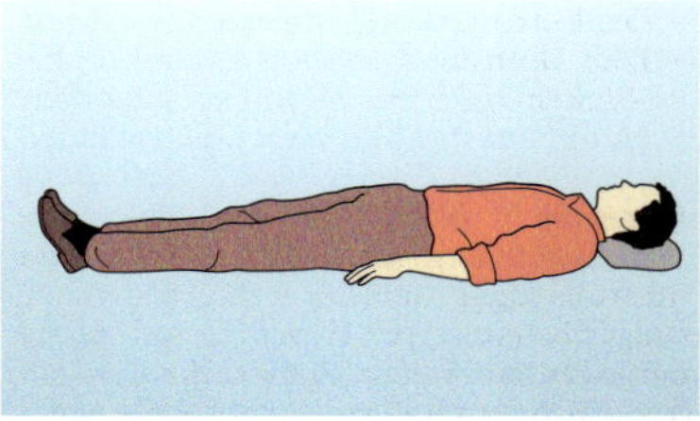

C Flache Lagerung

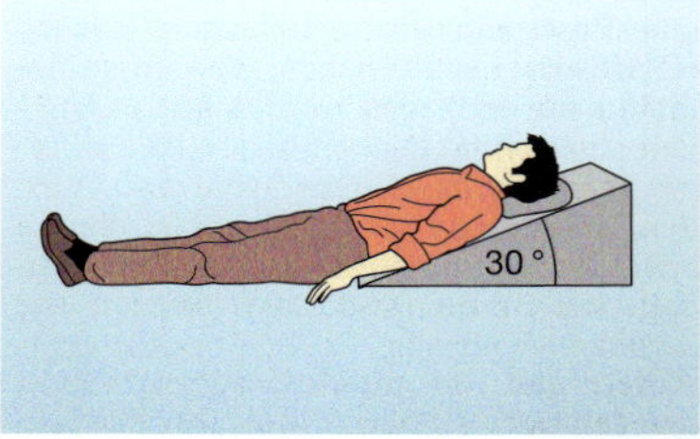

D Lagerung mit leicht erhöhtem Oberkörper

Wärmeerhaltung
Zur Aufgabe eines Ersthelfers gehört u.a., für die Wärmeerhaltung im Körper des Betroffenen zu sorgen. Aufgrund eines geschwächten Kreislaufs friert ein verletzter oder erkrankter Mensch leicht. Dies trifft auch bei gemäßigten oder sommerlichen Temperaturen zu und gilt umso mehr, wenn der Betroffene auf dem Boden liegt. Um weiteren Wärmeverlust zu verhindern, sollte er deshalb nach Möglichkeit auf einer Wolldecke gelagert und zugedeckt werden. Alternativ eignen sich auch Aluminium-Rettungsdecken (sind im Kraftwagen-Verbandkasten nach DIN 13164 enthalten) oder Kleidungsstücke wie Jacken und Pullover zur Wärmeerhaltung.

Vorgehen:
- Ein Helfer (Helfer 1) fasst den Betroffenen an der gegenüberliegenden Schulter und Hüfte und dreht ihn vorsichtig zu sich herum (A1).
- Der zweite Helfer (Helfer 2) rollt oder faltet die Decke wie auf der Abbildung und legt sie so nah wie möglich an den Körper des Betroffenen (A2).
- Der Betroffene wird dann von Helfer 2 zur anderen Seite gedreht, dabei zieht Helfer 1 den aufgerollten bzw. gefalteten Teil der Decke unter dem Körper des Betroffenen hervor (A3).
- Der Betroffene wird wieder auf den Rücken gedreht und gut zugedeckt (A4).

Lagerung
Die Betreuung eines Betroffenen beinhaltet auch eine sachgerechte Lagerung. Grundsätzlich darf jede Lageveränderung aber nur in Absprache und mit der Zustimmung des Betroffenen erfolgen. Bei vielen Verletzungen und Erkrankungen nimmt er nämlich von allein die günstigste Körperhaltung ein. Von dieser »Lagerung nach Wunsch« sollte der Ersthelfer nur in begründeten Ausnahmefällen abweichen. Die einzige Lagerung, die im Rahmen der Ersten Hilfe **ausnahmslos, immer** und absolut zwingend hergestellt werden muss, ist die stabile Seitenlage bei Bewusstlosen (B) (→ auch Seite 63).
Sofern der Betroffene mehrere Verletzungen oder Erkrankungen hat, die *mehrere verschiedene* Lagerungsarten *gleichzeitig* erforderlich machen, ist zu überlegen, ob und inwieweit sich die Lagerungen sinnvoll ergänzen.
Sofern zwei sich widersprechende Lagerungen notwendig sind (z.B. Oberkörperhochlage aufgrund von Atemnot und Oberkörpertieflage aufgrund von Schockanzeichen), muss der Ersthelfer entscheiden, welche der beiden Lagerungsarten *vorrangige* Bedeutung hat.

Auch hier gilt, dass eine Lagerung, gegen die der Betroffene sich wehrt, die ihm offensichtlich unangenehm ist bzw. Schmerzen verursacht oder Krankheitssymptome verschlimmert, niemals die richtige sein kann.

Im Folgenden wird ein kurzer Überblick über *sämtliche* Lagerungsarten der Ersten Hilfe gegeben. Eine *ausführliche* Beschreibung und Begründung der einzelnen Lagerungen erfolgt zusätzlich an jeweils anderer Stelle, auf die in Klammern verwiesen wird:
- Die flache Lagerung mit gepolstertem Kopf (C) ist die Standardlagerung der Ersten Hilfe. Jeder Betroffene wird in diese Position gebracht, sofern seine Verletzungen oder Erkrankungen keine andere Körperhaltung erforderlich machen.
  Vor allem für die evtl. notwendige Herz-Lungen-Wiederbelebung muss dabei auf einen möglichst festen und ebenen Untergrund geachtet werden. Die Herzdruckmassage ist nahezu wirkungslos, wenn sie z.B. bei einem im Bett liegenden Betroffenen durchgeführt wird (→ Seite 125).
- Betroffene mit Kopfverletzungen *(Schädel-Hirn-Trauma)*, z.B. Schädelbruch oder Schädelbasisbruch (→ Seite 169), Schlaganfall (→ Seite 67), Hitzschlag (→ Seite 177) oder Sonnenstich (→ Seite 179) werden ebenfalls flach gelagert. Der Oberkörper soll dabei jedoch um 30° erhöht liegen, damit der Blutrückfluss vom Gehirn zum Körperstamm erhöht, der Blutzufluss zum Gehirn jedoch vermindert wird. So kann der Druck im Schädelinnern etwas reduziert werden (D). Als Unterlage könnte man hier beispielsweise dicke Kissen oder mehrere zusammengelegte Kleidungsstücke verwenden.

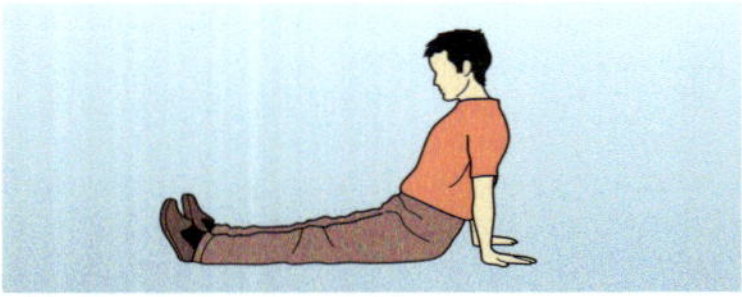

A Atemerleichternde Sitzhaltung

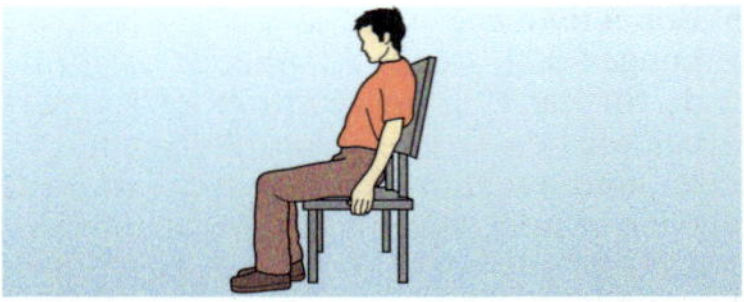

B Sitzhaltung bei Lungenödem

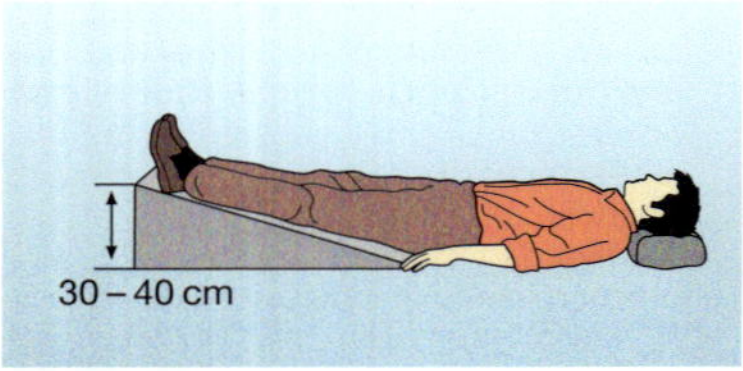

C Schocklage

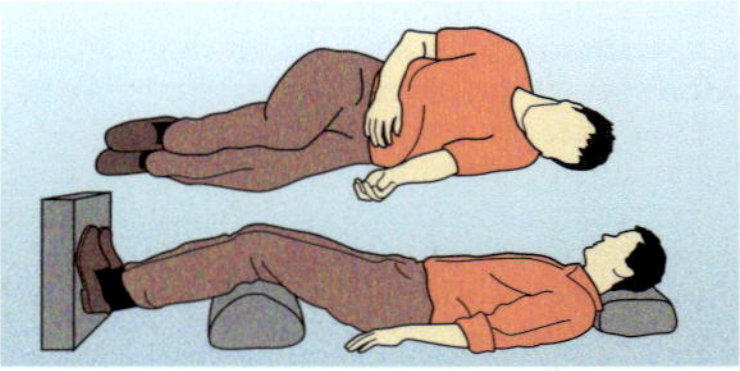

D Lagerung zur Entspannung der Bauchdecke

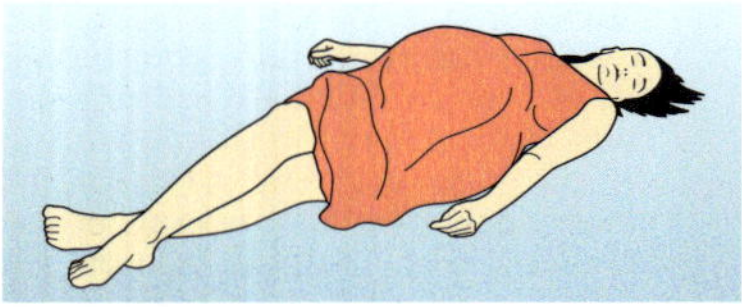

E Fritsch'sche Lagerung

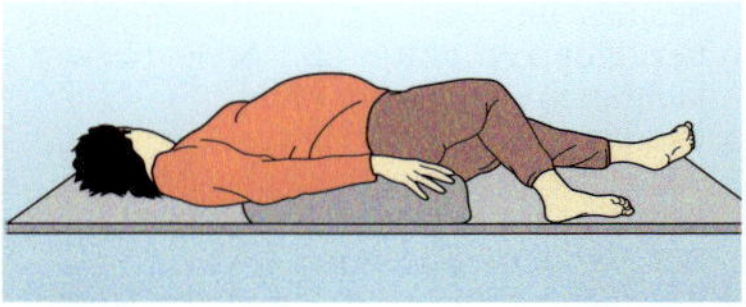

F Lagerung bei Schwangerschaftskomplikationen

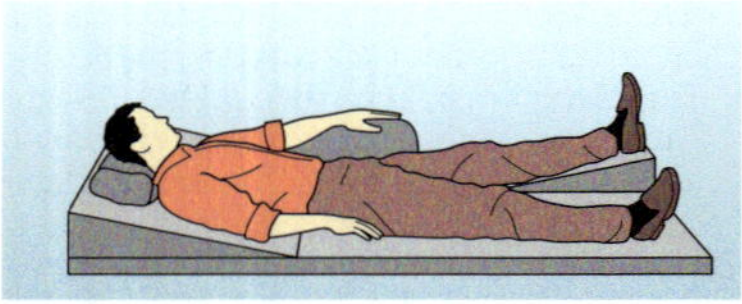

G Lagerung bei venösem Gefäßverschluss

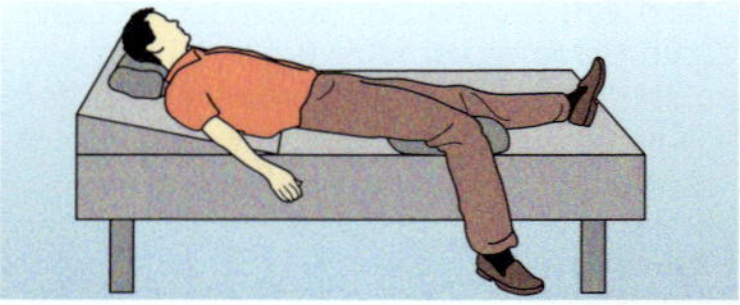

H Lagerung bei arteriellem Gefäßverschluss

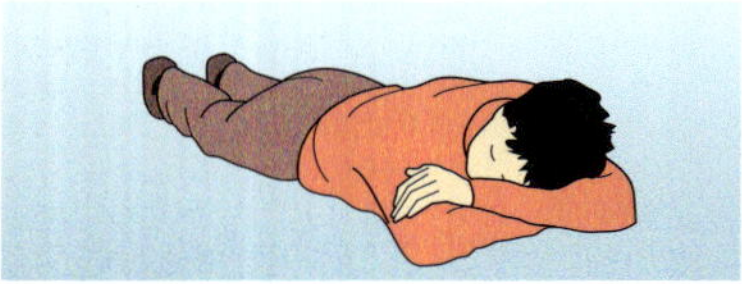

I Bauchlage

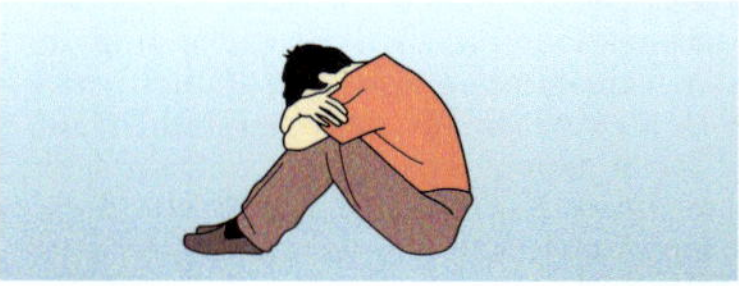

J Sitzhaltung

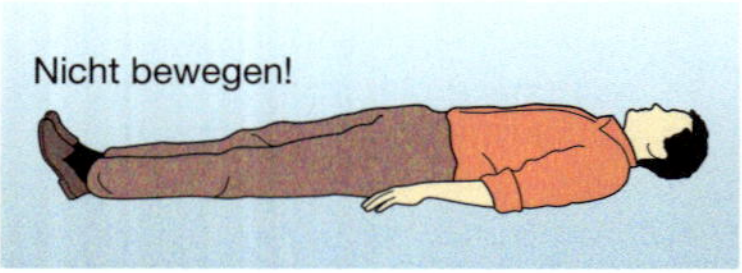

K Lagerung bei Wirbelsäulenverletzung

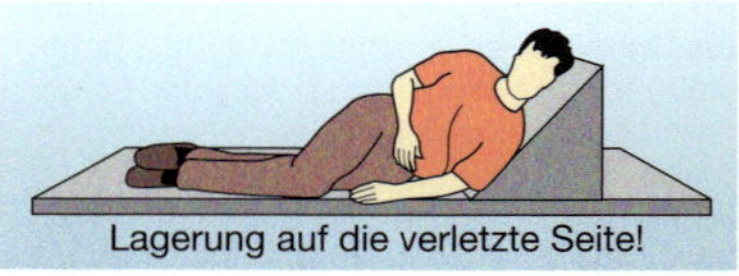

L Lagerung bei Rippenserienfraktur

- Bei **Atemnot** und **akuten Herzerkrankungen** stellt man die atemerleichternde Sitzhaltung her (A). Der Oberkörper wird dafür um 45 bis 90° aufgerichtet, und der Betroffene stützt zusätzlich seine Arme nach hinten auf dem Boden ab (→ Seite 85–101, 111, 115).
- Bei einem **Lungenödem** sollte man die atemerleichternde Sitzhaltung durch das Herabhängenlassen der Beine ergänzen (B), um den Blutrückfluss zur Lunge und zum Herzen zu verringern (→ Seite 89).
- Beim **Schock** werden die Beine des Betroffenen um 30 bis 40 cm (etwa 30°) erhöht gelagert, um die Durchblutung der Organe im Körperstamm sowie des Gehirns zu verbessern (C). Diese Schocklagerung darf i. d. R. aber nicht angewendet werden bei Knochenbrüchen im Bereich der Beine, des Beckens und der Wirbelsäule, bei Kopfverletzungen sowie Erkrankungen oder Verletzungen der Organe im Brust- und Bauchraum (→ Seite 113–119).
- Bei **Verletzungen** oder **Erkrankungen der Bauchorgane** bringt man den Betroffenen in die Lage zur Entspannung der Bauchdeckenmuskulatur (D), indem man seine Knie angewinkelt unterpolstert und zusätzlich noch die Füße abstützt. Alternativ dazu kann sich der Betroffene auch selbst mit angewinkelten Beinen auf die Seite drehen. Auf diese Weise wird meist eine deutliche Linderung der Schmerzen erreicht (→ Seite 153–157).
- Bei **Blutungen aus der Scheide** einer Frau wird die sogenannte Fritsch'sche Lagerung (E) hergestellt. Dabei muss die Betroffene ihre Beine übereinanderschlagen (→ Seite 159).
- Bei **Komplikationen während der Schwangerschaft** *(z. B. Vena-cava-Kompressionssyndrom)* dreht man die Betroffene in Linksseitenlage (F) (→ Seite 159).
- Bei **venösen Gefäßverschlüssen** lagert der Ersthelfer die betroffenen Körperteile **hoch** und polstert sie mit Kleidungsstücken oder Decken möglichst weich ab (G). Dadurch wird der Blutrückfluss zum Herzen verbessert (→ Seite 121).
- Bei **arteriellen Gefäßverschlüssen** müssen die betroffenen Körperteile **tief** gelagert und ebenfalls abgepolstert werden (H). So kann man unter Umständen wenigstens eine minimale Blutversorgung der jeweiligen Extremität erreichen, und das Absterben von Zellen durch Sauerstoffmangel wird möglicherweise ein wenig verzögert (→ Seite 121).
- Bei **Verletzungen des Gesichtsschädels** sowie bei **Blutungen aus dem Mund oder der Nase** wird der Betroffene in Bauchlage gebracht. Er stützt seinen Kopf mit den eigenen, vor der Stirn verschränkten Armen (I).
  Alternativ dazu kann auch eine sitzende Haltung eingenommen werden, bei der der Kopf wie in Abbildung J ersichtlich abgestützt wird. Wichtig ist, darauf zu achten, dass das Blut nach außen abfließen kann und nicht in die Atemwege eindringt bzw. *aspiriert* wird. Auch das Verschlucken von Blut sollte vermieden werden, da sonst eine starke Übelkeit, evtl. mit Bluterbrechen, die Folge sein kann (→ Seite 147, 169).
- Bei **Verletzungen der Wirbelsäule** darf der Ersthelfer keine Lageveränderung vornehmen! Jede noch so kleine Bewegung könnte weitere Nervenschädigungen und daraus resultierende Lähmungserscheinungen verursachen (K). Der Betroffene muss genauso liegen bleiben, wie er aufgefunden wurde, es sei denn, er ist bewusstlos: Dann nämlich ist die stabile Seitenlage notwendig, um die Atemwege freizuhalten. Zur Sicherung der Vitalfunktionen, die absoluten Vorrang vor allen anderen Hilfsmaßnahmen hat, muss eine eventuelle spätere Lähmung des Verletzten riskiert werden (→ Seite 119, 169).
- Bei **schweren Brustkorbverletzungen,** besonders Rippenserienfrakturen, die einen instabilen Brustkorb, evtl. mit *paradoxer* Atmung, zur Folge haben, lagert man den Betroffenen auf die verletzte Seite (L). Dies stabilisiert die Bruchstellen, lindert zugleich die Schmerzen und erleichtert außerdem die Atemtätigkeit (→ Seite 169).

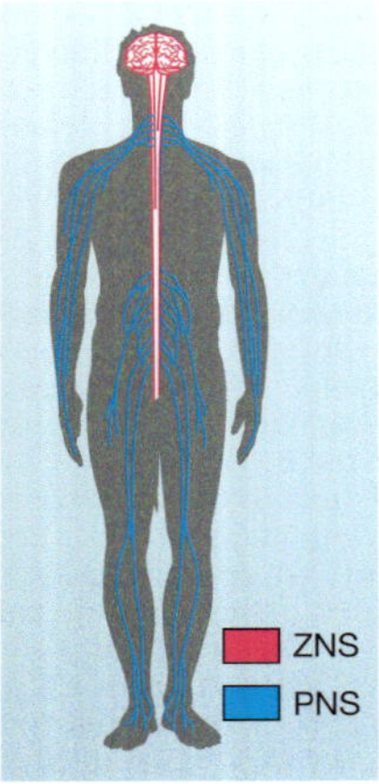

A Nervensystem

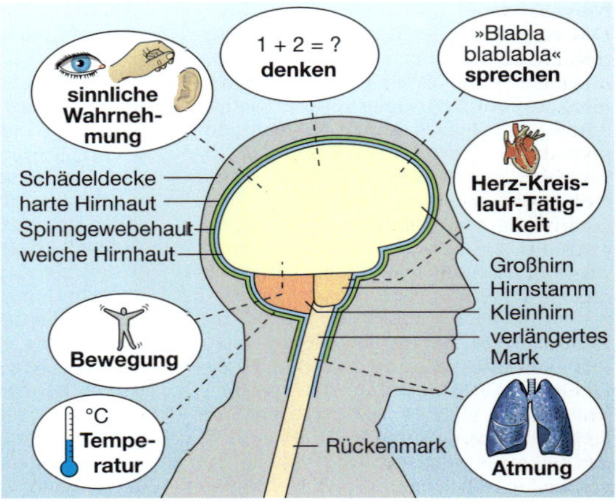

B Zentrales Nervensystem

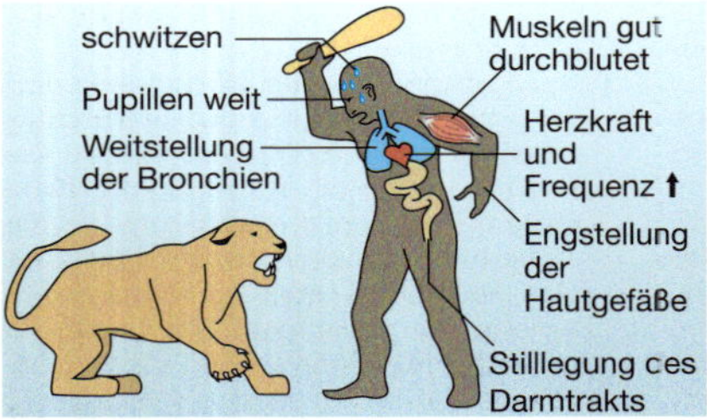

C Sympathisches System

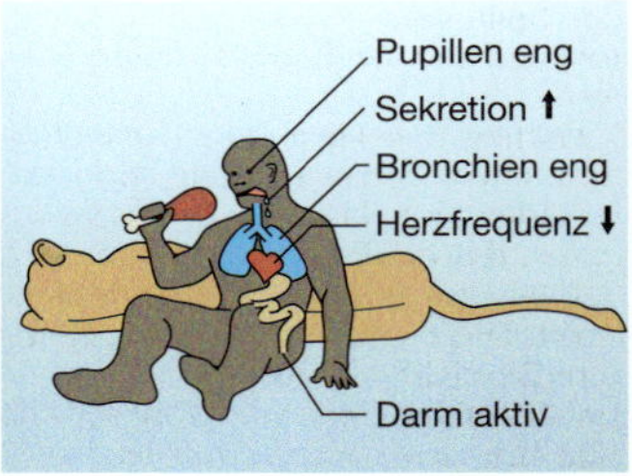

D Parasympathisches System

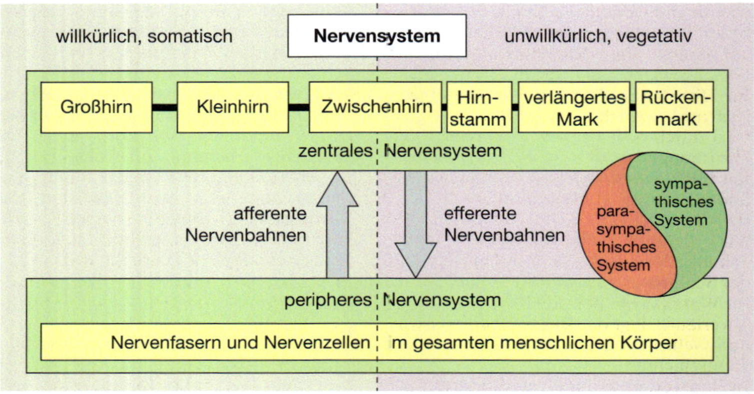

E Zusammenhang verschiedener Bereiche des Nervensystems

Nervensystem

Das Nervensystem (A) steuert und kontrolliert die einzelnen Körperfunktionen in einem ausgeglichenen Gesamtzusammenhang. Reize aus der Umwelt werden durch die Sinnesorgane aufgenommen, über das *periphere* Nervensystem an die verschiedenen Bereiche des zentralen Nervensystems weitergeleitet und dort verarbeitet. Auf diese Weise kann der Organismus gezielt und vernünftig *agieren* sowie auf Gegebenheiten und Geschehnisse in seiner Umwelt *reagieren.*

Zentrales Nervensystem (ZNS)

Das *zentrale* Nervensystem besteht aus Gehirn und Rückenmark (B).

Vor äußeren Einwirkungen gut geschützt, liegt das **Gehirn** in der Schädelhöhle, die aus mehreren einzelnen, fest miteinander verbundenen Knochen besteht. Umgeben ist das Gehirn von Hirnhäuten *(Meningen)*: der harten Hirnhaut *(Dura mater)*, der Spinngewebehaut *(Arachnoidea mater)* und der weichen Hirnhaut *(Pia mater)*.

Zwischen den Hirnhäuten und dem Gehirn sowie in den inneren Hirnkammern befindet sich klares Nervenwasser *(Liquor)*, das bei Erschütterungen des Schädels als zusätzlicher Schutz des Gehirns wirkt. Das Gehirn selbst lässt sich in mehrere Bereiche aufteilen:

Im **Großhirn** mit zwei Großhirnhälften sind u. a. sensorische Zentren zur Verarbeitung sinnlicher Wahrnehmungen, motorische Zentren, das Sprachzentrum sowie die individuelle gedankliche Leistung bzw. die Intelligenz eines Menschen zu lokalisieren. Das **Kleinhirn** koordiniert Gleichgewicht und Bewegungsabläufe. Im **Hirnstamm** liegt das Herz-Kreislauf-Zentrum. Auch der Wärmehaushalt wird durch das Temperaturzentrum vom Hirnstamm aus gesteuert. Im **verlängerten Rückenmark** *(Medulla oblongata)* befindet sich das Atemzentrum zur Regulation der Atemfrequenz und Atemtiefe. Außerdem werden von hier wichtige Schutzreflexe wie z. B. der Husten- und der Schluckreflex ausgelöst.

Im Wirbelkanal, der durch die Wirbelsäule verläuft, liegt das **Rückenmark**, das wie das Gehirn von zusätzlich schützenden Hautschichten sowie *Liquor* umgeben ist. In ihm verlaufen Nervenbahnen, die die peripheren Bereiche des Nervensystems mit dem Gehirn verbinden.

Peripheres Nervensystem (PNS)

Das *periphere* Nervensystem wird aus der Gesamtheit aller Nervenfasern und -zellen gebildet, die aus dem Wirbelkanal zum Körper hin austreten. *Afferente* (zum Gehirn heranführende) Nervenbahnen leiten im Körper oder aus der Umgebung aufgenommene Reize an das zentrale Nervensystem weiter; über *efferente* (vom Gehirn wegführende) Nervenbahnen werden »Befehle« des ZNS an den gesamten Organismus übermittelt.

Willkürliches und unwillkürliches Nervensystem

Nach der Funktion lässt sich das gesamte Nervensystem in ein willkürliches *(somatisches)* und ein unwillkürliches *(vegetatives* oder *autonomes)* Nervensystem einteilen. Als Schaltstelle zwischen diesen beiden Bereichen dient das Zwischenhirn.

Willkürliche Körperfunktionen wie z. B. sprachliche Äußerungen werden vom Willen des Menschen gesteuert und sind größtenteils bewusst beeinflussbar.

Das *vegetative (autonome)* Nervensystem reguliert demgegenüber Körperfunktionen, die nicht dem Willen unterliegen, wie z. B. Reflexe und die Regelung der Herz-Kreislauf-Tätigkeit. Innerhalb des *vegetativen* Nervensystems sorgen *sympathisches* und *parasympathisches System* als »Gegenspieler« für ein harmonisches Gleichgewicht der einzelnen Organfunktionen.

Die Herzfrequenz z. B. wird durch das *sympathische* System gesteigert, durch das *parasympathische* gesenkt (C, D).

Den Zusammenhang *aller* einzelnen Bereiche des Nervensystems verdeutlicht Abbildung E.

Bewusstsein

Der Mensch ist **bei Bewusstsein**, wenn alle Bereiche des Nervensystems ungestört und zusammenhängend arbeiten. Er ist sich seiner selbst bewusst und kann die Umwelt sinnlich wahrnehmen. Er ist grundsätzlich auch dazu in der Lage, logisch zu denken, gezielt zu reagieren sowie sich etwas zu merken. Er ist räumlich, zeitlich, situativ sowie im Hinblick auf die eigene Person orientiert. Die Fähigkeit, geordnete Bewegungsabläufe durchzuführen, ist ein weiteres Merkmal des ungestörten Bewusstseins. Außerdem sind die genannten Schutzreflexe vom Bewusstsein abhängig, obwohl sie nicht bewusst gesteuert werden.

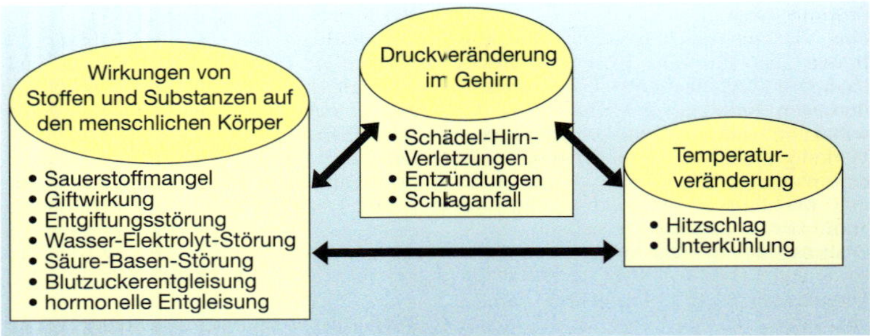

A Ursächliche Mechanismen bei Bewusstseinsstörung

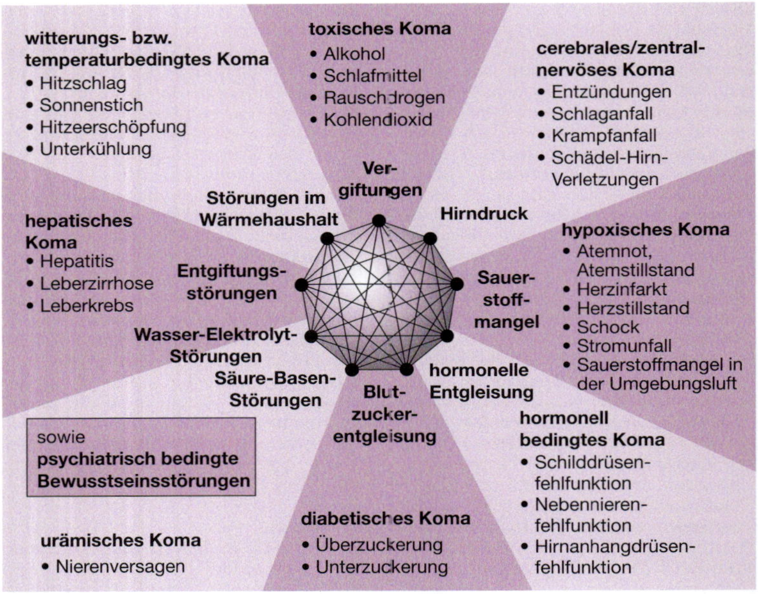

B Ursachen bei Bewusstseinsstörungen und Komaformen

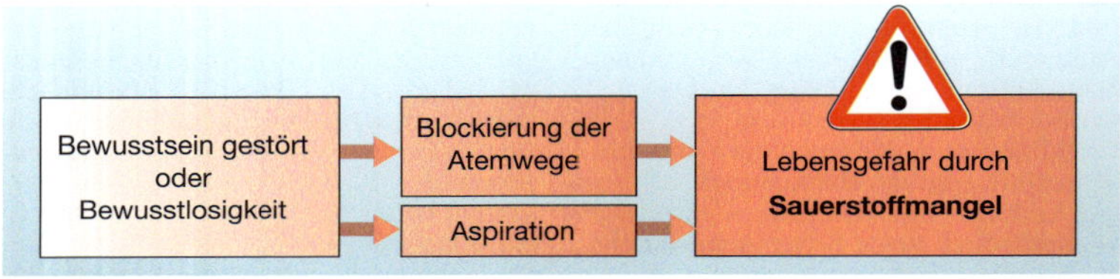

C Gefahren bei Bewusstseinsstörungen

Störungen des Bewusstseins werden durch eine Vielzahl verschiedener Notfallsituationen ausgelöst. Die ursächlichen Mechanismen (A) sind zumeist Druckveränderungen im Gehirn, temperatur- bzw. witterungsbedingte Einflüsse sowie die Wirkung von Stoffen und Substanzen auf den menschlichen Körper. Darüber hinaus können auch psychiatrische Notfälle zu Bewusstseinsstörungen führen.
Während die Bewusstseinslage eines Betroffenen bei körperlichen (physischen) Ursachen allerdings primär *quantitativ*, also bezogen auf den jeweiligen »Wachheits-« oder »Helligkeitsgrad«, bewertet wird, ist bei psychiatrischen Bewusstseinsstörungen eher die *Qualität* des durchaus vorhandenen Bewusstseins, also die Art der Bewusstseinsäußerungen bzw. des Verhaltens, von Bedeutung.

Im Einzelnen lassen sich folgende Ursachen für Bewusstseinsstörungen nennen, die sich zum Teil auch wechselseitig bedingen oder beeinflussen (B):

- Entzündungen des zentralen Nervensystems (z.B. Hirnhautentzündung), hirnbedingte Krampfanfälle *(Epilepsie)* und Schlaganfälle, evtl. mit Einblutung in den Gehirnschädel (**cerebrales** oder **zentralnervöses** Koma).
- Schädel-Hirn- und Rückenmarksverletzungen (**traumatisch bedingtes** Koma).
- Sauerstoffmangel in der Umgebungsluft des Betroffenen, durch Herzinfarkt, Schockzustand, Atemnot oder als Folge eines Atem- oder Herz-Kreislauf-Stillstandes (**hypoxisches** Koma).
- Funktionsstörungen von Organen, die den menschlichen Hormonhaushalt regulieren, z.B. bei Schilddrüsen-, Nebennieren- oder Hirnanhangdrüsenfehlfunktion (**hormonell bedingtes** Koma).
- Über- oder Unterzuckerung, z.B. bei *Diabetes mellitus* oder akuten Entzündungen der Bauchspeicheldrüse *(Pankreatitis)*. (Bei Überzuckerung: **diabetisches** bzw. **hyperglykämisches** Koma, auch *Zuckerkoma* genannt; bei Unterzuckerung: **hypoglykämisches** Koma bzw. **hypoglykämischer** Schock, auch *Zuckerschock* genannt.)
- Vergiftungen, z.B. mit Kohlendioxid, Medikamenten (insbesondere Schlafmitteln), Alkohol oder Rauschdrogen (**toxisches** Koma).
- Störungen im Säure-Basen- sowie im Wasser-Elektrolyt-Haushalt des Menschen, z.B. bei akutem Nierenversagen (**urämisches** Koma) oder *Dehydratation* (Wasser- und Mineralienmangel) durch starkes Schwitzen bzw. Durchfallerkrankungen bei unzureichender Flüssigkeitszufuhr. Vor allem Kinder und ältere Menschen sind gefährdet.
- Funktionsstörungen der Leber als »Entgiftungsorgan« des menschlichen Körpers, z.B. bei Leberentzündungen *(Hepatitis)*, *Leberzirrhose* oder Leberkrebs (**hepatisches** Koma).
- Temperatur- und Witterungseinflüsse, die Unterkühlung *(Hypothermie)*, Hitzschlag *(Hyperthermie)*, Sonnenstich oder Hitzeerschöpfung zur Folge haben.
- Psychiatrische Notfälle wie Angst-, Erregungs-, Rausch- und Verwirrtheitszustände, Verzweiflung mit Suizidgefahr sowie Zustände der Reglosigkeit.

Die Gefahr bei allen körperlich bedingten Bewusstseinsstörungen (C) besteht vor allem darin, dass die Muskelspannung (der *Muskeltonus*) nachlässt und die Muskulatur erschlafft. Ist das der Fall, kann der Zungengrund tief in den Mund-Rachen-Raum sinken und dort die Atemwege blockieren.
Weil auch die Schutzreflexe des Betroffenen – wie z.B. der Husten- und der Schluckreflex – ausgeschaltet sind, können Fremdkörper oder Flüssigkeiten (Speichel, Erbrochenes, Blut) außerdem angeatmet *(aspiriert)* werden und zunächst wiederum zu einer Blockade der Atemwege, später zur Entwicklung einer Lungenentzündung *(Aspirationspneumonie)* führen.
Das Erschlaffen der Muskulatur und das Ausfallen der Schutzreflexe führt demnach gleichermaßen zu einer lebensbedrohlichen Beeinträchtigung der Atmung bis hin zum Atemstillstand – sofern die Bewusstseinsstörung nicht ohnehin schon die Folge eines Atem- oder Herz-Kreislauf-Stillstands war.
Außerdem nimmt der Betroffene Gefahren in seiner Umgebung nicht wahr und kann sich selbst nicht mehr vor ihnen schützen. Unter Umständen drohen ihm daher zusätzliche Schädigungen, z.B. durch Feuer, Explosionen oder Giftstoffe.

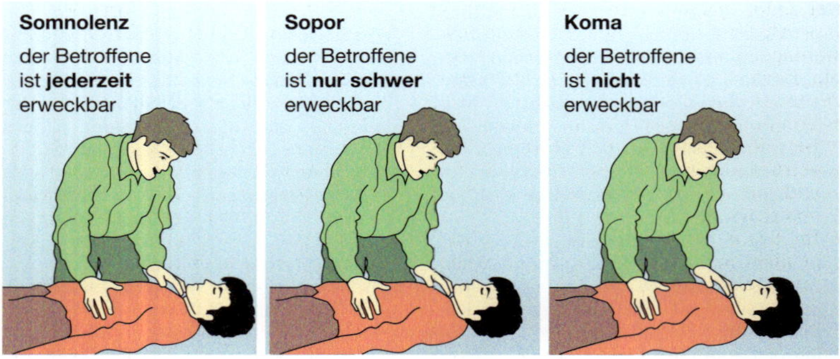

A Erkennungsmerkmale von Bewusstseinsstörungen

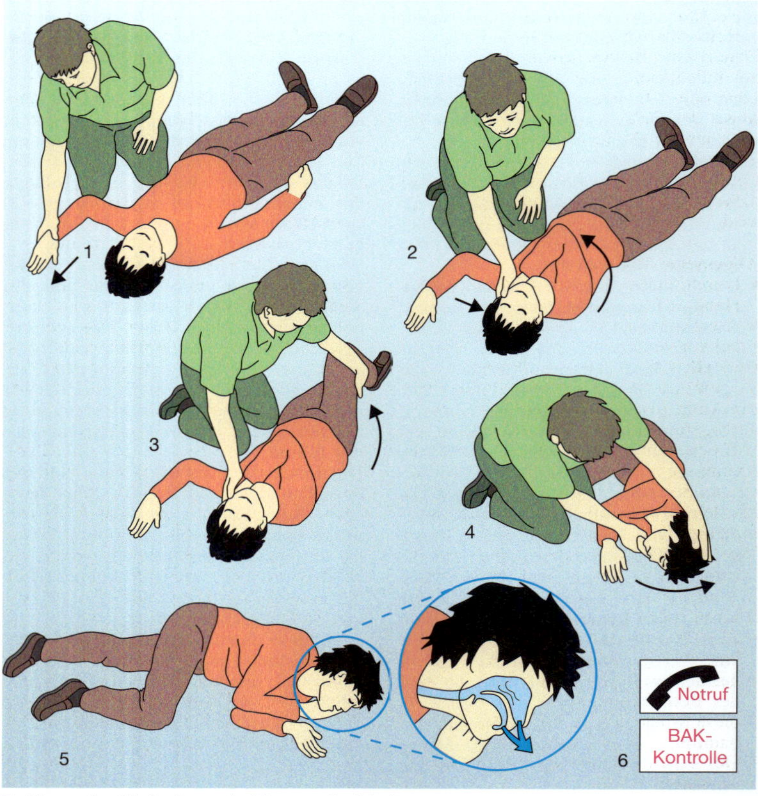

B Allgemeine Maßnahmen bei Bewusstlosigkeit

Bei einer *quantitativen* Bewertung des Bewusstseins können die Bewusstseinsstörungen *Somnolenz* und *Sopor* sowie die Bewusstlosigkeit *(Koma)* voneinander unterschieden werden (A):

- Von *Somnolenz* spricht man, wenn der Betroffene offensichtlich bewusstseinsgetrübt, aber *jederzeit erweckbar* ist und auf die Ansprache eines Ersthelfers reagiert.
- Im *Sopor* befindet sich jemand, wenn er nicht mehr auf Ansprache, sondern nur noch auf stärkere körperliche Reize wie beispielsweise das Rütteln an der Schulter reagiert.
- Im *Koma* und somit bewusstlos ist eine Person, die sich in einem tiefschlafähnlichen Zustand befindet. Sie ist *nicht erweckbar* und reagiert auch nicht auf Reize aus der Umgebung.

Dauert eine Bewusstlosigkeit nur wenige Sekunden, bezeichnet man dies als *Synkope* oder Ohnmacht. Dies ist beispielsweise der Fall, wenn bei einer Person nach langem Stehen in einer Menschenmenge Kreislaufregulationsstörungen auftreten und das Gehirn für kurze Zeit nicht ausreichend mit Sauerstoff versorgt wird.

Allgemeine Maßnahmen

- Durchführen des lebensrettenden Handgriffs (→ Seite 36 f.)
- Atemkontrolle (→ Seite 37)
- bei vorhandener Atmung:

Herstellen der stabilen Seitenlage

Sie gewährleistet, dass *einerseits* die Überstreckung des Halses durch den bereits durchgeführten lebensrettenden Handgriff bestehen bleibt, damit die Zunge die Atemwege nicht blockiert, und dass *andererseits* Speichel, Erbrochenes oder Blut aus dem Mund abfließen kann und nicht etwa aspiriert wird (→ Seite 61).

Die Seitenlage ist »stabil«, da ein Bewusstloser sicher in seiner Position fixiert ist und nicht von allein wieder auf den Rücken rollen kann.

- Zur Durchführung der stabilen Seitenlage tritt der Ersthelfer von der Seite her an den Bewusstlosen heran. Sofern der Betroffene eine Brille trägt, sollte diese vorsichtig abgenommen werden, damit sie nicht beschädigt wird.
- Der dem Ersthelfer nahe Arm des Bewusstlosen wird angewinkelt und nach oben gelegt (Körperhaltung wie beim »Zuwinken«; B 1).
- Der gegenüberliegende Arm des Bewusstlosen wird über den Brustkorb gezogen, bis die Hand dieses Armes sich an der Wange des Betroffenen befindet. Dort wird die Hand festgehalten (B 2).
- Jetzt fasst der Ersthelfer das gegenüberliegende Bein des Bewusstlosen am Kniegelenk. Das Bein wird gebeugt und in Richtung des Ersthelfers gezogen. Dadurch dreht sich der Bewusstlose auf die Seite (B 3).
- Der Ersthelfer fasst an die Stirn-Haar-Grenze und das Kinn des Betroffenen und führt erneut den lebensrettenden Handgriff zur Überstreckung des Halses durch. Der Mund wird dabei zum Boden gewendet, damit der Abfluss von Flüssigkeiten aus dem Mund-Rachen-Raum problemlos möglich ist (B 4).
- Um die Lage des Kopfes zu stabilisieren, legt der Helfer die Finger der jetzt oben liegenden Hand des Betroffenen unter dessen Wange (B 5).

Anschließend sollten folgende Maßnahmen durchgeführt werden (B 6):

- Notruf absetzen,
- Wärmeerhaltung sicherstellen und
- ständig Atmung kontrollieren (→ Seite 37). Stellt man fest, dass die Atmung aussetzt, muss die betroffene Person unverzüglich in die Rückenlage zurückgedreht werden, damit man mit der dann notwendigen Herz-Lungen-Wiederbelebung (→ Seite 123–127) beginnen kann.

Ergänzende Hinweise: Die hier beschriebene Technik ist lediglich *eine* Variante zur Herstellung der stabilen Seitenlage. Es gibt aber mehrere alternative Techniken, die genauso korrekt sind.

Bei bewusstlosen Säuglingen kann die stabile Seitenlage i. d. R. nicht in der hier beschriebenen Weise durchgeführt werden, weil der Körperbau von Säuglingen (»Babyspeck« und kürzere Extremitäten) dies nicht zulässt. Alternativ können bewusstlose Säuglinge mit vorhandener Atmung daher auch in Bauchlage gebracht werden. Anschließend wird der Kopf des Säuglings vorsichtig auf die Seite gedreht, damit Flüssigkeiten aus den Atemwegen ungehindert abfließen können und die *Aspirationsgefahr* beseitigt wird.

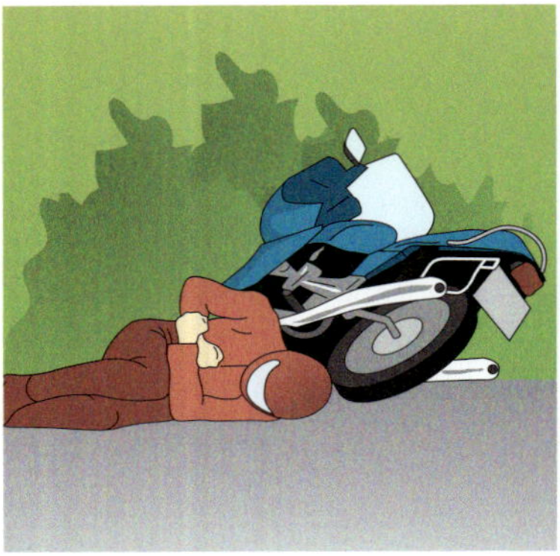

A Motorradunfall

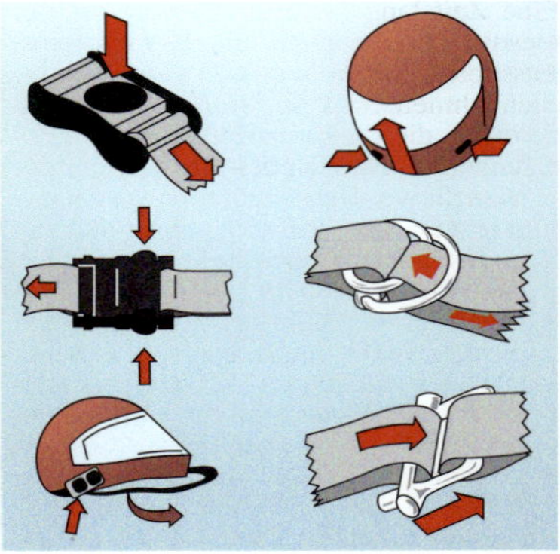

B Helmtypen und -verschlüsse

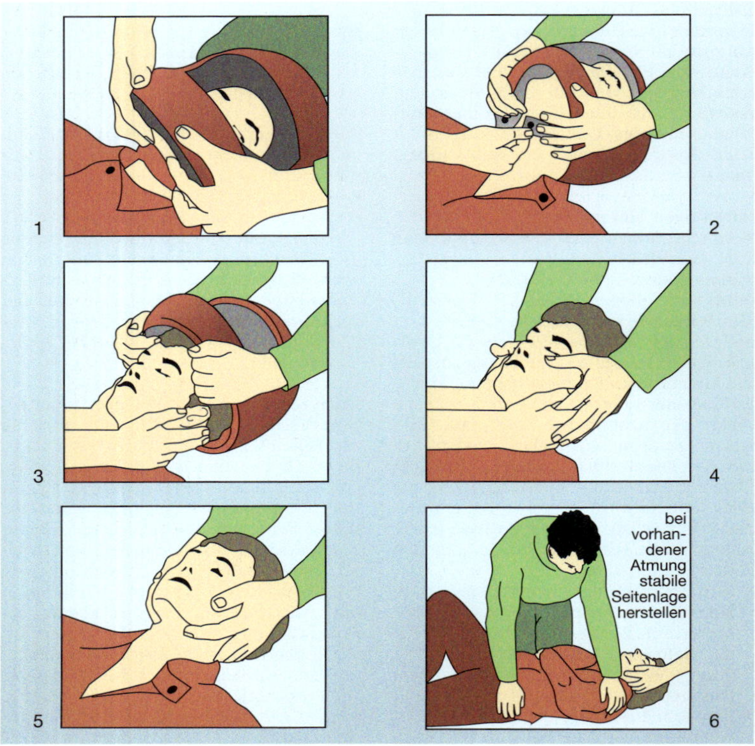

C Helmabnahme bei bewusstlosen Motorradfahrern

Eine Zeit lang wurde in Fachkreisen intensiv diskutiert, ob es sinnvoll ist, bewusstlosen Motorradfahrern den Helm abzunehmen. Man befürchtete, dass gerade durch diese Maßnahme weitere Schädigungen im Bereich der Halswirbelsäule verursacht werden könnten.

Eine eventuelle Verletzung von Nervenfasern ist jedoch – selbst wenn Lähmungserscheinungen die Folge sind – nicht die größte Gefahr, der ein bewusstloser Motorradfahrer ausgesetzt ist. Vielmehr ist sein Leben durch mögliche Störungen der Atmung bedroht, und dieser Gefahr kann man nur dann entgegenwirken, wenn man den Helm vom Kopf entfernt. Das Freimachen und Freihalten der Atemwege, die Kontrolle der Atmung sowie ggf. die Atemspende sind nicht durchführbar, solange der Gesichtsbereich des Verletzten durch Teile des Helms verdeckt wird. Der bewusstlose Motorradfahrer würde Erbrochenes höchstwahrscheinlich aspirieren (→ Seite 61) und könnte daran ersticken.

Daher ist die Helmabnahme eine unbedingt notwendige und absolut lebensrettende Sofortmaßnahme, die – aus Angst, man könne dabei die Halswirbelsäule verletzen – keinesfalls unterbleiben darf.

Im Übrigen gibt es eine Möglichkeit der Helmabnahme, die weitere Schädigungen des Betroffenen nahezu ausschließt, wenn sie korrekt und behutsam durchgeführt wird. Besonders wichtig ist dabei, die Wirbelsäule vorsichtig zu strecken und den Kopf möglichst wenig zu bewegen. Um möglichst schonend vorgehen zu können, sollte diese Variante der Helmabnahme wenn irgend möglich – wie in den folgenden Ausführungen beschrieben – von *zwei* Ersthelfern *gemeinsam* durchgeführt werden.

Unterschiedliche Helmtypen (B) oder die konkrete Notfallsituation können allerdings improvisierte Abweichungen von dieser Methode erforderlich machen (→ Seite 17):

- Ein Helfer (Helfer 1) sitzt hinter dem Kopf des auf dem Boden liegenden Motorradfahrers, umfasst zugleich dessen Helm und Unterkiefer und streckt dessen Wirbelsäule, indem er – vom Körper weg – einen gleichmäßigen Zug auf den Hals des Verletzten ausübt (C1).
- Der zweite Helfer (Helfer 2) sitzt seitlich am Kopf des Verletzten und öffnet zunächst Visier und Kinnriemen bzw. Kinnschale (C2). Ggf. muss dem Verunglückten eine Brille abgenommen werden.
- Jetzt übernimmt Helfer 2 die Streckung des Halses, indem er mit beiden Händen so in den Helm greift, dass seine Daumen vor den Ohren und die anderen Finger fest hinter den Ohren des Unfallopfers anliegen (C3).
- Helfer 1 zieht dann vorsichtig den Helm vom Kopf des Bewusstlosen ab. Dabei wird der Helm zunächst leicht gedehnt, etwas nach hinten gekippt und über die Nase angehoben.
- Während der Helm abgezogen wird, muss Helfer 2 mit seinen Händen nachfassen, um die Lage des Kopfes zu stabilisieren und somit dafür zu sorgen, dass die Wirbelsäule waagerecht gestreckt bleibt. Keinesfalls darf der Kopf hochgehoben oder fallen gelassen werden!
- Wenn der Helm vollständig abgenommen wurde, übernimmt Helfer 1 wieder den Kopf des Verletzten. Dazu legt er seine Hände über die von Helfer 2 (C4). Anschließend zieht Helfer 2 seine Hände vorsichtig unter denen von Helfer 1 weg.
- Helfer 1 hält den Kopf nun in dieser Position fest. Dabei sollten die Zeigefinger den Unterkiefer umgreifen und nach vorn ziehen, während die übrigen Finger fest über den Ohren liegen (C5).
- Helfer 2 kann jetzt Atmung und Kreislauf kontrollieren (→ Seite 37, 39).
- Bei vorhandener Atmung wird der Betroffene von Helfer 2 in die stabile Seitenlage gebracht. Helfer 1 dreht dabei den Kopf des Verletzten jeweils mit und erhält die Streckung der Wirbelsäule zunächst noch aufrecht (C6). Erst zuletzt wird der Kopf – wie bei der Seitenlage üblich – mit überstrecktem Hals und nach unten gewendetem Mund vorsichtig auf den Boden abgelegt.
- Bei Herz-Kreislauf-Stillstand muss unverzüglich mit der Herz-Lungen-Wiederbelebung begonnen werden.

Die Helmabnahme ist **nur bei bewusstlosen** Motorradfahrern **unbedingt notwendig**. Sofern der Verletzte ansprechbar ist und offenbar auch keine Atemstörung hat, kann er den Helm aufbehalten.

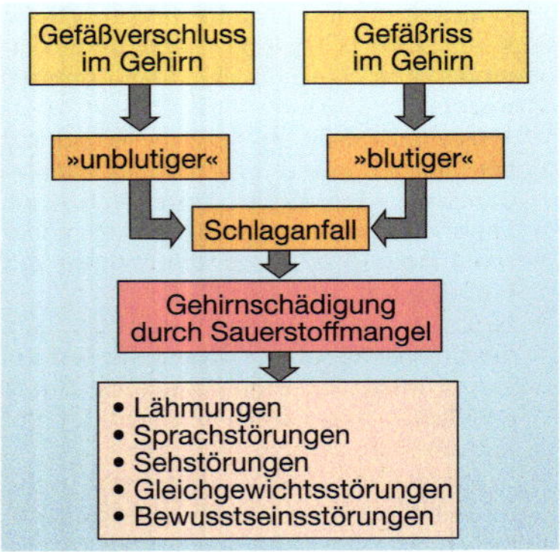

A Schlaganfall

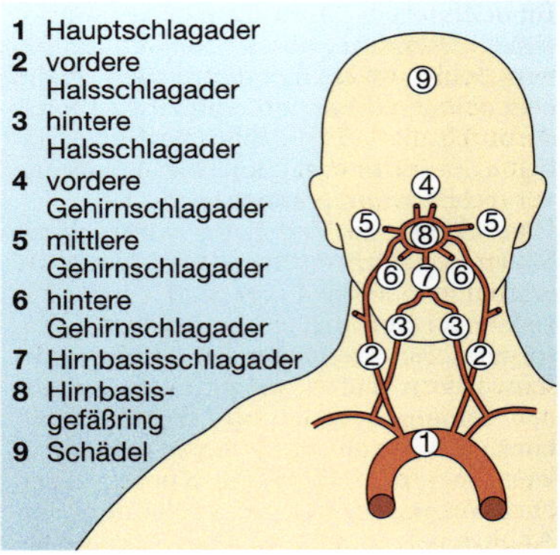

B Blutversorgung des Gehirns

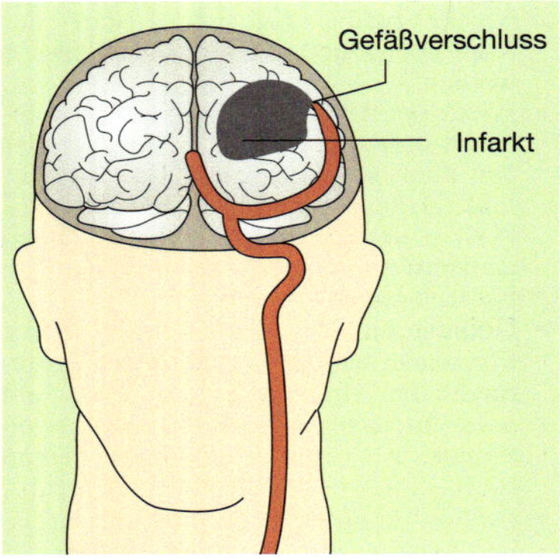

C Gefäßverschluss

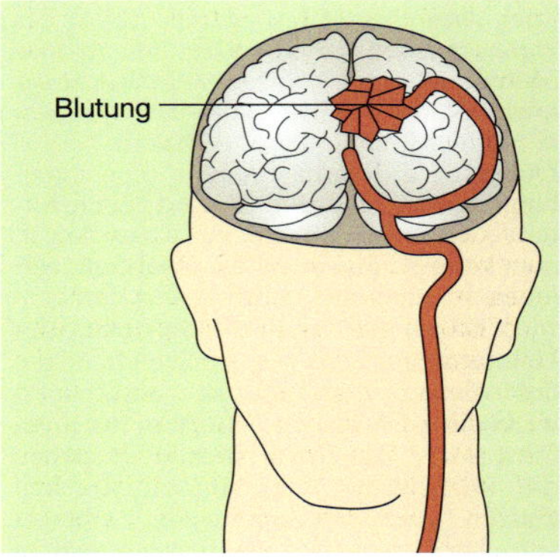

D Hirnblutung

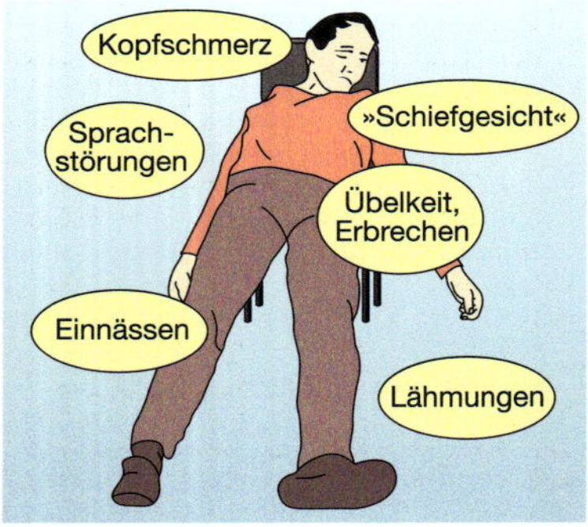

E Erkennungsmerkmale

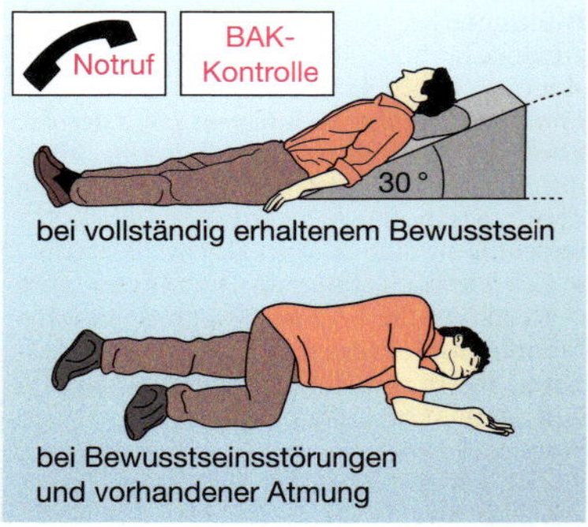

F Maßnahmen bei einem Schlaganfall

Im deutschsprachigen Raum erleiden von 100 000 Menschen etwa 250 pro Jahr einen Schlaganfall *(apoplektischer Insult)* (A). Etwa ein Viertel der Betroffenen stirbt daran, von den Überlebenden bleiben viele behindert und sind lebenslang auf die Hilfe anderer angewiesen.

Das Gehirn als zentrales Schalt- und Steuerorgan für die meisten Abläufe im Körper ist in höchstem Maße abhängig von einer ausreichenden Sauerstoffversorgung. Sie erfolgt über vier große Halsschlagadern, die an der Hirnbasis über einen Gefäßring verbunden sind (B). Jede Hirnhälfte wird über drei große und viele kleinere Arterien, die aus diesem Ring entspringen, mit Blut versorgt.

Ähnlich wie am Herzen (→ Seite 111) können arteriosklerotische Veränderungen die Hirngefäße jedoch einengen oder im schlimmsten Fall verschließen. Ein reversibler oder ein bleibender Funktionsausfall (Absterben) des betroffenen Hirnareals ist die Folge. Man bezeichnet dies als *ischämischen Infarkt* oder auch »unblutigen« Schlaganfall (C).

Die Auswirkungen sind je nach Lokalisation der Schädigung im Gehirn mehr oder weniger gravierend: Es kann zu Lähmungen, Sprach-, Seh- und Gleichgewichtsstörungen bis hin zur Bewusstlosigkeit kommen.

Sofern der Verschluss eines Blutgefäßes im Gehirn durch eine Materialeinschleppung (meist von arteriosklerotischem Geröll oder kleinen Blutgerinnseln aus dem Herzen oder den herznahen Gefäßen) verursacht wird, handelt es sich um eine *Hirnembolie*.

Bei 15 bis 20 % der Schlaganfälle liegen Blutungen ins Hirngewebe vor, die bei zumeist hohem Blutdruck und Arteriosklerose durch Gefäßrisse ausgelöst werden (*hämorrhagischer Infarkt*, »blutiger« Schlaganfall) (D). Die Auswirkungen und Symptome sind denen eines Gefäßverschlusses sehr ähnlich, allerdings unterscheidet sich die ärztliche Therapie u. U. erheblich. In einigen Fällen ist es notwendig, die Blutung operativ auszuräumen oder durch den Schädelknochen eine Drainage anzulegen, damit Flüssigkeit aus den Hirnkammern abfließen kann und der ansteigende Hirndruck gemindert wird.

Ähnlich wie beim Herzinfarkt (→ Seite 111) entscheiden die *ersten* Stunden nach einem Schlaganfall über den weiteren Krankheitsverlauf, und die gezielte weitere Behandlung hängt von einer präzisen Diagnostik ab, zu der eine baldige Röntgenuntersuchung des Gehirns mittels *Computertomographie (CT)* gehört.

Aus diesem Grund ist beim Auftreten »verdächtiger« Symptome Eile geboten, und der Betroffene muss schnellstmöglich zur Behandlung ins Krankenhaus gebracht werden. Dies gilt auch deshalb, weil Hirnblutungen mit anderen Ursachen, z. B. Gefäßerweiterungen *(Aneurysma)*, Tumoren, Bluterkrankheit und Schädel-Hirn-Trauma, ähnliche Anzeichen hervorrufen können und ohne ärztliche Maßnahmen recht häufig tödlich verlaufen.

Erkennungsmerkmale eines Schlaganfalls (E)

- Kopfschmerzen, evtl. mit Nackensteifigkeit
- Schwindelgefühl
- Übelkeit, Erbrechen
- meist einseitige Lähmungen im Gesicht (hängender Mundwinkel, »Schiefgesicht«) und/oder Lähmungen einer Körperseite
- Sprachstörungen
- Fallneigung
- Schluckstörungen – mit daraus resultierender Aspirationsgefahr
- Sehstörungen
- Einnässen, Einkoten
- evtl. kommt es zu Bewusstseinsstörungen bis zur Bewusstlosigkeit
- evtl. kommt es zu Atem- und Kreislaufstörungen.

Maßnahmen bei einem Schlaganfall (F)

- Alle (auch flüchtige) Anzeichen ernst nehmen
- Notruf absetzen: keine Angst vor »falschem Alarm«
- den Betroffenen betreuen (→ Seite 41–53) und nicht allein lassen *(Aspirationsgefahr)*
- ständig Bewusstsein, Atmung und Kreislauf kontrollieren
- bei vollständig erhaltenem Bewusstsein: Lagerung mit um etwa 30° erhöhtem Oberkörper (→ Seite 55), gelähmte Extremitäten abpolstern
- bei Bewusstseinsstörungen stabile Seitenlage herstellen (→ Seite 63)
- weitere Maßnahmen je nach Notwendigkeit.

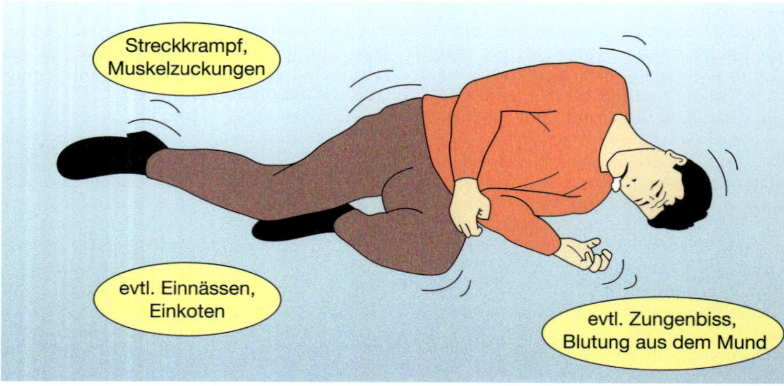

A Erkennungsmerkmale eines Krampfanfalls

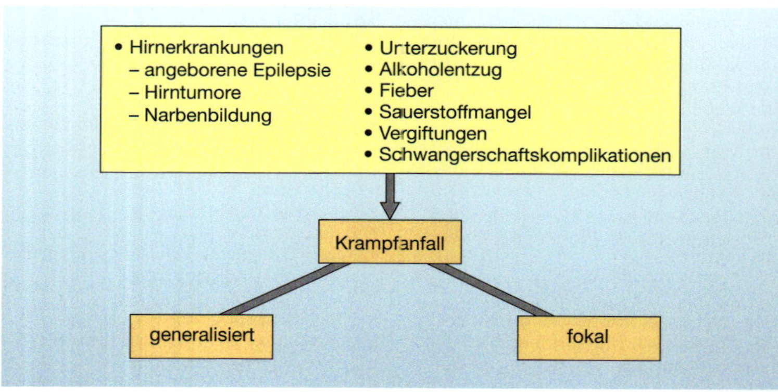

B Krampfanfall

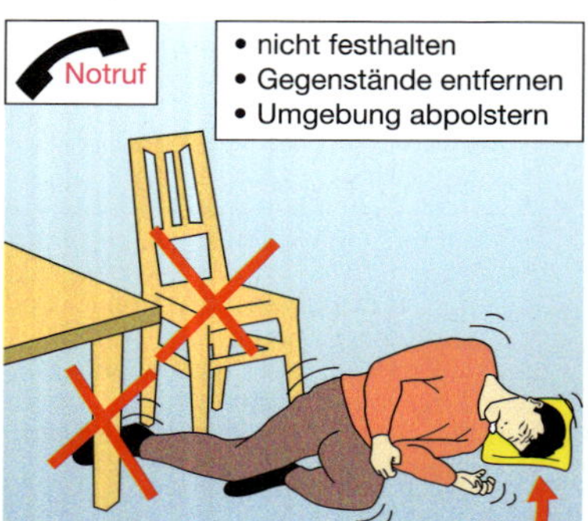

C Maßnahmen während eines Krampfanfalls

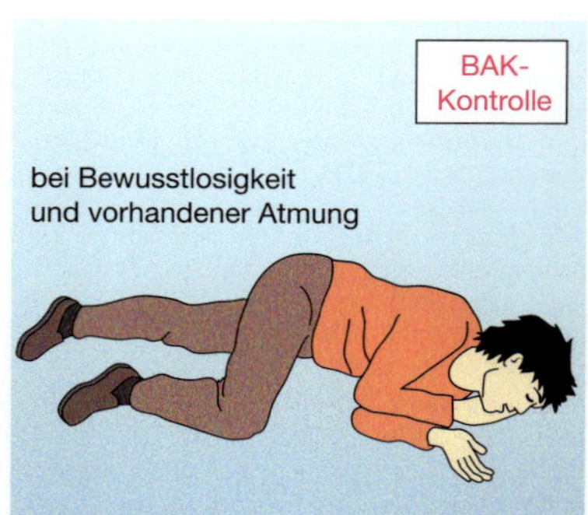

D Maßnahmen nach einem Krampfanfall

Eine gesteigerte abnorme, mehr oder weniger synchronisierte Aktivität von Nervenzellen im Gehirn (»elektrischer Unfall«) führt zu unkontrollierten Nervenimpulsen und nachfolgend unwillkürlichen Kontraktionen der Körpermuskulatur. Diese Krampfanfälle können *generalisiert* (den ganzen Körper betreffend) oder *fokal* (auf eine Körperregion begrenzt) auftreten (B).
Sie treten auf als Begleiterscheinung *(Symptom)* bei

- Krankheiten des Gehirns selbst, z.B. angeborener Epilepsie, Hirntumoren, Narbenbildung im Gehirn nach Verletzungen, Blutungen, Hirn- und Hirnhautentzündungen, Hirninfarkten oder Operationen
- anderen Erkrankungen, z.B. Unterzuckerung, Alkoholentzug, Fieber (v.a. bei Kleinkindern)
- Sauerstoffmangel
- Vergiftungen
- Schwangerschaftskomplikationen *(Eklampsie)* (→ Seite 159).

Auch eine fehlerhafte Behandlung (»Medikamente vergessen«) bei schon bekanntem Krampfleiden kann das Auftreten eines Anfalls begünstigen. Als Auslöser wirken dann häufig starke optische oder akustische Reize (z.B. Diskotheken- oder Kirmesbesuch). In seltenen Fällen treten bei gesunden Menschen, z.B. nach übermäßigen Belastungen wie einem ausgeprägten Schlafentzug, sog. »Gelegenheits«-Krampfanfälle auf.
Grundsätzlich besteht bei jedem Krampfanfall die Gefahr, dass es durch den anfänglichen Sturz sowie die nachfolgenden unkontrollierten, u.U. sehr heftigen Bewegungen des Betroffenen zu schweren Verletzungen (Knochenbrüchen, Gelenkverletzungen, Zerrungen, Platzwunden und Blutergüssen) kommt.
Lebensgefahr ergibt sich deshalb, weil vielfach stark blutende Zungen- und Wangenschleimhautbisse – in Verbindung mit der eigentlichen Bewusstseinsstörung – zur *Aspiration* führen können (→ Seite 61).

Erkennungsmerkmale eines Krampfanfalls (A)

Ein generalisierter Krampfanfall dauert meist etwa zwei bis drei Minuten. Dabei verlieren die Betroffenen nach einem häufig auftretenden »Initialschrei« zunächst das Bewusstsein und stürzen zu Boden. Es tritt ein Streckkrampf der Arme und Beine auf, der häufig von einem Atemstillstand und daraus resultierender *Cyanose* (→ Seite 87, 103) begleitet wird.
Nach etwa 30 Sekunden beginnt die Muskulatur zu zucken, bis der Anfall mit einer völligen Muskelerschlaffung endet. Häufig kommt es dabei zum Einnässen, seltener zum Einkoten des Betroffenen.
Es folgt eine *postiktale* Nachanfallsphase, in der sich die Atmung zumeist normalisiert, die Bewusstlosigkeit aber noch einige weitere Minuten lang bestehen bleibt. Ein u.U. mehrere Stunden dauernder Nachschlaf *(postiktaler Dämmerzustand, Terminalschlaf)* schließt sich an.

Maßnahmen während eines Krampfanfalls (C)

- Notruf absetzen
- den Betroffenen vor Verletzungen schützen – z.B. scharfkantige Gegenstände aus seiner Umgebung entfernen und seinen Kopf unterpolstern
- der Betroffene darf während eines Krampfanfalls nicht festgehalten werden!
- evtl. kann ein Beißschutz (Gummikeil oder Papiertaschentuchpackung) eingebracht werden. Der Sinn ist jedoch fraglich, weil die Bissverletzungen meist gleich zu Beginn des Anfalls auftreten.

Maßnahmen nach einem Krampfanfall (D)

- Atemwege freimachen und freihalten: den lebensrettenden Handgriff anwenden und eventuell den Mund-Rachen-Raum ausräumen (→ Seite 105)
- Herstellen der stabilen Seitenlage, solange noch Bewusstlosigkeit besteht (→ Seite 63)
- den Betroffenen gegen äußere Reize (Lärm, grelles Licht, Unruhe) abschirmen und v.a. während des Nachschlafes nicht unnötig stören, da sonst ein weiterer Anfall ausgelöst werden kann
- den Betroffenen betreuen (→ Seite 41–53) und nicht allein lassen *(Aspirationsgefahr!)*
- ständig Bewusstsein, Atmung und Kreislauf kontrollieren
- weitere Maßnahmen nach Notwendigkeit durchführen, z.B. die Versorgung während des Anfalls entstandener Verletzungen.

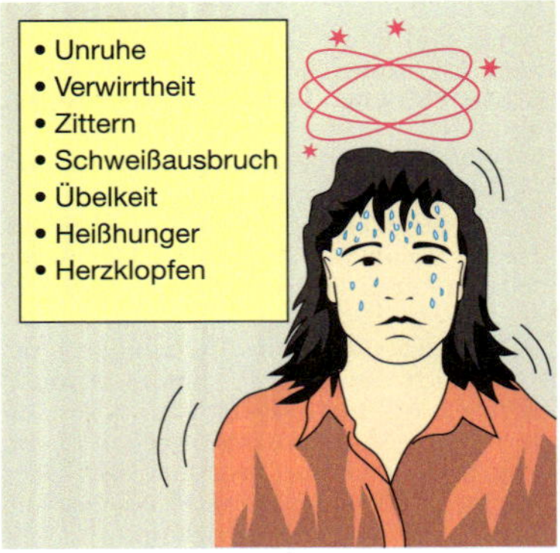

A₁ Erkennungsmerkmale einer Unterzuckerung

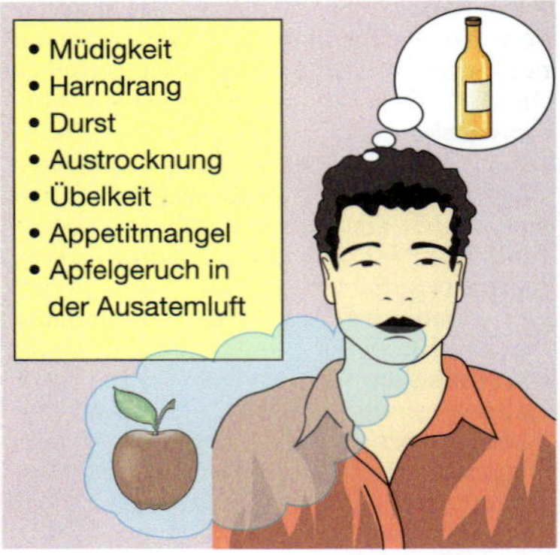

B₁ Erkennungsmerkmale einer Überzuckerung

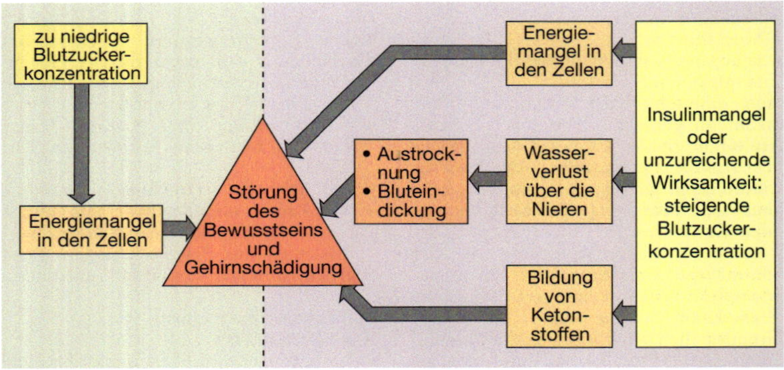

A₂ Unterzuckerung

B₂ Überzuckerung

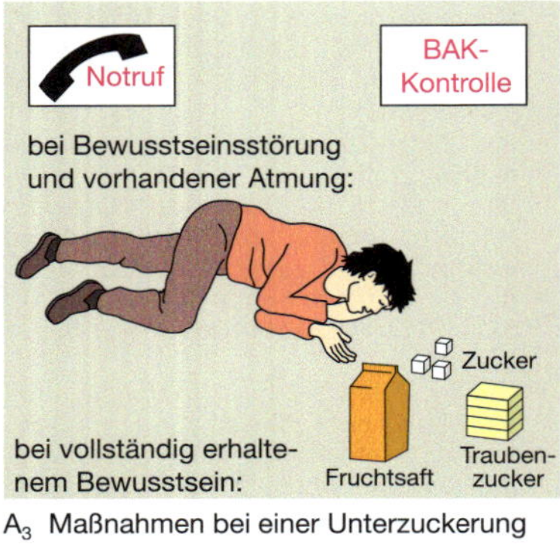

A₃ Maßnahmen bei einer Unterzuckerung

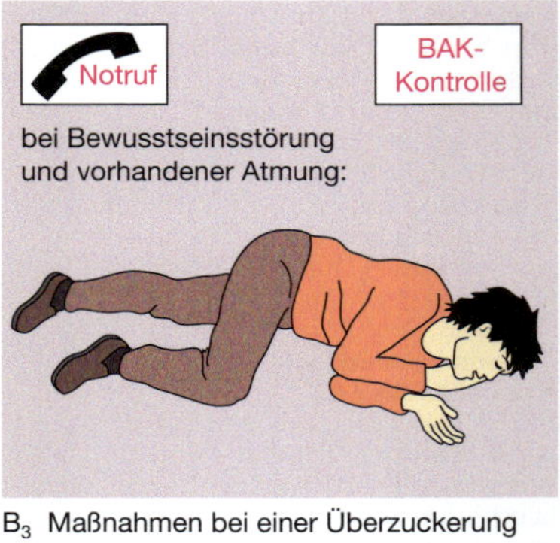

B₃ Maßnahmen bei einer Überzuckerung

Vor allem das Gehirn, aber auch viele andere Körperorgane sind abhängig von einer ausreichenden Energieversorgung, die mit Traubenzucker (Glukose) über das Blut erfolgt.
Damit die einzelnen Zellen des Körpers Glukose aufnehmen und verwerten können, benötigen sie vor allem *Insulin*. Eine krankhaft erhöhte Blutzuckerkonzentration (BZ) über dem Normalwert von bis zu 110 mg/dl wird daher stets durch eine mangelnde Insulinwirkung verursacht, und zwar entweder, weil die Bauchspeicheldrüse zu wenig Insulin produziert, oder weil das ausreichend vorhandene Insulin nur eingeschränkt wirksam ist.
Die Zuckerkrankheit *(Diabetes mellitus)* kann dabei im Wesentlichen zwei Notfallsituationen auslösen: Sowohl bei sehr niedrigen als auch bei sehr hohen Blutzuckerkonzentrationen kommt es in den Körperzellen zu einer akuten Unterversorgung mit Glukose. Es entsteht ein Energiemangel, der v.a. die Gehirnfunktion lebensbedrohlich beeinträchtigen kann.
Während eine Unterzuckerung zumeist recht plötzlich auftritt, entwickelt sich eine Überzuckerung eher langsam, in einem Zeitraum von mehreren Stunden oder Tagen!

Unterzuckerung (Hypoglykämie, hypoglykämisches Koma, Zuckerschock) (A_2)
Eine zu niedrige Blutzuckerkonzentration tritt bei gesunden Menschen nur selten auf; Zuckerkranke erleiden diesen Zustand mitunter mehrmals pro Jahr. Ursache einer Unterzuckerung sind zumeist Diätfehler wie unzureichende Nahrungsaufnahme, längeres Fasten und das »Vergessen« einer Zwischenmahlzeit oder eine veränderte Behandlung mit Insulin oder »Zuckertabletten«, (ungewohnte) starke körperliche Belastung sowie der Genuss von Alkohol.

Erkennungsmerkmale einer Unterzuckerung (A_1)
(BZ-Konzentration unter 50 bis 70 mg/dl)
- Unruhe, evtl. Verwirrtheit
- Muskelzittern und Schwäche
- Heißhunger, Schweißausbruch, Herzklopfen
- evtl. Übelkeit und Erbrechen
- evtl. Krampfanfall (→ Seite 69)
- Bewusstseinsstörung bis zur Bewusstlosigkeit.

Maßnahmen bei einer Unterzuckerung (A_3)
- Notruf absetzen
- bei Bewusstseinsstörungen: stabile Seitenlage herstellen
- bei vollständig erhaltenem Bewusstsein: baldige Gabe von Traubenzucker (z.B. Fruchtsaft) oder Würfelzucker
- ständig Bewusstsein, Atmung und Kreislauf kontrollieren.

Überzuckerung (Hyperglykämie, hyperglykämisches Koma, auch diabetisches Koma, Zuckerkoma) (B_2)
Eine stark eingeschränkte Wirksamkeit des Insulins oder Insulinmangel führt zu unzureichender Glukoseaufnahme der einzelnen Körperzellen. Deshalb ist der Energiestoffwechsel – trotz u.U. extrem hoher Blutzuckerkonzentrationen – erheblich gestört. Durch die harntreibende Wirkung der Glukose kommt es zudem zu großen Flüssigkeitsverlusten über die Nieren sowie zur Bildung von sauren und somit schädlichen Stoffwechselprodukten *(Ketoacidose)*. Ursache einer Überzuckerung sind häufig Diätfehler, aber auch akute (Infektions-)Krankheiten sowie die versehentliche Unterdosierung von Insulin oder »Zuckertabletten«.

Erkennungsmerkmale einer Überzuckerung (B_1)
(BZ-Konzentration meist über 300 mg/dl)
- Übelkeit, Erbrechen
- starker Durst und vermehrte Urinausscheidung
- Zeichen der Austrocknung *(Exsikkose)*, d.h. trockene Haut und Schleimhäute, stehende Hautfalten, schneller Puls
- Appetitmangel, Schwäche, Müdigkeit
- Bewusstseinsstörung bis zur Bewusstlosigkeit
- häufig vertiefte Atmung mit süßlich nach Apfel oder Aceton riechender Ausatemluft.

Maßnahmen bei einer Überzuckerung (B_3)
- Notruf absetzen
- bei Bewusstseinsstörungen: stabile Seitenlage herstellen
- ständig Bewusstsein, Atmung und Kreislauf kontrollieren.

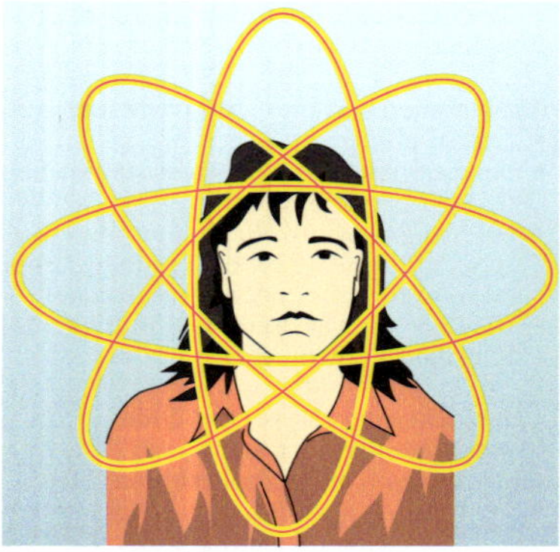

A Psychiatrische Erkrankungen

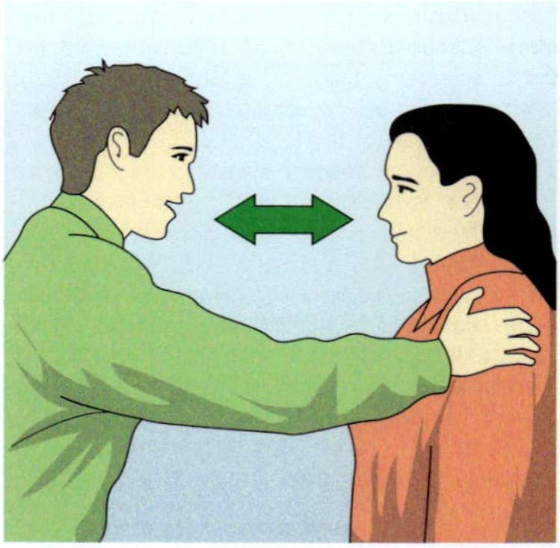

B Verbale und nonverbale Zuwendung

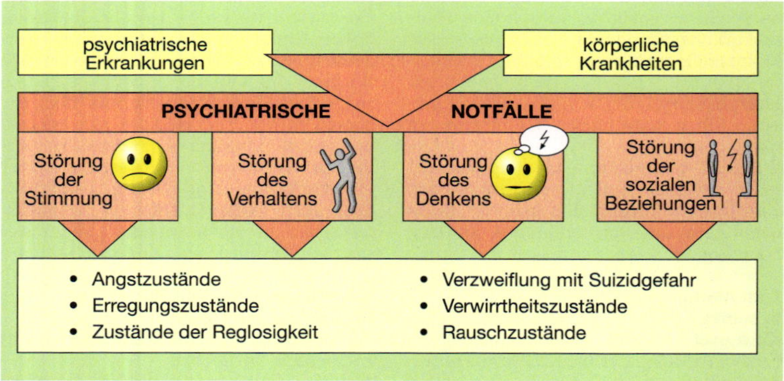

C Psychiatrische Notfälle

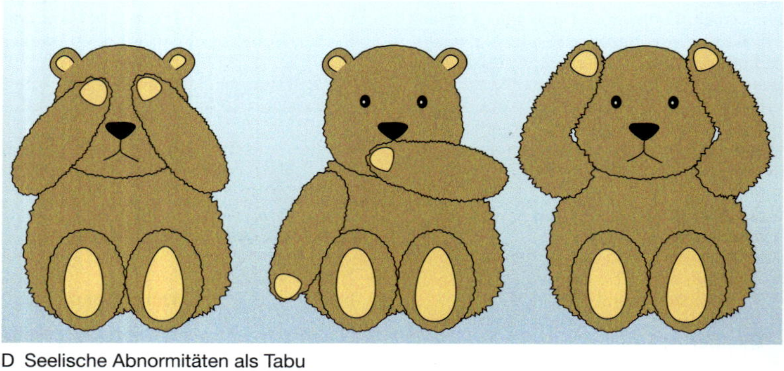

D Seelische Abnormitäten als Tabu

Psychiatrische Erkrankungen (A), aber auch körperliche Krankheiten und besonders problematische Lebenssituationen oder -umstände können schwerwiegende Störungen der Stimmung, des Verhaltens, des Denkens sowie der sozialen Beziehungen hervorrufen (C). Diese oft krisenhaft auftretenden Veränderungen (»Lebenskrise«) können von den Betroffenen häufig nicht selbständig, sondern nur mit Hilfe von außen bewältigt werden. Diese Hilfe ist vor allem dann (lebens-)notwendig, wenn die Betroffenen sich oder andere in diesem Ausnahmezustand gefährden können.

Psychiatrische Erkrankungen und Symptome sind für den Laien schwieriger zu erklären, zu begreifen und zu akzeptieren als rein körperliche Störungen wie z.B. ein Beinbruch oder ein Herzinfarkt. Daher sind seelische »Abnormitäten« auch von der Gesellschaft mit einem gewissen »Tabu« belegt (D).

Es ist aber wichtig zu erkennen, dass psychiatrische Störungen Krankheiten wie andere auch sind: mit typischen Symptomen und oft genau definierten und gut wirksamen Therapieverfahren, die denen bei körperlichen Erkrankungen durchaus ähneln (z.B. Medikamente, Bewegungs- und Gesprächstherapie).

Häufig sind psychische Symptome auch erst die Folge einer körperlichen Erkrankung.

Grundlage einer effektiven Ersten Hilfe ist deshalb eine Grundeinstellung des Ersthelfers, die den Erkrankten als *vollständigen* Menschen im Sinne der Einheit von Körper, Geist und Seele versteht (→ Seite 41).

Es ist allerdings *nicht* die Aufgabe des Ersthelfers, psychiatrische Störungen bestimmten Krankheitsbildern zuzuordnen. Daher werden psychiatrische Notfälle im Folgenden als krankhafte »Zustände« besprochen, die sich z.T. überlagern, auch gleichzeitig auftreten können und deshalb in einem engen Zusammenhang zu sehen sind. Dies sind:

- Angstzustände
- Erregungszustände
- Zustände der Reglosigkeit
- Zustände der Verzweiflung mit evtl. Selbstmordgefahr *(Suizidalität)*
- Verwirrtheitszustände
- Rauschzustände.

Zunächst muss bei diesen psychiatrischen Notfällen immer die Frage geklärt werden, ob von dem Betroffenen eine Selbst- oder Fremdgefährdung ausgeht, die die sofortige Alarmierung der Polizei erfordert. Im Zweifelsfall sollten nicht nur die Angaben des Erkrankten selbst, sondern auch die von Angehörigen oder Augenzeugen der Situation berücksichtigt werden. Außerdem ist das Verhalten des Kranken genau zu beobachten: Aggressivität, Unruhe und Gereiztheit sind Anzeichen, die eine bedrohliche Eskalation des Notfallgeschehens erwarten lassen.

Grundsätzlich sollte man darauf drängen, den Rettungsdienst, auf jeden Fall aber einen Arzt hinzuzuziehen. Ein akut psychiatrisch Erkrankter darf niemals allein gelassen werden. Sofern der Betroffene allerdings fremdaggressiv auf die Bemühungen des Ersthelfers reagiert oder sich sogar mit gefährlichen Gegenständen (Schusswaffen, Messer, Schlagwaffen o.Ä.) zur Wehr setzt, sollte man die Situation der Polizei und dem Rettungsdienst überlassen, um sich selbst nicht in Gefahr zu bringen (→ Seite 25).

Die wichtigsten »Hilfsmittel« des Ersthelfers zur Überbrückung der Zeit bis zum Eintreffen des Rettungsdienstes sind die verbale und die nonverbale Zuwendung (→ Seite 47, 49). Auf diese Weise sollte er versuchen, das Vertrauen des Erkrankten zu gewinnen (B).

Allgemeine Maßnahmen bei einem psychiatrischen Notfall

- Ggf. Eigenschutz beachten
- Notruf absetzen
- den Betroffenen abschirmen:
  - ruhige Umgebung schaffen
  - Unbeteiligte fortschicken, jedoch Vertrauenspersonen des Kranken bitten, in der Nähe zu bleiben
- Gesprächskontakt aufbauen:
  - den Kranken freundlich und ruhig ansprechen, Verständnis zeigen
  - Versuch, *nicht direktiv* (→ Seite 49) nach seelischen Symptomen zu fragen (»Ich habe den Eindruck, dass Sie traurig sind.«/»Möchten Sie mit jemandem sprechen?«/»Wie kann ich Ihnen helfen?«)
  - Äußerungen des Betroffenen *nicht* werten
  - gelassen auf evtl. Beschimpfungen oder Beleidigungen reagieren
  - jede Äußerung unterlassen, die den Betroffenen zusätzlich reizen könnte.

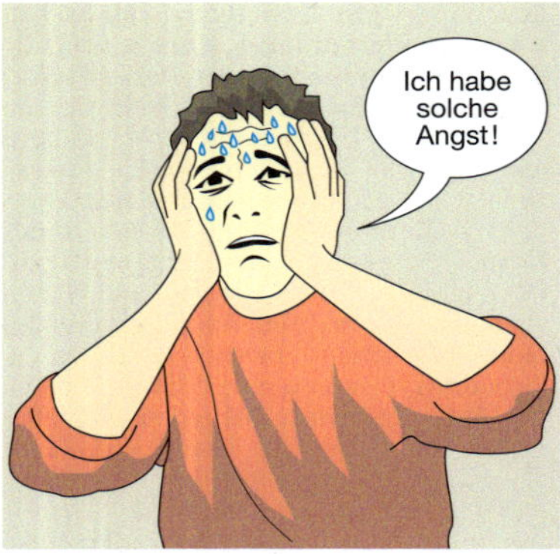

A₁ Erkennungsmerkmale

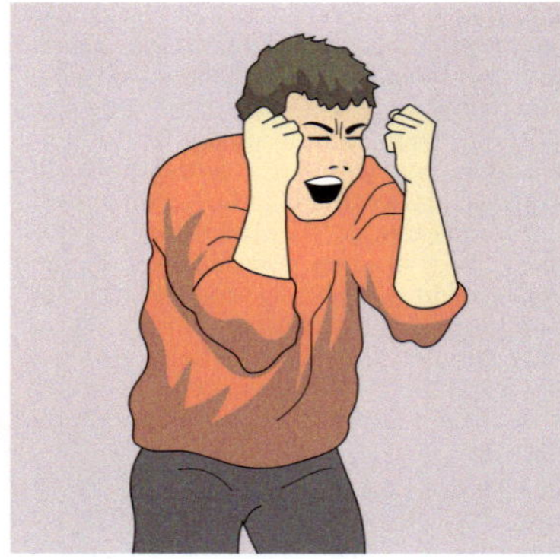

B₁ Erkennungsmerkmale

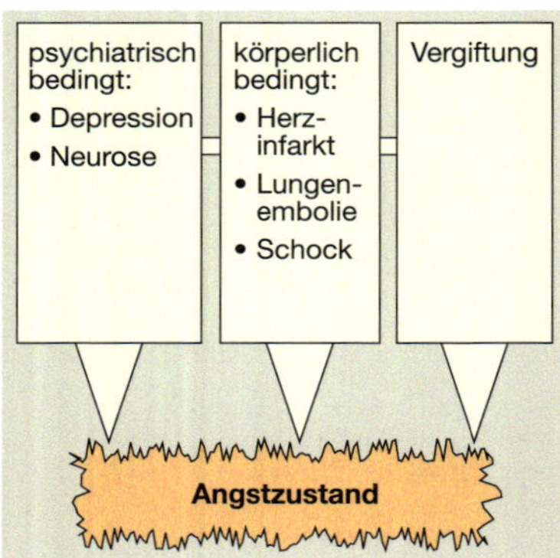

A₂ Angstzustand

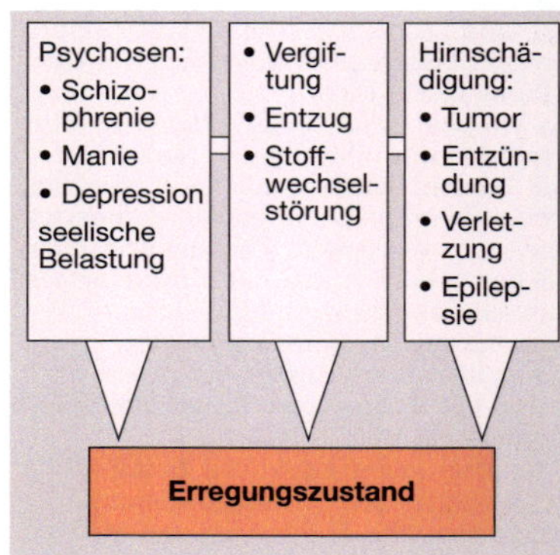

B₂ Akuter Erregungszustand

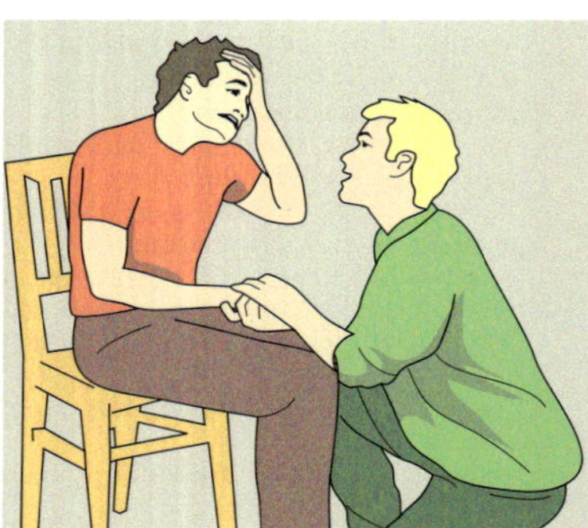

A₃ Maßnahmen

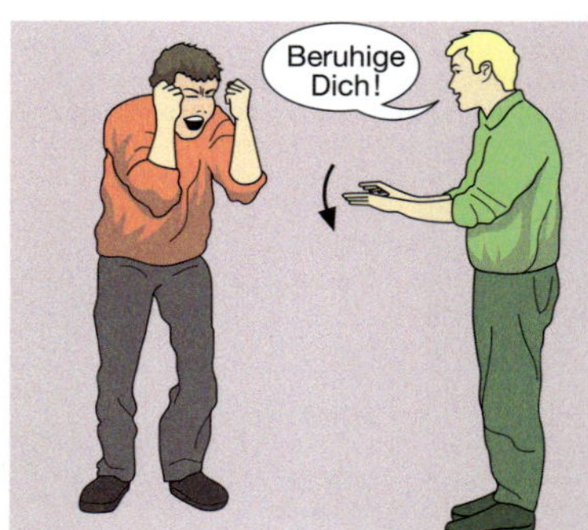

B₃ Maßnahmen

Angstzustand (A_2)
Angst ist eine *Alarmreaktion* von Körper und Seele auf potenziell bedrohliche Lebenssituationen und somit eine durchaus sinnvolle Reaktion des menschlichen Organismus.
Allerdings kann Angst viele Krankheitsbilder durch eine Übererregung des *vegetativen* Nervensystems verschlechtern, besonders wenn sie sich »verselbständigt«. Daher spielt die Bekämpfung dieses Symptoms in vielen Bereichen der Ersten Hilfe häufig eine entscheidende Rolle.
Ursachen für solche Angstzustände können unterschiedliche psychiatrische (z. B. *Depression, Neurose*) oder körperliche Erkrankungen (z. B. Herzinfarkt, *Lungenembolie*) sowie äußere Einflüsse sein (z. B. Vergiftungen mit verschiedenen Drogen, Nebenwirkungen von Medikamenten).

Erkennungsmerkmale eines Angstzustandes (A_1)
- Auffällige Unruhe des Betroffenen
- Erregung, Angabe von Panikgefühl
- Äußerung von Todesangst bzw. der Angst, »verrückt« zu werden
- häufig *Hyperventilation* (→ Seite 93)
- Schwitzen, Zittern
- Benommenheit, Schwindel
- Herzklopfen, »Herzjagen«
- Übelkeit/Erbrechen, Durchfall, Harndrang.

Maßnahmen bei einem Angstzustand (A_3)
- Betroffenen beruhigen, evtl. Lösungsvorschläge für die Situation anbieten, ohne »Vorschriften« zu machen
- ggf. weitere Maßnahmen nach Notwendigkeit, z. B. bei Erkennen eines konkreten (körperlichen) Angstauslösers (z. B. Herzinfarkt → Seite 111, Vergiftung → Seite 191–203).

Akuter Erregungszustand (B_2)
Unter Erregungszustand versteht man eine der Situation unangepasste Steigerung des inneren Antriebs und der Körpermotorik, die von dem Betroffenen nicht mehr gesteuert werden kann. Hierbei kann die Intensität von leichter Unruhe bis zu regelrechten Tobsuchtsanfällen variieren.
Von anderen Notfallsituationen unterscheidet sich ein schwerer Erregungszustand besonders dadurch, dass die von ihm ausgehende Bedrohung nicht nur gegen den Erkrankten selbst, sondern häufig auch gegen die Umgebung gerichtet ist!
Unabhängig von den Ursachen können sich Erregungszustände sehr gleichen. Sie treten auf bei Psychosen *(Schizophrenie, Manie, Depression)*, bei Vergiftungen (z. B. Alkohol, Drogen, Schlafmittel) oder Entzügen (besonders Alkohol- und Opiatentzüge), bei fast jeder organischen Hirnerkrankung (z. B. Tumor, Entzündung, Schädelverletzung), bei Epilepsien, Stoffwechselstörungen (z. B. Schilddrüsenüberfunktion) oder auch bei akuten (seelischen) Belastungssituationen oder Beziehungsproblemen.

Erkennungsmerkmale eines akuten Erregungszustandes (B_1)
- Motorische Unruhe, »Umtriebigkeit« (der Betroffene läuft pausenlos herum, spricht oder schreit ständig), Enthemmung
- Aggressivität und Gereiztheit bis zur Tobsucht (evtl. auch plötzlich aus scheinbarer Ruhe heraus)
- Misstrauen, evtl. Wahnvorstellungen und Halluzinationen
- ggf. Verwirrtheit, Unfähigkeit zur Kontaktaufnahme
- Angst bis zur Todesangst.

Maßnahmen bei einem akuten Erregungszustand (B_3)
Weil Betroffene in einem schweren Erregungszustand meist nicht bewusst hören oder sehen bzw. Gehörtes oder Gesehenes nicht adäquat verarbeiten können, sind sie auch für eine verbale Einflussnahme durch den Ersthelfer kaum zugänglich. Daher sind die Möglichkeiten der Hilfeleistung in solchen Situationen begrenzt: Der Ersthelfer sollte
- versuchen, die Erregung durch ruhiges Auftreten und verbale Kontaktaufnahme zu dämpfen, und evtl. auf die Gedankengänge des Kranken eingehen
- auf abrupte Wechsel zwischen trügerischer Ruhe und erneuter schwerer Erregung gefasst sein
- den Betroffenen keinesfalls reizen bzw. (körperlich oder verbal) »in die Enge« treiben
- ggf. weitere Maßnahmen nach Notwendigkeit ergreifen (z. B. bei Wunden → Seite 135–149, Vergiftungen → Seite 191–203).

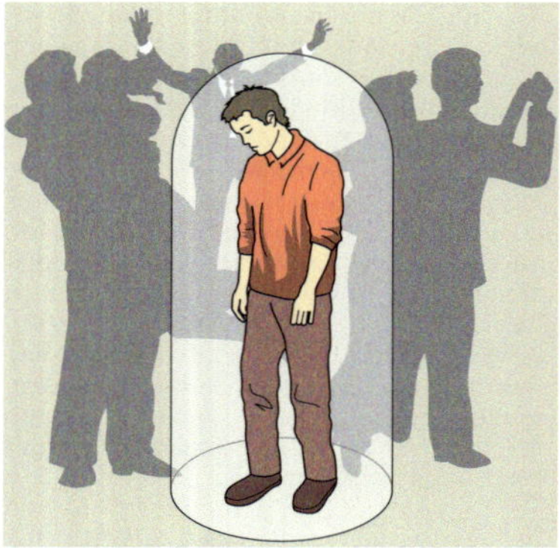

A₁ Erkennungsmerkmale

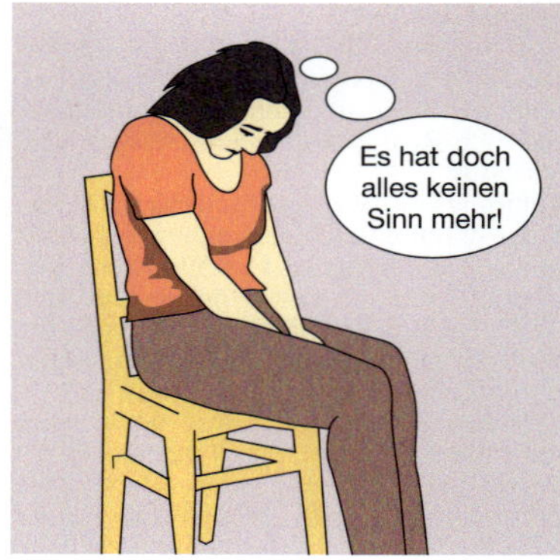
Es hat doch alles keinen Sinn mehr!

B₁ Erkennungsmerkmale

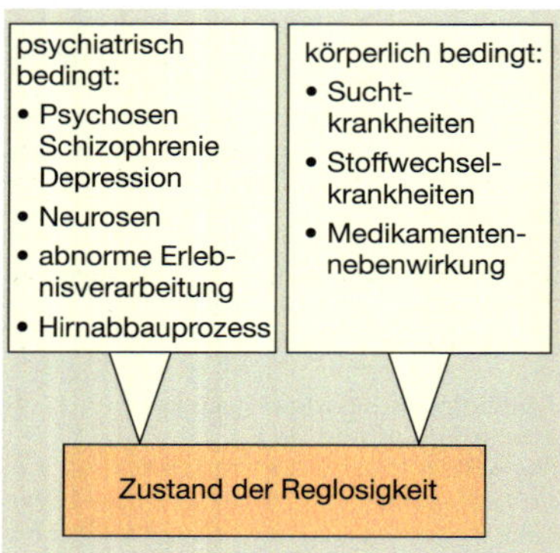

A₂ Zustand der Reglosigkeit

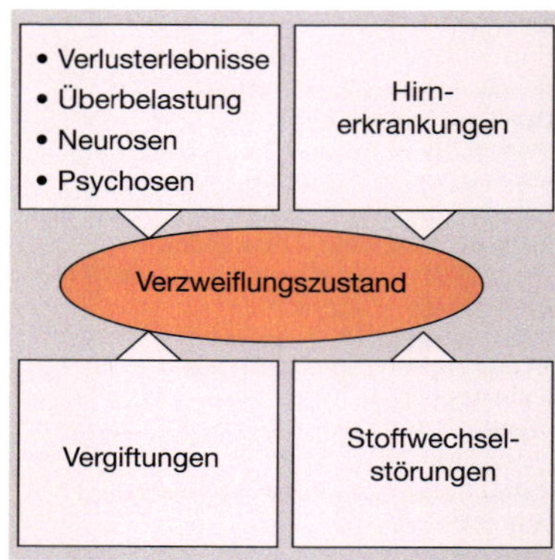

B₂ Verzweiflungszustand

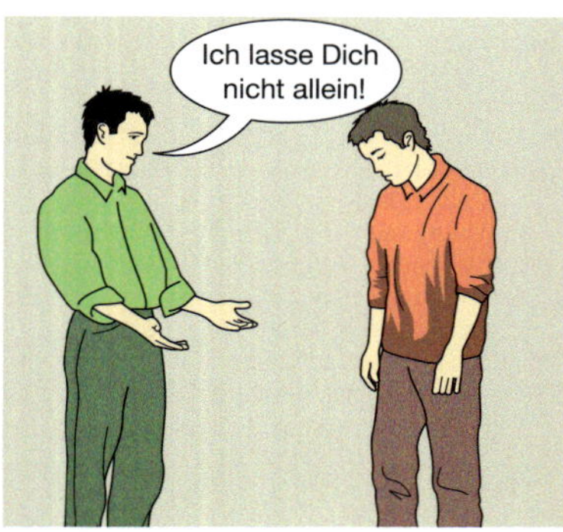
Ich lasse Dich nicht allein!

A₃ Maßnahmen

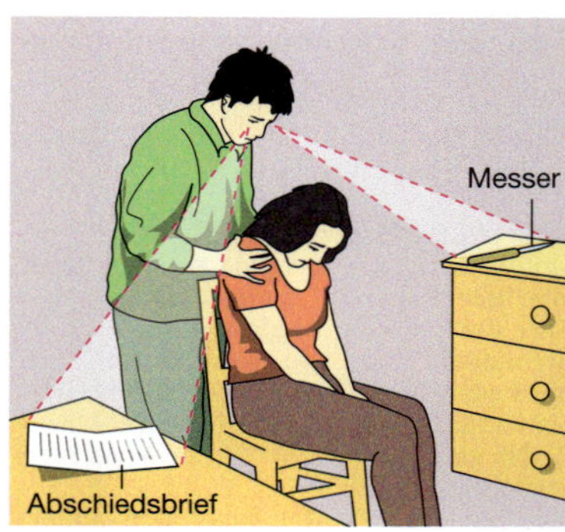

B₃ Maßnahmen

Zustand der Reglosigkeit (A_2)

Darunter versteht man einen Zustand, bei dem die von der Psyche mitbestimmten Körperbewegungen *(Psychomotorik)* hochgradig vermindert oder völlig erstarrt sind *(Stupor)*. Da die Betroffenen in diesen Zustand häufig nicht akut, sondern undramatisch, evtl. über Wochen, geraten, wird er von Angehörigen oft gar nicht bemerkt oder verkannt.

Obwohl die Kranken äußerlich ruhig erscheinen, stehen sie meist unter erheblichen inneren Spannungen, die sich explosionsartig entladen können und völlig unvermutet zu selbst- und fremdaggressiven Aktionen führen.

Nicht verwechselt werden dürfen Stuporzustände mit den Bewusstseinsstörungen *Somnolenz, Sopor* und *Koma* (→ Seite 63).

Der Störung liegen häufig schizophrene oder depressive Psychosen zugrunde. Bei Suchtkrankheiten, abnormer Erlebnisverarbeitung (»Totstellreflex«) oder neurotischen Entwicklungen sowie bei Hirnabbauprozessen, Stoffwechselerkrankungen (z.B. Schilddrüsenunterfunktion) und als Medikamentennebenwirkung beobachtet man gelegentlich ebenfalls eine hochgradige Hemmung der Psychomotorik.

Erkennungsmerkmale eines Zustands der Reglosigkeit (A_1)

- Auffällige Bewegungsstarre
- sehr spärliche oder fehlende Mimik (evtl. wirkt ein Gesichtsausdruck wie eingefroren)
- ausgeprägte Teilnahmslosigkeit des Betroffenen
- spärliche oder fehlende Möglichkeit der Kontaktaufnahme.

Maßnahmen bei einem Zustand der Reglosigkeit (A_3)

- auf plötzliche »Ausbrüche« gefasst sein
- den Betroffenen nicht allein lassen
- auf ärztlicher Behandlung bestehen

Zustand der Verzweiflung mit Suizidgefahr (B_2)

Die Betroffenen sind meistens an einer depressiven Störung erkrankte Menschen, die eine traurige, reduzierte Stimmungslage mit erheblicher Einschränkung der affektiven Schwingungsfähigkeit entwickeln (die Kranken können sich nicht freuen, nicht lachen, kein Mitgefühl zeigen). Häufig kommen ein verminderter Antrieb, Denkstörungen und Selbstmordtendenzen hinzu. Manche Kranken wenden sich in dieser Situation Hilfe suchend an Angehörige oder Freunde. Andere ziehen sich zurück und werden teilnahmslos und verschlossen.

Obwohl Selbstmordabsichten mitunter offen geäußert werden, schätzen Angehörige die Situation häufig falsch ein. Notsignale werden bei mangelnder Feinfühligkeit schnell übersehen (z.B. wenn die Betroffenen plötzlich ihren evtl. Nachlass regeln oder Dinge verschenken, die ihnen zuvor wertvoll waren), was die Depressiven wiederum in ihrer Selbstmordabsicht bestärken kann.

Zur akuten Selbstmordgefahr führende depressive Verstimmungen können als Reaktion auf belastende Ereignisse entstehen (z.B. Verlusterlebnisse, Überlastungen = *reaktive Depression*), bei körperlichen Erkrankungen (z.B. Hirnerkrankungen, Stoffwechselstörungen, Vergiftungen, Drogenmissbrauch), bei Neurosen (z.B. unzureichende Konfliktverarbeitung) oder im Rahmen von Psychosen *(endogene Depression)*.

Erkennungsmerkmale eines Zustands der Verzweiflung mit Suizidgefahr (B_1)

- Traurige Grundstimmung des Betroffenen, fehlende Schwingungsfähigkeit, Teilnahmslosigkeit (»ich kann mich über nichts freuen«)
- Gleichgültigkeit (äußert sich evtl. in bisher nicht üblicher Ungepflegtheit oder Unordentlichkeit)
- Angabe des Überfordertseins (»ich schaffe meine Arbeit nicht mehr, mir ist alles zu viel«)
- Angst, Verzweiflung, »innere Leere« (»mich liebt niemand, mich braucht niemand«)
- Äußerung von Suizidabsichten (»wofür soll ich leben, mir kann niemand helfen, ich sehe keinen Sinn mehr, ich bringe mich um«), Todessehnsucht (»hoffentlich ist es bald vorbei«)
- Angabe von Schuldgefühlen (»ich habe alles falsch gemacht«).

Maßnahmen bei einem Zustand der Verzweiflung mit Suizidgefahr (B_3)

- Mögliche Selbstmordwerkzeuge (z.B. Messer, Strick) im Auge behalten oder unauffällig entfernen
- jede Selbstmorddrohung ernst nehmen
- auf ärztlicher Behandlung bestehen.

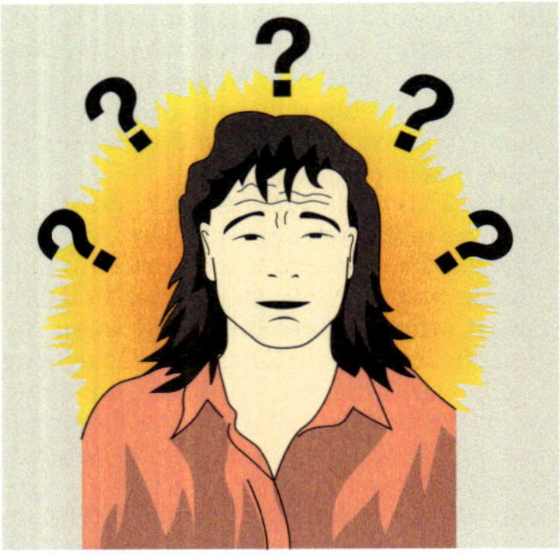

A$_1$ Erkennungsmerkmale

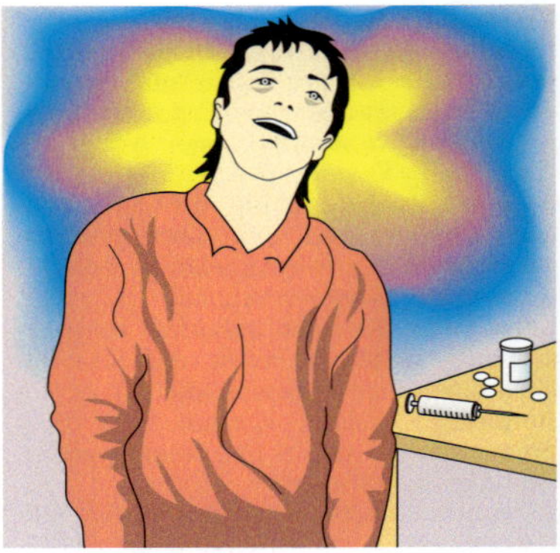

B$_1$ Erkennungsmerkmale

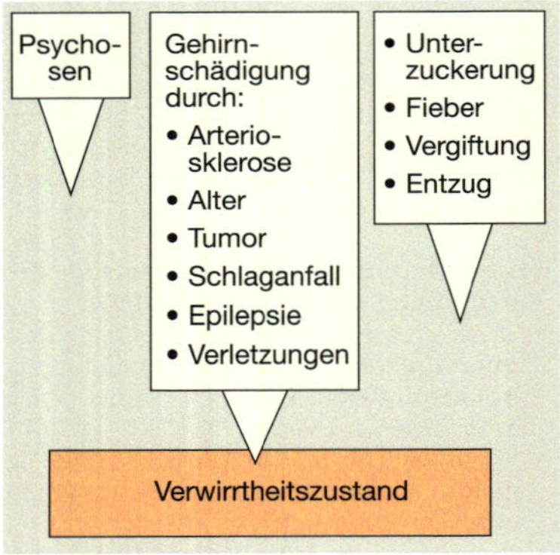

A$_2$ Verwirrtheitszustand

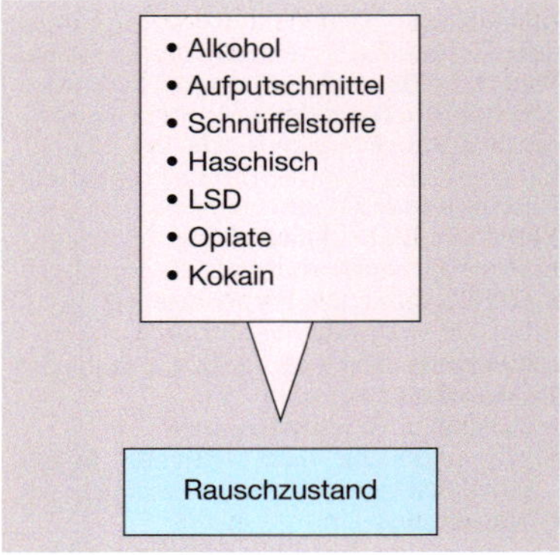

B$_2$ Rauschzustand

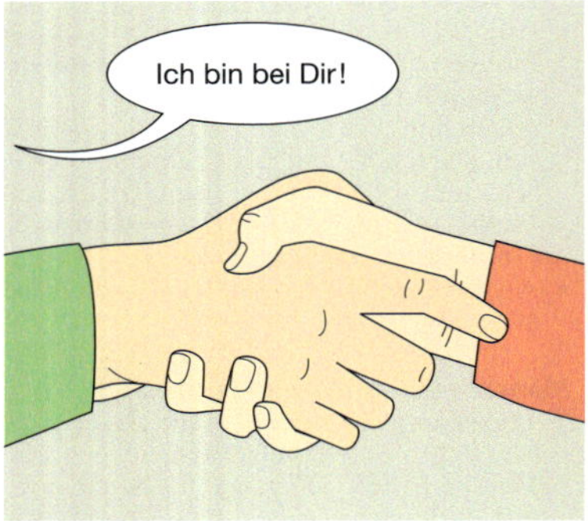

A$_3$ Maßnahmen

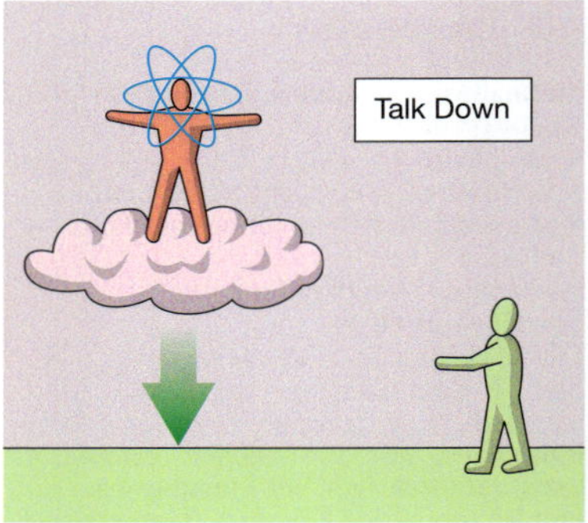

B$_3$ Maßnahmen

Verwirrtheitszustand (A_2)
Es handelt sich hierbei um formale Denkstörungen bei wachem Bewusstsein im Sinne einer Fehlorientierung oder völliger Desorientierung gegenüber Ort, Zeit, der eigenen Person und/oder der Situation sowie einer Zerfahren- und Zerrissenheit des logischen Denkens mit teilweise ausgeprägter Ideen- und Gedankenflucht. Eine echte Kontaktaufnahme mit dem Betroffenen ist häufig nicht möglich, *sinnvolle* Reaktionen des Betroffenen dürfen nicht erwartet werden.
Akute Verwirrtheitszustände können sich bei verschiedenen Psychosen entwickeln, häufiger jedoch bei organischen Schädigungen des Gehirns (z.B. durch Abbauprozesse bei Arteriosklerose und im Alter, bei Tumoren, nach Schlaganfällen oder epileptischen Anfällen sowie Kopfverletzungen) und bei körperlichen Störungen (z.B. Unterzuckerung und Fieber).
Weitere Gründe können sein: Vergiftungen (insbesondere mit Drogen oder Medikamenten) sowie Entzugssyndrome.

Erkennungsmerkmale eines Verwirrtheitszustandes (A_1)
- Orientierungsstörungen
- Unfähigkeit, sich geordnet zu unterhalten (»Gedankenflucht«) oder sich zu konzentrieren
- evtl. schlecht verständliche oder zusammenhanglose Sprache
- Störungen von Gedächtnis und Merkfähigkeit
- Unruhe und Umtriebigkeit.

Maßnahmen bei einem Verwirrtheitszustand (A_3)
- Bei Unfähigkeit des Betroffenen zu sprachlicher Kontaktaufnahme: berühren, Hand halten, ruhiges Auftreten (nonverbale Zuwendung → Seite 47)
- den Betroffenen durch entsprechende Umsicht vor Verletzungen schützen (z.B. »Stolpersteine« aus dem Weg räumen)
- weitere Maßnahmen nach Notwendigkeit bei Hinweisen auf körperliche Erkrankungen (z.B. Schlaganfall → Seite 67, Vergiftung → Seite 191–203).

Rauschzustand (B_2)
Unter Rausch versteht man einen Zustand, in dem Erlebtes und Gefühle verändert wahrgenommen werden, meist nach Konsum eines Rauschmittels (z.B. Alkohol, Aufputschmittel, Schnüffelstoffe, Rauschgifte wie Haschisch, LSD, Opiate, Kokain). Häufig ist er begleitet von lustbetonten Empfindungen der Euphorie bis zur Ekstase. V.a. wegen dieser »positiven« psychischen Auswirkungen sind Rauschmittel geeignet, eine Abhängigkeit bis zur Sucht hervorzurufen, da die Betroffenen die berauschende Wirkung immer wieder erleben möchten. Weil sich der Organismus an die Giftwirkung gewöhnt, sind im weiteren Verlauf der Erkrankung häufig immer höhere Giftmengen nötig, um den erwünschten Effekt zu erzielen. Somit besteht immer die Möglichkeit, dass die zugeführte Dosis auch zu lebensbedrohlichen körperlichen Vergiftungssymptomen führt. Des Weiteren können körperliche oder psychische Symptome durch den Rausch überdeckt sein (z.B. Verletzungen, Depressionen).
Die Übergänge vom unkomplizierten in den komplizierten *(pathologischen)* Rausch sind v.a. bei Alkoholeinnahme fließend. Hier können sich regelrechte Psychosen mit Erregungszustand, Unruhe, Halluzinationen, Verwirrtheit, Verkennung der Umwelt, Panik, Wut, aber auch mit ausgeprägten Dämmerzuständen entwickeln.

Erkennungsmerkmale eines Rauschzustandes (B_1)
- Sehr »buntes«, uneinheitliches Bild mit verschiedensten Symptomen sämtlicher in diesem Kapitel beschriebenen psychiatrischen Zustandsbilder
- Euphorie des Betroffenen mit evtl. übertriebener Fröhlichkeit
- Sprach- und Bewegungsstörungen
- wichtig sind Hinweise aus dem Umfeld des Betroffenen (z.B. leere Alkoholflaschen, Spritzenbestecke)
- evtl. »Alkoholfahne«
- evtl. sehr enge oder sehr weite Pupillen.

Maßnahmen bei einem Rauschzustand (B_3)
- Bei Angst-, Erregungs- und Wahnsymptomen sollte der Ersthelfer versuchen, den Betroffenen durch beruhigendes Zureden in die Realität zurückzuholen (sog. »talk-down«)
- weitere Maßnahmen nach Notwendigkeit bei Hinweisen auf körperliche Erkrankungen (z.B. Vergiftung → Seite 191–203).

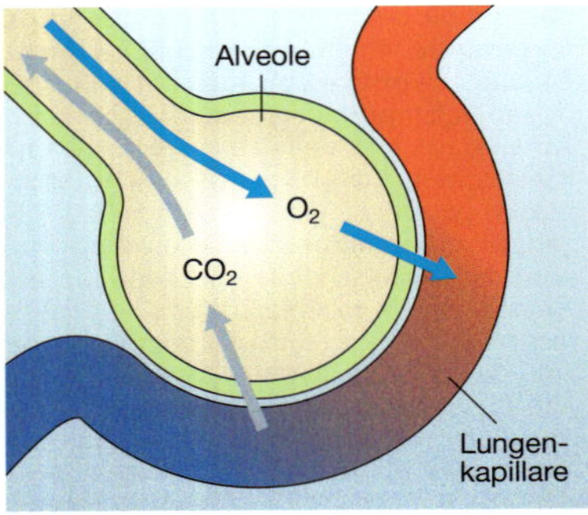

A Äußere Atmung

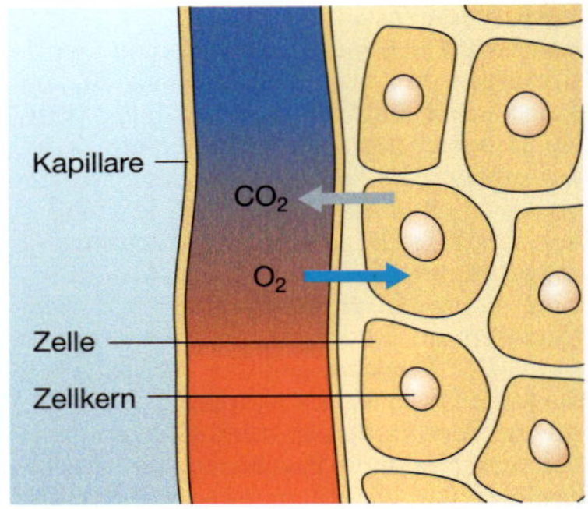

B Innere Atmung

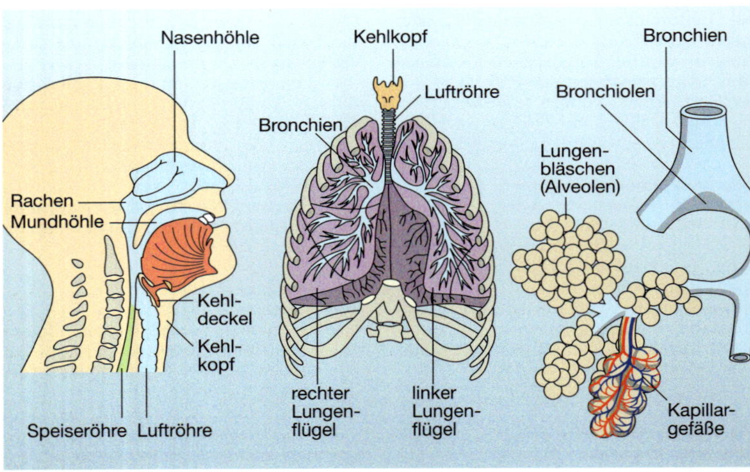

C Atmungsorgane

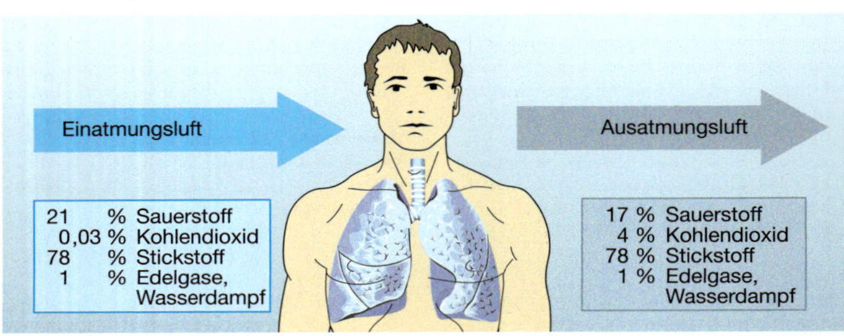

D Gaszusammensetzung von Ein- und Ausatmungsluft

Funktion der Atmung

Sauerstoff ist für den Menschen lebensnotwendig; alle Zellen und Organe seines Körpers sind auf eine ausreichende Versorgung mit Sauerstoff angewiesen. Diese wird durch die Atmung sichergestellt.

Man unterscheidet zwischen *äußerer Atmung* (A), die durch den Austausch von Kohlendioxid (CO_2) und Sauerstoff (O_2) in der Lunge *(Pulmo)* stattfindet, und *innerer Atmung* (B), bei der Sauerstoff in den einzelnen Zellen des Körpers verbraucht bzw. biochemisch verbrannt wird. Dabei entsteht Kohlendioxid.

Atmungsorgane (C)

Beim Einatmen gelangt Umgebungsluft zunächst in die Nase. Dort wird sie durch die gut durchblutete Nasenschleimhaut angewärmt und angefeuchtet.

Wenn die Nase – etwa bei einem Schnupfen – verstopft ist, kann die Einatmung natürlich auch durch den Mund erfolgen. Die Luft wird dann aber nicht so effektiv angewärmt, befeuchtet und gereinigt.

Im Mund-Rachen-Raum *(Pharynx)* treffen Atem- und Speiseweg zusammen. Damit man den Speisebrei bei der Nahrungsaufnahme nicht einatmet *(aspiriert)*, wird die Luftröhre *(Trachea)* beim Schlucken vom Kehldeckel *(Epiglottis)* verschlossen.

Im darunter befindlichen Kehlkopf *(Larynx)* liegen die Stimmbänder, die durch vorbeiströmende Luft in Schwingungen versetzt werden können und so Töne erzeugen.

Damit bei der spezifisch menschlichen Kommunikation aber auch verstehbare, differenzierte und untereinander vielfältig kombinierbare Sprachlaute entstehen, sind zusätzlich noch die Zunge, die Zähne, die Lippen und das Gaumensegel von großer Bedeutung.

Die Luftröhre *(Trachea)* ist ein aus hufeisenförmigen Knorpelspangen gebildeter Kanal, der etwa bis zur Mitte des Brustkorbs *(Thorax)* reicht. Dort gabelt sich die *Trachea* in zwei Hauptäste *(Bronchien)*, die sich wiederum in kleinere und kleinste Äste *(Bronchiolen)* verzweigen.

Da sich bei der anatomischen Beschreibung der Atemwege der Vergleich mit einem Baum regelrecht aufdrängt, wird häufig auch von einem *Bronchialbaum* gesprochen.

Am Ende der *Bronchiolen* befinden sich die Lungenbläschen *(Alveolen)*, in denen der eigentliche Gasaustausch stattfindet. Ihre Wände *(Membranen)* sind so dünn, dass Sauerstoff durch sie hindurchtritt und so in feinste Blutgefäße *(Kapillaren)*, die die *Alveolen* umgeben, gelangt. Umgekehrt geben die Blutgefäße Kohlendioxid an die *Alveolen* ab, sodass es anschließend ausgeatmet werden kann.

Physikalisch gesehen erfolgt der Austausch von Sauerstoff und Kohlendioxid als *Diffusionsvorgang*, der die unterschiedliche Gaskonzentration in den *Alveolen* und den *Kapillaren* sehr schnell ausgleicht.

Die ausgeatmete Luft beinhaltet aber nicht nur Kohlendioxid, sondern auch noch Sauerstoff. In die *Kapillaren* diffundiert nämlich nur ein relativ geringer Teil des in der Umgebungsluft enthaltenen Sauerstoffs. Der Rest dieses lebenswichtigen Gases wird somit unverbraucht wieder abgegeben (D). Nur auf diese Weise ist die Atemspende (→ Seite 103, 105) möglich.

Den Weg der Atemluft von Mund und Nase bis in die *Bronchiolen* bezeichnet man als *luftleitendes System* oder *Totraum*, weil dieser Bereich selbst nicht am Gasaustausch beteiligt ist. Vielmehr bildet nur die Gesamtheit aller *Alveolen* das *gasaustauschende System*.

Die beiden Lungenflügel, die aus den *Alveolen* und den kleineren Luftröhrenästen bestehen, sind nicht identisch aufgebaut: Rechts befinden sich drei, links nur zwei Lungenlappen, weil das Herz einen entsprechenden Platzbedarf hat.

Zur Reinigung bzw. Entfernung von Fremdkörpern sowie zur Abwehr von eingedrungenen Krankheitserregern besitzen *Alveolen*, Bronchialbaum und die Nase mehrere sehr effektive Schutzmechanismen. Hier sind zunächst das Husten und das Niesen zu nennen, die eine grobmechanische Reinigung gewährleisten. Darüber hinaus findet man eine mit Flimmerhärchen *(Zilien)* besetzte Schleimhaut, die »Schmutz« in Schleim einbettet und nach oben transportiert, von wo er dann mit Hustenstößen entfernt werden kann. Zur gezielten Beseitigung von Krankheitserregern befinden sich schließlich vor allem in den *Alveolen* Abwehrzellen (sogenannte *Alveolarmakrophagen* und weiße Blutkörperchen).

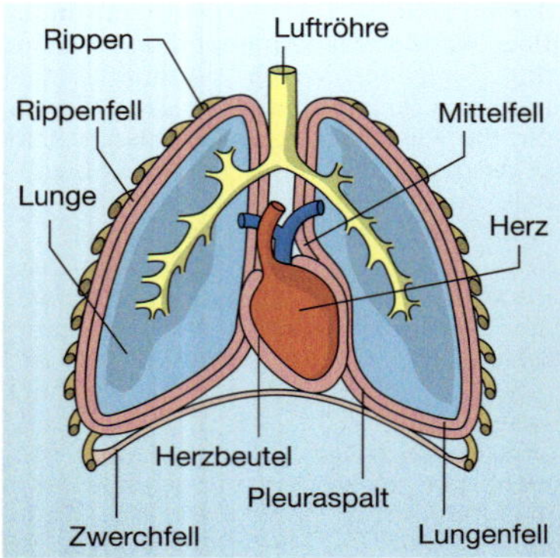

A Aufbau des Brustkorbs

	AZV	Atemfrequenz
	350 ml	12/min
	500 ml	15/min
	2 000 ml	25/min

B Atemfrequenz und Atemzugvolumen

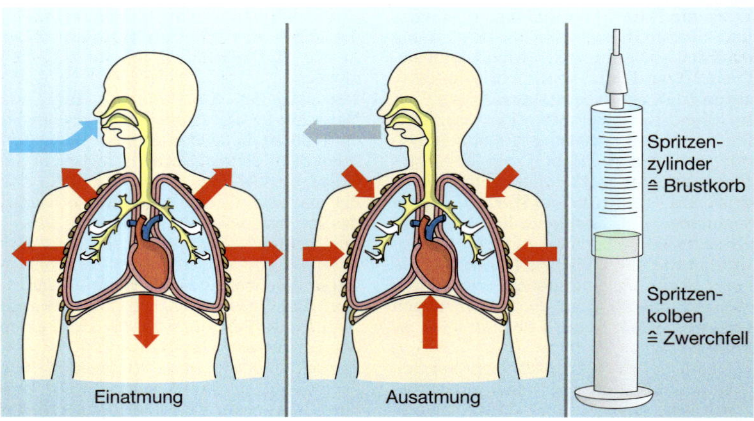

C Atemmechanik

Lebensphasen	Atemfrequenz/min	Atemzugvolumen [ml]
Neugeborene	ca. 50	ca. 25
Säuglinge	ca. 30	ca. 50
Kleinkinder	ca. 25	ca. 150
Schulkinder	ca. 20	ca. 300
Jugendliche	ca. 15 – 20	ca. 400
Erwachsene	ca. 15	ca. 500

D Atemfrequenz und Atemzugvolumen in Abhängigkeit vom Alter

Aufbau des Brustkorbs (A)
Die gesamte Lunge wird durch den knöchernen Brustkorb *(Thorax)* geschützt, der aus den Rippen, dem Brustbein *(Sternum)* und der Brustwirbelsäule besteht. Nach unten begrenzt den Brustkorb das Zwerchfell *(Diaphragma)*.
Der *Thorax* ist innen mit einer feuchten Haut, dem Brustfell *(Pleura)*, ausgekleidet. Es besteht aus Lungenfell, Rippenfell und Mittelfell.
In einem Raum, der durch das Mittelfell vom übrigen *Thoraxinnern* abgegrenzt wird (Mittelfellraum: *Mediastinum*), liegen das Herz, ein Teil der Speiseröhre sowie große Blutgefäße.
Zwischen Rippen- und Lungenfell befindet sich ein kleiner, mit wenig Flüssigkeit gefüllter Spalt *(Pleuraspalt)*, in dem Unterdruck und Adhäsionskraft wirkt. Das Lungenfell haftet somit am Rippenfell, und die Lunge muss den Bewegungen des Brustkorbs folgen. Dabei gleiten Lungenfell und Rippenfell aufeinander wie zwei Glasscheiben, zwischen die man etwas Wasser getropft hat.

Atemmechanik (C)
In der Einatmungsphase *(Inspiration)* vergrößert sich der Brustraum durch die Anspannung der Atemmuskulatur. Das Zwerchfell senkt sich, und die Rippen werden angehoben. In der Lunge entsteht ein Unterdruck, und Luft strömt ein.
Bei der Ausatmung *(Exspiration)* erschlafft die Atemmuskulatur. Das Zwerchfell hebt sich, die Rippen senken sich, sodass sich der Brustraum verkleinert. In der Lunge entsteht ein Überdruck, der Luft nun ausströmen lässt. Das Zusammenspiel von Brustkorb und Atemmuskulatur kann somit treffend als »Atempumpe« umschrieben werden. Ein Spritzenzylinder, in dem sich ein Kolben auf und ab bewegt, kann diesen Mechanismus modellhaft veranschaulichen. Der Zylinder entspricht dabei dem Brustkorb, und der Kolben übernimmt die Funktion, die das Zwerchfell bei der Atmung hat. Nicht in diesem Modell enthalten ist allerdings die zusätzliche Erweiterung des Brustraums durch die Anhebung der Rippen mithilfe der Zwischenrippenmuskulatur.
Bei Zuständen erheblichen zusätzlichen Atembedarfs kann im Übrigen noch die sogenannte Atemhilfsmuskulatur zum Einsatz kommen. Durch »Festsetzen« der Arme bzw. des Kopfes (z.B. Anlehnen, Aufstützen) kann dann auch die Schulter- bzw. Halsmuskulatur die Erweiterung des Brustkorbes unterstützen. Hilfreich ist hierbei die atemerleichternde Sitzhaltung (→ Seite 57).

Atemfrequenz und Atemzugvolumen
Die Atemfrequenz ist die Anzahl der Atemzüge pro Minute. Atemzugvolumen (AZV) nennt man die Luftmenge, die bei einem Atemzug eingeatmet wird. Beide Größen variieren je nach Alter und Körperbau eines Menschen. Außerdem können sie durch körperliche Anstrengung oder auch psychische Faktoren wie Angst und Aufregung gesteigert werden (B).
Im Ruhezustand atmen Erwachsene mit einer Frequenz von 15 Atemzügen pro Minute, das Atemzugvolumen (»Atemtiefe«) beträgt zwischen 500 und 800 ml.
Bei Kindern ist die Atemfrequenz höher, das Atemzugvolumen jedoch geringer; das liegt an der im Vergleich zum Erwachsenen kleineren Lunge.
Weitere Angaben sind der Tabelle (→ Abbildung D) zu entnehmen.
Atemzugvolumen und Atemfrequenz sollte ein Ersthelfer kennen, um eine evtl. notwendige Atemspende dem Alter des Betroffenen anpassen zu können (→ Seite 103, 105).

Regulation der Atemtätigkeit
Die Steuerung der Atemfrequenz und der Atemtiefe ist Aufgabe des Atemzentrums im verlängerten Rückenmark *(Medulla oblongata)*. Es misst den Sauerstoff- und Kohlendioxidgehalt des Blutes (Ist-Werte) durch Rezeptoren an verschiedenen Stellen des Körpers und vergleicht sie mit den jeweils benötigten Soll-Werten.
Ansteigende Sauerstoff- und sinkende Kohlendioxidkonzentration im Blut reduzieren die Atemtätigkeit. Steigende Kohlendioxid- und sinkende Sauerstoffwerte regen die Atemtätigkeit an.
Auch der Säuregehalt des Blutes beeinflusst Tiefe und Frequenz der Atmung: So regt eine Übersäuerung des Blutes die Atmung an.
Wichtiger, im Extremfall sogar übergeordneter weiterer Regulationsfaktor ist außerdem die Energiereserve der Atemmuskulatur: Das Atemzentrum versucht unter allen Umständen eine völlige (da tödliche) Erschöpfung der Atempumpe zu verhindern.

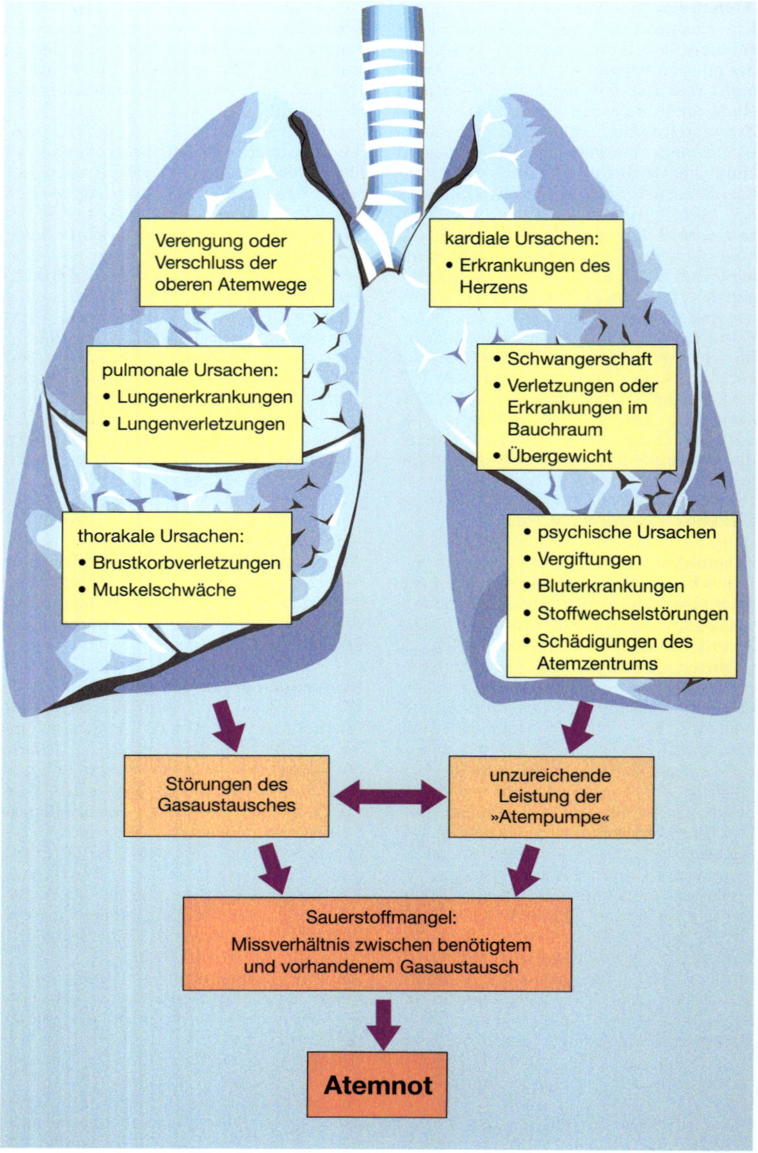

Ursachen für Atemnot

Atemnot entsteht, wenn trotz maximaler Anstrengung der Atemmuskulatur (Atemmechanik, »Atempumpe« → Seite 83) kein ausreichender Austausch von Sauerstoff und Kohlendioxid in der Lunge stattfindet. Ursachen können Störungen beim Gasaustausch, z. B. durch Lungenerkrankungen (Asthmaanfall, Lungenentzündung), sowie eine unzureichende Leistung der beschriebenen »Atempumpe«, z. B. durch eine Muskelschwäche oder verletzungsbedingte Schmerzen im Brustbereich, sein. Vielfach wird Atemnot auch durch die Kombination der beiden genannten Ursachen ausgelöst.
Sauerstoffmangel allein verursacht *nicht* zwangsläufig Atemnot: So wird bei Segelfliegern oder Bergsteigern in großer Höhe auch nur die Atemfrequenz gesteigert, ohne dass sie dabei das Gefühl haben, nicht genug Luft zu bekommen. Letztlich sind die physiologischen Zusammenhänge noch nicht in allen Einzelheiten geklärt.
Als Ursachen für Atemnot lassen sich im Einzelnen folgende Zustände, Verletzungen oder Erkrankungen nennen:

- **Von den oberen Atemwegen ausgehend:** bei Verengung oder Verschluss von Rachen, Kehlkopf oder Luftröhre, z. B. durch Insektenstiche, Kehlkopf- oder Luftröhrenerkrankungen (Entzündung, Tumor) bzw. -verletzungen, bei Stimmbandlähmung sowie einem eventuellen *Bolusgeschehen*, bei dem Fremdkörper verschluckt oder eingeatmet werden.
- **Von den Lungen ausgehend *(pulmonal)*:** z. B. bei *Asthma bronchiale*, Lungenentzündung, *Lungenembolie, chronischer obstruktiver Bronchitis, Tumor, Aspiration*, Gifteinwirkung (z. B. Rauchgas) sowie Lungenversagen bei akuten Zuständen wie Schock, Verbrennungen oder schweren Verletzungen.
- **Vom Brustkorb ausgehend *(thorakal)*:** z. B. bei Verletzungen mit Rippenbrüchen *(instabiler Thorax)* oder Eindringen von Luft *(Pneumothorax)* bzw. Blut *(Hämatothorax)* zwischen Lungen- und Rippenfell, Muskelschwäche, bei Eintreten von Wasser zwischen Lungen- und Rippenfell *(Pleuraerguss)*, Herzschwäche, Tumor, Entzündung.
- **Vom Herzen ausgehend *(cardial)*:** z. B. bei Übertritt von Flüssigkeit aus dem Blut in das Lungengewebe und die Lungenbläschen *(Lungenödem)* durch eine ausgeprägte Herzschwäche *(Herzinsuffizienz)* mit Rückstau von Blut in die Lunge, beispielsweise beim Herzinfarkt, bei Herzmuskelentzündung, chronischer Herzschwäche, Bluthochdruckkrise mit Überforderung des Herzens und Herzklappenfehler.
- **Vom Bauch ausgehend:** z. B. bei starkem Übergewicht, Schwangerschaft, Verletzungen und Entzündungen des Zwerchfells, inneren Blutungen oder Tumoren der Bauchorgane, die wiederum die Beweglichkeit des Zwerchfells beeinträchtigen.
- **Durch verschiedene Ursachen:** z. B. psychisch bedingt *(Hyperventilation)*, bei Vergiftungen, Blutarmut, Schädigung des Atemzentrums, Stoffwechselentgleisungen wie einem *Zucker-* oder *Leberkoma*, Nierenversagen oder Schilddrüsenüberfunktion, sofern der Atemapparat nicht völlig gesund ist.

Atemnot empfindet der Betroffene immer erst dann, wenn es ihm *notwendig, aber zugleich unangenehm* erscheint, seine Atemtätigkeit zu steigern. In entsprechenden Notfallsituationen wird darüber geklagt, dass die Atmung *erschwert* ist. Auch die Angabe von *»Lufthunger«* und *»Beklemmungen«* im Brustbereich sind typisch.
Je schneller sich die Atemnot entwickelt und je größer das entstehende Missverhältnis zwischen benötigter und aufgenommener Sauerstoffmenge wird, desto bedrohlicher erscheint dem Betroffenen seine Situation, und umso eher versagen auch tatsächlich körpereigene Kompensationsmechanismen.
Wird die Atemmuskulatur dann nicht rechtzeitig entlastet, z. B. durch Sauerstoffgabe oder (besser) Beatmung, kommt es zur totalen Erschöpfung der Atempumpe mit meist tödlichem Ausgang, wie es mitunter z. B. bei schweren Asthmaanfällen beobachtet wird. So ist bei akuter Atemnot neben den Erste-Hilfe-Maßnahmen am Betroffenen vor allem auch das unverzügliche Absetzen des Notrufs von besonders großer Bedeutung.

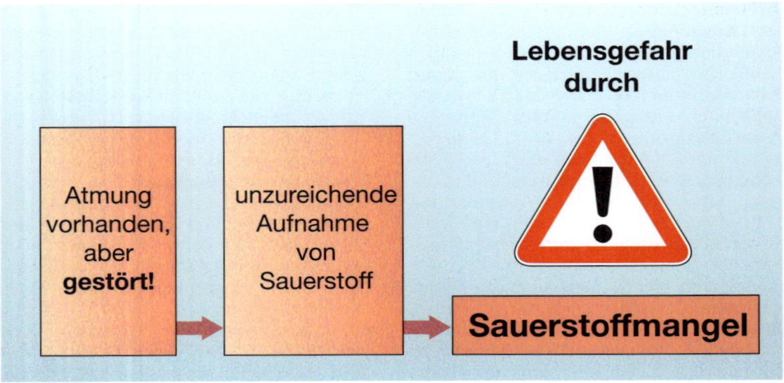

A Atemnot als Alarmsignal

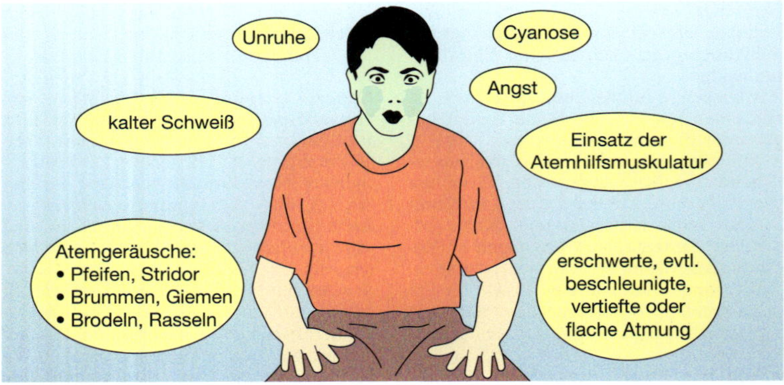

B Erkennungsmerkmale akuter Atemnot

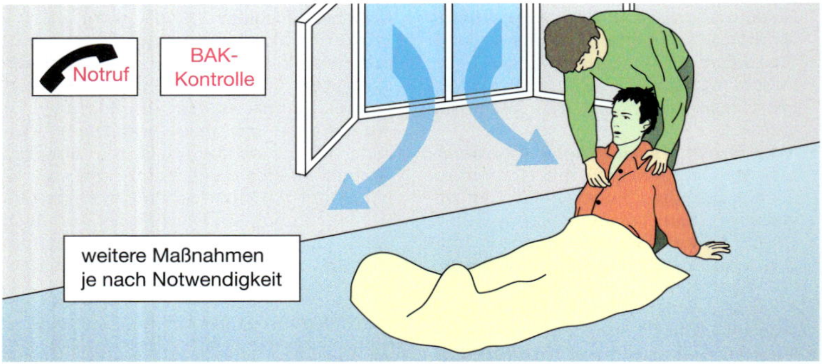

C Allgemeine Maßnahmen bei akuter Atemnot

Erkennungsmerkmale akuter Atemnot (B)

- Angabe von Angst und Atemnot durch den Betroffenen
- erschwerte, evtl. beschleunigte, vertiefte oder abgeflachte Atmung
- Einsatz der sogenannten Atemhilfsmuskulatur. Dabei stützt der Betroffene die Arme auf eine feste Unterlage, um Arm- und Schultermuskulatur mit zum Heben und Senken des Brustkorbes einsetzen zu können
- begleitende Atemgeräusche: Ein Pfeifen, überwiegend während der Einatmung, das durch eine Verengung der oberen Atemwege verursacht wird, bezeichnet man als *Stridor.* »Trockene« Geräusche wie *Brummen* und *Giemen* entstehen meist in der Ausatmungsphase durch eine Verengung der Bronchien, »feuchte« Geräusche wie *Brodeln* und *Rasseln* resultieren aus Schleim- und Sekretansammlungen in den Atemwegen
- Unruhe des Betroffenen.

Atemnot ist ein außerordentlich ernst zu nehmendes **Alarmsignal** (A), das auf einen lebensbedrohlichen Zustand, nämlich die drohende Erschöpfung der Atemmuskulatur, hinweist und bei dem der Betroffene auf sofortige und gezielte Hilfe anderer angewiesen ist.
Als *besonders* bedrohlich und als Hinweis auf einen zu erwartenden Atemstillstand müssen die folgenden Anzeichen bewertet werden:

- Starke und/oder schnell zunehmende Anzeichen der Atemnot
- Blaufärbung *(Cyanose)* von Haut und Schleimhäuten, meist an Lippen, Ohrläppchen und Fingernägeln beginnend
- Kaltschweißigkeit
- Erschöpfung mit flacher werdender Atmung und schnell ansteigender Atemfrequenz
- Bewusstseinsstörung bis zur Bewusstlosigkeit
- Übergang von einem Zustand der Unruhe in Teilnahmslosigkeit *(Apathie)*
- gegenläufige Atembewegungen von Brust und Bauch *(inverse Atmung).*

Allgemeine Maßnahmen bei akuter Atemnot (C)

Folgende Maßnahmen sind unabhängig von der Schwere und der Ursache der Atemnot angebracht:

- Ruhe ausstrahlen, den Betroffenen beruhigen und abschirmen
- beengende Kleidung lockern, z. B. Krawatte lockern und Hemd aufknöpfen
- Herstellen der atemerleichternden Sitzhaltung (→ Seite 57)
- in geschlossenen Räumen Fenster öffnen und für Zufuhr von »frischer Luft« sorgen, ggf. Luft zufächeln
- Wärmeerhaltung (→ Seite 55)
- den Betroffenen nicht allein lassen
- ständig Bewusstsein, Atmung und Kreislauf kontrollieren (→ Seite 37, 39)
- Notruf absetzen
- weitere Maßnahmen je nach Notwendigkeit leisten: Bei Bewusstlosigkeit mit vorhandener und ausreichender Atmung des Betroffenen stabile Seitenlage herstellen (→ Seite 63). Bei einem Atemstillstand muss sofort mit der Herz-Lungen-Wiederbelebung (→ Seite 123–127) begonnen werden.

Im folgenden Abschnitt werden **die häufigsten Ursachen** für akute Atemnot ausführlicher erläutert. Zudem wird auf besondere Erkennungsmerkmale und Maßnahmen hingewiesen, die die bereits beschriebenen ergänzen.

Einige **weitere Ursachen** akuter Atemnot sind aus didaktischen Gründen *nicht* auf den folgenden Seiten zu finden, sondern wurden anderen Themenbereichen zugeordnet. Im Einzelnen handelt es sich um:

- **Atemnot durch Brustkorbverletzungen → Seite 169**
- **Atemnot durch Erkrankungen oder Verletzungen des Bauchbereiches → Seite 153–157**
- **Atemnot durch Vergiftungen → Seite 191–203**
- **Atemnot durch akute Kreislaufstörungen, insbesondere bei *Angina Pectoris* und Herzinfarkt → Seite 111.**

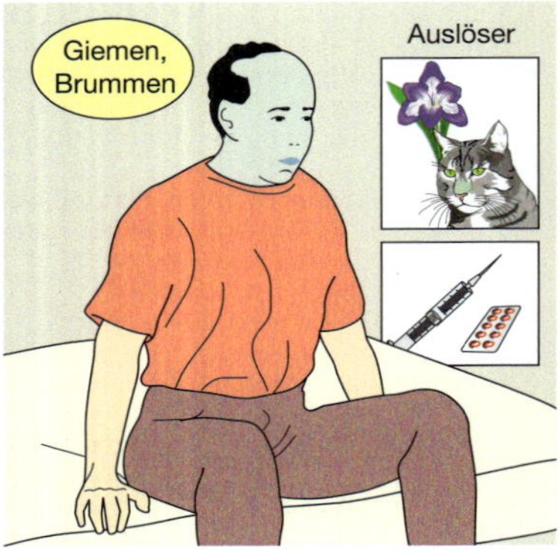

A_1 Besondere Erkennungsmerkmale

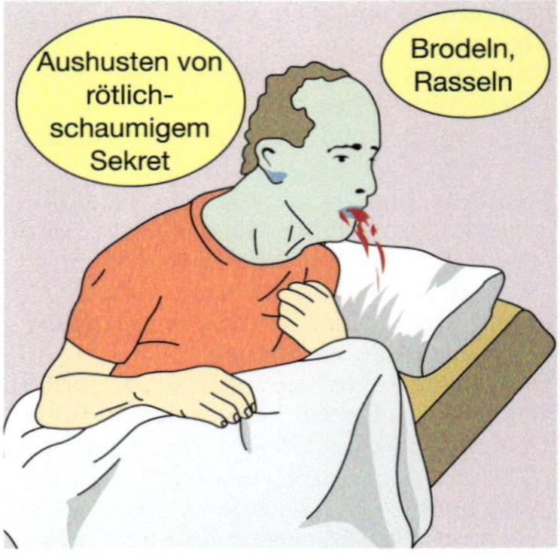

B_1 Besondere Erkennungsmerkmale

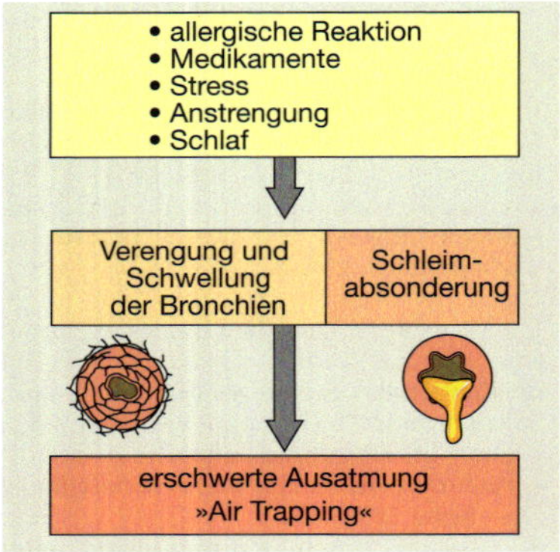

A_2 Asthma bronchiale

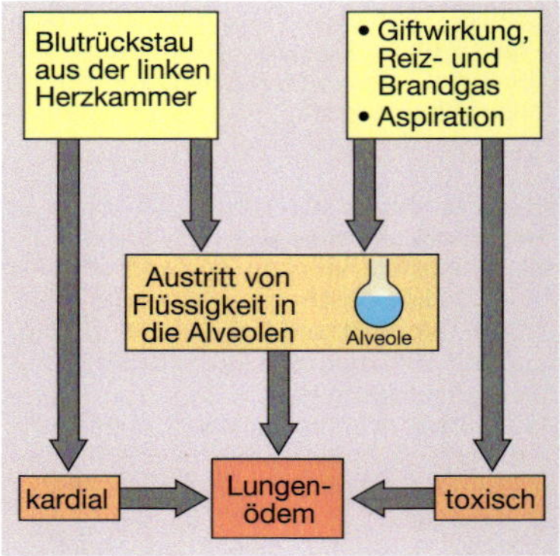

B_2 Lungenödem

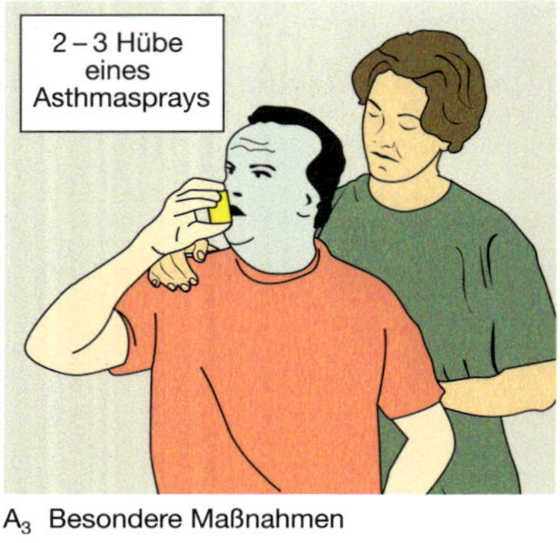

A_3 Besondere Maßnahmen

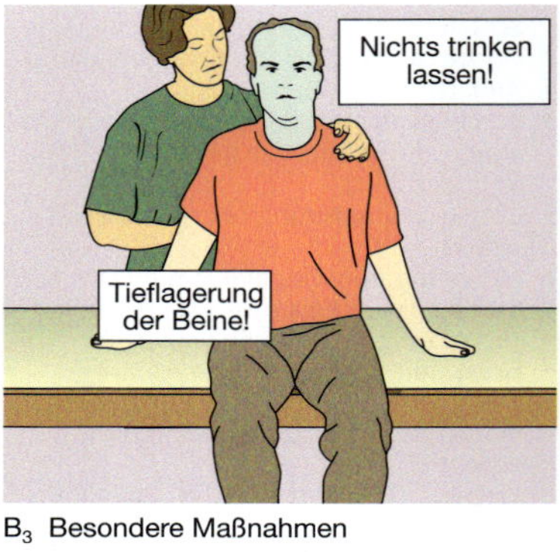

B_3 Besondere Maßnahmen

Asthma bronchiale/Asthmaanfall (A_2)
Viele Faktoren können zur Entstehung eines *Asthma bronchiale* führen, wobei Erbanlagen, Umwelteinflüsse, Abnormitäten des Bronchialsystems oder auch erworbene Schädigungen eine Rolle spielen können. Letztlich münden alle Ursachen in einem ähnlichen Resultat:
Durch eine chronische Entzündung werden die unteren Atemwege überempfindlich. Es kommt anfallsweise zu einer Verengung und Schwellung der kleinen Bronchien, gleichzeitig wird zäher Schleim abgesondert. Besonders die Ausatmung des Betroffenen ist erschwert. Die Luft wird in den Bronchien festgehalten *(Air Trapping)*. Auslöser eines Asthmaanfalls können allergische Reaktionen, Medikamente, Anstrengung, Stress und auch Schlaf sein.
Zwischen den Anfällen sind die funktionellen Veränderungen weitgehend reversibel, was das Asthma u.a. von einer chronischen Bronchitis (→ Seite 91) unterscheidet.

Erkennungsmerkmale eines Asthmaanfalls (A_1)
- Allgemeine Erkennungsmerkmale → Seite 87
- typisches Symptom ist ein meist deutliches *Giemen* und *Brummen* während der Ausatmungsphase. Es besteht oft schwerste Atemnot: Ein Asthmaanfall kann lebensbedrohlich verlaufen
- zusätzlich besteht häufig eine erhebliche Unruhe sowie ein schneller, evtl. flacher Puls, nicht zuletzt auch durch die oft in höherer Dosis eingenommenen Asthmasprays
- Atemnot hat sich aus relativem Wohlbefinden heraus akut und plötzlich entwickelt
- meist ist den Betroffenen oder Angehörigen bekannt, dass ein Asthma vorliegt.

Maßnahmen beim Asthmaanfall (A_3)
- Allgemeine Maßnahmen → Seite 87
- Gabe von 2–3 (nicht mehr!) Hüben eines Asthmasprays, falls vorhanden
- Beruhigung und Betreuung des Betroffenen ist beim Asthmaanfall besonders wichtig
- in jedem Fall sollte auf der unverzüglichen Alarmierung des Rettungsdienstes bestanden werden. Wenngleich viele Betroffene zunächst der Ansicht sind, daß der Asthmaanfall in wenigen Augenblicken vorbei sein wird, kann sich jederzeit ein absolut lebensbedrohlicher Zustand entwickeln!

Lungenödem (B_2)
Hierbei tritt Flüssigkeit aus dem Blut in das Lungengewebe und/oder in die Lungenbläschen ein. Ist die Ursache dafür ein Blutrückstau aus der linken Herzkammer in die Lungen, spricht man vom *kardialen Lungenödem.* Wenn dagegen Gift-, Reiz- oder Brandgas, ein Pflanzenschutzmittel oder Heroin inhaliert wurde bzw. wenn jemand *aspiriert* hat (→ Seite 61) und sich daraus ein *Lungenödem* entwickelt, bezeichnet man dies als *toxisches Lungenödem.* Auch bei Ertrinkungsunfällen kann sich ein *Lungenödem* entwickeln (→ Seite 97).

Erkennungsmerkmale eines Lungenödems (B_1)
- Allgemeine Erkennungsmerkmale → Seite 87
- typische Erkennungsmerkmale eines Lungenödems sind brodelnde und rasselnde Atemgeräusche; häufig wird viel dünnflüssiges, rötlich-schaumiges bzw. fleischwasserfarbenes Sekret abgehustet.

Maßnahmen beim Lungenödem (B_3)
- Allgemeine Maßnahmen → Seite 87
- Tieflagerung der Beine, um den Blutrückfluss von den Beinen zur Lunge und zum Herzen zu verringern. Die Belastung des Herzens wird so reduziert und ein weiterer Austritt von Flüssigkeit aus dem Blut ins Lungengewebe und/oder die Lungenbläschen verhindert
- nichts zu trinken geben!

Nur bei Verdacht auf ein *kardiales Lungenödem* (wenn die Ursache des *Lungenödems* also keine Vergiftung ist) und wenn der Puls des Betroffenen gut tastbar ist:
- in Abständen von fünf Minuten wiederholte Gabe von 1–2 Hüben Nitrospray, sofern vorhanden
- bei gleichzeitigen Brustschmerzen kann parallel zum Lungenödem auch ein Herzinfarkt oder *Angina-Pectoris*-Anfall vorliegen! (Zu weiteren Maßnahmen → Seite 111)

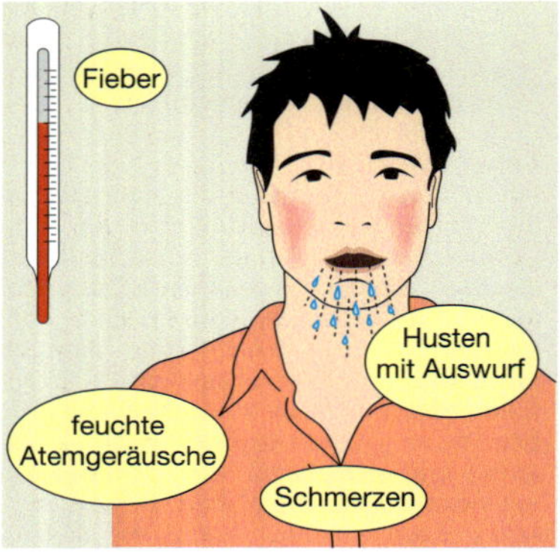

A_1 Besondere Erkennungsmerkmale

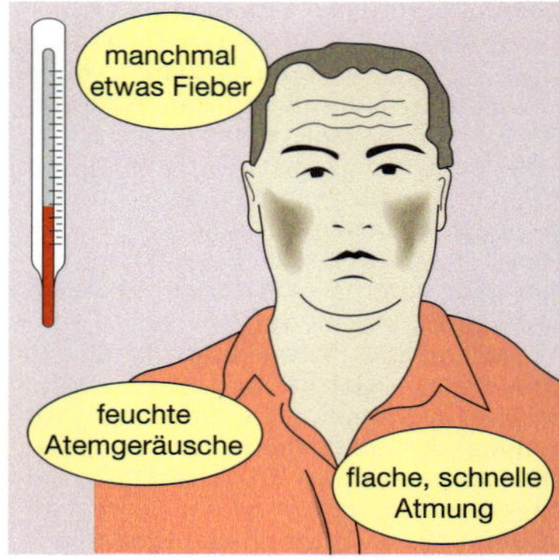

B_1 Besondere Erkennungsmerkmale

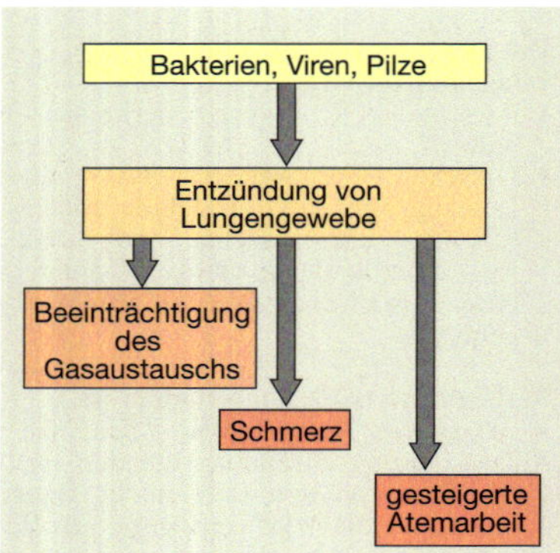

A_2 Lungenentzündung

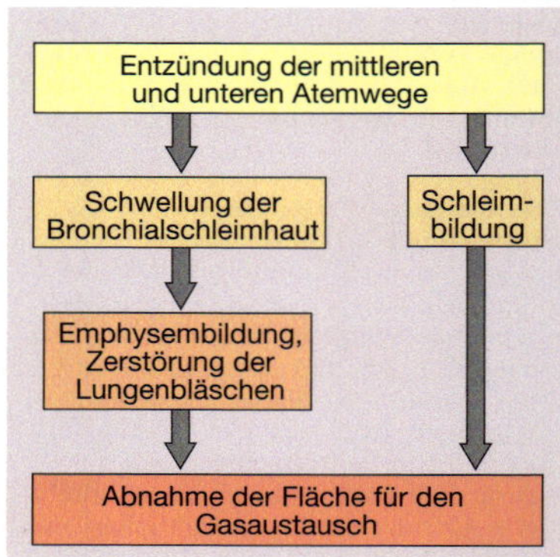

B_2 Chronische obstruktive Bronchitis

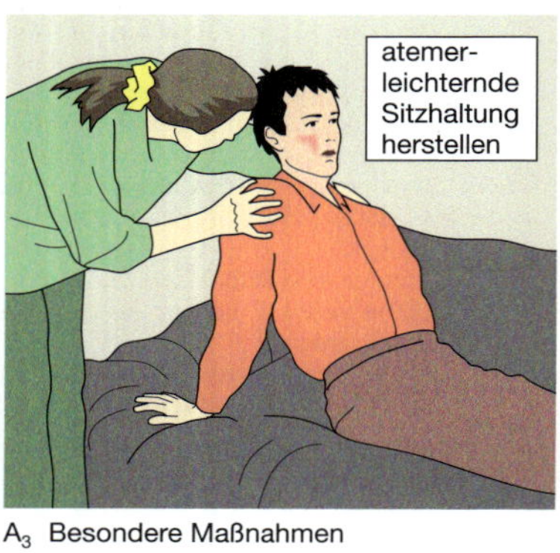

A_3 Besondere Maßnahmen

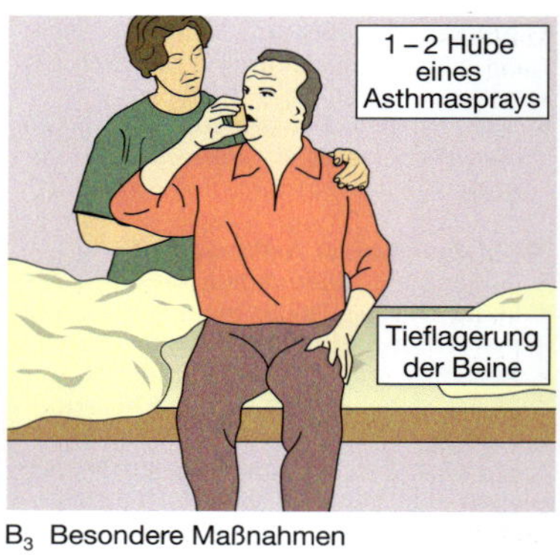

B_3 Besondere Maßnahmen

Lungenentzündung (Pneumonie) (A_2)
Die Entzündung eines mehr oder weniger großen Anteils des Lungengewebes bezeichnet man als Lungenentzündung. Hervorgerufen wird sie durch Krankheitserreger (Bakterien, Viren oder Pilze).
Der Gasaustausch in den *Alveolen* (→ Seite 81), besonders jedoch die Aufnahme von Sauerstoff ins Blut, wird dabei beeinträchtigt. Weil der erkrankte Lungenanteil außerdem an Dehnbarkeit verliert und sich dies ungünstig auf die Atemmechanik im Brustkorb auswirkt, ist bei der Atmung eine größere Anstrengung (eine gesteigerte Atemarbeit) notwendig, weshalb eine Lungenentzündung häufig mit Atemnot einhergeht.
Hinzu kommen evtl. Schmerzen, sofern das Lungenfell ebenfalls entzündet ist, und Allgemeinsymptome einer Infektionskrankheit, durch die der Organismus zusätzlich geschwächt wird.

Erkennungsmerkmale einer Lungenentzündung (A_1)
- Allgemeine Erkennungsmerkmale → Seite 87
- Husten mit eitrigem Auswurf
- Fieber
- allgemeine Schwäche und meist schweres Krankheitsgefühl
- ggf. atmungsabhängige Schmerzen
- häufig schon auf Distanz hörbare feuchte Atemgeräusche.

Im Gegensatz zu den bisher beschriebenen Krankheitsbildern entwickelt sich die Atemnot bei der Lungenentzündung meist nicht plötzlich, sondern über Stunden oder sogar Tage.

Maßnahmen bei einer Lungenentzündung (A_3)
- Allgemeine Maßnahmen → Seite 87
- besondere bzw. ergänzende Maßnahmen sind bei der Lungenentzündung nicht erforderlich. Die beschriebenen allgemeinen Maßnahmen bei Atemnot reichen aus (→ Seite 87), wichtig ist aber vor allem das Herstellen der atemerleichternden Sitzhaltung (→ Seite 57).

Chronische obstruktive Bronchitis (B_2)
Die häufigste Erkrankung der Atmungsorgane ist die chronische Bronchitis, eine chronische Entzündung der mittleren und unteren Atemwege. Häufigste Ursache dafür ist das Rauchen!
Der Entzündung folgt die Schädigung und Schwellung *(Obstruktion)* der Bronchialschleimhaut. Das führt zur Überblähung und schließlich zur Zerstörung der Lungenbläschen *(Emphysembildung)*. Die Fläche für den Gasaustausch nimmt dabei kontinuierlich ab. Im Extremfall kommt es sogar zum chronischen Atmungsversagen, bei dem selbst im Ruhezustand nicht mehr genügend Sauerstoff aufgenommen und Kohlendioxid abgegeben werden kann. Selbst bei geringfügiger körperlicher Belastung verspüren die Betroffenen dann erhebliche Atemnot.
Die geschädigte Bronchialschleimhaut ist außerdem sehr anfällig für Infekte. Häufig ist eitrige Schleimbildung die Folge, was die Atmung zusätzlich erschwert und die ohnehin schon an der Grenze ihrer Leistungsfähigkeit arbeitende Atempumpe gänzlich überfordert.
Im Gegensatz zum *Asthma bronchiale* (→ Seite 89) entwickeln sich die Symptome meist weniger akut und sind zwischen den Attacken auch nur selten völlig verschwunden.

Erkennungsmerkmale einer chronischen obstruktiven Bronchitis (B_1)
- Allgemeine Erkennungsmerkmale → Seite 87
- akute Zunahme der chronisch bestehenden Atemnot
- feuchte Atemgeräusche, die meist schon auf Distanz zu hören sind
- flache Atmung mit hoher Frequenz (häufig mehr als 25 Atemzüge pro Minute)
- manchmal etwas Fieber.

Da es sich vielfach um ältere Patienten handelt, die auch an Herzschwäche leiden, ist die Symptomatik mitunter nicht von der eines *Lungenödems* (→ Seite 89) zu unterscheiden.

Maßnahmen bei einer chronischen obstruktiven Bronchitis (B_3)
- Allgemeine Maßnahmen → Seite 87
- Tieflagerung der Beine, um den Blutrückfluss von den Beinen zur Lunge und zum Herzen zu verringern
- ggf. Gabe von 1–2 Hüben (nicht mehr!) eines Asthmasprays, sofern vorhanden.

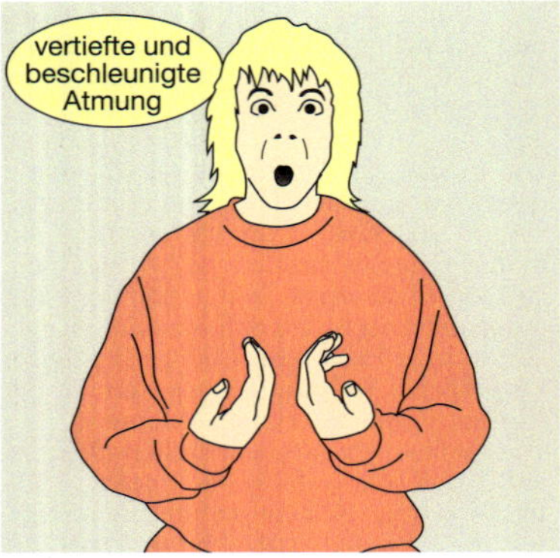

A_1 Besondere Erkennungsmerkmale

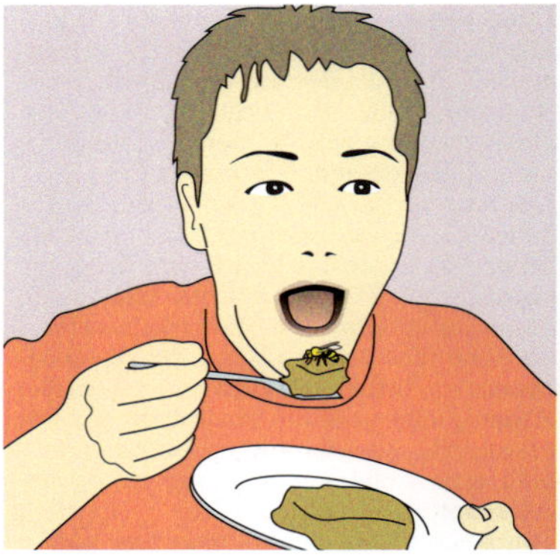

B_1 Besondere Erkennungsmerkmale

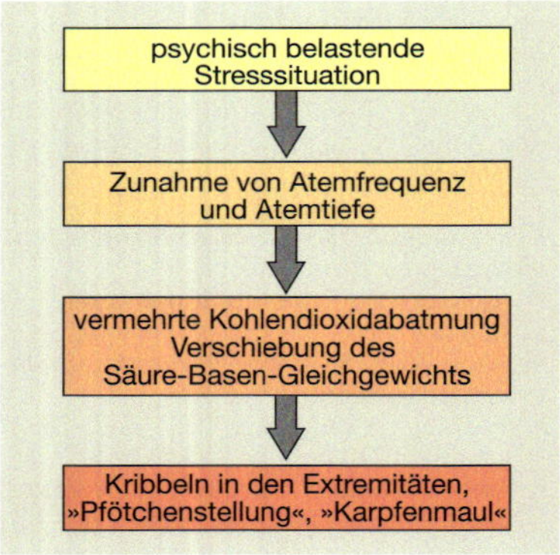

A_2 Hyperventilationssyndrom

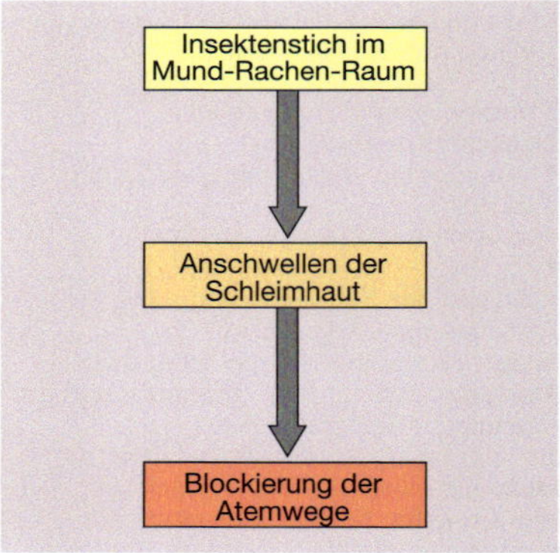

B_2 Insektenstich im Mund-Rachen-Raum

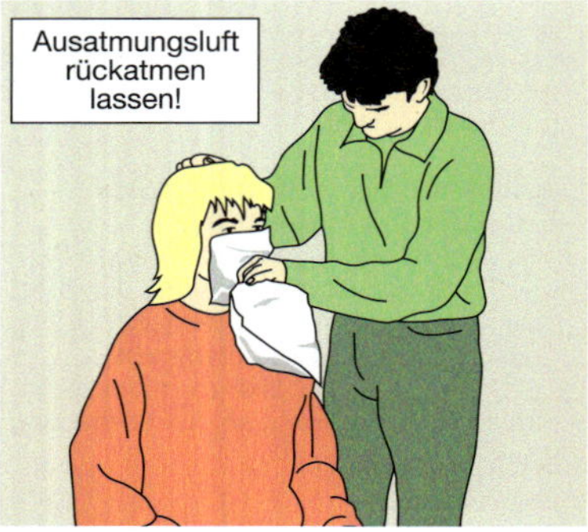

A_3 Besondere Maßnahmen

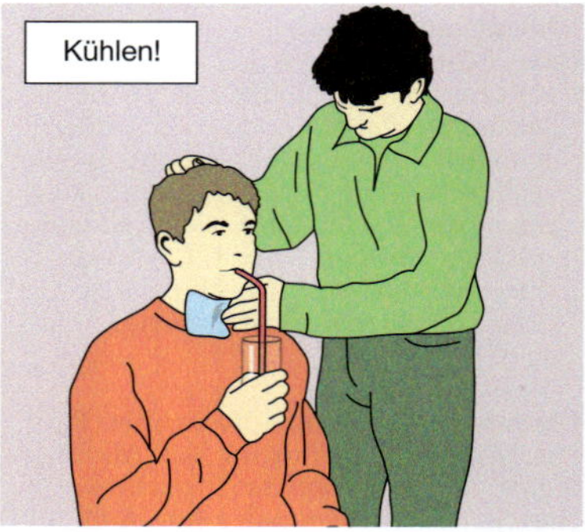

B_3 Besondere Maßnahmen

Hyperventilationssyndrom (A_2)
Auf psychisch belastende Stresssituationen reagieren besonders junge Menschen (Frauen häufiger als Männer) manchmal mit einer gesteigerten Atemfrequenz und -tiefe. Eine der Situation unangepasste Atmung mit vermehrter Abatmung von Kohlendioxid hat eine Verschiebung des Säure-Basen-Gleichgewichts im Blut zur Folge. Die Entstehung der Symptomatik ist allerdings noch nicht ganz geklärt.

Erkennungsmerkmale des Hyperventilationssyndroms (A_1)
- Allgemeine Erkennungsmerkmale → Seite 87
- Kribbeln und Missempfindungen v. a. in den Händen, Füßen und um den Mund
- Muskelverkrampfungen der Hände, Füße (»Pfötchenstellung«) und des Mundes (»Karpfenmaul«)
- Angst, Erregung, Unruhe
- Blässe, Schwitzen
- Atemnot mit extrem hoher Atemfrequenz von bis zu 50 Atemzügen pro Minute, da die Bronchien sich aufgrund der hohen Kohlendioxidabatmung eng stellen
- in Extremfällen treten *generalisierte* Muskelverkrampfungen auf.

Das Krankheitsbild wirkt häufig hoch dramatisch, ist jedoch nicht lebensbedrohlich und nach Normalisierung der Atmung schnell reversibel.

Maßnahmen beim Hyperventilationssyndrom (A_3)
- Allgemeine Maßnahmen → Seite 87
- besonders wichtig: den Betroffenen abschirmen und beruhigen
- immer wieder zu ruhiger, bewusst flacher Atmung anhalten
- Ausatmungsluft rückatmen lassen, sodass ein Teil des ausgeatmeten Kohlendioxids wieder eingeatmet wird.

  Hierzu eignen sich Plastiktüten, Mützen oder Hüte, die im Abstand von 1–2 Zentimetern vor den Mund des Betroffenen gehalten werden.

  Es ist außerordentlich wichtig, den Betroffenen zuvor von diesem therapeutischen Vorhaben zu unterrichten!
- eine Krankenhausbehandlung ist in der Regel nicht erforderlich.

Insektenstich im Mund-Rachen-Raum
Vor allem in den Sommermonaten, und ganz besonders beim Essen oder Trinken im Freien, besteht die Gefahr, von einem Insekt (Wespe, Biene, Hummel) in die Schleimhaut des Mund-Rachen-Raums oder in die Zunge gestochen zu werden. Der Giftstoff, der dabei über den Stachel des Tiers abgegeben wird, kann die oberen Atemwege innerhalb kurzer Zeit massiv anschwellen lassen. Dies führt zunächst zu einer erheblich erschwerten Atmung des Betroffenen und kann bei vollständiger Blockierung des Mund-Rachen-Raums nach wenigen Minuten auch einen Atemstillstand bzw. den Tod durch Ersticken zur Folge haben, wenn nicht unverzüglich Hilfe geleistet wird.

Erkennungsmerkmale eines Insektenstichs im Mund-Rachen-Raum (B_1)
- Typisches Notfallgeschehen: Der Betroffene wird meistens beim Essen oder Trinken im Freien gestochen
- allgemeine Erkennungsmerkmale → Seite 87
- plötzlich einsetzende, rasch und massiv zunehmende Atemnot
- große Aufregung und Angstgefühl des Betroffenen, da er glaubt, bald zu ersticken.

Maßnahmen beim Insektenstich im Mund-Rachen-Raum (B_3)
- Sofort Notruf absetzen
- allgemeine Maßnahmen → Seite 87
- unbedingt versuchen, den Betroffenen zu beruhigen: Je mehr der Betroffene sich in seine Angst hineinsteigert, umso schneller schwellen die Atemwege zu. Durch die Aufregung werden Herzfrequenz, Blutdruck und damit die Durchblutung der Gefäße gesteigert
- kühlen von innen durch kalte Getränke und Eis zum Lutschen
- kühlen von außen durch kalt angefeuchtete Tücher oder kalte Gegenstände
- Wenn der Betroffene bewusstlos wird und die Atmung aussetzt, wird mit einer Herz-Lungen-Wiederbelebung begonnen, d.h. Atemspende (→ Seite 103, 105) und Herzdruckmassage (→ Seite 123–127) müssen im Wechsel durchgeführt werden.

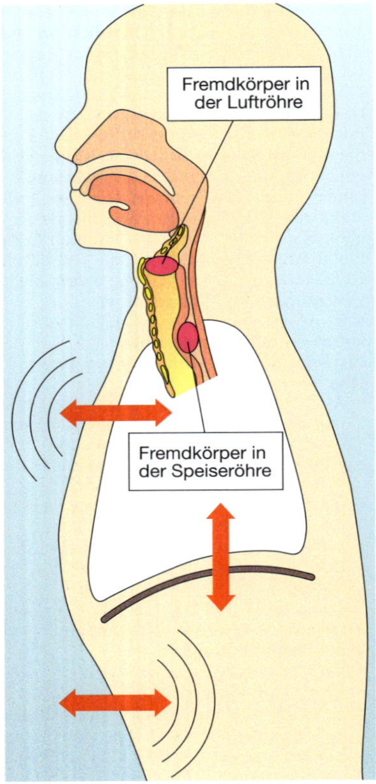

A Inverse Atmung

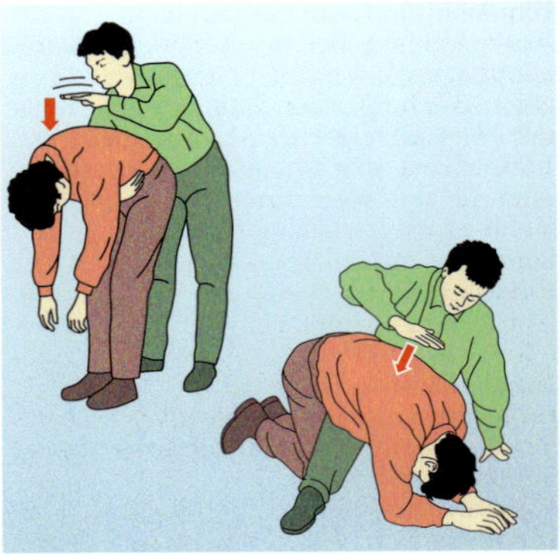

B Auf den Rücken klopfen

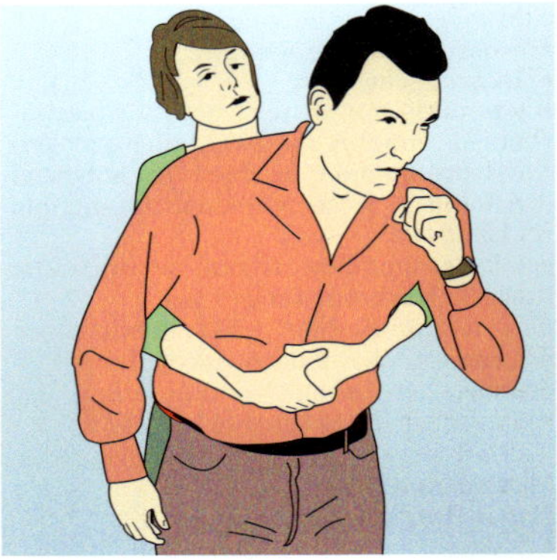

C Heimlich-Manöver

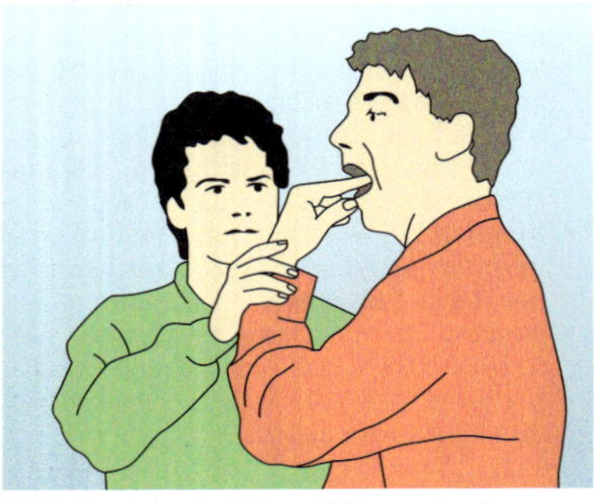

D Maßnahme bei Fremdkörpern in der Speiseröhre

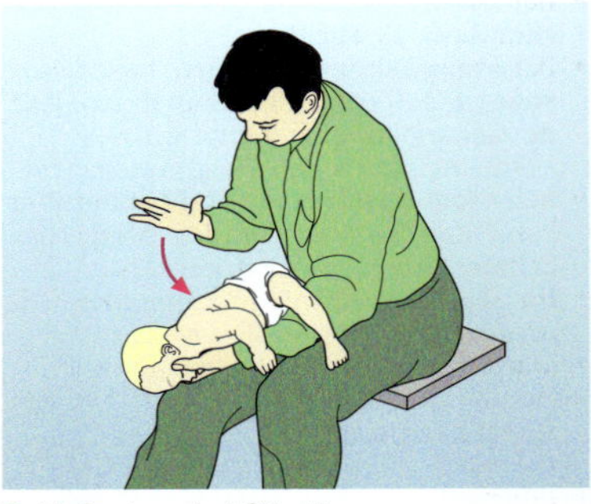

E Maßnahme bei Säuglingen

Ein **Bolusgeschehen** wird häufig durch Essen bei gleichzeitigem Sprechen bzw. Lachen oder einfaches »Verschlucken« eines Bonbons oder Kaugummis ausgelöst. Kinder, v.a. Kleinkinder im ersten Lebensjahr, nehmen auch Spielzeugteile oder Geldstücke in den Mund, um sie auf diese Weise kennenzulernen. Daher kommt es bei Kindern relativ häufig zu Bolusgeschehen. Allerdings treten solche Notfallsituationen nicht selten auch bei älteren Menschen auf, die z.B. aufgrund einer schlecht sitzenden Zahnprothese nicht ausreichend kauen können und daher versuchen, zu große Nahrungsstücke herunterzuschlucken.
Auch beim hastigen oder gierigen Essen (»Schlingen«) ohne ausreichendes Kauen kann ein Speisebrocken »stecken bleiben«, insbesondere größere Fleischstücke.
Sowohl Fremdkörper in der Luftröhre *(Trachea)* als auch in der Speiseröhre *(Oesophagus)* führen mitunter zu erheblicher Atemnot, weil die flexible Vorderwand des *Oesophagus* so ausgedehnt werden kann, dass sie die *Trachea* einengt. Im Extremfall kommt es durch das *Bolusgeschehen* zu einer vollständigen Blockierung der Atemwege.

Erkennungsmerkmale eines Bolusgeschehens

- Typisches Notfallgeschehen: Man beobachtet ein Kind, das sich Gegenstände in den Mund steckt, oder bemerkt den Beginn des *Bolusgeschehens* beim Essen
- allgemeine Erkennungsmerkmale → Seite 87
- der Betroffene greift sich häufig instinktiv an den Hals
- bei **Fremdkörpern in der Luftröhre** tritt sofort ein starker Hustenreiz auf, und es sind pfeifende Atemgeräusche zu hören
- bei **Fremdkörpern in der Speiseröhre** klagt der Betroffene über Würgereiz, Schmerzen und Schluckbeschwerden
- die Gesichtsfarbe wird rot bis bläulich *(cyanotisch)*
- je nach Größe und Lage des Fremdkörpers tritt mehr oder weniger ausgeprägte Atemnot auf
- bei (fast) vollständiger Atemwegsblockierung ist ein asynchrones Heben und Senken von Bauchbereich und Brustkorb zu beobachten *(inverse Atmung)*, d.h. die Bauchdecke wölbt sich hervor, wenn sich der Brustkorb senkt und umgekehrt (A). Es besteht akute Lebensgefahr!

Maßnahmen beim Bolusgeschehen

- Allgemeine Maßnahmen → Seite 87
- bei Fremdkörpern **in der Luftröhre** wird der Oberkörper des Betroffenen (u.U. über eine Stuhllehne oder das Knie des Helfers) nach vorn gebeugt (B)
- anschließend klopft der Helfer mit der flachen Hand fünfmal kräftig zwischen die Schulterblätter auf den Rücken des Betroffenen
- wenn sich der Zustand nicht bessert, soll das sog. »Heimlich-Manöver« angewendet werden (C). Dabei stellt sich der Ersthelfer hinter den Betroffenen und umfasst ihn mit beiden Armen von hinten. Eine Hand des Ersthelfers wird zur Faust geballt und in den Oberbauchbereich unterhalb des Brustbeins gelegt. Anschließend umfasst der Ersthelfer die Faust mit der anderen Hand und drückt bis zu fünfmal ruckartig und kräftig schräg nach oben
- falls auch diese Maßnahme nicht zum Erfolg führt, können die beschriebenen Maßnahmen (auf den Rücken klopfen, »Heimlich-Manöver«) abwechselnd durchgeführt werden
- Säuglinge legt man mit herabhängendem Kopf auf einen Oberschenkel des Ersthelfers und klopft ihnen ebenfalls auf den Rücken (E). Das »Heimlich-Manöver« darf bei ihnen nicht durchgeführt werden, weil innere Organe verletzt werden könnten. Ggf. kann das Klopfen auf den Rücken bei Säuglingen jedoch mit fünf Brustkorbkompressionen abgewechselt werden, die wie bei der Herz-Lungen-Wiederbelebung durchzuführen sind (→ Seite 123–127)
- wenn man ein Doppel des Fremdkörpers hat (bei Spielzeugsteinen ist dies möglicherweise der Fall), wird es dem eintreffenden Rettungsdienst gezeigt und ggf. mitgegeben
- bei Fremdkörpern **in der Speiseröhre** sollte der Betroffene bei sich selbst Erbrechen auslösen, indem er mit einem Finger seine Rachenwand reizt (D)
- bei Bewusstlosigkeit und Atemstillstand wird mit der Durchführung einer Herz-Lungen-Wiederbelebung begonnen (→ Seite 123–127).

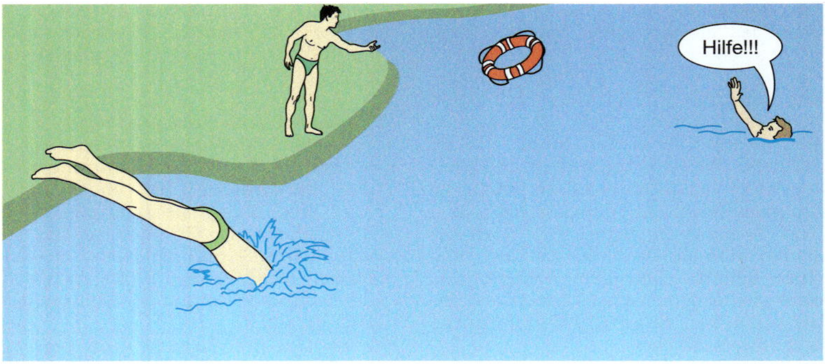

A Ertrinkungsunfall

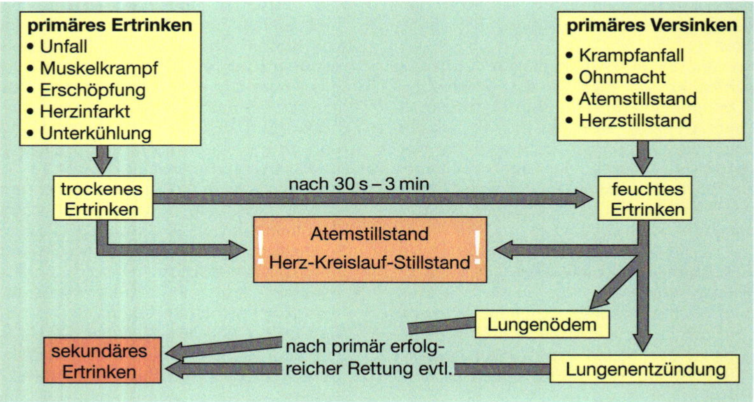

B Primäres Ertrinken und primäres Versinken

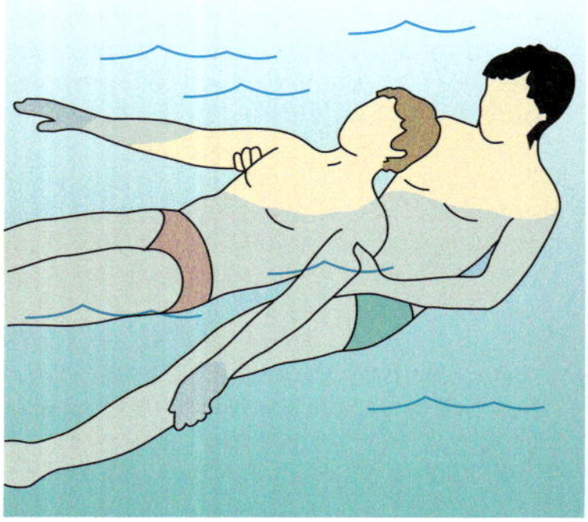

C Rettung nach Ertrinkungsunfall

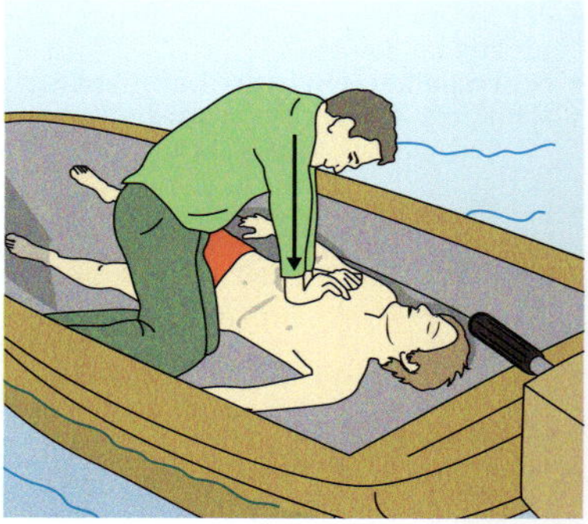

D Frühzeitiger Beginn der Wiederbelebung

Primäres Ertrinken und Versinken (B)
Weltweit sterben jährlich rund 140000 Menschen durch Ertrinken. Häufigste Ursache sind Unfälle, bei denen Nichtschwimmer in tieferes Wasser stürzen. Etwa 40% der Betroffenen sind Kinder unter 5 Jahren.

In dieser Altersgruppe ist das Ertrinken sogar die zweithäufigste unfallbedingte Todesursache.

Aber auch geübten Schwimmern droht die Gefahr zu ertrinken, wenn sie z.B. unterkühlt sind, wenn sie einen Herzinfarkt oder eine Muskelverkrampfung erleiden oder wenn sie ihre Kraft überschätzt haben und in einen massiven Erschöpfungszustand geraten.

Sofern der komplette Ausfall mindestens einer Vitalfunktion Ursache des Notfallgeschehens ist, bezeichnet man dies nicht als *primäres Ertrinken*, sondern als *primäres Versinken*, weil sich der bewusstlose Betroffene vollkommen passiv verhält.

Als Beispiele für solche Situationen können ein epileptischer Anfall, eine Ohnmacht *(Synkope)* oder ein reflektorischer Atem- bzw. Herz-Kreislauf-Stillstand (sogenanntes *Sudden-death-Syndrom*) aufgrund zu schnellen Eintauchens in sehr kaltes Wasser genannt werden.

Nur etwa 10% der Ertrinkungsnotfälle ereignen sich im Meer; die übrigen 90% treten in öffentlichen und privaten Schwimmbädern, Bächen und Seen auf.

Trockenes und feuchtes Ertrinken
Bei fast allen Ertrinkungsunfällen löst Wasser, das in die oberen Atemwege gelangt, einen *Stimmritzenkrampf (Laryngospasmus)* aus, der vorerst verhindert, dass Wasser in die Lunge eindringt. Weil unter der Wasseroberfläche keine Atmung möglich ist, besteht aber ein Erstickungszustand, den man *trockenes Ertrinken* nennt. Nach kurzer Zeit löst sich der *Stimmritzenkrampf* jedoch, und es kommt – sofern der Betroffene nicht augenblicklich gerettet wird – zur *Aspiration* von Wasser bis in die *Alveolen* (→ Seite 81). Dieses Geschehen beschreibt man als *feuchtes Ertrinken.*

Im Körper des Betroffenen entsteht bei beiden Varianten des Ertrinkens akuter Sauerstoffmangel *(Hypoxie)*. Eine evtl. notwendige Herz-Lungen-Wiederbelebung hat dennoch relativ gute Erfolgsaussichten, weil der Ertrinkungsunfall meist von einer Unterkühlung *(Hypothermie)* des Betroffenen begleitet wird, die alle Stoffwechselvorgänge im Körper reduziert und somit auch den Gewebsuntergang bzw. Zelltod sowie die Entstehung des *hypoxischen Hirnschadens* (→ Seite 103) verzögert.

Nach primär erfolgreicher Wiederbelebung – in diesen Fällen spricht man vom *Beinahe-Ertrinken* – droht jedoch die Gefahr, dass in die Lunge *aspiriertes* Wasser die *Alveolen* schädigt und sich u.U. nach einigen Stunden ein Lungenödem entwickelt. Außerdem können Krankheitserreger, die mit dem Wasser in die Lunge eingedrungen sind, das Lungengewebe infizieren und eine Lungenentzündung *(Aspirationspneumonie)* hervorrufen. Wenn ein Lungenödem und/oder eine Lungenentzündung zum Tod des Betroffenen führt, spricht man vom *sekundären Ertrinken.*

Erkennungsmerkmale eines Ertrinkungsunfalls (A)
- Häufig typisches Notfallgeschehen in Schwimmbädern oder an Stränden: Der Betroffene schlägt bzw. strampelt in Todesangst und Panik um sich, versucht, sich irgendwo festzuhalten, und ruft meist um Hilfe (entfällt bei Menschen, die aufgrund eines Krampfanfalls, einer *Synkope* oder eines Herz-Kreislauf-Stillstandes versinken)
- nach erfolgter Rettung des Betroffenen aus dem Wasser sind brodelnde und röchelnde Atemgeräusche schon auf Distanz zu hören
- der Betroffene hustet oder erbricht
- ggf. hat der Betroffene einen Herz-Kreislauf-Stillstand.

Maßnahmen beim Ertrinkungsunfall
- Den Ertrinkenden aus dem Wasser retten (Eigenschutz beachten!) (C)
- nicht versuchen, Wasser aus der Lunge herauszupumpen oder herauszuschütteln! Es führt keinesfalls zum Erfolg und verzögert nur unnötig den Beginn anderer Maßnahmen
- bei Herz-Kreislauf-Stillstand so rasch wie möglich, z.B. auch an Bord eines Bootes, die Herz-Lungen-Wiederbelebung einleiten (→ Seite 123–127) (D).

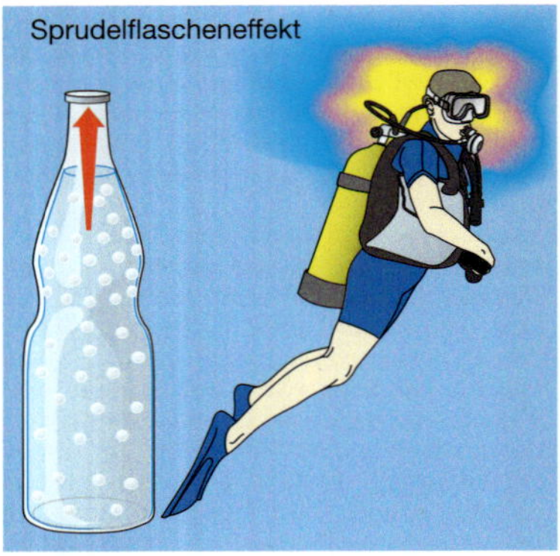

A₁ Besondere Erkennungsmerkmale

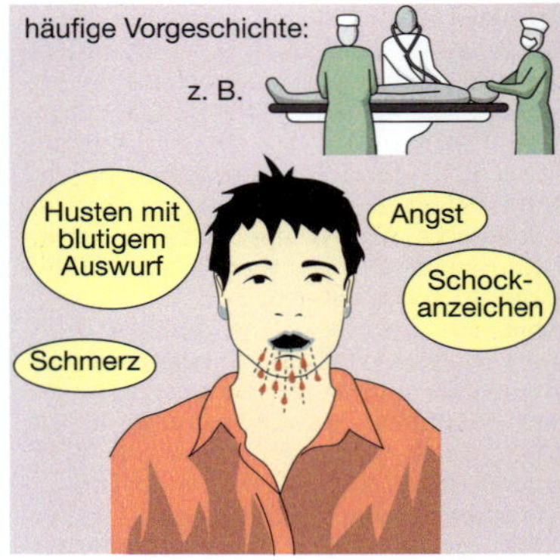

B₁ Besondere Erkennungsmerkmale

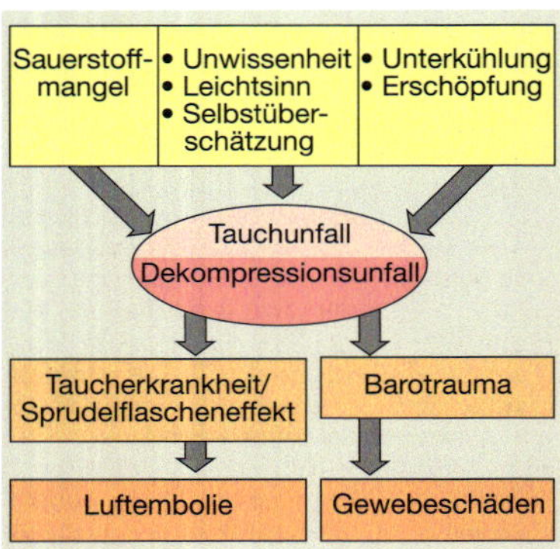

A₂ Tauchunfall

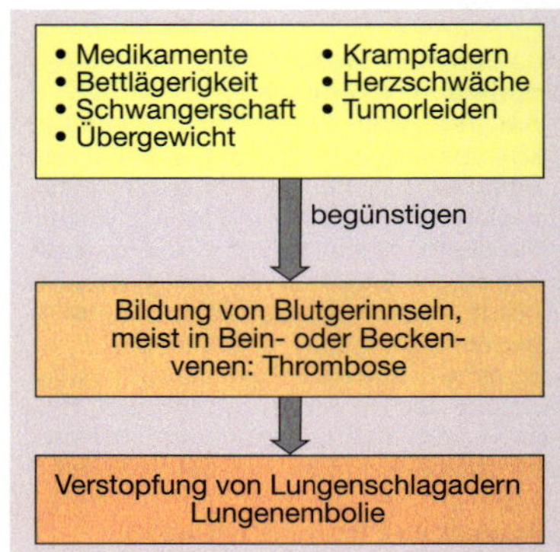

B₂ Lungenembolie

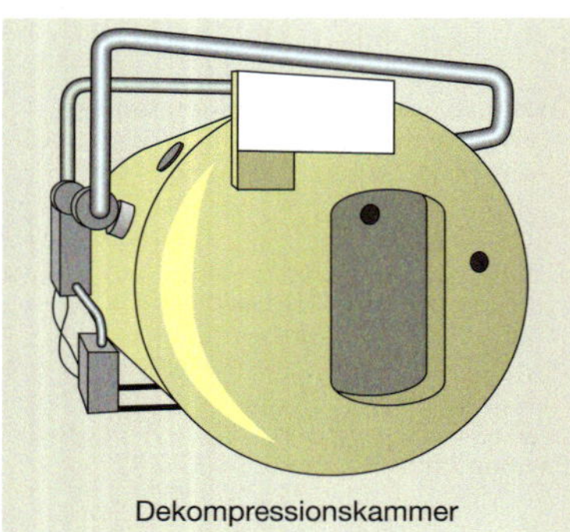

A₃ Besondere Maßnahmen

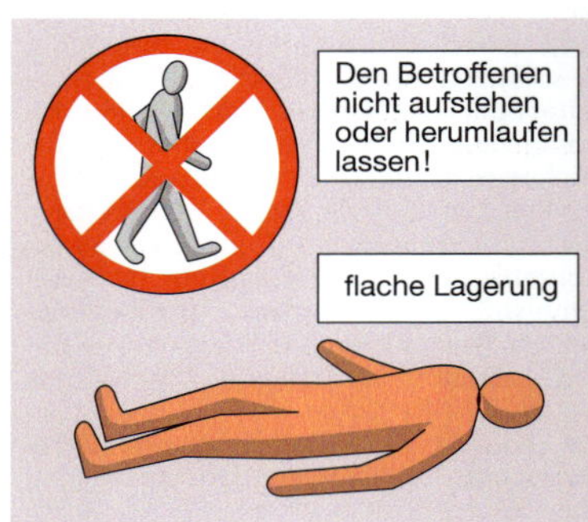

B₃ Besondere Maßnahmen

Tauchunfall (A_2)

Tauchunfälle werden meist durch Sauerstoffmangel verursacht, der verschiedene Gründe haben kann: Beim **Gerätetauchen** können Störungen der Luftzufuhr eine unzureichende Sauerstoffversorgung des Tauchers zur Folge haben; beim **Freitauchen** kommt es durch die bewusste *Hyperventilation* vor Beginn des Tauchgangs – entgegen der weit verbreiteten Annahme – nicht zu einer höheren Sauerstoffsättigung des Blutes, sondern nur zu vermehrter Kohlendioxidabatmung, die den Atemanreiz senkt und auf diesem Weg zu einem Sauerstoffmangel führt (→ Seite 83).

Unwissenheit, Leichtsinn und Selbstüberschätzung sowie Unterkühlungs- und Erschöpfungszustände sind weitere Ursachen von Tauchunfällen (→ Seite 107).

Dekompressionsunfall: Taucherkrankheit und Barotrauma

Wenn Gerätetaucher zu schnell aus der Tiefe aufsteigen und vorgegebene *Dekompressionszeiten* nicht einhalten, bilden sich durch Druckunterschiede zwischen dem Wasser und dem Körperinnern des Menschen winzige Stickstoffbläschen im Blut. Man spricht hierbei vom *Sprudelflascheneffekt* bzw. der Taucherkrankheit *(Caissonkrankheit)*, die zunächst auch den sogenannten Tiefenrausch verursacht. Anzeichen dafür sind euphorische Zustände bzw. Bewusstseins- und Wahrnehmungsstörungen bis hin zu Halluzinationen.

Im ungünstigsten Fall führen die Stickstoffbläschen im Blut des Betroffenen zur *Gasembolie* in der Lunge. Dabei wird eine Lungenschlagader durch die Gasbläschen blockiert (vgl. die unten beschriebene *Lungenembolie*).

Sofern Druckunterschiede zwischen dem Wasser und luftgefüllten Körperhöhlen des Menschen auch noch Verletzungen verursachen, spricht man von einem *Barotrauma.* Dabei kommt es zu teilweise schweren Gewebeschäden, meistens in der Lunge, im Ohr und in den Nasennebenhöhlen.

Erkennungsmerkmale eines Tauchunfalls/ Dekompressionsunfalls (A_1)

Das eigentliche Notfallgeschehen wird in der Regel von anderen Tauchern unter Wasser beobachtet. Wenn der Betroffene nach seiner Rettung an Land noch bei Bewusstsein ist, wird er aufgrund der Taucherkrankheit und evtl. *Barotraumen* über heftige, ggf. atemabhängige Schmerzen klagen. Ansonsten gelten auch hier die Ausführungen zum Ertrinkungsunfall (→ Seite 97) und zur *Lungenembolie* (→ unten).

Maßnahmen beim Tauchunfall/ Dekompressionsunfall (A_3)

Der Betroffene muss in einer Druckkammer *(Dekompressionskammer)* behandelt werden, weil die Stickstoffbläschen im Blut nur auf diese Weise wieder aufgelöst werden können. Für den Transport zur Druckkammer sorgt der Rettungsdienst! Die Maßnahmen des Ersthelfers entsprechen den bei Ertrinkungsunfällen beschriebenen (→ Seite 97).

Lungenembolie (B_2)

Die Verstopfung eines mehr oder weniger großen Anteils der Lungenschlagadern durch Blutgerinnsel wird als *Lungenembolie* bezeichnet.

Begünstigt wird die Entstehung solcher Blutgerinnsel durch verschiedene Faktoren: Medikamente (z.B. »die Pille«, Wassertabletten), Bettlägerigkeit (z.B. nach schwerer Krankheit oder Operationen), lange Flug- oder Eisenbahnreisen, die ohne körperliche Betätigung im Sitzen verbracht werden, Schwangerschaft, Übergewicht, Krampfadern, Herzschwäche und Tumorleiden.

Typische Auslöser der *Lungenembolie* sind kurze körperliche Belastungen, bei denen die Bauchdeckenmuskulatur (»Bauchpresse«) stark angespannt wird, wie z.B. beim Husten oder beim Stuhlgang.

Erkennungsmerkmale einer Lungenembolie (B_1)

Zusätzlich zu den bereits geschilderten Symptomen bei Atemnot (→ Seite 87) besteht bei der *Lungenembolie* meist starker, eventuell atemabhängiger Schmerz im Brustkorb. Todesangst, Husten mit blutigem Auswurf sowie Schockanzeichen (→ Seite 115) kommen noch hinzu.

Maßnahmen bei einer Lungenembolie (B_3)

- Allgemeine Maßnahmen → Seite 87
- der Betroffene darf nicht aufstehen
- bei Schockanzeichen **flache** Lagerung
- ggf. Atemspende.

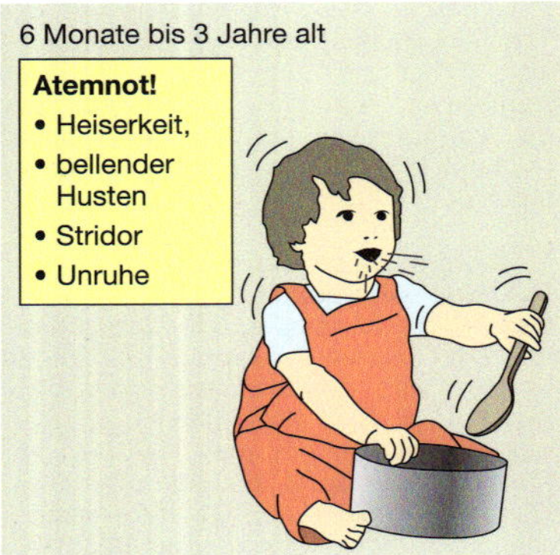

A_1 Besondere Erkennungsmerkmale

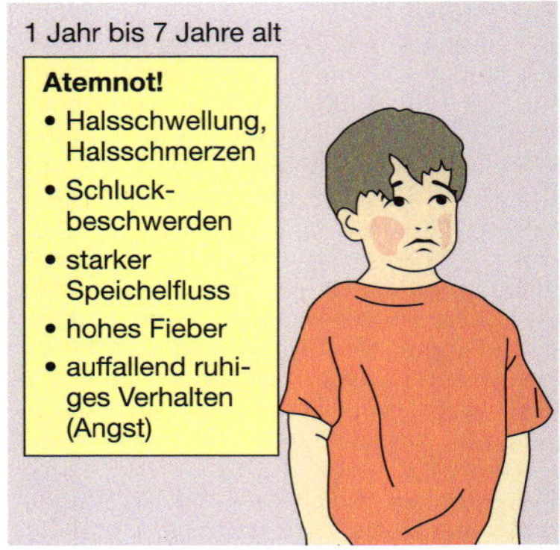

B_1 Besondere Erkennungsmerkmale

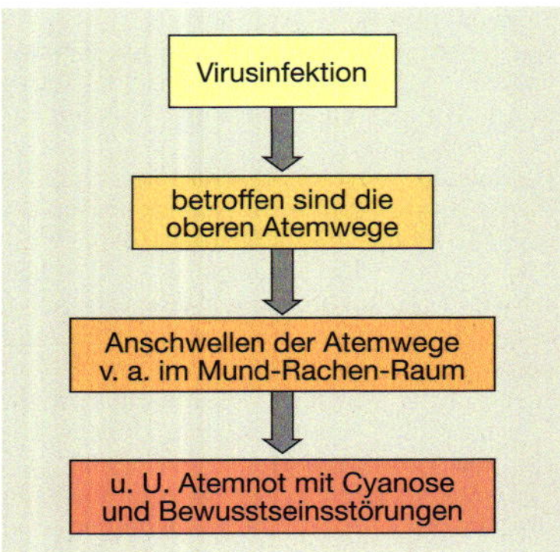

A_2 Pseudokrupp

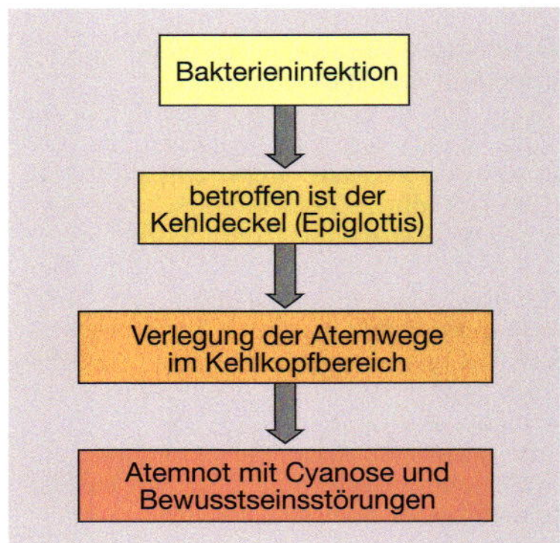

B_2 Epiglottitis

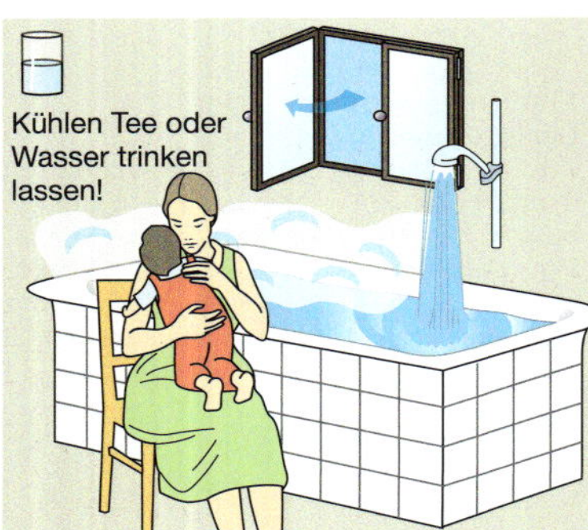

A_3 Besondere Maßnahmen

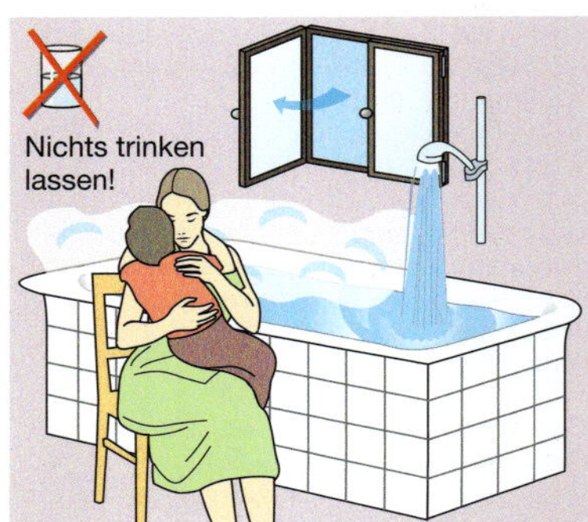

B_3 Besondere Maßnahmen

Pseudokrupp (Laryngotracheobronchitis) (A_2)
Es handelt sich um eine Virusinfektion der oberen Atemwege, überwiegend in den Herbst- und Wintermonaten, meist ohne oder mit nur leichtem Fieber (selten über 38 °C). Betroffen sind vor allem Kinder im Alter von 6 Monaten bis zu 3 Jahren. Gelegentlich erkranken jedoch auch ältere Kinder an Pseudokrupp.
Häufig nachts treten folgende Symptome auf: Anschwellen der Atemwege v. a. im Nasen-Rachen-Raum, bellender Husten, Heiserkeit, *Stridor* (pfeifende Atemgeräusche → Seite 87) und Atemnot. Verstärkt wird diese Symptomatik durch Umweltfaktoren (kaltes Wetter oder Wetterwechsel, Luftverschmutzung) sowie v. a. durch panisches Verhalten der Eltern. Die Erkrankung neigt zu *Rezidiven*, d. h. kaum ist sie überstanden, kann sie erneut auftreten, und obwohl es sich um eine Virusinfektion handelt, entwickelt sich keine Immunität. Bei älteren Kindern mit entsprechend größeren und weiteren oberen Atemwegen führen diese Infekte jedoch immer seltener zu Pseudokrupp-Symptomen.

Erkennungsmerkmale eines Pseudokruppanfalls (A_1)
- Allgemeine Erkennungsmerkmale → Seite 87
- Heiserkeit, bellender Husten
- *Stridor* während der Einatmung
- Unruhe des Kindes.

Nur bei starker Symptomatik:
- Akute Atemnot mit *Cyanose* (Blaufärbung der Haut durch Sauerstoffmangel → Seite 87) sowie
- Bewusstseinsstörungen, nur selten kommt es zu Bewusstlosigkeit.

Wichtig: Das Kind klagt i. d. R. nicht über Schluckstörungen und hat keinen vermehrten Speichelfluss!

Maßnahmen bei einem Pseudokruppanfall (A_3)
- Allgemeine Maßnahmen → Seite 87
- Kind von den Eltern auf den Arm nehmen lassen
- Kind und Eltern (!) beruhigen (→ Seite 47, 49)
- das Kind kühle, feuchte Luft atmen lassen (z. B. im Bad die Dusche laufen lassen und das Fenster öffnen)
- das Kind zum Trinken von kühlem Tee oder Wasser animieren, um das weitere Anschwellen der Atemwege im Rachenraum zu vermindern.

Kehldeckelentzündung (Epiglottitis) (B_2)
Eine akute Entzündung des Kehldeckels *(Epiglottitis)* wird durch eine Infektion mit dem Bakterium *Haemophilus influenzae Typ B* (HiB) hervorgerufen. Symptome sind hohes Fieber (bis 40 °C), starke Halsschwellung mit Halsschmerzen, Schluckbeschwerden und Speichelfluss sowie eine Blockierung der Atemwege im Kehlkopfbereich. Husten und Heiserkeit sind im Vergleich zum Krankheitsbild bei Pseudokrupp nur wenig ausgeprägt.
Die Erkrankung entwickelt sich meist innerhalb weniger Stunden. Sie tritt überwiegend bei Kindern im Alter zwischen 1 und 7 Jahren auf und verläuft häufig akut lebensbedrohlich. Seit der Einführung der Impfung gegen HiB ist die *Epiglottitis* glücklicherweise deutlich seltener geworden.

Erkennungsmerkmale einer Epiglottitis (B_1)
- Allgemeine Erkennungsmerkmale → Seite 87
- Halsschwellung, Halsschmerzen
- Schluckbeschwerden
- hohes Fieber (meist 39 bis 40 °C)
- starker Speichelfluss, »kloßige« Sprache
- auffällig ruhiges Verhalten des Kindes (Todesangst!)
- akute Atemnot mit *Cyanose* (Blaufärbung der Haut durch Sauerstoffmangel → Seite 87)
- Bewusstseinsstörung bis zur Bewusstlosigkeit
- evtl. Herz-Kreislauf-Stillstand.

Maßnahmen bei einer Epiglottitis (B_3)
- Allgemeine Maßnahmen → Seite 87
- Kind von den Eltern auf den Arm nehmen lassen
- Kind und Eltern (!) beruhigen (→ Seite 47, 49)
- das Kind kühle, feuchte Luft atmen lassen (z. B. im Badezimmer die Dusche laufen lassen und das Fenster öffnen)
- das Kind nichts trinken lassen: Gefahr der Schmerzauslösung und des Verschluckens; die folgende Hustenattacke kann zu einer weiteren Anschwellung des Kehldeckels und zum Atemstillstand führen!

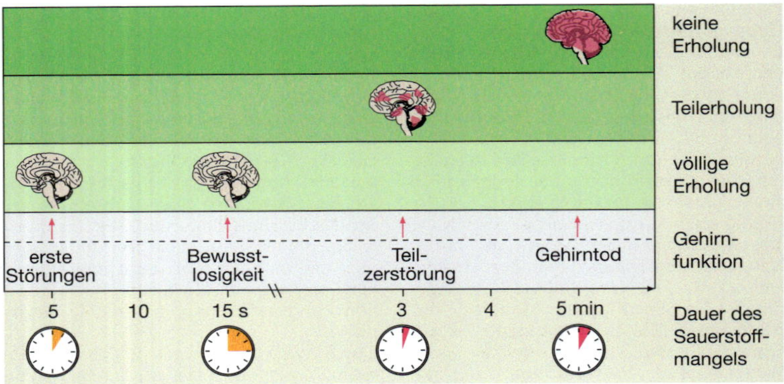

A Sauerstoffmangel und Hirnschäden

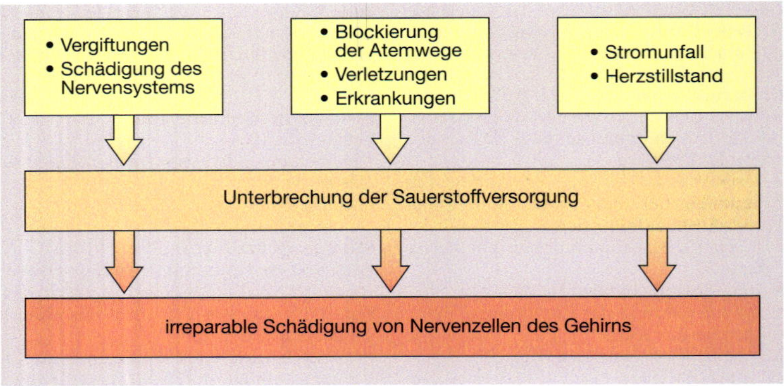

B Ursachen und Folgen eines Atemstillstands

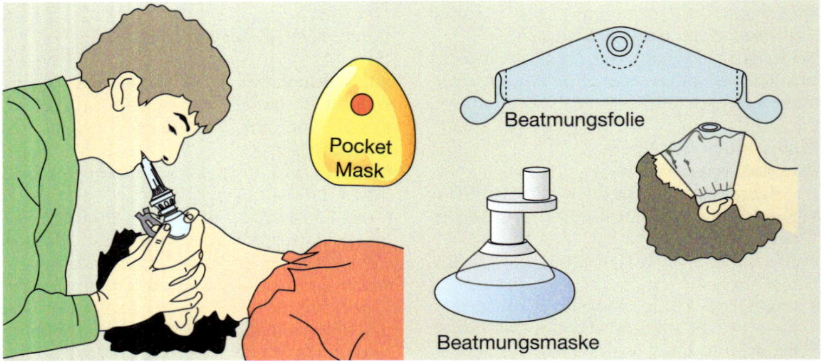

C Beatmungshilfen

Durch einen **Atemstillstand** ist die lebensnotwendige Sauerstoffversorgung des menschlichen Körpers nicht länger sichergestellt. Es entsteht ein Sauerstoffmangel *(Hypoxie)*, der nach etwa 3 bis 5 Minuten zunächst Nervenzellen des Gehirns irreversibel schädigt und anschließend zwangsläufig zum Tod des Betroffenen führt, wenn nicht umgehend Hilfe geleistet wird (A). Die ausgefallene Vitalfunktion »Atmung« muss deshalb so schnell wie möglich durch Maßnahmen eines Ersthelfers ersetzt werden. Im Einzelnen sind folgende Ursachen eines Atemstillstands zu nennen (B):

- **Grundsätzlich alle Ursachen, die primär auch zur Bewusstlosigkeit führen** (→ Seite 61), insbesondere Vergiftungen und Schädigungen des zentralen Nervensystems bei Schädelverletzungen und Schlaganfällen.
- **Grundsätzlich alle Ursachen, die auch zu akuter Atemnot führen** (→ Seite 85), insbesondere Blockierungen der oberen Atemwege durch *Aspiration* oder *Bolusgeschehen, Lungenembolie* und *Lungenödem* sowie Verletzungen des Brustkorbs.
- **Grundsätzlich alle Ursachen, die auch zum Herz-Kreislauf-Stillstand führen** (→ Seite 123), insbesondere Herzinfarkte und Stromunfälle.

Erkennungsmerkmale

Die Feststellung, dass ein Atemstillstand eingetreten ist, erfolgt durch die Atemkontrolle (→ Seite 37): Es sind keine Atembewegungen sichtbar, keine Atemgeräusche hörbar, und der Helfer spürt auch keine ausgeatmete Luft an seiner Wange. Außerdem kann die Haut des Betroffenen blassgrau oder bläulich *(cyanotisch)* verfärbt sein. Die *Cyanose* tritt dabei besonders auffällig an den Lippen, Fingernägeln und den Ohrläppchen auf. In einigen Fällen ist möglicherweise auch eine sogenannte Schnappatmung zu beobachten. Dabei handelt es sich um seltene, einzelne Atemzüge, ähnlich wie bei einem Fisch auf dem Trockenen. Diese Schnappatmung hat jedoch keine Sauerstoffversorgung des Körpers mehr zur Folge und darf deshalb nicht als normale Atemtätigkeit fehlinterpretiert werden!

Grundsätzliches zur Atemspende

Weil man davon ausgeht, dass Betroffene mit einem Atemstillstand nach kurzer Zeit zwangsläufig auch einen Herz-Kreislauf-Stillstand erleiden, wird die Atemspende im Rahmen der Ersten Hilfe immer gleichzeitig mit Brustkorbkompressionen durchgeführt. **Die Feststellung eines Atemstillstands ist somit immer eine Indikation für die Herz-Lungen-Wiederbelebung (→ Seite 123–127).**

Im Hinblick auf das Atemzugvolumen (→ Seite 83) ist die Atemspende dem Alter des Betroffenen anzupassen. Eine ausreichende Beatmung erfolgt stets dann, wenn sich der Brustkorb des Beatmeten sichtbar hebt.

Wenn ein Helfer während der Atemspende bzw. Herz-Lungen-Wiederbelebung sehr erschöpft ist und definitiv »nicht mehr kann«, legt er eine kurze Erholungspause ein. Falls ein anderer Helfer in der Nähe ist, sollte dieser die Maßnahmen fortsetzen. Keinesfalls darf die Hilfeleistung beendet werden, nur weil ein Helfer subjektiv der Meinung ist, dass sie nicht mehr zum Erfolg führen wird.

Falls ein Helfer sich sehr stark ekelt oder er sich vor einer Infektion fürchtet, kann auf die Atemspende notfalls verzichtet werden (neue Forschungsergebnisse zur Bedeutung der einzelnen Wiederbelebungsmaßnahmen → Seite 125).

Beatmungshilfen (C)

Seit einigen Jahren gibt es verschiedene Beatmungshilfen. Die theoretisch vorhandene Infektionsgefahr durch die Atemspende wird dadurch weitgehend gebannt, weil einerseits kein Körperkontakt zwischen Helfer und Betroffenem mehr zustande kommt und andererseits spezielle Filtermembranen und Ventile vor der Übertragung von Krankheitserregern durch die Luft schützen.

Beatmungshilfen bestehen häufig aus einer Maske, auf die ein kurzes Rohr aufgesteckt wird. Alternativ werden auch Beatmungsfolien angeboten. Die Anwendung dieser Hilfsmittel ist jedoch nicht ganz einfach und sollte in einem Erste-Hilfe-Lehrgang geübt werden. Zudem hat man sie im Notfall auch nicht immer zur Verfügung.

Papier- oder Stofftaschentücher, die über Mund und Nase des Betroffenen gelegt werden, sind zwar sinnvoll, um ein eventuelles Ekelgefühl bei der Atemspende zu überwinden. Sie gewährleisten aber keinen wirksamen Infektionsschutz!

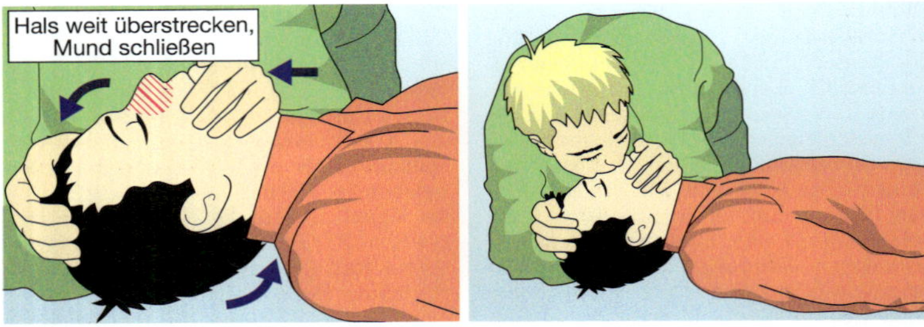

A Atemspende Mund-zu-Nase

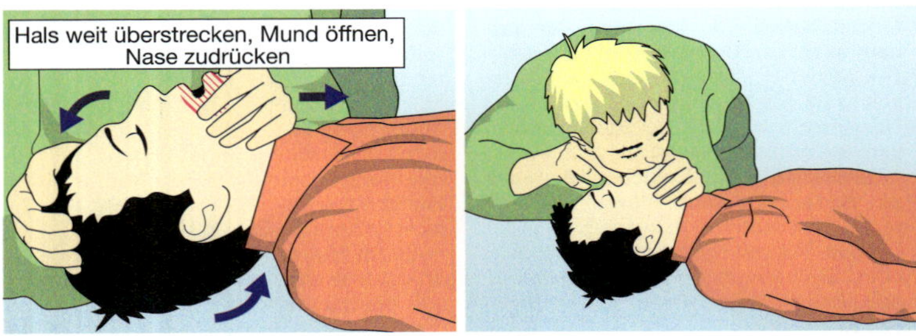

B Atemspende Mund-zu-Mund

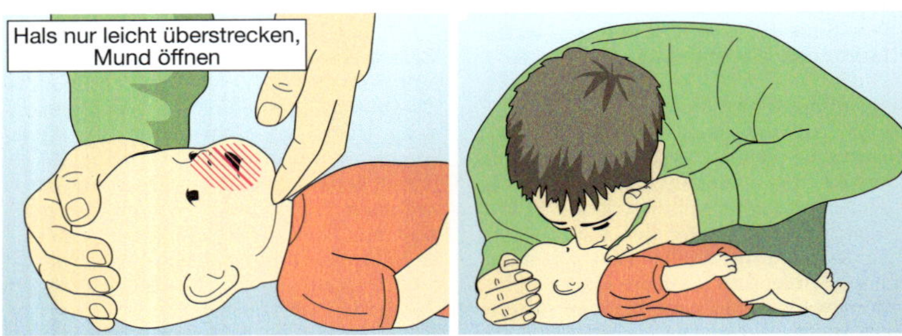

C Atemspende Mund-zu-Mund-und-Nase

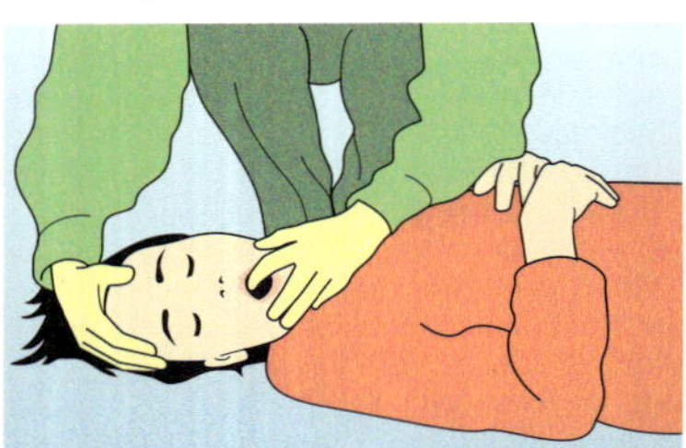

D Ausräumen des Mund-Rachen-Raums

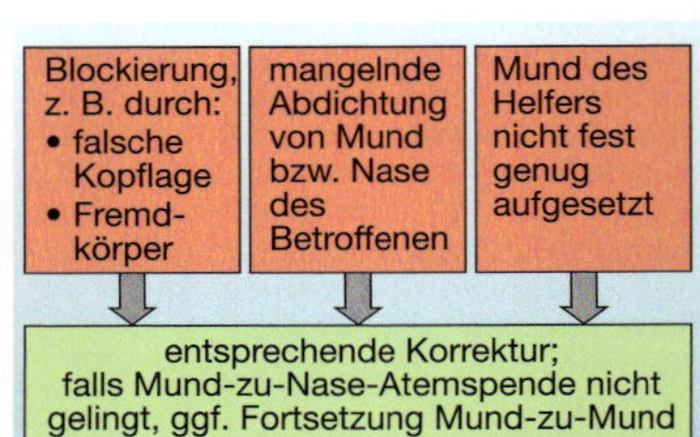

E Fehlerquellen bei der Atemspende

Mund-zu-Nase-Atemspende

Bei Erwachsenen wird die Atemspende i.d.R. als Mund-zu-Nase-Beatmung durchgeführt (A). Diese Methode entspricht dem natürlichen Weg der Atemluft, das Infektionsrisiko ist wegen des geringeren Schleimhautkontaktes niedriger als bei der Mund-zu-Mund-Beatmung, und der Beatmungsdruck wird durch die relativ engen Atemwege in der Nase ein wenig reduziert. Dadurch verhindert man, dass Luft versehentlich in die Speiseröhre des Betroffenen gelangt und der Magen überbläht wird, was zum Erbrechen mit *Aspirationsgefahr* (→ Seite 61) führen kann.

- Zur Durchführung der Mund-zu-Nase-Atemspende kniet der Helfer seitlich neben dem Kopf des Betroffenen.
- Der Kopf des Betroffenen wird mit dem lebensrettenden Handgriff in den Nacken geneigt (→ Seite 37). Mit der am Kinn liegenden Hand verschließt der Helfer nun den Mund des Betroffenen, indem er den Unterkiefer hochdrückt, damit die eingeblasene Luft bei der Atemspende nicht aus dem Mund entweicht.
- Der Helfer atmet ein, setzt den eigenen, weit geöffneten Mund dicht um die Nase des Betroffenen herum auf und atmet langsam durch den Mund aus.
- Nach jeder Atemspende hebt der Helfer seinen Kopf ab und beobachtet, ob der Brustkorb des Betroffenen sich gehoben hat. Ist dies der Fall, ist die Luft tatsächlich in die Lunge gelangt.
- Der Helfer setzt die Atemspende fort.

Wenn der Helfer bei der Mund-zu-Nase-Atemspende einen nicht zu überwindenden Widerstand spürt und auch keine Bewegungen des Brustkorbs ausmachen kann, ist die Atemspende nicht gelungen. Dies liegt in den meisten Fällen daran, dass der Hals des Betroffenen nicht weit genug überstreckt ist. Eine entsprechende Korrektur der Kopflage ermöglicht dann das erfolgreiche Fortsetzen der Atemspende. Eine weitere Fehlerquelle ist die ungenügende Abdichtung von Mund oder Nase des Betroffenen. Mitunter setzt auch der Helfer seinen Mund nicht fest genug auf.

Mund-zu-Mund-Atemspende

Falls die Mund-zu-Nase-Atemspende auch dann nicht gelingt, wenn alle genannten Fehlerquellen ausgeschlossen sind, kann dies an einem Schnupfen des Betroffenen liegen, der dessen Nase verstopft. In einem solchen Fall und bei Verletzungen der Nase wird die Mund-zu-Mund-Atemspende angewendet (B):

- Der Kopf des Betroffenen wird wie bei der Mund-zu-Nase-Atemspende gelagert.
- Mit Daumen und Zeigefinger der ursprünglich an der Stirn liegenden Hand verschließt der Helfer nun die Nase des Betroffenen.
- Mit der am Kinn liegenden Hand wird der Mund des Betroffenen geöffnet.
- Der Helfer atmet ein, setzt den eigenen, weit geöffneten Mund dicht um den Mund des Betroffenen auf und atmet langsam in dessen Körper aus.
- Fortsetzung wie bei der Mund-zu-Nase-Atemspende.

Mund-zu-Mund-und-Nase-Atemspende bei Kleinkindern und Säuglingen

Bei Kleinkindern und Säuglingen wendet man die Mund-zu-Mund-und-Nase-Atemspende an (C):

- Der Hals des Kindes wird dabei nur leicht überstreckt, der Helfer setzt seinen Mund über Mund und Nase des Kindes auf.
- Das Atemzugvolumen (→ Seite 83) ist dem Alter des Kindes anzupassen. Der Ausatmungsstoß des Helfers wird ggf. in mehrere kleinere Atemstöße aufgeteilt.

Ausräumen des Mund-Rachen-Raums

Unter Umständen gelingt die Atemspende nicht, weil Fremdkörper (Erbrochenes, Speisereste, gelockerte Zahnprothesen) die Atemwege blockieren. Dann ist es notwendig, den Mund-Rachen-Raum auszuräumen (D):

- Der Helfer dreht den Kopf des Betroffenen zur Seite und öffnet dessen Mund, indem er den Unterkiefer nach unten zieht.
- Ein von außen zwischen die Zahnreihen des Ober- und Unterkiefers gelegter Daumen verhindert, dass der Mund sich schließt.
- Mit zwei Fingern der anderen Hand (Handschuhe tragen!) wird dann der Mund-Rachen-Raum ausgeräumt.

Eine *zusammenfassende* Übersicht über mögliche Fehlerquellen bei der Atemspende gibt Abbildung E.

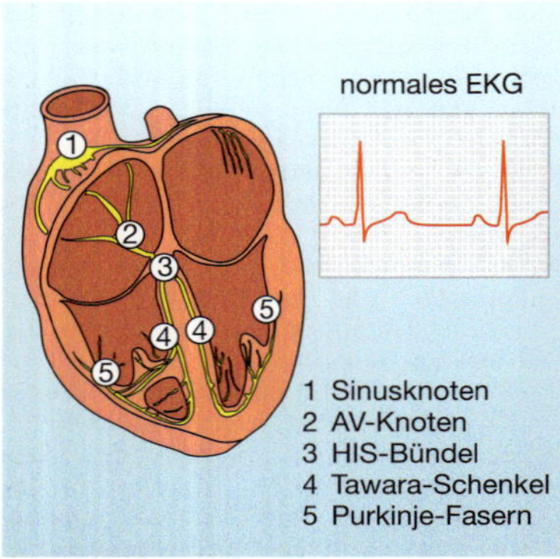

A Reizbildungs- und Reizleitungssystem des Herzens

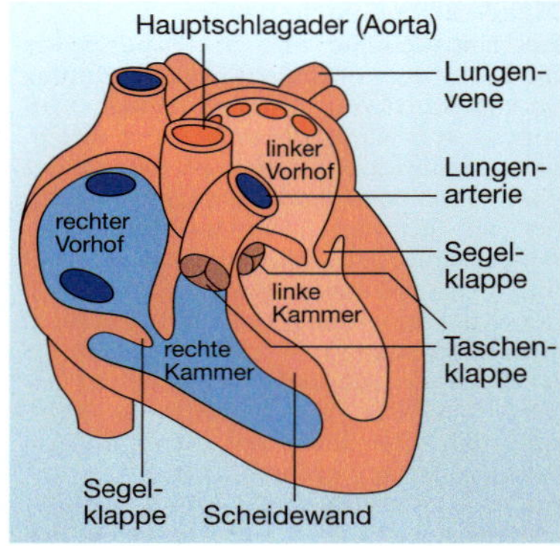

B Aufbau des Herzens

Alter	Herzfrequenz/min (in relativem Ruhezustand)
Neugeborene	ca. 140
Säuglinge	ca. 120
Kleinkinder	ca. 110
Schulkinder	ca. 100
Jugendliche	ca. 80
Erwachsene	ca. 60 – 80

C Herzfrequenz in Abhängigkeit vom Alter

	Herzfrequenz pro Minute
	60 – 80
	70 – 90
	120 – 140

D Herzfrequenz in Abhängigkeit von körperlicher Betätigung

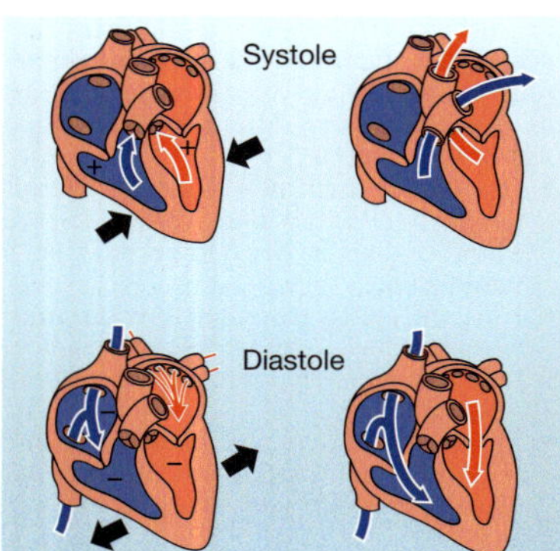

E Kontraktion des Herzens

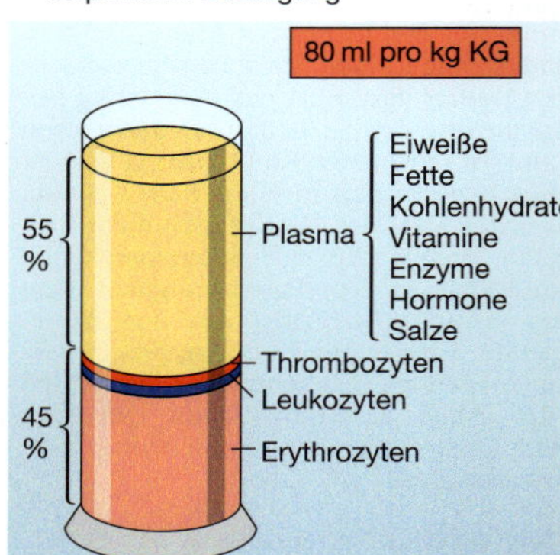

F Blutmenge und Blutbestandteile

Durch die Vitalfunktion Atmung gelangt lebensnotwendiger Sauerstoff zunächst in die beiden Lungenflügel bzw. in die dortigen Lungenbläschen *(Alveolen)*. Der Transport des Sauerstoffs von den *Alveolen* zu den Zellen im übrigen Organismus, aber auch die Zufuhr vieler anderer Nährstoffe und der Abtransport von diversen Stoffwechselprodukten (z. B. Kohlendioxid) zu den jeweiligen Ausscheidungsorganen wird durch den Kreislauf sichergestellt, indem das **Herz** ständig **Blut** durch die **Gefäße** pumpt.
Wie effektiv dieses körpereigene Transport- und Versorgungssystem arbeitet, hängt dabei ab von der Schlagkraft des Herzens, der im Kreislauf zur Verfügung stehenden, d. h. zirkulierenden Blutmenge, dem Zustand der Blutgefäße (d. h. der Durchgängigkeit und ihrer Regulation durch Weit- oder Engstellung) sowie dem Blutdruck, der sich aus diesen Faktoren ergibt.
Die **Steuerung** der Herzschlagkraft, der Herzfrequenz und der Gefäßregulation erfolgt – dem jeweiligen Bedarf entsprechend – über das *vegetative* Nervensystem bzw. durch das Herz-Kreislauf-Zentrum (→ Seite 59).

Herz

Das Herz ist ein Hohlmuskel, der als »Pumpstation« für die Zirkulation des Blutes in den Gefäßen verantwortlich ist. Es befindet sich, vom Herzbeutel *(Perikard)* aus Bindegewebe umgeben, nahezu mittig im Brustkorb *(Thorax)* – im sogenannten Mittelfellraum –, wobei die Herzspitze nach links unten gerichtet ist und auf dem Zwerchfell aufliegt.
Funktionell lassen sich zwei Herzhälften unterscheiden, die durch die Herzscheidewand *(Septum)* voneinander abgegrenzt werden. Jede dieser Hälften besteht aus einem Vorhof *(Atrium)* und einer Kammer *(Ventrikel)*. Zwischen den Vorhöfen und den Kammern sowie an den Austrittsöffnungen des Herzens befinden sich Herzklappen, die als Rückschlagventile wirken und für einen gerichteten Blutstrom durch das Herz sorgen (B).
Normalerweise schlägt das Herz eines Erwachsenen 60- bis 80-mal pro Minute. Bei Kindern ist die Herzfrequenz höher (C). Außerdem kann sie bei psychischer oder physischer Belastung mitunter erheblich ansteigen (D).
Die Blutversorgung des Herzens erfolgt über Herzkranzgefäße *(Koronargefäße)*, die unmittelbar nach ihrem Austritt aus dem Herzen von der großen Körperschlagader *(Aorta)* abzweigen.
Das Zusammenziehen (die Kontraktion) des Herzmuskels wird durch ein eigenes und vom übrigen Körper unabhängiges *(autonomes)* Reizbildungs- und Reizleitungssystem aus Nervenzellen und Muskelfasern gesteuert (A). Die Phase der Herzaktion, in der sich die Kammern kontrahieren und somit Blut in die Gefäße gepumpt wird, bezeichnet man als Anspannungs- und Austreibungsphase *(Systole)*; die Phase der Herzaktion, in der die Muskulatur erschlafft und sich das Herz erneut mit Blut füllt, nennt man Entspannungs- und Füllungsphase *(Diastole)* (E).

Blut

Das Blut erfüllt als körpereigene Flüssigkeit im Wesentlichen vier Funktionen:
- Blut ist ein **Transportmittel** für Sauerstoff, Kohlendioxid, Nährstoffe und Abfallprodukte des Stoffwechsels.
- Blut ist an der **Wärmeregulation** des Menschen beteiligt.
- Blutbestandteile dienen der **Abwehr** von in den Körper eingedrungenen Krankheitserregern.
- Blutbestandteile sorgen für die **Blutgerinnung**, d. h. für den Verschluss von Blutgefäßdefekten bzw. Wunden.

Etwa 55 % des gesamten Blutvolumens ist flüssiges Blutplasma, das aus Wasser besteht, in dem u. a. Eiweiße (Proteine, z. B. *Fibrinogen*), Fette, Kohlenhydrate (Glukose), Vitamine, Enzyme, Hormone und Salze *(Elektrolyte)* gelöst bzw. emulgiert sind.
Zu den festen Bestandteilen, die etwa 45 % des gesamten Blutvolumens ausmachen und primär im Knochenmark eines Menschen gebildet werden, zählen rote Blutkörperchen *(Erythrozyten)*, die für den Transport des Sauerstoffs zuständig sind, weiße Blutkörperchen *(Leukozyten)* zur Abwehr von Krankheitserregern sowie Blutplättchen *(Thrombozyten)*, die gemeinsam mit anderen im Blut gelösten Stoffen, v. a. *Fibrinogen*, für die Blutgerinnung sorgen (F).
Durchschnittlich hat ein Erwachsener 5 bis 7 Liter Blut in seinem Körper. Die Menge entspricht etwa 80 ml Blut pro Kilogramm Körpergewicht (KG).

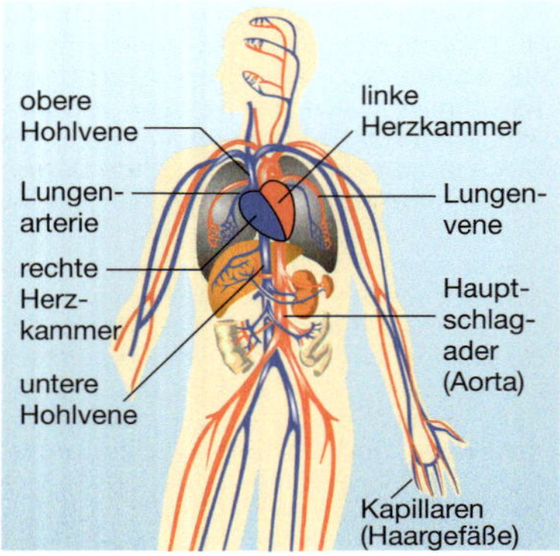

A Blutgefäße

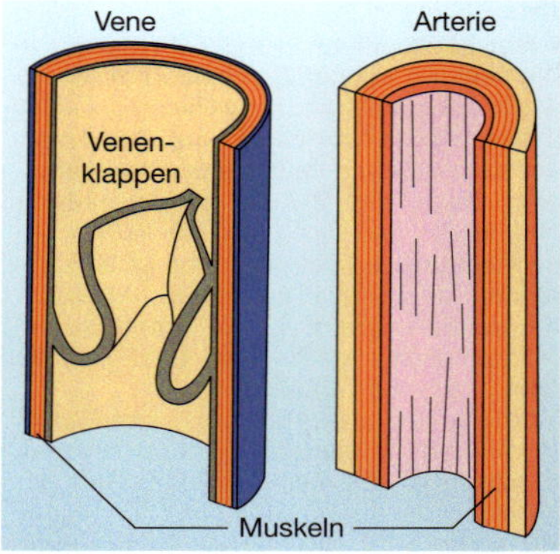

B Arterien und Venen

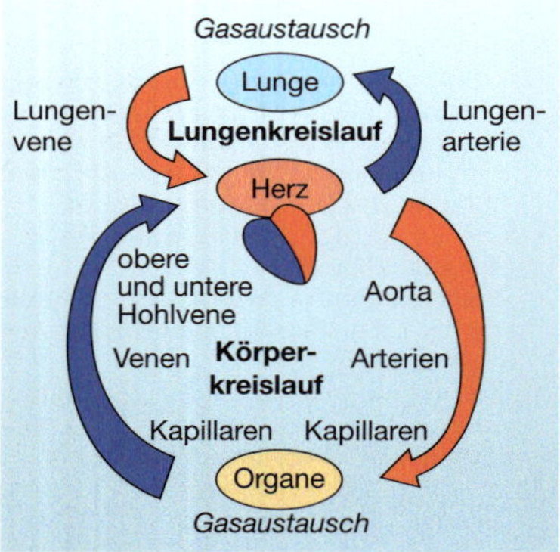

C Schematischer Blutkreislauf

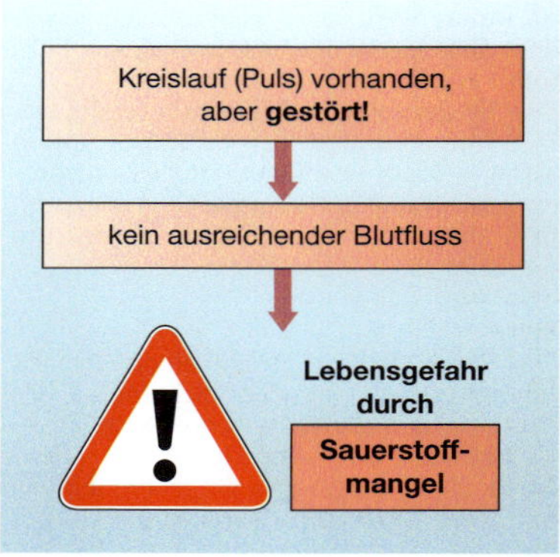
Kreislauf (Puls) vorhanden, aber gestört!
kein ausreichender Blutfluss
Lebensgefahr durch
Sauerstoffmangel

D Gefahr von Kreislaufstörungen

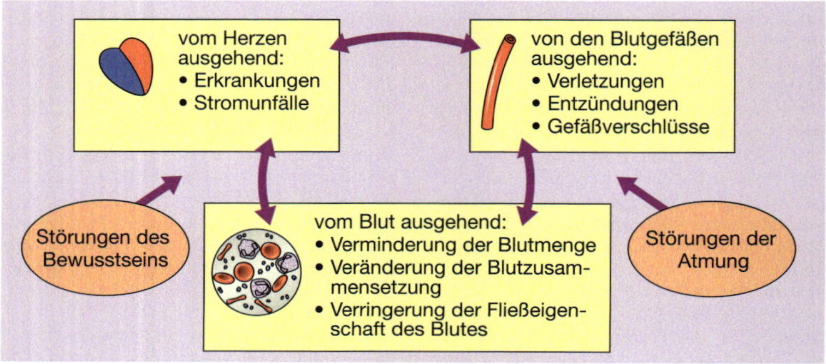

E Ursachen von Kreislaufstörungen

Blutgefäße (A)
Blutgefäße, die vom Herzen wegführen, bezeichnet man als **Arterien** (B). Durch die Schlagkraft des Herzens herrscht in ihnen ein relativ hoher Druck. Sie haben dicke, elastische Wände mit einer starken Muskelschicht. Das *vegetative* Nervensystem (→ Seite 59) reguliert durch Veränderungen der Spannung in dieser Muskelschicht den Durchmesser der Arterien, um die Durchblutung in bestimmten Bereichen dem jeweiligen Bedarf anzupassen.
Venen (B) transportieren das Blut zum Herzen zurück. Der Druck in ihnen ist so gering, dass teilweise *Venenklappen* erforderlich sind, um einen korrekt gerichteten Blutstrom aufrechtzuerhalten. Die Wände der Venen sind dünner als die der Arterien, und sie haben eine deutlich schwächere Muskelschicht.
Der Gasaustausch von Sauerstoff und Kohlendioxid, d. h. die innere und äußere Atmung (→ Seite 81), findet über die feinen Haargefäße *(Kapillargefäße)* statt, deren Wände so dünn sind, dass die jeweiligen Stoffe durch sie hindurch in die Zellen diffundieren können.

Kreislauf
Von der linken Herzkammer ausgehend wird das Blut in die große Körperschlagader *(Aorta)* gepumpt. Sie verzweigt sich in mehrere, immer kleiner werdende Arterien, die schließlich in den arteriellen Anteil der *Kapillargefäße* münden, wo der Gas- und Stoffaustausch stattfindet. Nachdem der Sauerstoff an die Zellen abgegeben und Kohlendioxid in die Blutbahn aufgenommen wurde, durchfließt das Blut den venösen Anteil der *Kapillargefäße* und gelangt dann in immer größere Venen, bis die obere und die untere Hohlvene schließlich in den rechten Vorhof des Herzens münden. Von dort gelangt das Blut in die rechte Herzkammer und durch die Lungenarterie zur Lunge, wo erneut ein Gasaustausch stattfindet: Kohlendioxid wird zur Ausatmung an die *Alveolen* abgegeben, und Sauerstoff diffundiert erneut in die Blutbahn. Über die Lungenvene fließt das Blut zum linken Vorhof und von dort in die linke Herzkammer, sodass der Kreislauf erneut beginnt (C).
Somit lassen sich innerhalb des *einen* Blutkreislaufs *zwei*, ein größerer und ein kleinerer, voneinander abgrenzen:
Den Weg von der rechten Herzkammer ausgehend zur Lunge und zurück zum linken Vorhof des Herzens bezeichnet man als (kleinen) Lungenkreislauf. Den Weg von der linken Herzkammer ausgehend in den gesamten Körper und zurück zum rechten Vorhof des Herzens nennt man (großen) Körperkreislauf.

Kreislaufstörungen
Eine Störung des Kreislaufs bzw. ungenügende Kreislauftätigkeit führt innerhalb weniger Minuten zu einem lebensbedrohlichen Sauerstoffmangel (D). Eine Kreislaufstörung kann natürlich auch durch eine Minderversorgung mit Sauerstoff ausgelöst werden.
Als weitere Ursachen für Kreislaufstörungen sind folgende Notfallsituationen zu nennen, die sich auch wechselseitig bedingen oder beeinflussen können (E):

- **Vom Herz ausgehend:** Erkrankungen (Herzinfarkt und *Angina Pectoris* als Folge der koronaren Herzkrankheit, KHK), unzureichende Herzleistung *(Herzinsuffizienz)* sowie akute Herzrhythmus- und Frequenzstörungen.
- **Von den Blutgefäßen ausgehend:** Verletzungen mit großem Blutverlust bzw. daraus resultierendem Schock, Störungen der Gefäßregulation sowie Gefäßverschlüsse.
- **Vom Blut ausgehend:**
  - Akute **Verringerung des im Kreislauf zirkulierenden Blutvolumens**, z. B. bei einem Schock.
  - Durch Erkrankungen oder Vergiftungen ausgelöste **Veränderungen der Blutzusammensetzung**, die wiederum **eine Verringerung der Transportkapazität des Blutes** zur Folge haben, z. B. Kohlenmonoxidvergiftungen (→ Seite 195), Mangel an *Erythrozyten* bei Blutarmut *(Anämie)* und krankhaften Zersetzungsprozessen von Blutbestandteilen *(Hämolyse)*.
  - **Verschlechterung der Fließeigenschaften des Blutes**, z. B. durch Flüssigkeitsverlust und Bluteindickung bei Verbrennungen oder durch verstärkte Blutgerinnung *(Verbrauchskoagulopathie)* als Folgeerscheinung eines Schocks.
- **Alle Störungen des Bewusstseins** (→ Seite 61) **und der Atmung** (→ Seite 85): Als Vitalfunktionen hängen sie unmittelbar mit dem Kreislauf zusammen.

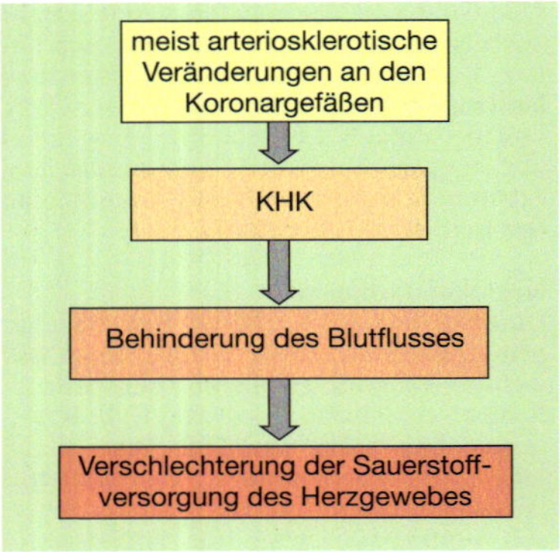

A Koronare Herzkrankheit (KHK)

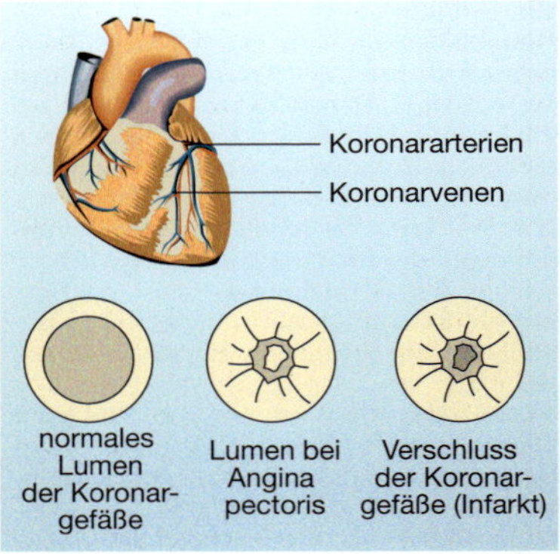

B Koronargefäße

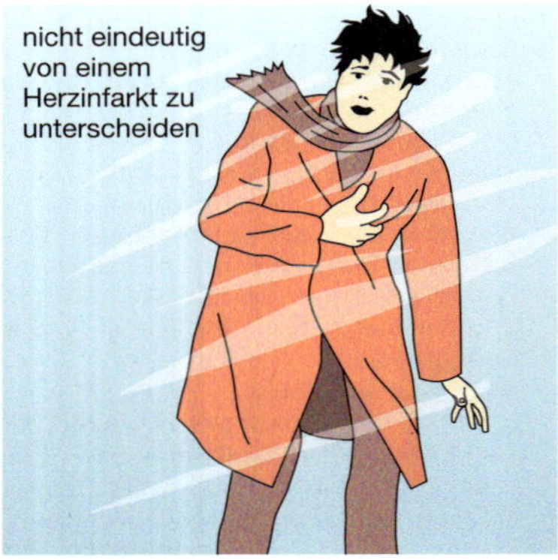
nicht eindeutig von einem Herzinfarkt zu unterscheiden

C Angina pectoris

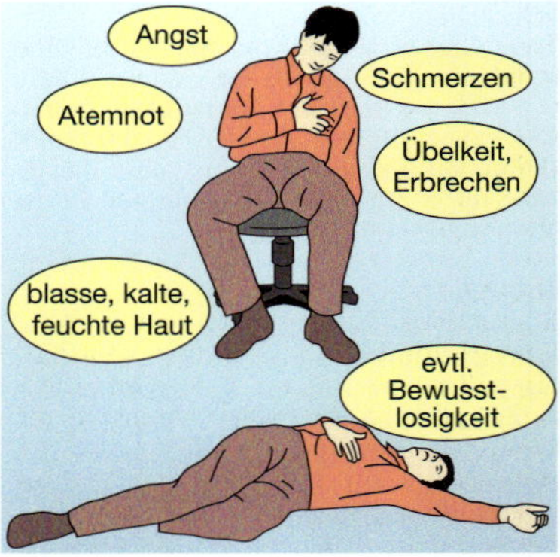
Angst
Schmerzen
Atemnot
Übelkeit, Erbrechen
blasse, kalte, feuchte Haut
evtl. Bewusstlosigkeit

D Herzinfarkt

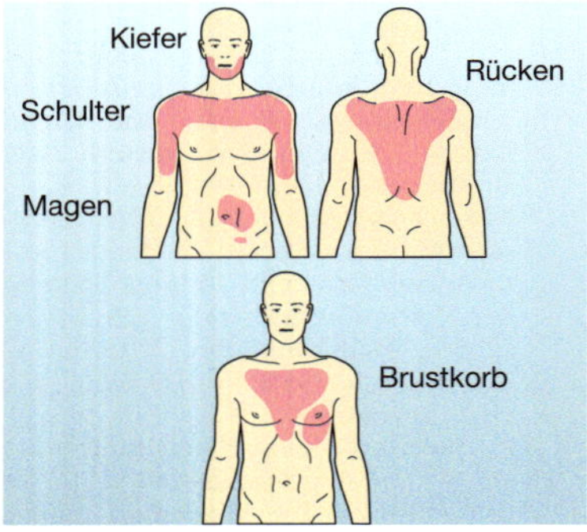

E Schmerzausstrahlung

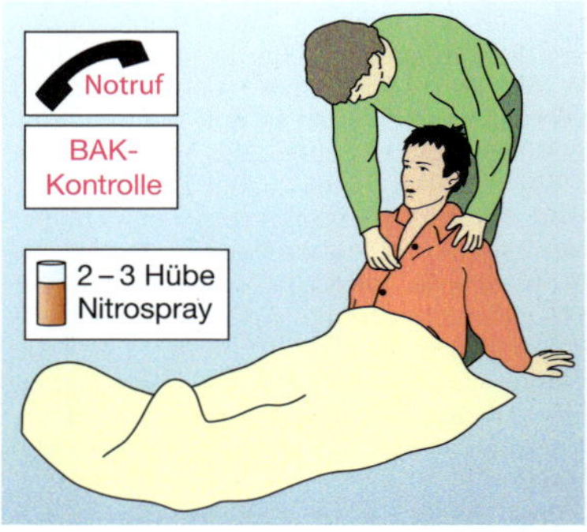

F Maßnahmen bei einem Herzinfarkt

Die **koronare Herzkrankheit (KHK)** ist eine Volkskrankheit, bei der es – meist durch arteriosklerotische Veränderungen an den Herzkranzgefäßen *(Koronargefäßen)* – zur Behinderung des Blutflusses kommt. Die Folge ist eine Verschlechterung der Sauerstoffversorgung des Herzgewebes (A). Verursacht dabei der vollständige Verschluss eines Koronargefäßes das Absterben von Herzmuskelanteilen, bezeichnet man dies als Herzinfarkt.

Im deutschsprachigen Raum erleiden von 100000 Menschen jährlich rund 400 einen Herzinfarkt. Ein Drittel der Betroffenen stirbt daran; viele erlangen nach einem Herzinfarkt ihre früher bestehende Leistungsfähigkeit nicht mehr, werden evtl. arbeitsunfähig oder pflegebedürftig.

Etwa 75% der Todesfälle ereignen sich schon vor der Aufnahme in ein Krankenhaus, zwei Drittel davon in der ersten Stunde nach Infarktbeginn. Die meisten treten im Rahmen prinzipiell beherrschbarer Herzrhythmusstörungen auf. Dafür gibt es mittlerweile zwar sehr effektive Behandlungsmethoden; die Voraussetzung für eine erfolgreiche Behandlung ist allerdings ein Beginn möglichst früh nach Einsetzen des Infarktereignisses. Daher kommt der schnellen und richtigen Interpretation der Symptome, adäquaten Erste-Hilfe-Maßnahmen sowie dem baldigen Transport des Betroffenen durch den Rettungsdienst in ein Krankenhaus höchste Bedeutung zu.

Abgesehen von etwa 20% aller Herzinfarkte, die (häufig bei Zuckerkranken) »stumm«, d.h. schmerzlos oder schmerzarm verlaufen, löst der Sauerstoffmangel im Herzen meistens eine charakteristische (v.a. Schmerz-)Symptomatik aus, die als *Angina Pectoris* (»Herz- oder Brustenge«) bezeichnet wird.

Obwohl diese *Angina Pectoris* das Leitsymptom einer schon bedrohlichen Durchblutungsstörung am Herzen ist, wird der Begriff häufig auch verharmlosend, da gleichbedeutend mit einer *reversiblen* Durchblutungsstörung des Herzens, verwendet – im Gegensatz zum Infarkt als *irreversiblem* Gewebetod durch den Verschluss eines *Koronargefäßes* (B).

Die Ausprägung der *Angina-Pectoris*-Beschwerden lässt aber keine sicheren Rückschlüsse auf den Schweregrad der Durchblutungsstörung des Herzmuskels zu. Aufgrund der *Angina-Pectoris*-Symptomatik allein kann ein Herzinfarkt somit niemals sicher ausgeschlossen oder nachgewiesen werden.

Erkennungsmerkmale eines Herzinfarktes (C, D)

Typische auslösende Situationen sind (ungewohnte) körperliche oder psychische Anstrengungen, plötzliche Kälteexposition sowie opulente Mahlzeiten. Ein Infarkt kann aber auch aus völliger Ruhe heraus, z.B. nachts, auftreten.

- Starkes Druck- oder Engegefühl auf der Brust (»Eisenring um die Brust«)
- starker, meist anhaltender Schmerz hinter dem Brustbein, evtl. mit (linksseitiger) Ausstrahlung in Schultern, Arme, Hals, Kiefer, Rücken oder Oberbauch (E)
- kaltschweißige, blasse, evtl. bläuliche *(cyanotische)* Haut
- akute Atemnot
- Übelkeit, Erbrechen
- Vernichtungsgefühl, Todesangst
- evtl. unregelmäßiger Puls
- evtl. Bewusstlosigkeit.

Achtung: Die Ausprägung der Symptome muss keineswegs der aktuellen Gefährdung des Betroffenen entsprechen! Auch bei nur leichten und v.a. bei Frauen zunächst unspezifischen Beschwerden wie Atemnot oder Übelkeit können plötzlich lebensbedrohliche Situationen entstehen. Sehr häufig werden die Symptome von den Betroffenen bzw. ihren Angehörigen als »Grippe mit Halsschmerzen«, »Zahnschmerzen«, »Wirbelsäulenbeschwerden« oder »Magengeschwür« fehlgedeutet.

Maßnahmen bei einem Herzinfarkt (F)

- Notruf absetzen: Keine Angst vor »falschem Alarm«!
- den Betroffenen betreuen und beruhigen (→ Seite 47, 49)
- den Betroffenen mit erhöhtem Oberkörper in der atemerleichternden Sitzhaltung (→ Seite 57) lagern
- beengende Kleidung öffnen, evtl. leicht zudecken
- den Betroffenen nicht mehr aufstehen oder herumlaufen lassen
- falls vorhanden, Gabe von 2 bis 3 Hüben Nitrospray auf die Zunge
- weitere Maßnahmen nach Notwendigkeit leisten, z.B. Herstellen der stabilen Seitenlage bei Bewusstlosigkeit oder Herz-Lungen-Wiederbelebung bei eingetretenem Herz-Kreislauf-Stillstand (→ Seite 123–127).

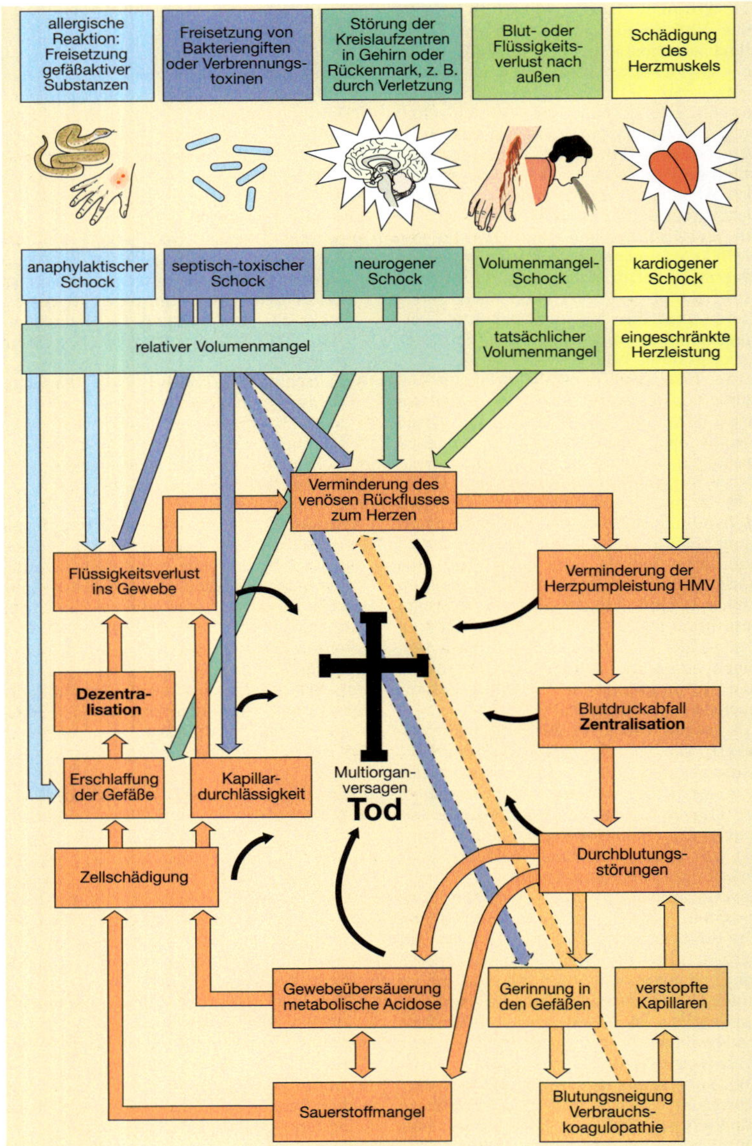

Schock - Teufelskreislauf

Als **Schock** bezeichnet man einen akut lebensbedrohlichen Zustand, bei dem – bedingt durch eine Kreislaufstörung – die Sauerstoffversorgung oder -verwertung in mehreren Organen gleichzeitig vermindert ist, sodass im Gewebe Sauerstoffmangel auftritt. Dadurch kommt es zur Bildung saurer Stoffwechselprodukte und zunächst zu Störungen der Funktion, letztlich aber zum irreparablen Funktionsverlust bzw. Absterben der betroffenen Körperzellen.

Einfacher formuliert: Es besteht ein Missverhältnis zwischen dem benötigten und dem verfügbaren Sauerstoff im Körper, weil ein Missverhältnis zwischen dem im Kreislauf zirkulierenden und dem zur ausreichenden Durchblutung *aller* Organe benötigten Blutvolumen vorliegt.

Insgesamt ist die Schockentstehung eine »chaotische Angelegenheit« mit vielen Haupt- und Nebenschauplätzen, die im Rahmen des jeweiligen Geschehens unterschiedliche Bedeutung erlangen. Trotzdem gibt es einige typische Schritte, die der Organismus bei der Entwicklung zum Vollbild eines Schocks durchläuft. Man kann dies anhand eines Schemas verdeutlichen:

Aufgrund eines *absoluten* (z.B. bei einer Blutung) oder *relativen* (z.B. durch Gefäßerweiterung und »Versacken« des Blutes) Blutvolumenmangels oder als Folge einer eingeschränkten Herzleistung (z.B. nach einem Herzinfarkt) kommt es zu einer Verringerung des pro Minute durch den Körper gepumpten Blutes *(Herzminutenvolumen, HMV)*. Den dadurch entstehenden Blutdruckabfall mit einer Verschlechterung der Sauerstoffversorgung versucht der Organismus zunächst über die Engstellung der Blutgefäße und eine Beschleunigung der Herzfrequenz zu kompensieren. Hierzu werden – bei Fortbestehen der schockauslösenden Ursache – immer mehr periphere Durchblutungsgebiete »abgeschaltet«, bis nur noch ein minimaler »Notkreislauf« zwischen Herz, Lunge und Gehirn besteht. Diesen Vorgang bezeichnet man als *Zentralisation*, die mehr oder weniger dramatisch, jedoch stets mit der Folge ernster Gewebeschäden durch Sauerstoffmangel abläuft.

Werden nicht spätestens zu diesem Zeitpunkt Hilfsmaßnahmen von außen durchgeführt, kommt es aufgrund der zunehmenden Gewebeübersäuerung zu einer Erschlaffung der vorher eng gestellten kleinen Arterien und zur Durchlässigkeit der Kapillargefäßwände. Flüssigkeit tritt nun aus den Blutgefäßen ins Gewebe aus, die Fließeigenschaften des Blutes bzw. der Blutfluss verschlechtern sich, und somit wird auch die Sauerstoffversorgung weiter reduziert. Diesen Vorgang bezeichnet man als *Dezentralisation*.

Gleichzeitig können durch Stoffwechselprodukte, chemische »Hilferufe« der ums Überleben kämpfenden Zellen *(Mediatoren)* und durch den langsamen Blutfluss Gerinnungsvorgänge in den *Kapillargefäßen* ausgelöst werden, die Gefäßverstopfungen und eine noch schlechtere Durchblutung (also eine noch schlechtere Sauerstoffversorgung) zur Folge haben.

Da durch diese Vorgänge große Mengen an Gerinnungsfaktoren und Blutplättchen verbraucht werden, kann sich außerdem noch eine massive Blutungsneigung mit zusätzlicher Gefährdung des Organismus entwickeln *(Verbrauchskoagulopathie)*.

Durch Blut- und Flüssigkeitsverluste ins Gewebe vermindert sich die Menge des zum Herzen zurückströmenden Blutes (verminderter venöser Rückstrom), und das Herzminutenvolumen wird nochmals reduziert.

So schließt sich der Teufelskreis, der ohne Hilfe von außen zwangsläufig zum Tod des Betroffenen führt. Um evtl. bereits in der *Zentralisationsphase* entstehende irreversible Gewebeschäden zu verhindern (betroffen sind vor allem Nieren, Herz, Lunge, Leber sowie der Magen-Darm-Trakt), muss der Teufelskreis **möglichst frühzeitig** durchbrochen werden. Kommt es erst einmal zum Versagen mehrerer Organe (Multiorganversagen), hat selbst der Einsatz modernster intensivmedizinischer Behandlungsverfahren wenig Aussichten auf Erfolg.

Es gibt viele konkrete Schockursachen, die sich einer oder mehrerer »Schockarten« zuordnen lassen. Zu nennen sind der

- *Volumenmangelschock,*
- *kardiogene* Schock (»Herzschock«),
- *septisch-toxische* Schock,
- *anaphylaktische* Schock sowie der
- *neurogene* Schock.

Im folgenden Textabschnitt werden zunächst *allgemeine* Erkennungsmerkmale und Maßnahmen bei einem Schock genannt; *besondere* Hinweise zu den einzelnen Schockarten schließen sich an.

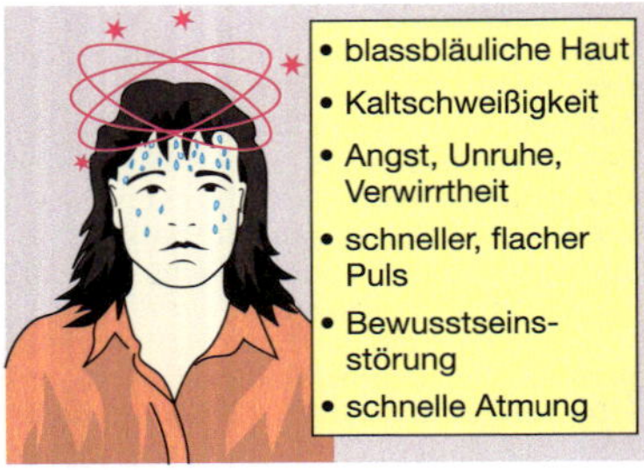

A Allgemeine Schockanzeichen

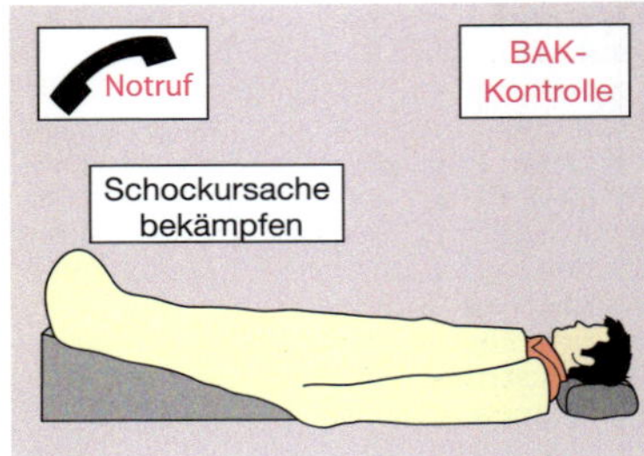

B Allgemeine Schockmaßnahmen

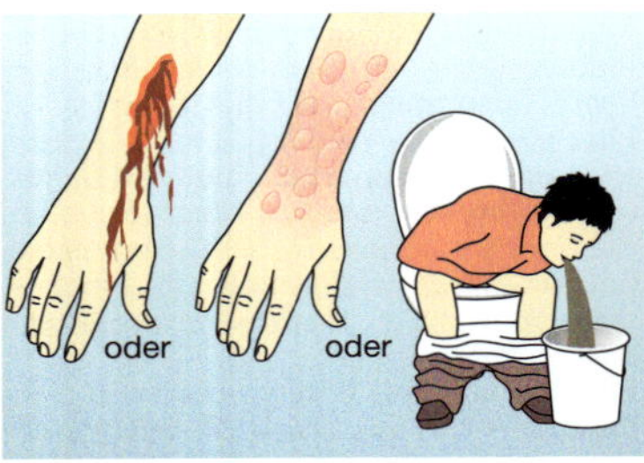

C_1 Besondere Erkennungsmerkmale

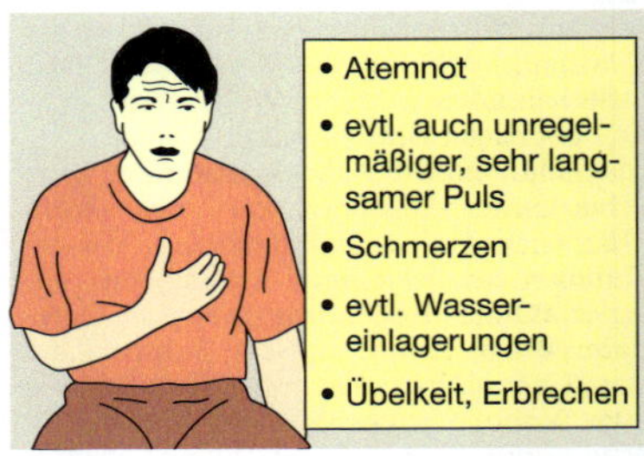

D_1 Besondere Erkennungsmerkmale

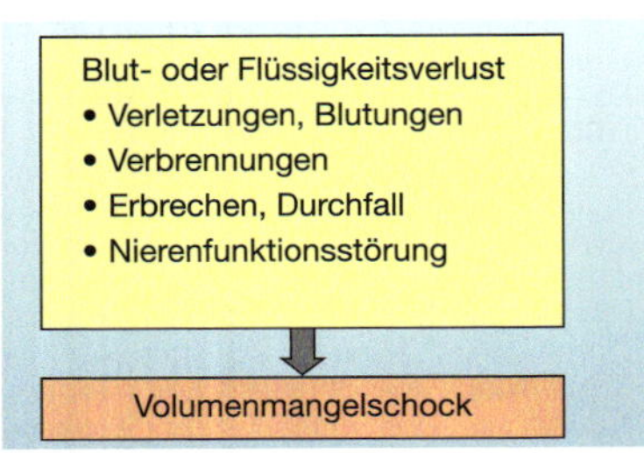

C_2 Volumenmangelschock

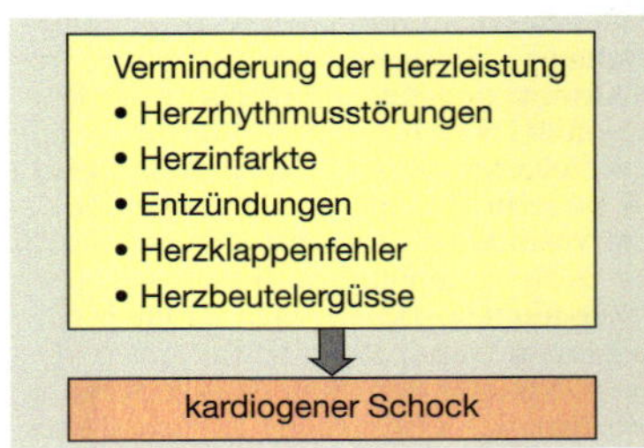

D_2 Kardiogener Schock

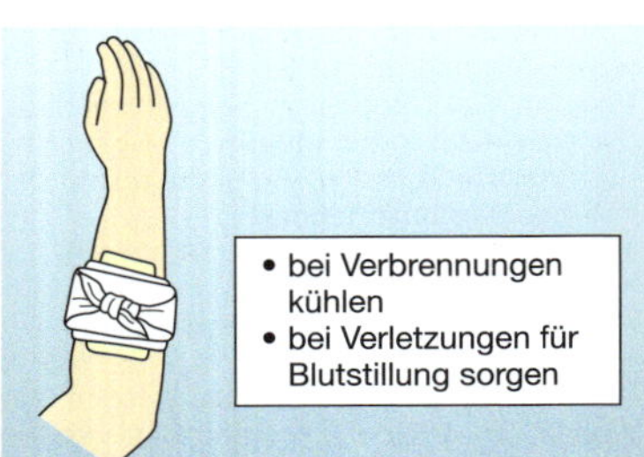

C_3 Besondere Maßnahmen

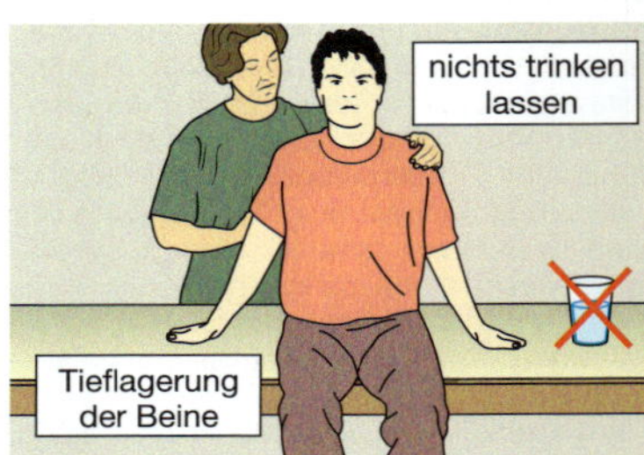

D_3 Besondere Maßnahmen

Allgemeine Erkennungsmerkmale eines Schocks (A)

- Symptome der *Zentralisation* (→ Seite 113)
  - blasse oder bläulich verfärbte *(cyanotische)* Haut
  - schneller, flacher und kaum tastbarer Puls
- Kaltschweißigkeit
- Angst, Unruhe, Verwirrtheit
- später Apathie, Bewusstseinsstörung bis hin zur Bewusstlosigkeit
- beschleunigte Atmung.

Allgemeine Maßnahmen bei einem Schock (B)

- Wenn möglich, die evtl. noch bestehende Schockursache bekämpfen
- Schocklagerung herstellen (flach, mit angehobenen Beinen). **Achtung:** Nicht bei kardiogenem Schock. Zu beachten ist auch die »6-B-Regel«: Bei Verletzungen oder Erkrankungen im Bereich der **B**eine, des **B**eckens, des **B**auches, der **B**rust, des »**B**uckels« (Wirbelsäule) und der »**B**irne« (Kopf) soll i.d.R. keine Schocklage hergestellt werden
- beruhigende Betreuung (→ Seite 47–49)
- den Betroffenen nicht allein lassen
- Wärmeerhaltung
- ständige Kontrolle von Bewusstsein, Atmung und Kreislauf
- Notruf absetzen
- weitere Maßnahmen nach Notwendigkeit leisten, z.B. bei Bewusstlosigkeit Herstellen der stabilen Seitenlage.

Besondere Hinweise zum Volumenmangelschock (C_2)

Der *Volumenmangelschock* wird ausgelöst durch größere Verluste von Blut (z.B. bei Verletzungen oder inneren Blutungen), Blutplasma, Wasser oder Mineralien (z.B. bei Verbrennungen, starkem Erbrechen, Durchfall oder Nierenfunktionsstörungen). Bei akuten Magen-Darm-Erkrankungen mit massivem Brechdurchfall kann sich v.a. bei Kindern und älteren Menschen mitunter sehr schnell ein bedrohlicher Volumenmangel entwickeln.

Besondere Erkennungsmerkmale eines Volumenmangelschocks (C_1)

- Eine sichtbare Quelle der Blut- oder Flüssigkeitsverluste
- mitunter sind auch die Hinweise von Angehörigen des Betroffenen oder von Umstehenden (z.B. auf vorangegangenes Erbrechen oder eine Durchfallerkrankung) zu berücksichtigen.

Besondere Maßnahme bei einem Volumenmangelschock (C_3)

- Bei bestehenden Blutungen ist schnellstmöglich für die Blutstillung (→ Seite 135–149) zu sorgen.

Besondere Hinweise zum kardiogenen Schock (D_2)

Der *kardiogene* Schock kann durch einen kritischen Abfall der Herzpumpleistung entstehen, z.B. bei schweren Herzrhythmusstörungen, Herzmuskelschwäche unterschiedlicher Ursache (Herzinfarkte, Entzündungen), Herzklappenfehlern, Herzbeutelergüssen, als Folge von *Lungenembolien* oder Aufweitungen der großen Körperschlagader *(Aorta).*

Ein manifester *kardiogener* Schock ist therapeutisch nur schlecht beeinflussbar und endet bei mehr als 80 % der Betroffenen tödlich.

Besondere Erkennungsmerkmale eines kardiogenen Schocks (D_1)

- Unregelmäßiger, sehr schneller oder – abweichend von den übrigen Schockarten – auch sehr langsamer Puls
- evtl. treten Wassereinlagerungen in den Beinen auf
- der Betroffene klagt häufig über akute Atemnot (→ Seite 87)
- Übelkeit und Erbrechen
- Schmerzen im Brustbereich
- weitere Erkennungsmerkmale sind den Textabschnitten zum Herzinfarkt (→ Seite 111), zum *Lungenödem* (→ Seite 89) und zur *Lungenembolie* (→ Seite 99) zu entnehmen.

Besondere Maßnahmen bei einem kardiogenen Schock (D_3)

- **Keine** Schocklage durchführen: Im Gegensatz zu den übrigen Schockarten Lagerung mit erhöhtem Oberkörper in der atemerleichternden Sitzhaltung (→ Seite 57) und möglichst herabhängenden Beinen (»Herzbett«)
- den Betroffenen nichts trinken lassen!

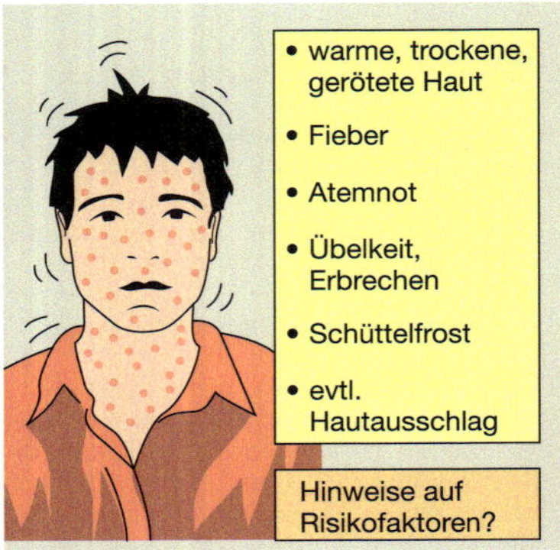

A₁ Besondere Erkennungsmerkmale

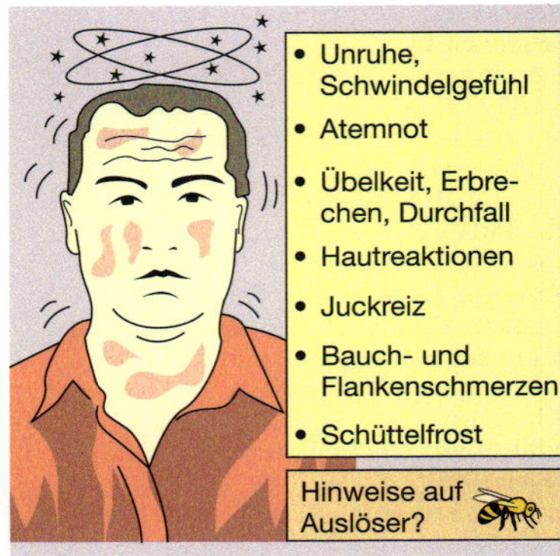

B₁ Besondere Erkennungsmerkmale

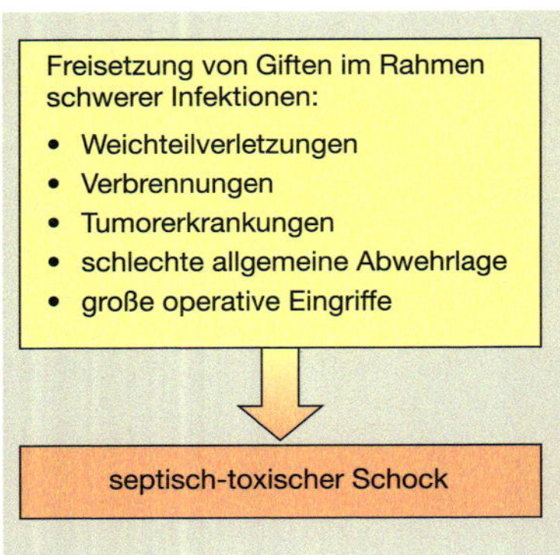

A₂ Septisch-toxischer Schock

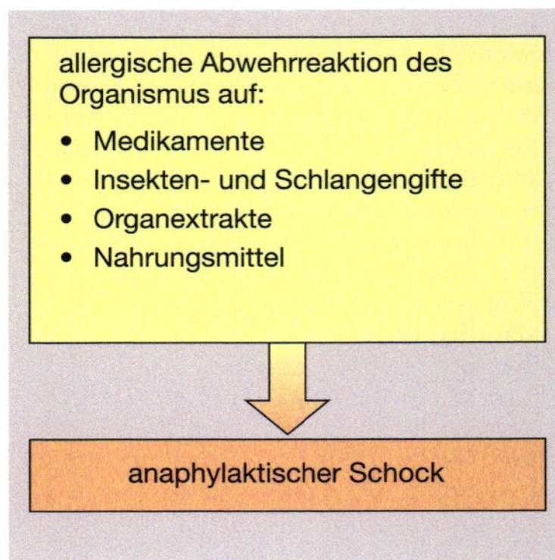

B₂ Anaphylaktischer Schock

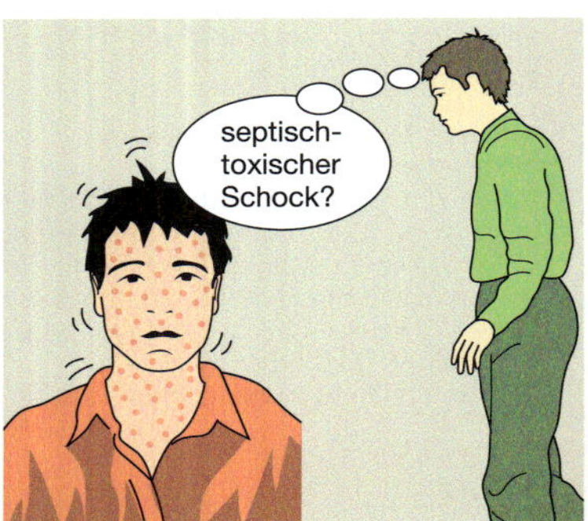

A₃ Besondere Maßnahmen

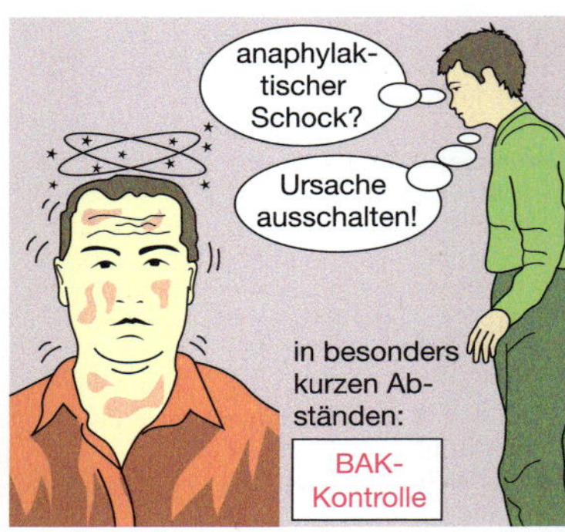

B₃ Besondere Maßnahmen

Besondere Hinweise zum septisch-toxischen Schock (A_2)
Der *septisch-toxische* Schock wird bei schweren Infektionen durch Bakteriengifte verursacht. Diese Gifte führen u.a. zur Gefäßerweiterung, zum Flüssigkeitsaustritt aus der Blutbahn ins Gewebe sowie zur frühzeitig auftretenden *Verbrauchskoagulopathie* (→ Seite 113).
Risikofaktoren für die Entstehung eines *septisch-toxischen* Schocks sind z.B. ausgedehnte Weichteilverletzungen, Verbrennungen, Tumorerkrankungen, ein geschwächtes Immunsystem sowie große operative Eingriffe.

Die Sterblichkeitsrate beim *septisch-toxisch* bedingten Schockgeschehen liegt bei ca. 30 bis 50%. Schockgeschehen tritt außerhalb eines Krankenhauses allerdings nur selten auf.

Besondere Erkennungsmerkmale bei einem septisch-toxischen Schock (A_1)
- Zu Beginn des Schockgeschehens häufig *keine* Anzeichen der *Zentralisation*, aber:
  - warme, trockene, gerötete Haut
  - Schüttelfrost, Fieber
- Anzeichen der *Zentralisation* des Kreislaufs treten meist erst später auf, dann allerdings häufig zusammen mit Bewusstseinsstörungen
- evtl. schnell zunehmende akute Atemnot
- Übelkeit und Erbrechen
- evtl. Hautausschlag mit Pusteln, meist punktförmigen oder auch flächigen Hauteinblutungen
- evtl. lassen sich aus der Situation heraus oder durch Angaben Angehöriger Rückschlüsse auf »Risikofaktoren« für einen *septisch-toxischen* Schock ziehen (→ oben).

Besondere Maßnahme bei einem septisch-toxischen Schock (A_3)
- Treten beim Betroffenen die genannten Anzeichen auf, sollte man stets an die Möglichkeit eines *septisch-toxischen* Schocks denken, ansonsten sind nur die allgemeinen Maßnahmen zur Schockbekämpfung durchzuführen.

Besondere Hinweise zum anaphylaktischen Schock (B_2)
Der *anaphylaktische* Schock tritt als Folge einer übersteigerten *(allergischen)* Abwehrreaktion *(Antigen-Antikörper-Reaktion)* des Organismus auf. U.U. werden dabei schlagartig sogenannte *Mediatorsubstanzen* aus bestimmten Körperzellen freigesetzt, die zu einer massiven allgemeinen Gefäßerweiterung und einer Engstellung der *Bronchien* führen.
Auslöser sind meist Medikamente (z.B. Antibiotika, Röntgenkontrastmittel und Blutprodukte) oder andere Fremdstoffe wie z.B. Insekten- und Schlangengifte, Organextrakte (»Frischzellen«) sowie Nahrungsmittel.
Der *anaphylaktische* Schock entwickelt sich u.U. extrem schnell und kann innerhalb weniger Minuten zum Herz-Kreislauf-Stillstand führen. Schwere allergische Reaktionen treten in den letzten Jahren immer häufiger auf.

Besondere Erkennungsmerkmale bei einem anaphylaktischen Schock (B_1)
- Beginn meist mit Unruhe, Juckreiz, Schwindel, Schüttelfrost sowie Bauch- bzw. Flankenschmerzen
- Hautreaktionen wie z.B. Rötungen, Schwellungen oder Quaddelbildung
- akute Atemnot, evtl. mit pfeifenden Atemgeräuschen oder *Stridor* (→ Seite 87)
- Übelkeit, Erbrechen und Durchfall
- evtl. lassen sich aus der Situation heraus oder durch Angaben Angehöriger bzw. Umstehender Rückschlüsse auf den Auslöser des anaphylaktischen Schocks ziehen, vielleicht hat z.B. jemand gesehen, wie der Betroffene von einem Insekt gestochen wurde
- evtl. ist eine *extrem rapide* Entwicklung *aller*, d.h. auch der allgemeinen Schockanzeichen (→ Seite 115) bis hin zum Herz-Kreislauf-Stillstand zu beobachten!

Besondere Maßnahmen bei einem anaphylaktischen Schock (B_3)
- Beim Auffinden eines Betroffenen mit entsprechenden Anzeichen ist stets an die Möglichkeit eines *anaphylaktischen* Schocks zu denken
- ggf. ist die weitere Zufuhr des auslösenden Stoffs zu unterbinden
- Bewusstsein, Atmung und Kreislauf müssen ständig – in besonders kurzen Abständen – überprüft werden
- der frühzeitige Beginn der allgemeinen Maßnahmen zur Schockbekämpfung (→ Seite 115) ist hier von besonders großer Bedeutung.

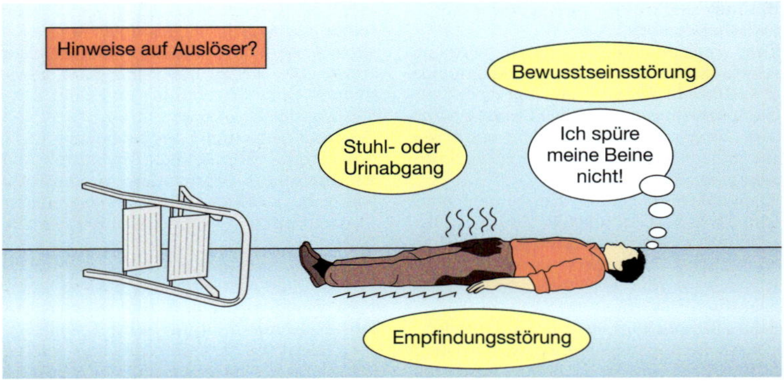

A Besondere Erkennungsmerkmale

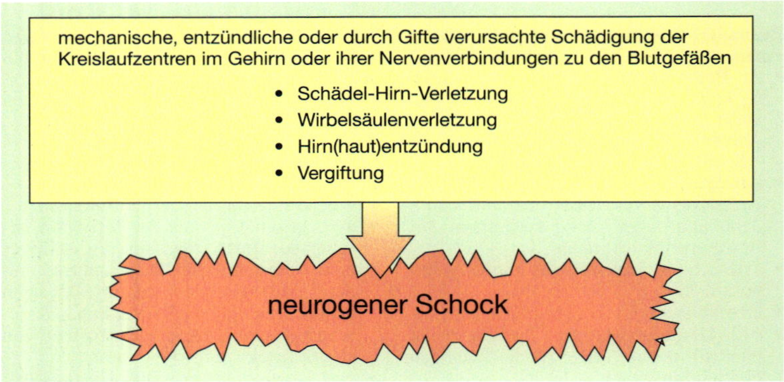

B Neurogener Schock

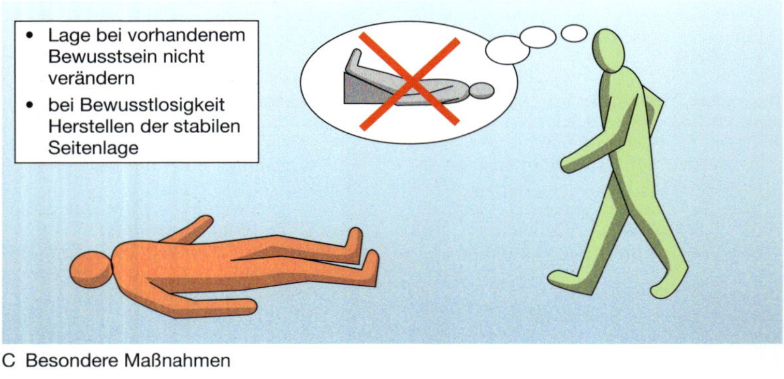

C Besondere Maßnahmen

Besondere Hinweise zum neurogenen Schock (B)
Eine mechanische, entzündliche oder durch Gifte verursachte Schädigung der Kreislaufzentren im Gehirn oder ihrer Nervenverbindungen (Nervenbahnen) zu den Blutgefäßen führt zur Erweiterung *peripherer* Gefäße, die schließlich den *neurogenen* Schock hervorruft.
Konkrete Ursachen sind z. B. ein Schädel-Hirn-Trauma oder Wirbelsäulenverletzungen, Hirn(haut)entzündungen sowie Vergiftungen mit Schlaf- oder Blutdruckmitteln.

Besondere Erkennungsmerkmale bei einem neurogenen Schock (A)
- Häufig Hinweise auf Störungen der Gehirn- oder Rückenmarksfunktion wie z. B. Bewusstseinsstörungen, Empfindungsstörungen, Einnässen oder Einkoten
- zu Beginn des Schockgeschehens häufig *keine* Anzeichen der *Zentralisation* (→ Seite 113).

Besondere Maßnahmen bei einem neurogenen Schock (C)
- **Keine** Schocklage durchführen: Die Lage des Betroffenen darf nicht verändert werden! (Ausnahme: stabile Seitenlage bei Bewusstlosen)
- weitere Maßnahmen → Seite 169 (Schädelbruch, Schädelbasisbruch und Wirbelbruch).

Die besonderen Symptome und Maßnahmen bei den einzelnen Schockarten sind in der folgenden Tabelle nochmals zusammengefasst.

Schockart	Volumenmangelschock	Kardiogener Schock	Septisch-toxischer Schock	Anaphylaktischer Schock	Neurogener Schock
Ursache	Blut- oder Flüssigkeitsverlust	Schädigung des Herzmuskels	Freisetzung von Bakteriengiften oder Verbrennungstoxinen	allergische Reaktion: Freisetzung gefäßaktiver Substanzen	Störung der Kreislaufzentren im Gehirn oder Rückenmark
Besondere Symptome	• sichtbare Quelle des Blut- oder Flüssigkeitsverlustes, z. B. eine Wunde • Übelkeit, Erbrechen als Ursache	• Puls evtl. unregelmäßig oder auch sehr langsam • Schmerzen • Atemnot • Übelkeit, Erbrechen • evtl. Wassereinlagerung in den Beinen	• warme, trockene, gerötete Haut • Schüttelfrost, Fieber • Hautausschlag • Atemnot • Übelkeit, Erbrechen • Anzeichen der Zentralisation erst später, dann aber meist mit Bewusstseinsstörung	• zu Beginn Unruhe, Juckreiz, Schwindel Schüttelfrost, Bauch- oder Flankenschmerzen • Hautreaktionen • Atemnot • Übelkeit, Erbrechen, Durchfall • besonders schnelle Entwicklung der Symptomatik!	• Hinweise auf Störungen der Gehirn- oder Rückenmarksfunktion, wie z. B. Bewusstseinsstörungen, Empfindungsstörungen, unkontrollierter Abgang von Stuhl und Urin • zu Beginn häufig keine Anzeichen der Zentralisation
Besondere Maßnahmen	• ggf. Blutstillung	• keine Schocklage! • Lagerung des Betroffenen mit erhöhtem Oberkörper und herabhängenden Beinen		• Zufuhr des auslösenden Stoffes unterbinden • Vitalfunktionen in besonders kurzen Abständen kontrollieren • besonders früh mit Schockbekämpfung beginnen!	• keine Schocklage! • Lage des Betroffenen nicht verändern • Maßnahmen wie bei Verletzungen des Schädels bzw. der Wirbelsäule

Besondere Symptome und Maßnahmen bei den verschiedenen Schockarten

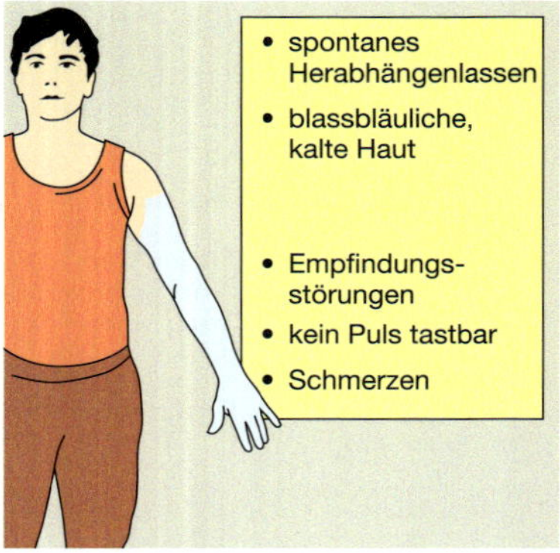

A_1 Erkennungsmerkmale

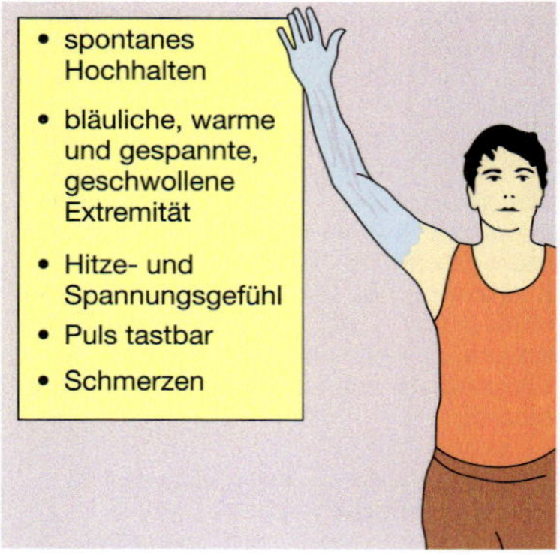

B_1 Erkennungsmerkmale

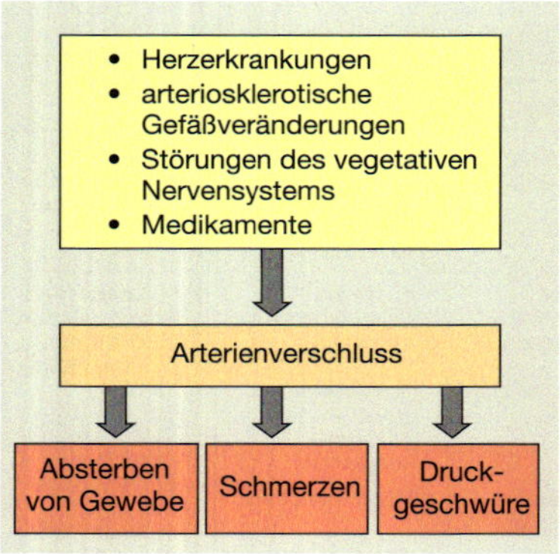

A_2 Arterienverschluss

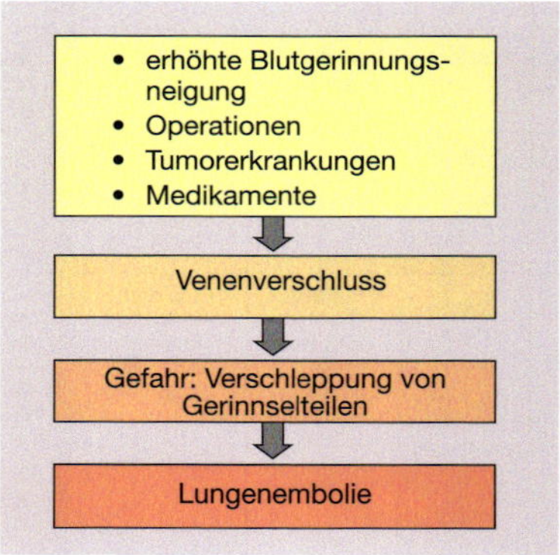

B_2 Venenverschluss

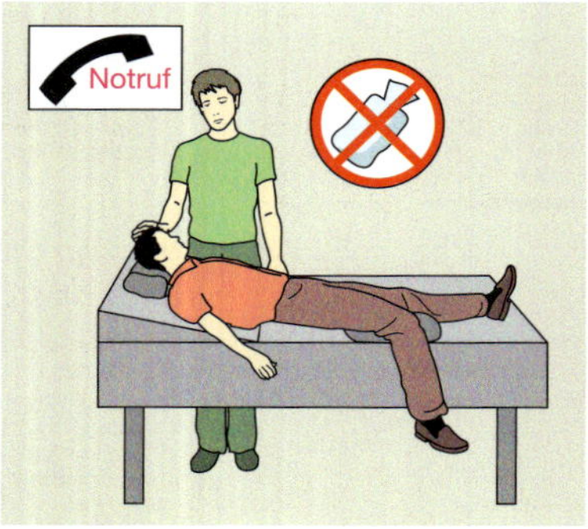

A_3 Maßnahmen

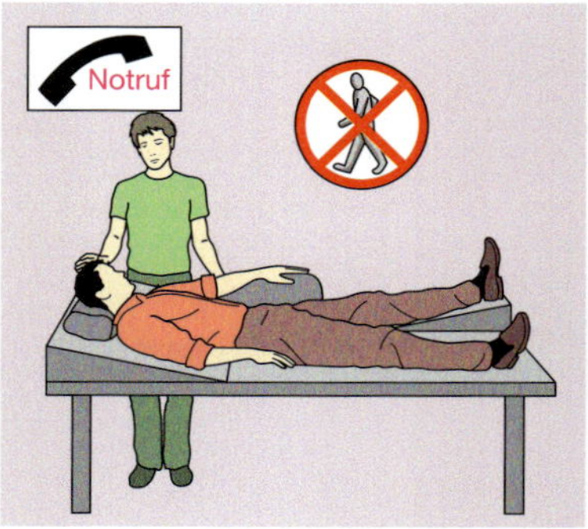

B_3 Maßnahmen

Grundsätzlich ist zu unterscheiden zwischen dem **Verschluss** eines **arteriellen** (vom Herzen wegführenden) und eines **venösen** (zum Herzen zurückführenden) **Blutgefäßes**.
Verursacht durch unterschiedliche Erkrankungen (z.B. *Arteriosklerose* und Gefäßentzündungen), nervliche oder medikamentöse Einflüsse oder die Einengung eines Blutgefäßes durch Druck von außen, führt meist ein Blutgerinnsel *(Thrombus)* zum kompletten Verschluss eines Blutgefäßes *(Thrombose)*. Aber auch *Thromben*, die sich irgendwo gebildet haben (z.B. im Herzen, in der großen Körperschlagader oder in Bein- oder Beckenvenen), können sich lösen (der *Thrombus* wird zum *Embolus*), mit dem Blutstrom in andere Gefäße verschleppt werden (z.B. in Gehirn, Eingeweide, Arme, Beine, Lunge) und dort zum Verschluss führen *(Embolie)*.
Im Folgenden werden Gefäßverschlüsse der *Extremitäten* angesprochen. Durchblutungsstörungen bzw. Gefäßverschlüsse in anderen Organen werden v.a. im Textabschnitt zum Schlaganfall (→ Seite 67), zur *Lungenembolie* (→ Seite 99) und zum Herzinfarkt (→ Seite 111) behandelt.

Arterieller Verschluss der Extremitäten (A_2)
Die häufigsten Ursachen eines Arterienverschlusses in Armen oder Beinen sind *Embolien* im Rahmen verschiedener Herzerkrankungen oder eine *Thrombose*, die sich auf arteriosklerotische Gefäßveränderungen aufpfropft. Seltener sind Störungen im *vegetativen* Nervensystem oder Medikamente Auslöser eines arteriellen Verschlusses.
Durch die Unterbrechung der Blutzufuhr kann der entsprechende Arm oder das Bein absterben: Nach vier bis sechs Stunden ohne Durchblutung ist die betroffene Extremität bzw. der Extremitätenabschnitt meist nicht mehr zu retten. Durch unsachgemäße Lagerung entstehen leicht Druckgeschwüre; die mitunter erheblichen Schmerzen sowie der gestörte Kreislauf führen u.U. zum Schock.

Erkennungsmerkmale eines arteriellen Gefäßverschlusses der Extremitäten (A_1)
- Die betroffene Extremität
  - schmerzt meist plötzlich und sehr heftig
  - wird spontan nach unten gehalten
  - ist blassbläulich und kalt
- am betroffenen Arm oder Bein ist kein Puls tastbar (Handgelenks- bzw. Fußrückenpuls)
- Angabe von Empfindungs- und Beweglichkeitsstörungen in der betroffenen Extremität.

Maßnahmen bei einem arteriellen Gefäßverschluss der Extremitäten (A_3)
- Notruf absetzen
- Lagerung mit herabhängendem Arm oder Bein
- Polsterung der betroffenen Extremität mit weichem Material
- **verboten ist** äußere Wärmeanwendung, z.B. mit Heizkissen oder Wärmflaschen, wegen der Gefahr von Verbrennungen; außerdem verkürzt dies die Überlebenszeit der betroffenen Extremität, da der Sauerstoffverbrauch zusätzlich »angeheizt« wird.

Venenverschluss (Phlebothrombose) (B_2)
Phlebothrombosen treten überwiegend in den Bein- oder Beckenvenen auf. Die Gefahr beim Venenverschluss besteht v.a. darin, dass sich Gerinnselteile lösen und mit dem Blutfluss in die Lunge verschleppt werden können. Die daraus resultierende *Lungenembolie* (→ Seite 99) ist absolut lebensbedrohlich.
Venenthrombosen können z.B. bei erhöhter Gerinnungsneigung des Blutes auftreten sowie nach längerer Bettruhe, größeren Operationen, bei Tumorerkrankungen oder begünstigt durch Medikamente (z.B. die »Pille«).

Erkennungsmerkmale eines Venenverschlusses der Extremitäten (B_1)
- Die betroffene Extremität
  - schmerzt, wobei sich die Schmerzen meist langsam über Stunden verschlimmern
  - wird spontan nach oben gehalten
  - ist bläulich verfärbt, warm und gespannt bzw. angeschwollen (Seitenvergleich)
- Angabe von Hitze- und Spannungsgefühl (»Zerreißschmerz«).

Maßnahmen bei einem Venenverschluss der Extremitäten (B_3)
- Notruf absetzen
- den Betroffenen nicht aufstehen lassen
- Hochlegen der betroffenen Extremität.

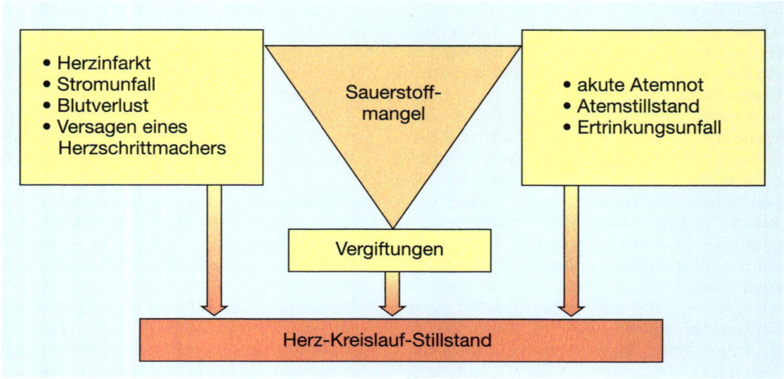

A Ursachen eines Herz-Kreislauf-Stillstands

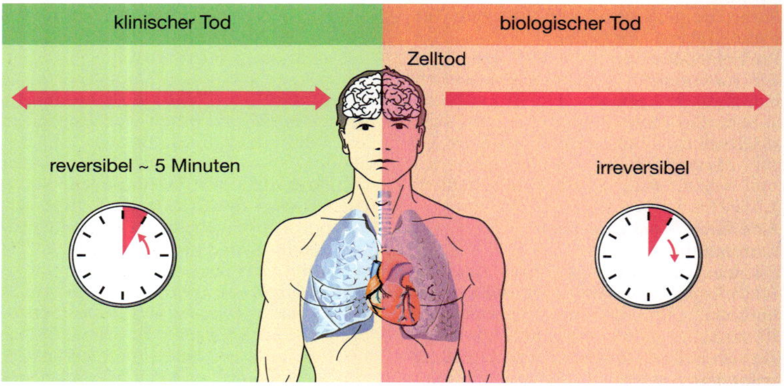

B Klinischer und biologischer Tod

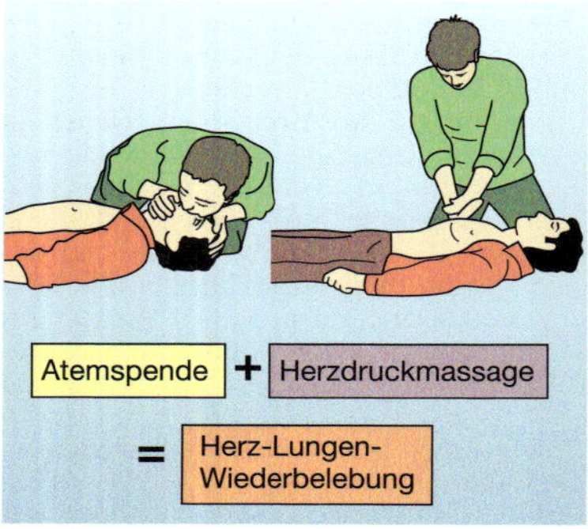

C Herz-Lungen-Wiederbelebung

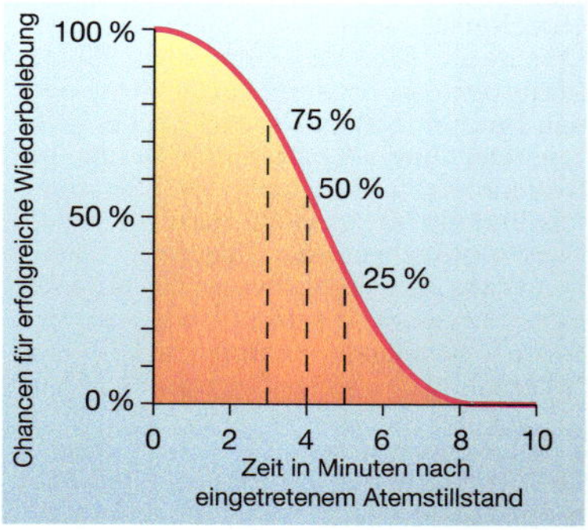

D Effektivität der HLW

Wenn das Herz kein Blut mehr durch den Kreislauf pumpt, werden die Körperzellen nicht mit dem lebenswichtigen Sauerstoff versorgt. Der Betroffene wird innerhalb von Sekunden bewusstlos und erleidet einen Atemstillstand – sofern der Herz-Kreislauf-Stillstand nicht selbst schon durch Störungen des Bewusstseins oder der Atmung ausgelöst wurde.
Als häufigste Ursachen eines Herz-Kreislauf-Stillstands lassen sich folgende Mechanismen nennen, die letztlich alle in direktem Zusammenhang mit einem Sauerstoffmangel stehen (A):

- Durchblutungsstörungen des Herzens (Herzinfarkt) (→ Seite 111)
- Atemstillstand mit den entsprechenden eigenen Ursachen (→ Seite 103)
- akute Atemnot bzw. unzureichende Atmung (Ateminsuffizienz) mit den entsprechenden eigenen Ursachen (→ Seite 85)
- Vergiftungen (→ Seite 191–203)
- Stromunfälle (→ Seite 185)
- erheblicher Blutverlust (Schock) (→ Seite 113–119)
- Ertrinkungsunfälle, v.a. bei Kindern (→ Seite 97).

Klinischer und biologischer Tod (B)
Sind die Vitalfunktionen Bewusstsein, Atmung und Kreislauf ausgefallen, bezeichnet man dies als **klinischen Tod**. Hier besteht die Chance, Wiederbelebungsmaßnahmen erfolgreich durchzuführen.
Der endgültige und irreversible **(biologische) Tod** ist erst dann eingetreten, wenn keine Gehirnströme mehr messbar sind. Ein Ersthelfer kann den klinischen Tod jedoch nicht vom biologischen Tod unterscheiden, daher geht man in der Ersten Hilfe beim Auffinden einer leblosen Person grundsätzlich vom klinischen Tod aus. Der Ersthelfer muss also stets mit Wiederbelebungsmaßnahmen beginnen; der Tod eines Menschen darf nur von einem Arzt festgestellt werden.

Ausnahmen sind Fäulniserscheinungen, Leichenstarre, Leichenflecken und (seltene) Verletzungen (wie z.B. die Abtrennung des Kopfes vom übrigen Körper), die *eindeutig* nicht mit dem Leben zu vereinbaren sind.

Erkennungsmerkmale des Herz-Kreislauf-Stillstands

- **Bewusstlosigkeit:** Der Betroffene ist nicht erweckbar, er reagiert nicht und bewegt sich nicht (→ Seite 63).
- **Atemstillstand:** Während der Atemkontrolle (→ Seite 103) sind bei dem Betroffenen keine Atembewegungen zu sehen, keine Atemgeräusche zu hören, keine Ausatmungsluft zu spüren, oder es liegt nur eine völlig unzureichende Schnappatmung vor (→ Seite 103).
- **Herzstillstand:** Das Herz des Betroffenen schlägt nicht mehr, es ist kein Puls tastbar. Dieses Erkennungsmerkmal muss man als Ersthelfer jedoch nicht unbedingt überprüfen. Man kann und soll sogar auf eine Pulskontrolle verzichten (→ Seite 39). Wenn der Betroffene bewusstlos ist, nicht mehr atmet und auch sonst keine Lebenszeichen erkennbar sind, wird ohnehin kein Puls mehr vorhanden sein. Sofort nach der Feststellung der Bewusstlosigkeit und des Atemstillstands soll daher mit der Herz-Lungen-Wiederbelebung begonnen werden. Wenn man erst noch lange nach dem Puls sucht, würde dies den Beginn der Herz-Lungen-Wiederbelebung nur unnötig verzögern.

Grundsätzliches zur Herz-Lungen-Wiederbelebung
Bei der Herz-Lungen-Wiederbelebung wird die Atemspende (→ Seite 103, 105) mit Brustkorbkompressionen kombiniert (C, → auch Seite 125, 127).

Die ausgefallenen Vitalfunktionen Atmung und Kreislauf werden auf diese Weise durch die Maßnahmen des Ersthelfers ersetzt.

Wie *effektiv* die Herz-Lungen-Wiederbelebung ist, hängt vor allem davon ab, wie schnell mit den Maßnahmen begonnen wird (D) und wie exakt man sie durchführt. Grundsätzlich gilt jedoch, dass *jede* Herz-Lungen-Wiederbelebung besser ist als keine!
Eine einmal begonnene Herz-Lungen-Wiederbelebung muss in jedem Fall so lange fortgeführt werden, bis der Betroffene sich bewegt bzw. andere deutliche Lebenszeichen zeigt, der Rettungsdienst bzw. ein Arzt eintrifft und die Behandlung übernimmt oder ein Arzt die Beendigung anordnet.
Die Durchführung der Herz-Lungen-Wiederbelebung muss in einem Erste-Hilfe-Lehrgang praktisch geübt werden; durch das Lesen eines Textes ist sie nicht erlernbar!

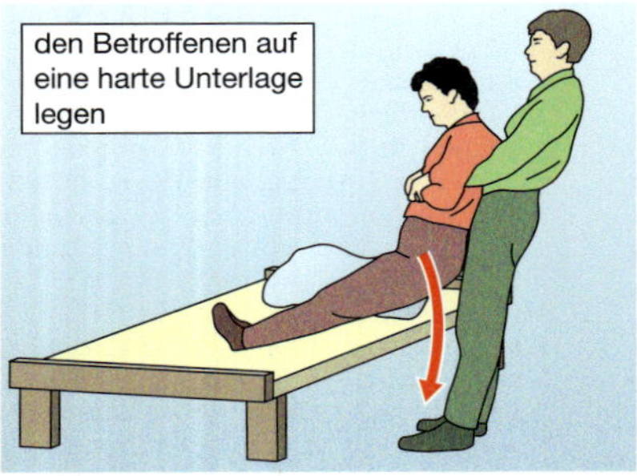

A Voraussetzungen für HLW schaffen

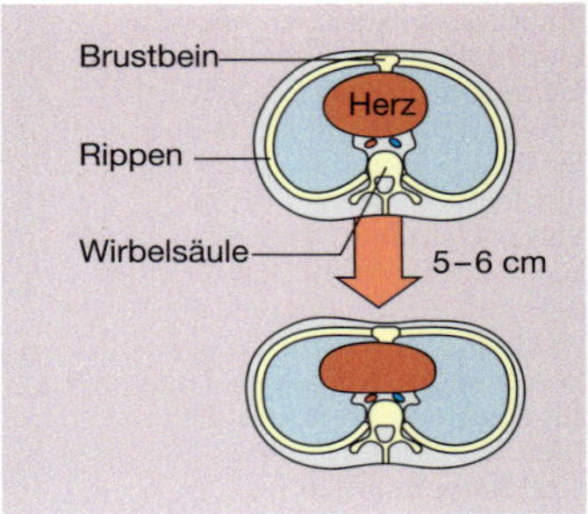

B Herzdruckmassage

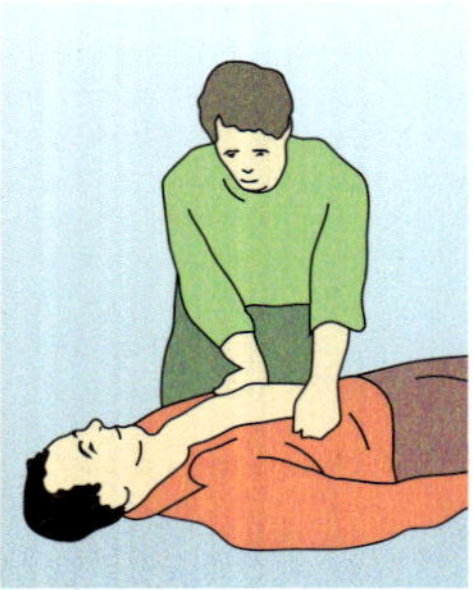

C Oberkörper freimachen

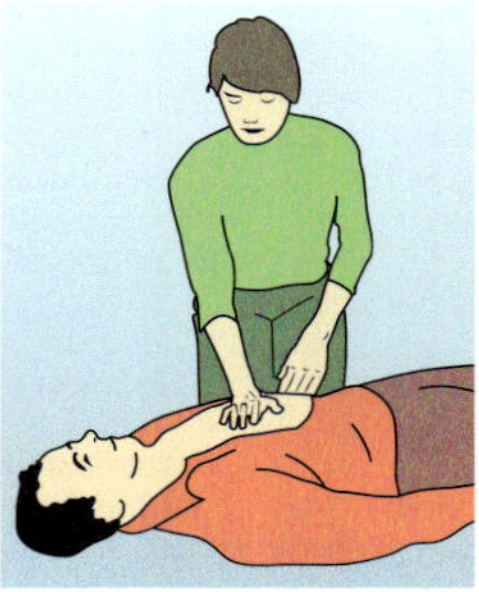

D Druckpunkt aufsuchen

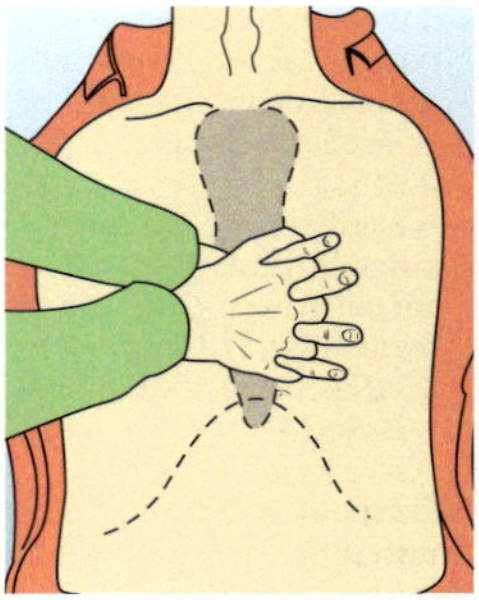

E Handposition

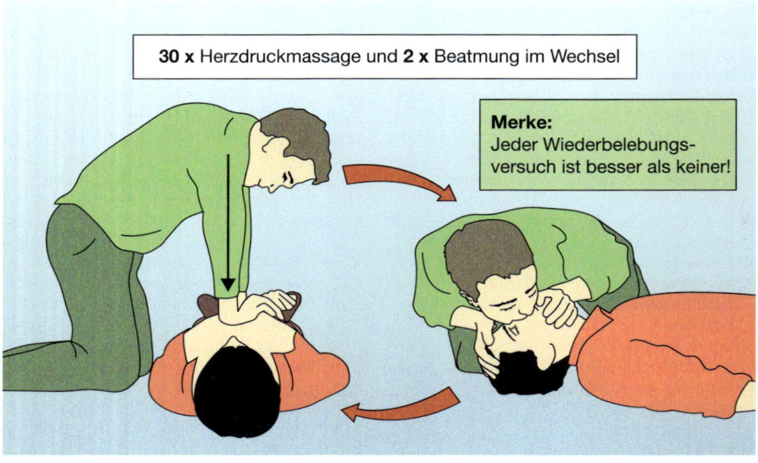

F Herz-Lungen-Wiederbelebung bei Erwachsenen

Herz-Lungen-Wiederbelebung bei Erwachsenen

Voraussetzungen (A): Um eine Herz-Lungen-Wiederbelebung sinnvoll durchführen zu können, muss man darauf achten, dass der Betroffene in Rückenlage auf einem harten Untergrund liegt. In einem Bett kann die Herzdruckmassage i. d. R. nicht effektiv durchgeführt werden, weil die elastische Matratze nachfedert und es zu keiner ausreichenden Kompression des Brustkorbs kommt (B).
Der weitere Ablauf lässt sich mit einem ABCD-Schema verdeutlichen:

- **A: Aufsuchen des Druckpunktes**
- **B: Brustkorbkompressionen**
- **C: Circulation herstellen**
- **D: Durchführen der Atemspende.**

Notfalls kann ein Ersthelfer auch auf die Durchführung der Atemspende verzichten (→ auch Seite 103). Neue wissenschaftliche Untersuchungen haben gezeigt, dass die Brustkorbkompressionen für das Überleben des Betroffenen insgesamt wichtiger sind als die Atemspende. Ohnehin ist im Blut auch nach dem Eintritt des Herz-Kreislauf-Stillstands noch ein Rest Sauerstoff vorhanden. Besonders wichtig ist außerdem, dass das Blut nicht in den Blutgefäßen gerinnt, weil dann überhaupt kein Sauerstofftransport mehr möglich wäre. Bei der Herz-Lungen-Wiederbelebung muss also v. a. ein ständiger Blutfluss gewährleistet sein. Dies wird mit den Brustkorbkompressionen erreicht.

Aufsuchen des Druckpunktes

- Zunächst wird der Oberkörper des Betroffenen freigemacht. Es ist dabei legitim, Kleidungsstücke ggf. aufzureißen oder zu zerschneiden – die Bedrohlichkeit der Situation für das Leben des Betroffenen rechtfertigt die Beschädigung der Kleidung (C).
- Der Druckpunkt befindet sich in der Mitte des Brustkorbs (D).
- Hier werden die Hände des Helfers übereinandergelegt. Damit hat man die Ausgangsposition für die Brustkorbkompressionen erreicht (E).

Auch bei einem korrekt aufgesuchten Druckpunkt können durch die Brustkorbkompressionen Rippenbrüche auftreten. Dies ist nicht zu vermeiden und muss in Kauf genommen werden, insbesondere bei älteren Betroffenen mit entsprechend starrem, nicht mehr flexiblem Knorpel zwischen Rippen und Brustbein.

Brustkorbkompressionen, Circulation herstellen

Mit senkrecht zum Brustkorb ausgestreckten Armen komprimiert der Ersthelfer nun durch Gewichtsverlagerung seines Oberkörpers den Brustkorb des Betroffenen fünf bis sechs Zentimeter tief. Auf diese Weise wird Blut durch den Körper gepumpt, d. h. man sorgt für eine *Circulation* des Blutes. Bei den Brustkorbkompressionen ist Folgendes zu beachten:

- Der Brustkorb soll nach jeder Kompression wieder vollständig *entlastet* werden (d. h. er muss wieder in seine ursprüngliche Position zurückkehren). Der Helfer hebt seine Hände dabei nicht vom Druckpunkt.
- Druck- und Entlastungsphase bei den Kompressionen sollen gleich lang sein.
- Es ist sinnvoll, laut bis 30 mitzuzählen, um einen wirklich gleichmäßigen Rhythmus zu erreichen.

Durchführen der Atemspende

- Der Betroffene wird zunächst zweimal beatmet (→ ausführliche Hinweise zur Atemspende Seite 103, 105).

Die 30-malige Herzdruckmassage und die zweimalige Atemspende wird regelmäßig abgewechselt. Dabei soll die Häufigkeit der Brustkorbkompressionen mindestens 100, aber nicht mehr als 120 pro Minute betragen (F).

Natürlich kann die Herz-Lungen-Wiederbelebung auch durch zwei Helfer durchgeführt werden. Die körperliche Anstrengung für den einzelnen Helfer ist dabei deutlich geringer. Die Voraussetzungen für die Zwei-Helfer-Methode und die Maßnahmen sind mit denen der Ein-Helfer-Wiederbelebung identisch. Allerdings knien jetzt *zwei* Helfer beim Betroffenen, und zwar nach Möglichkeit jeder auf einer Seite. Aufgabe des einen ist es, den Betroffenen zu beatmen, der andere übernimmt die Brustkorbkompressionen.
Generell sollte der Helfer, der die Herzdruckmassage durchführt, nach zwei Minuten von einem anderen Helfer abgelöst werden. Eine gleich bleibende Drucktiefe der einzelnen Kompressionen ist sonst nicht mehr sichergestellt, zumal die Herzdruckmassage einen hohen Kraftaufwand erfordert, den ein Helfer allein ohnehin nicht dauerhaft aufrechterhalten kann.

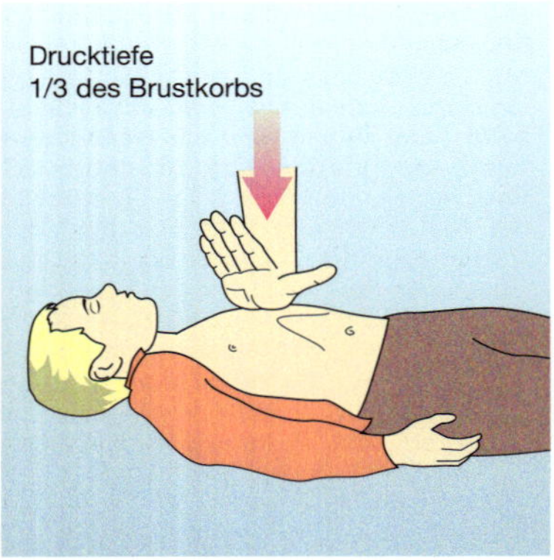

A Herzdruckmassage bei Kindern

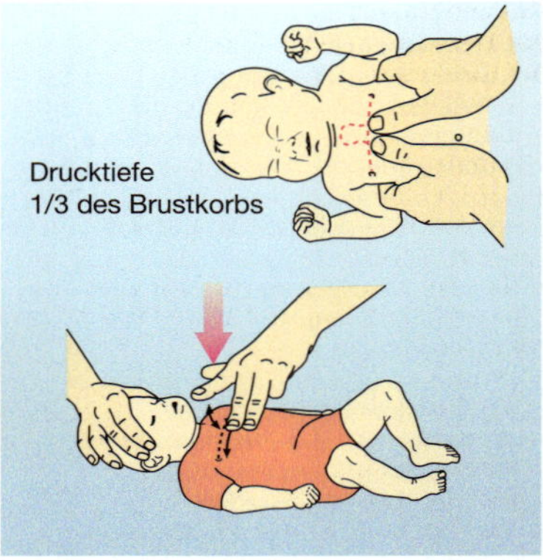

B Herzdruckmassage bei Säuglingen

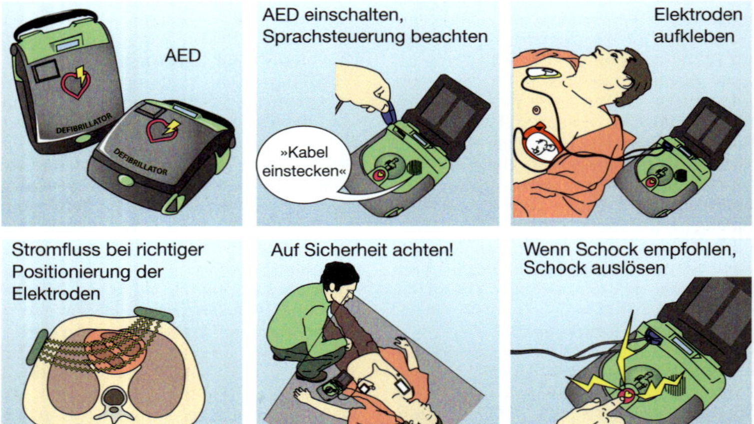

C Anwendung eines Automatischen Externen Defibrillators (AED)

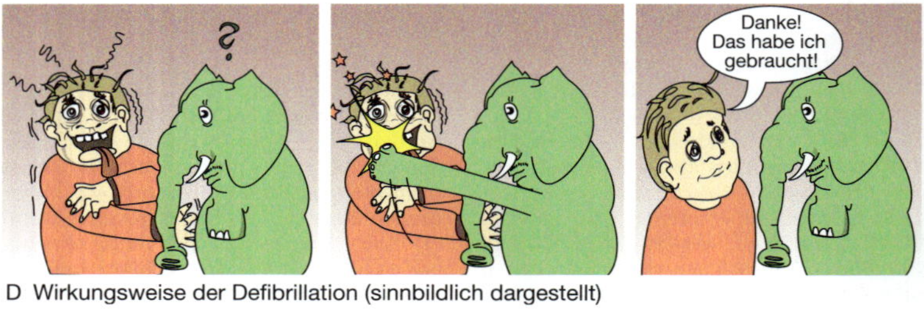

D Wirkungsweise der Defibrillation (sinnbildlich dargestellt)

Besonderheiten der Herz-Lungen-Wiederbelebung bei Kindern und Säuglingen

- Zu Beginn der Wiederbelebung wird eine fünfmalige Atemspende (sogenannte *Initialbeatmung*) durchgeführt
- der Druckpunkt für die Brustkorbkompressionen liegt auf der unteren Hälfte des Brustbeins
- die Brustkorbkompressionen werden bei Kindern nur mit einer Hand und bei Säuglingen mit zwei Fingern durchgeführt (A, B)
- die Drucktiefe bei den Brustkorbkompressionen soll 1/3 des Brustkorbdurchmessers betragen
- wie bei Erwachsenen werden auch bei Kindern 30 Brustkorbkompressionen und zwei Atemspenden im Wechsel durchgeführt; besonders geschulte bzw. professionelle Helfer können bei der Zwei-Helfer-Methode allerdings auch 15 Brustkorbkompressionen und zwei Atemspenden abwechseln
- die Atemspende wird mit einer geringeren Luftmenge durchgeführt, weil das natürliche Atemzugvolumen von Kindern und Säuglingen ebenfalls geringer ist (→ ausführlich Seite 83, 105)
- bei Säuglingen soll auch dann schon mit einer Herz-Lungen-Wiederbelebung begonnen werden, wenn die Herzfrequenz sehr niedrig ist (Puls unter 60/min, zur Pulskontrolle bei Säuglingen → Seite 38); ein ungeübter Ersthelfer kann dies allerdings nicht immer feststellen.

Anwendung von Automatischen Externen Defibrillatoren (AED) (C)

Bei etwa 40 Prozent der Herz-Kreislauf-Stillstände liegt eine Störung im Reizbildungs- und Reizleitungssystem des Herzens vor (→ Seite 107). Dabei handelt es sich um Herzkammerflimmern, das nur durch die Gabe von Elektroschocks, d. h. durch *Defibrillationen*, behandelt werden kann. Die einzelnen Herzmuskelzellen arbeiten nicht mehr koordiniert, sodass das Herz kein Blut mehr pumpt. Die *Defibrillation* bewirkt dann einen Neustart des Reizbildungs- und Reizleitungssystems (D). Durch den Elektroschock sollen die elektrischen Impulse, die für die Kontraktion des Herzens notwendig sind, wieder geordnet ablaufen können.

Elektroschockgeräte *(Defibrillatoren)* wurden früher nur in Krankenhäusern und vom Rettungsdienst eingesetzt. Seit einigen Jahren gibt es auch *Automatische Externe Defibrillatoren* (AED), die von Ersthelfern angewendet werden können. Solche Geräte werden in öffentlichen Einrichtungen wie z. B. Ämtern und Schulen, aber auch in Bahnhöfen und Einkaufszentren stationiert *(Public Access Defibrillation)*. Die Anwendung der Geräte ist sehr einfach:

- Der AED wird eingeschaltet. Dazu muss je nach Hersteller und Gerätetyp entweder ein Knopf gedrückt oder ein Deckel geöffnet werden.
- Alle AED sind sprachgesteuert. Der Ersthelfer muss sich nur nach den Anweisungen richten, die das Gerät ihm sagt.
- In der Regel muss dann zunächst ein Elektrodenkabel angeschlossen werden,
- anschließend werden die Elektroden ausgepackt und an bestimmten Positionen auf den entblößten Brustkorb aufgeklebt.
- Damit der AED erkennen kann, ob ein Herzkammerflimmern vorliegt, wird eine automatische Analyse des Herzrhythmus durchgeführt. Dies dauert einige Sekunden. In dieser Zeit darf der Betroffene nicht berührt werden.
- Wenn ein Herzkammerflimmern vorliegt, empfiehlt das Gerät, einen Elektroschock auszulösen.
- Die Auslösung des Elektroschocks, d. h. die *Defibrillation*, erfolgt durch einen Knopfdruck. Dabei ist darauf zu achten, dass niemand den Betroffenen berührt. Der Ersthelfer sollte deshalb vor der Auslösung des Elektroschocks eine deutliche Warnung aussprechen *(»Achtung, Elektroschock! Weg vom Patienten!«)*.
- Nach der *Defibrillation* wird die Herz-Lungen-Wiederbelebung fortgesetzt, bis das Gerät neue Anweisungen gibt.

Die Anwendung eines AED ist extrem sicher. Die Hersteller der Geräte garantieren eine hohe Zuverlässigkeit. Funktionsstörungen können sich ergeben, wenn der Betroffene feuchte Haut oder eine stark behaarte Brust hat. In diesem Fall können die Elektroden möglicherweise nicht richtig kleben. Ggf. müssen Brusthaare abrasiert weren, zu diesem Zweck liegt vielen *Defibrillatoren* ein Einwegrasierer bei. Eine andere Fehlerquelle könnte die falsche Platzierung der Elektroden sein.

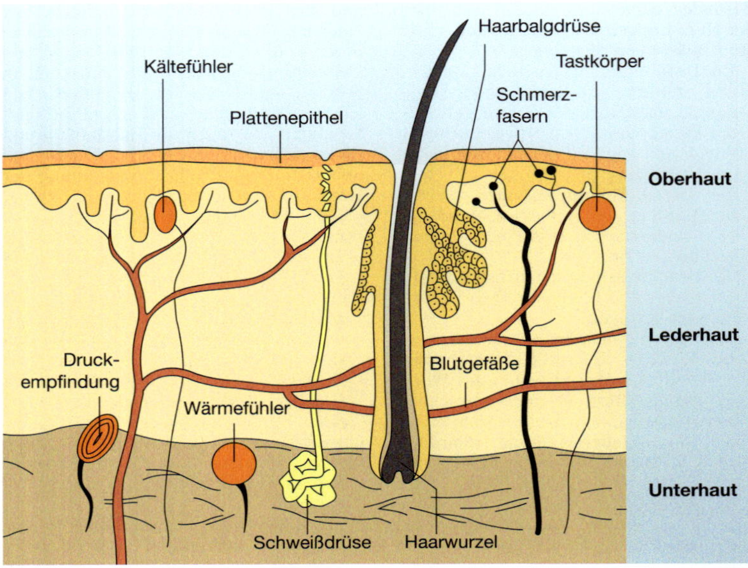

A Anatomie der Haut

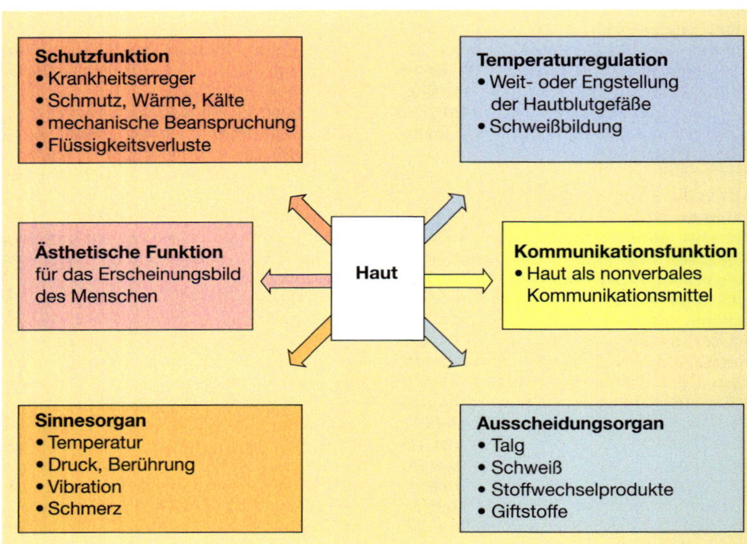

B Funktionen der Haut

Die **Haut** bedeckt die gesamte Oberfläche des menschlichen Körpers. Sie besteht aus drei Hautschichten: Oberhaut, Lederhaut und Unterhaut (A).
Die Oberhaut wird aus verhornendem *Plattenepithel* gebildet, das durch Einstülpungen stark mit der Lederhaut verzahnt ist. Dadurch ergibt sich eine hohe Widerstandsfähigkeit gegen mechanische Einflüsse. Die äußere Hornschicht schilfert laufend ab und wird durch häufige Teilungen der *Plattenepithelzellen* ständig regeneriert. Die Blutgefäße reichen nur bis an die Basis des *Plattenepithels* und enden somit in der Lederhaut, in der auch die sogenannten Hautanhangsorgane wie Haare, Nägel, Talg- und Schweißdrüsen entspringen.
Zudem finden sich in Leder- und Unterhaut Schmerzfasern sowie Messfühler *(Rezeptoren)* für Kälte, Wärme, Druck- und Tastempfindungen. Das in der Unterhaut befindliche Fettgewebe bewirkt eine gewisse Wärmeisolation des Körpers.
Auch im Innern des Körpers (Nasen-Rachen-Raum, Verdauungstrakt, Harn- und Geschlechtsorgane, Brust- und Bauchfell) befindet sich Haut, die meist Hohlräume auskleidet. Hier ist weniger eine hohe mechanische Festigkeit als vielmehr eine Reinigungs- und/oder Gleit- bzw. Schmierfunktion von Bedeutung, weshalb die *Epithelschicht* nicht als verhornende, sondern als schleimbildende Schicht (Schleimhaut) ausgebildet ist.
Aufgrund ihres Aufbaus kann die Haut viele unterschiedliche Aufgaben erfüllen (B):

- Die Haut schützt den Organismus vor verschiedensten biologischen, chemischen und physikalischen Einwirkungen der Umwelt, wie z.B. Krankheitserregern, Schmutz, Wärme, Kälte, Strahlung, mechanischer Beanspruchung, und isoliert ihn gegen Flüssigkeits- und Wärmeverluste durch übermäßige Verdunstung aus dem Unterhautgewebe.
- Die bereits genannten, in der Haut befindlichen *Rezeptoren* nehmen Informationen über Temperatur, Druck, Berührung, Vibration und Schmerz auf und leiten diese Sinneseindrücke über Nervenfasern an das Gehirn weiter. Diese Daten sind für das zentrale Nervensystem (→ Seite 59), z.B. zur räumlichen Orientierung, zur Planung und Ausführung von geordneten Bewegungen im Raum sowie für Abwehr- und Fluchtreaktionen, unentbehrlich.
- Die Haut ist das wichtigste Organ für die Temperaturregulation, denn über die große Hautoberfläche kann durch Weit- und Engstellung der Hautblutgefäße jeweils mehr oder weniger Wärme an die Umgebung abgegeben werden; bei Schweißbildung entsteht Verdunstungskälte, sodass die Wärmeabgabe bei Bedarf noch weiter gesteigert werden kann (→ Seite 175).
- Über Talg und Schweiß kann die Haut als Ausscheidungsorgan Stoffwechselprodukte, aber auch manche vom Körper aufgenommenen giftigen Substanzen ausscheiden. Dadurch bildet sich eine zusätzliche, sich ständig erneuernde Schutz- und Isolierschicht um den menschlichen Körper.
  Die Zusammensetzung (und damit auch der Geruch) des Schweißes macht einen Teil der Eigenart des menschlichen Individuums aus.
- Nicht zuletzt ist die Haut als »Tapete« des Körpers wichtig für das Aussehen des Menschen und den Eindruck, den er auf seine Umgebung macht. Glatte, reine Haut wirkt z.B. anziehend; raue, schmutzige Haut eher abstoßend.
  In diesem Sinne ist die Haut nicht zuletzt auch ein wichtiges Verbindungs- und (nonverbales) Kommunikationsmittel, das bei zwischenmenschlichen Beziehungen eine durchaus große Rolle spielt. Dies zeigt sich beispielsweise beim Händedruck oder auch bei körperlichen Berührungen in Partnerschaften.
  Auch spiegelt der Zustand der Haut recht deutlich das Alter des Menschen wider. Allerdings kann die Haut aufgrund äußerer Einflüsse, insbesondere durch UV-Strahlung, auch vorzeitige Alterserscheinungen wie z.B. Faltenbildung und Austrocknung zeigen.
  Wenngleich es im Rahmen der Ersten Hilfe nicht direkt relevant sein dürfte, sei an dieser Stelle außerdem auf das hohe Risiko hingewiesen, durch zu langes, sehr häufiges »Sonnenbaden« oder den Verzicht auf Sonnenschutzmittel an Hautkrebs zu erkranken, der mitunter lebensbedrohlich verlaufen kann.

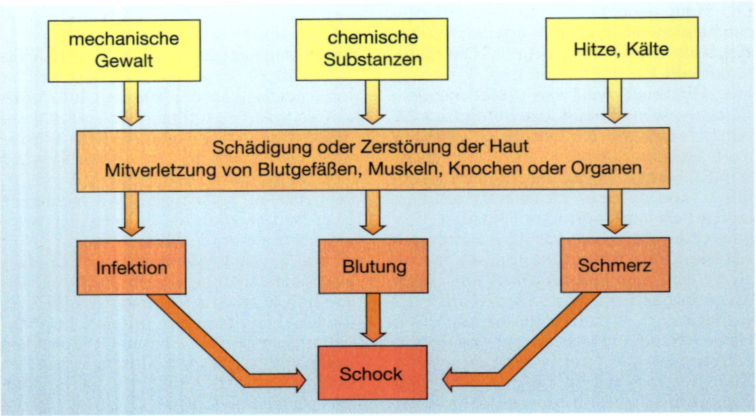

A Gefahren bei Wunden

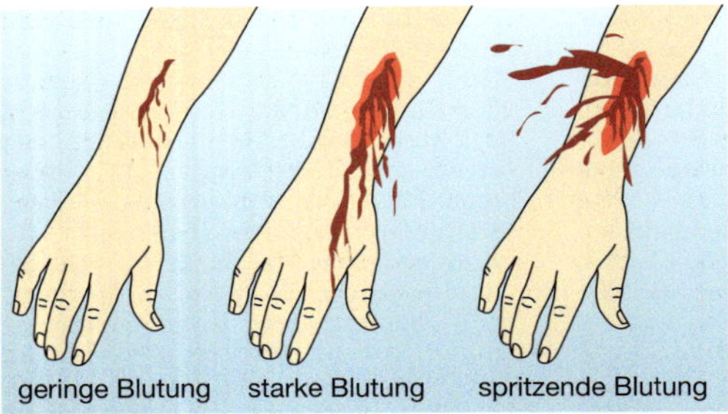

B Blutung

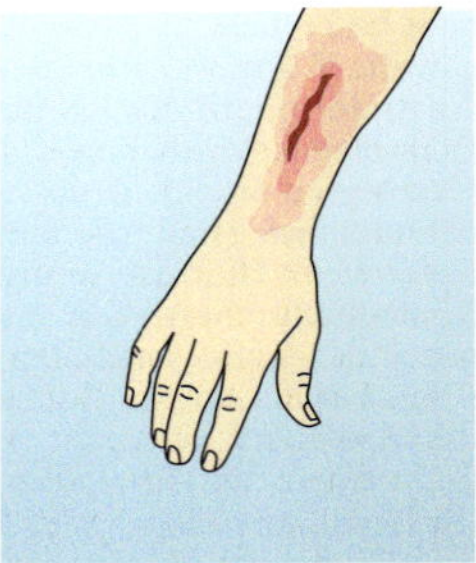

C Infektion

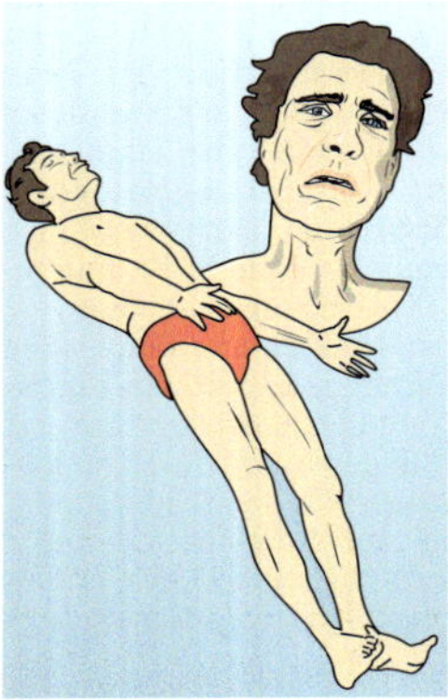

D Wundstarrkrampf

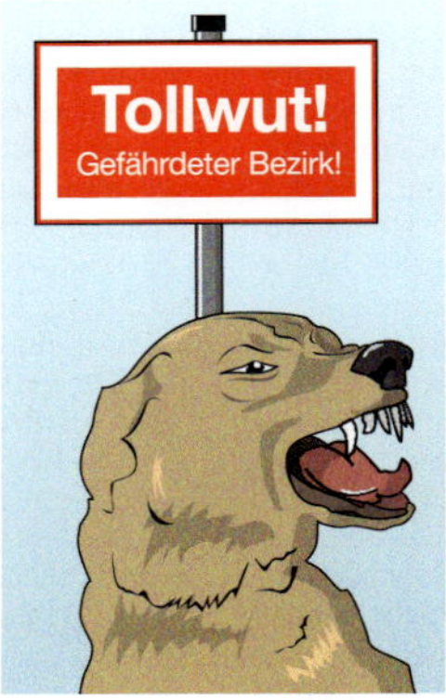

E Tollwut

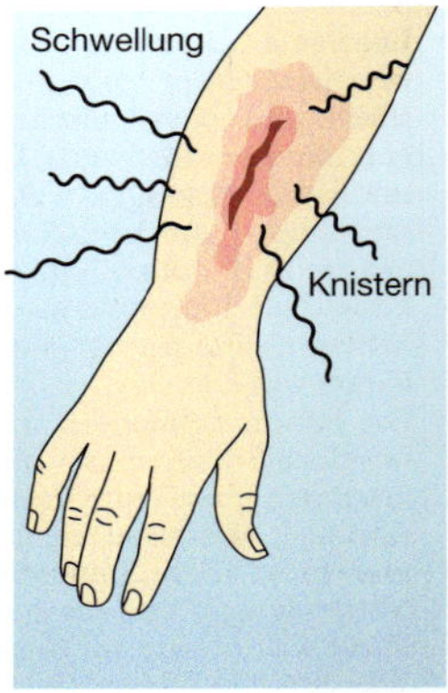

F Gasbrand

Durch Einwirkung äußerer Einflüsse wie mechanische Gewalt, chemische Substanzen, Kälte oder Hitze kann die Haut in unterschiedlicher Flächen- und Tiefenausdehnung geschädigt bzw. zerstört werden. Je nach Ausmaß der Schädigung kann die Haut ihre Funktion in diesem Bereich nur noch eingeschränkt oder gar nicht mehr erfüllen. Aus der Verletzung von Blutgefäßen resultiert eine unterschiedlich starke Blutung, und bei tiefen Wunden können auch tiefer liegende Strukturen wie z.B. Muskeln, Knochen sowie innere Organe verletzt sein. Somit birgt die Hautverletzung vor allem drei Gefahren (A):

- **Blutung** (B): Die Gefährlichkeit der Blutung hängt vom Ausmaß, aber auch vom gesundheitlichen Allgemeinzustand des Betroffenen ab. Bei geringen Blutungen sichert das körpereigene Blutgerinnungssystem normalerweise innerhalb weniger Minuten die spontane Blutstillung. Bei starken oder sogar spritzenden Blutungen ist das körpereigene Gerinnungssystem allerdings überfordert, und blutstillende Maßnahmen von außen sind notwendig. Bei Menschen, deren Blutgerinnung (z.B. durch die Bluterkrankheit oder die Behandlung mit einem gerinnungshemmenden Medikament) gestört ist, müssen bereits leichte Blutungen wie starke behandelt werden.

  Da Blut stark färbt, wird die verlorene Blutmenge häufig überschätzt (z.B. bei Unfällen auf der Straße oder im Badezimmer). Wenn es aber z.B. von der Kleidung aufgesogen wird, kann der Blutverlust durchaus auch unterschätzt werden. Spätestens bei einem akuten Blutverlust von einem Liter, bei Kindern und Kranken u.U. schon bei wesentlich geringeren Mengen, entsteht ein *Volumenmangelschock* (→ Seite 113, 115), der die eigentliche Todesursache beim »Verbluten« ist.
- **Schmerz:** Das Ausmaß des Schmerzes hängt von der Ausdehnung und vom Ort der Verletzung, aber auch von der individuellen Empfindlichkeit ab. Schmerzen können einen Schock mit auslösen oder verschlimmern.
- **Infektion** (C): Durch die Verletzung selbst oder durch eine nachträgliche Verunreinigung können Keime in die Wunde eindringen. Neben Wundheilungsstörungen mit lokalen Eiterungen droht eine Blutvergiftung *(Sepsis)*.

Besonders gefährliche Wundinfektionen sind:

Wundstarrkrampf *(Tetanus)* (D): Die Tetanuserreger sind Bakterien. Wenn sie sich in einer Wunde vermehren, können sie durch Absonderung eines stark wirksamen Krampfgiftes lebensgefährlich werden. Die Erreger befinden sich fast überall, v.a. in der (Garten-)Erde, in altem Holz oder auch (Straßen-)Staub. Ist diese Erkrankung einmal ausgebrochen, verläuft sie trotz intensivmedizinischer Behandlungsmaßnahmen oft tödlich.

Eine Impfung bietet einen fast hundertprozentigen Schutz gegen Tetanusinfektionen. Im Kindesalter ist dies noch am besten gewährleistet, da die Impfung aber alle zehn Jahre aufgefrischt werden muss, bestehen vor allem bei Erwachsenen größere Impflücken. Ist der Impfschutz im Falle einer Verletzung nicht ausreichend, muss neben der aktiven Auffrischung oder Neuimpfung möglichst schnell auch passiv geimpft werden, um die evtl. in die Wunde eingedrungenen Tetanusbakterien sofort zu bekämpfen. Dies ist einer der Gründe, weshalb jede (auch banal erscheinende) Verletzung ärztlich beurteilt werden sollte.

Tollwut *(Lyssa, Rabies)* (E): Hierbei handelt es sich um eine seltene Viruserkrankung. Erkrankte (Wild-)Tiere können sie durch Bisse oder Kratzwunden auf andere Tiere (z.B. Ratten, Füchse oder streunende Hunde), aber auch auf den Menschen übertragen.

Ist die Tollwut einmal ausgebrochen, verläuft sie trotz aller Behandlungsmaßnahmen in fast allen Fällen tödlich. Bei Bissverletzungen durch verdächtige Tiere sollte daher möglichst schnell eine aktive und passive Impfung durchgeführt werden. Weitere Maßnahmen bei Bissverletzungen → Seite 147.

Gasbrand (F): Es gibt mehrere Bakterienarten, die sich unter Luftabschluss z.B. in einer tiefen oder großflächigen Wunde vermehren und dabei Gas bilden. Die Wundumgebung erscheint dabei aufgetrieben und knistert bei Berührung.

Die Erkrankung kann schnell zu einer tödlichen Blutvergiftung führen, wenn nicht eine konsequente chirurgische Wundversorgung, evtl. mit Amputation der betroffenen Gliedmaßen, erfolgt. Gasbrandinfektionen treten heute allerdings nur noch selten auf.

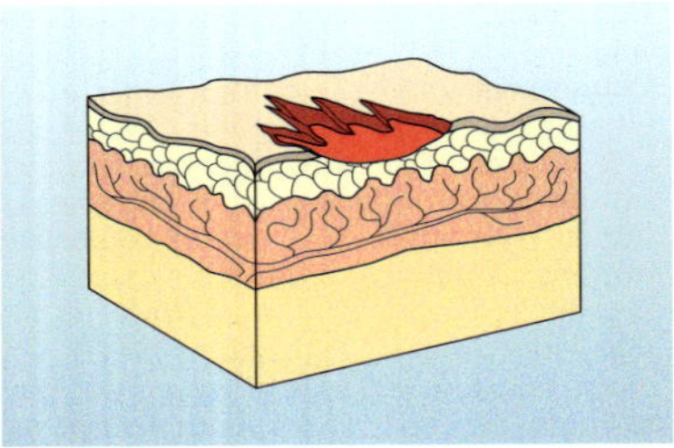

A Schürfwunde

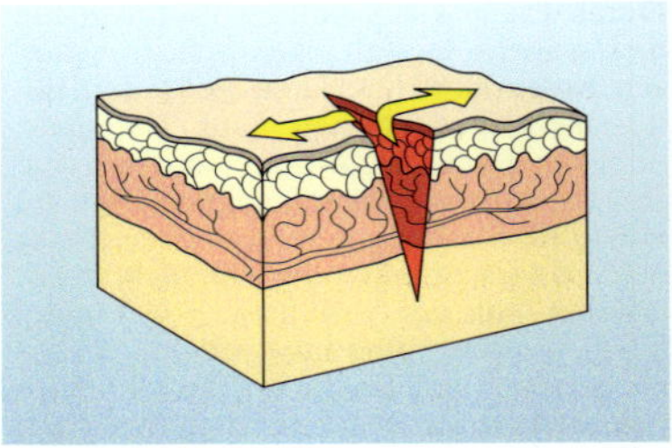

B Schnittwunde

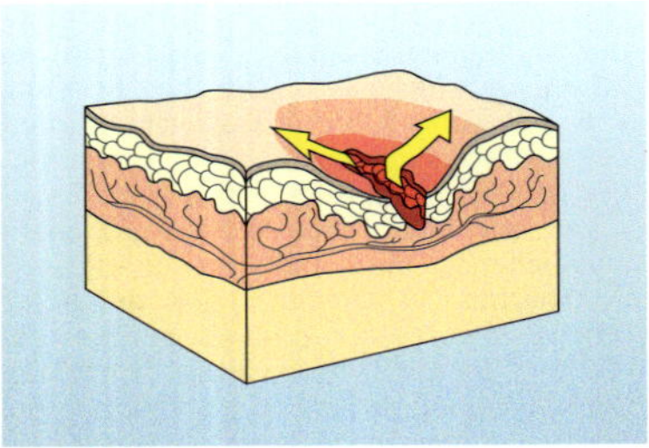

C Quetschwunde

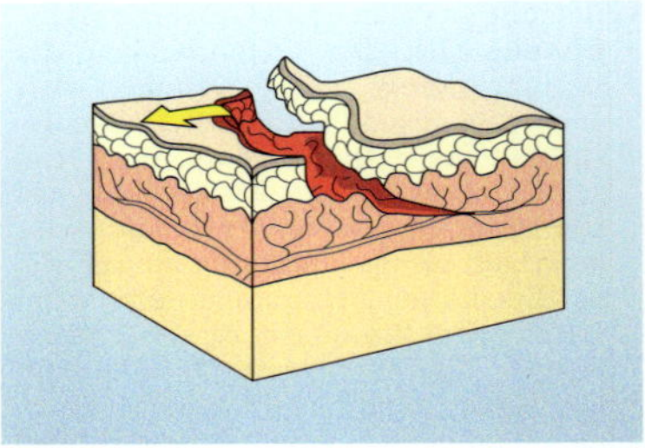

D Risswunde

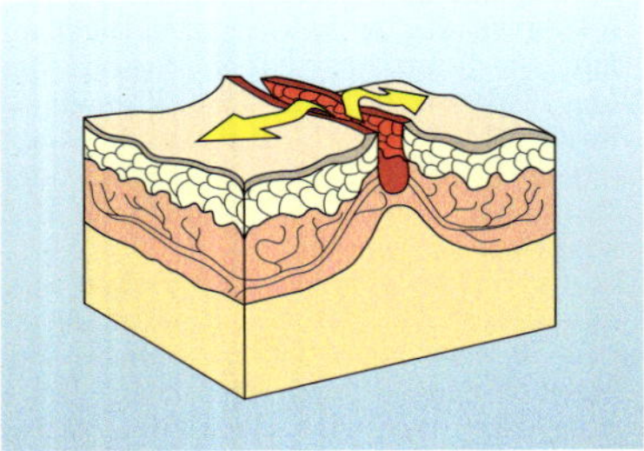

E Platzwunde

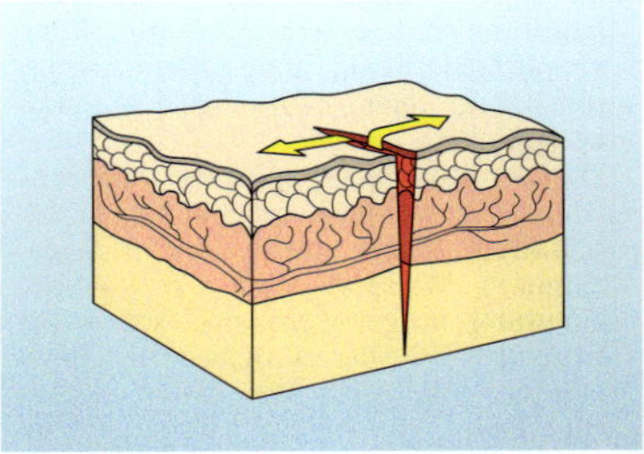

F Stichwunde

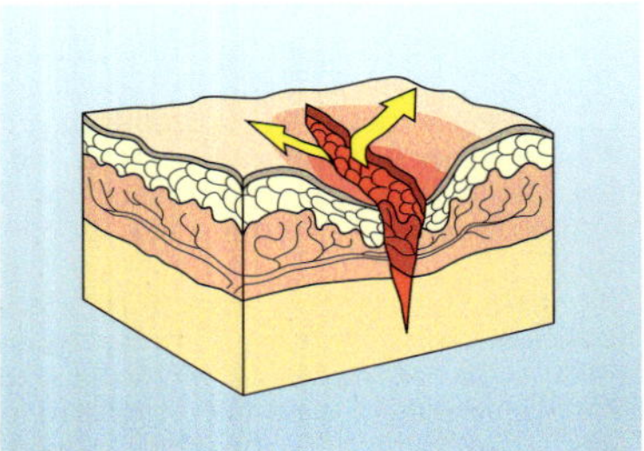

G Bisswunde

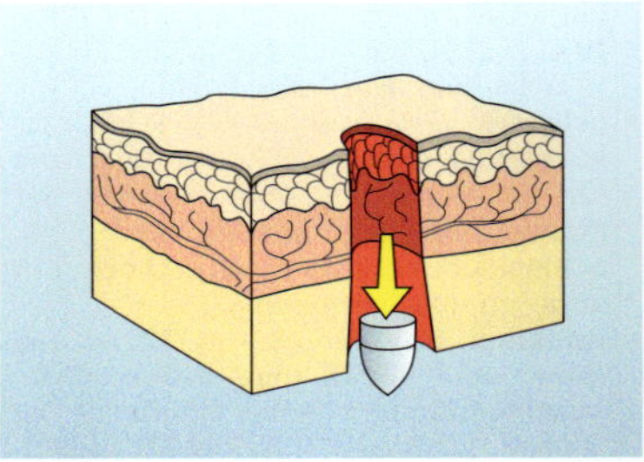

H Schusswunde

Je nach Art der Entstehung und Aussehen einer Hautwunde unterscheidet man:

- **Schürfwunden** (A): Es handelt sich um oberflächliche Hautverletzungen durch tangentiale Gewalteinwirkung oft rauer Gegenstände oder Flächen. Schürfwunden bluten meist nur wenig, sind aber häufig sehr schmerzhaft. Trotz fast immer verunreinigter Wundfläche sind gravierende Wundinfektionen selten, weil die Abwehrfunktion der Haut noch großenteils erhalten ist.
- **Schnittwunden** (B): Durch Einwirkung scharfkantiger Gegenstände (z.B. Messer, Scheren) entstehen mehr oder weniger tief reichende Hautverletzungen mit glatten Wundrändern, die häufig klaffen und stark bluten. Aufgrund der Blutung und der meist relativ sauberen Schneidwerkzeuge ist die Infektionsgefahr (bei sachgemäßer Erstversorgung) eher gering. Die Schmerzen hängen vom Ausmaß der Verletzung ab, sind aber ebenfalls meist nicht sehr ausgeprägt.
- **Quetschwunden** (C): Sie entstehen durch stumpfe Gewalteinwirkung bzw. eine Einklemmung mit Quetschung der Haut. Dadurch wird Gewebe zerstört und Blutgefäße reißen. Die Wundränder sind sehr unregelmäßig und meist auch in den tieferen Hautschichten verschmutzt, was zu erheblicher Infektionsgefahr führt. Quetschwunden sind recht schmerzhaft.
- **Risswunden** (D): Durch Überbeanspruchung der Elastizität der Haut im Rahmen einer tangentialen Gewalteinwirkung durch meist spitze Gegenstände kommt es zum Einreißen mit entsprechend unregelmäßigen Wundrändern und häufig deutlicher Wundverschmutzung. Die Infektionsgefahr ist hoch, und die Wunde schmerzt recht stark.
- **Platzwunden** (E): Platzwunden sind Riss-Quetsch-Wunden. Sie entstehen meist durch Einwirkung stumpfer Gewalt in Bereichen, in denen direkt unter der Haut ein Knochen liegt, sodass die unter der Haut liegenden Gewebeschichten nicht als »Stoßdämpfer« wirken können. Die Wundränder sind zumindest leicht unregelmäßig, die Schmerzen sind vor allem dann ausgeprägt, wenn auch der unter der Wunde liegende Knochen mitverletzt wurde. Die Infektionsgefahr ist abhängig vom Ausmaß der Wundverschmutzung.
- **Stichwunden** (F): Durch Einwirkung spitzer Gegenstände (Nägel, Spieße, Messer) kann es zu Stichwunden kommen. Die Wunden sind dabei glattrandig, reichen häufig recht tief und bluten nach außen meist wenig. Das harmlose Aussehen darf allerdings nicht über die Gefährlichkeit von Stichverletzungen hinwegtäuschen, insbesondere wenn Körperhöhlen oder Gelenke in der Nähe der Wunde liegen. Erhebliche Blutungen nach innen werden u.U. leicht übersehen. Da Keime tief in den Körper vordringen können, ist auch die Infektionsgefahr hoch. Die Schmerzen korrelieren nicht mit der Schwere der Verletzung!
- **Bisswunden** (G): Es handelt sich um meist durch Tiere verursachte Stich-Quetsch-Wunden mit hoher Infektionsgefahr, die – wegen der Quetschung – von starken Schmerzen begleitet werden. Einerseits können Keime, die aus dem Rachen- und Zahnbereich des Tieres stammen, regelrecht in die Wunde »eingeimpft« werden, andererseits ist immer an eine eventuelle Übertragungsmöglichkeit von *Tetanus* und Tollwut zu denken.
  Eine Besonderheit stellen Schlangenbisse dar. Es handelt sich hierbei nur um geringfügige und wenig blutende Hautwunden. Eine bedrohliche Gefahr besteht jedoch v.a. durch die Wirkung des Schlangengifts (→ Seite 203).
- **Schusswunden** (H): Während im Bereich der Eintrittsstelle des Projektils eine eher kleine und glattrandige Wunde zu finden ist (evtl. durch Pulverdampf verschmutzt), zeigt die Austrittsstelle meist ein deutlich größeres, unregelmäßiges Wundgebiet mit Hautrissen, Quetschungen und Blutergüssen. Ist eine Ausschusswunde nicht zu finden, muss sich das Geschoss noch im Körper befinden. I.d.R. sind dabei auch innere Verletzungen zu erwarten. Schussverletzungen führen u.U. zu erheblichen Blutverlusten, deren Ausmaß meist schwer abzuschätzen ist. Vor allem bei einer Mitverletzung von Bauchorganen wie der Leber oder der Milz kann sich innerhalb kürzester Zeit ein manifester *Volumenmangelschock* entwickeln.
- **Brandwunden** werden auf den Seiten 181 und 183 beschrieben.
- **Ätzwunden** → Seite 205.

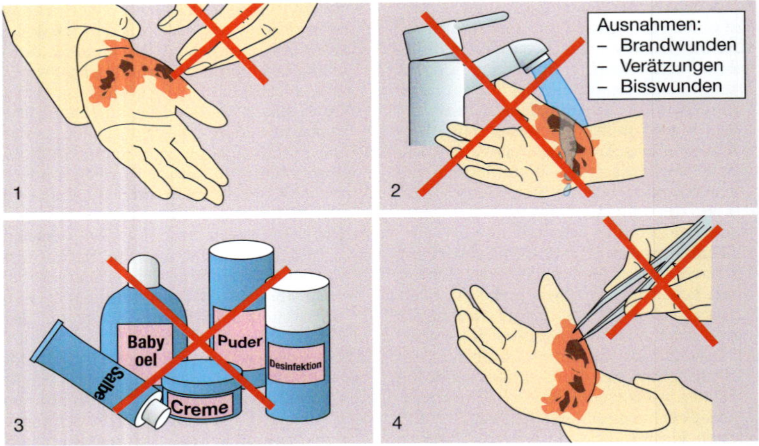

A Verbote bei der Wundversorgung

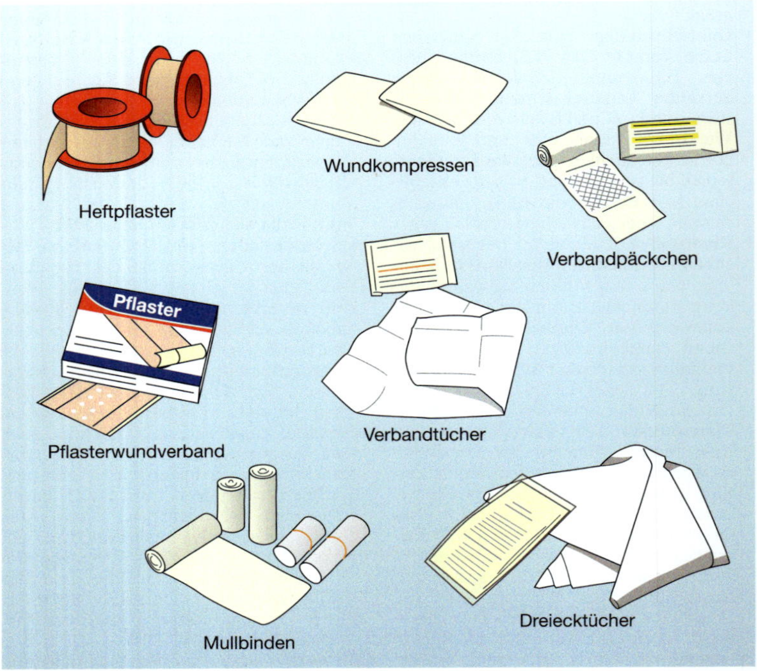

B Verbandmaterial

Grundsätze der Wundversorgung

Die Erstversorgung von Wunden gehört zu den wichtigsten und effektivsten Aufgaben des Ersthelfers. Die schnelle Durchführung einer Blutstillung, das keimfreie Abdecken und die Ruhigstellung einer Wunde verhindern größere Blutverluste, reduzieren Schmerzen und vermindern Komplikationen bei der späteren Wundheilung. Folgende Grundsätze der Wundversorgung sind zu beachten:

- Bei der Erstversorgung sollte der Verletzte **liegen** oder zumindest **sitzen**.
- Der Helfer muss sich **vor dem Verletzten** befinden, um ihn ständig beobachten zu können (Übelkeit/Erbrechen/drohende Bewusstlosigkeit?).
- Um den Verletzten vor Infektionen zu schützen, aber auch zum eigenen Schutz, sollte der Ersthelfer **Schutzhandschuhe** tragen.
- Jede Wunde wird *so*, wie sie vorgefunden wird, möglichst bald und möglichst mit **sterilem** (keimfreiem) Verbandmaterial abgedeckt. Dabei darf die Wunde selbst wegen der drohenden Infektionsgefahr nicht mit der Hand berührt werden (A_1), und der Helfer sollte während der Wundversorgung nicht sprechen, damit keine Speicheltröpfchen in die Wunde gelangen.
- **Keine Wundbehandlung durch Laien:**
  - **Die Wunde darf nicht ausgewaschen oder gereinigt werden** (Ausnahme sind Verbrennungen, Verätzungen und Bisswunden, A_2)
  - **keine Hausmittel oder Medikamente anwenden** (z.B. Puder, Sprays, Salben, Desinfektionsmittel, A_3)
  - **keine Fremdkörper aus der Wunde entfernen** (größere Fremdkörper tamponieren evtl. den Wundbereich und vermindern somit eine Blutung; kleinere Fremdkörper kann der Helfer kaum steril entfernen, A_4).
- **Jede Wunde** sollte innerhalb von sechs Stunden **ärztlich beurteilt und** – sofern notwendig – endgültig (chirurgisch) **versorgt** werden. Hierbei wird auch überprüft, ob der Impfschutz (z.B. gegen eine Tetanusinfektion) ausreicht. Auf die Notwendigkeit der ärztlichen Wundversorgung sollte der Ersthelfer den Verletzten eindringlich hinweisen.

Verbandmaterial

Für die Erstversorgung von Wunden steht ein umfangreiches Sortiment an Verbandmaterial zur Verfügung (B). Der Inhalt der Verbandkästen für Kfz ist nach DIN 13164 und der für Betriebe nach DIN 13157 sowie DIN 13169 vorgeschrieben (→ Seite 222, 223).

Heftpflaster ist ein einseitig klebender Pflasterstreifen, der zum Befestigen von Wundauflagen oder sonstigem Verbandmaterial dient.

Der **Pflasterwundverband** (Wundschnellverband) ist eine kleine Wundauflage mit seitlichen Pflasterstreifen. Er ist entweder in verschiedenen Größen einzeln verpackt oder als größerer Streifen erhältlich. Die Wundauflage beim Pflasterwundverband ist i.d.R. nicht steril, sondern lediglich keimarm.

Wundkompressen sind viereckige Mullauflagen in verschiedenen Größen. Sie sind in kleinen Verpackungseinheiten steril verpackt oder unsteril in größeren Päckchen erhältlich.

Mullbinden sind unterschiedlich elastische, 4 m lange, unsterile Mullstreifen in verschiedenen Breiten, die für Wickelverbände zur Fixierung einer Wundkompresse benötigt werden. Für Druckverbände können sie – in der Verpackung belassen – auch als Druckpolster verwendet werden.

Bei **Verbandpäckchen** sind eine oder zwei Wundauflagen an einem Ende einer Mullbinde befestigt. Sie sind steril verpackt.

Verbandtücher sind unterschiedlich große, sterile Tücher aus fusselfreiem Stoff. Sie dienen zum Abdecken größerer Wundflächen.

Dreiecktücher werden für unterschiedliche Verbände benötigt und sind als Fixierung von Wundkompressen sowie zur Ruhigstellung von Verletzungen vielseitig verwendbar. Die Größe ist einheitlich vorgeschrieben. Sie sind einzeln unsteril verpackt.

Im Fachhandel erhältlich ist außerdem spezielles Verbandmaterial, das sich von den üblichen Materialien durch eine metalline Beschichtung auf der Wundauflage unterscheidet. Diese verhindert das Verkleben des Verbands v.a. mit stark nässenden Wundflächen. Deshalb ist solches Verbandmaterial besonders für Brandwunden geeignet. In den Verbandkästen nach DIN sind diese Verbandmittel in der Regel nicht enthalten. Gegenüber gewöhnlichem Verbandmaterial sind sie relativ teuer.

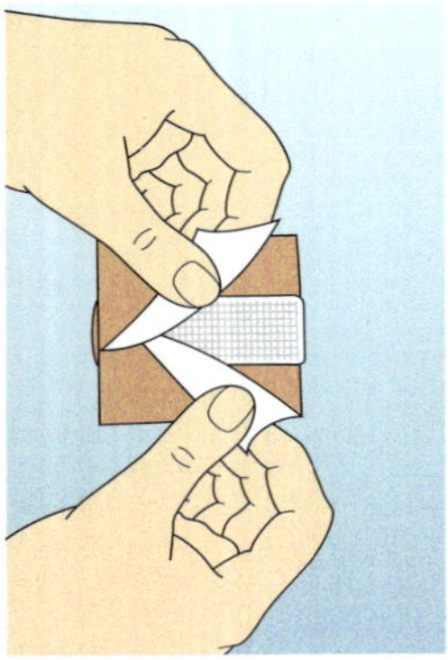

A Pflasterverband

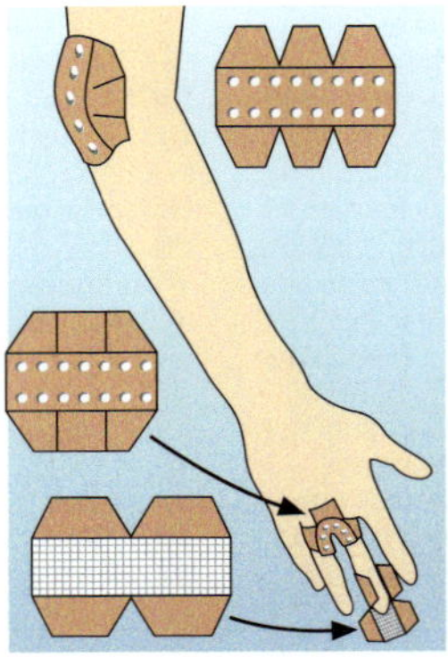

B Finger- und Gelenkverband

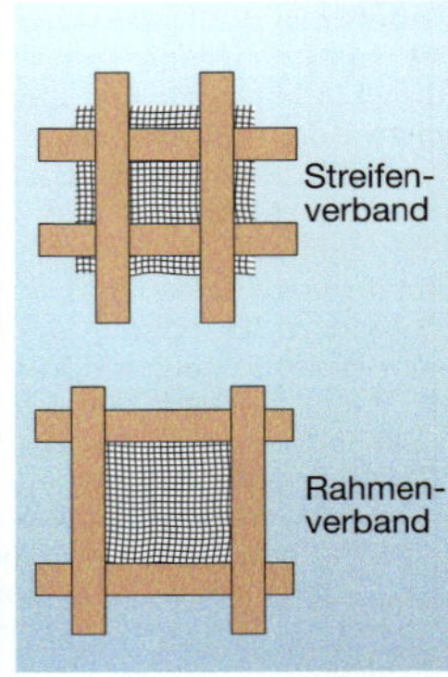

C Wundkompresse und Heftpflaster

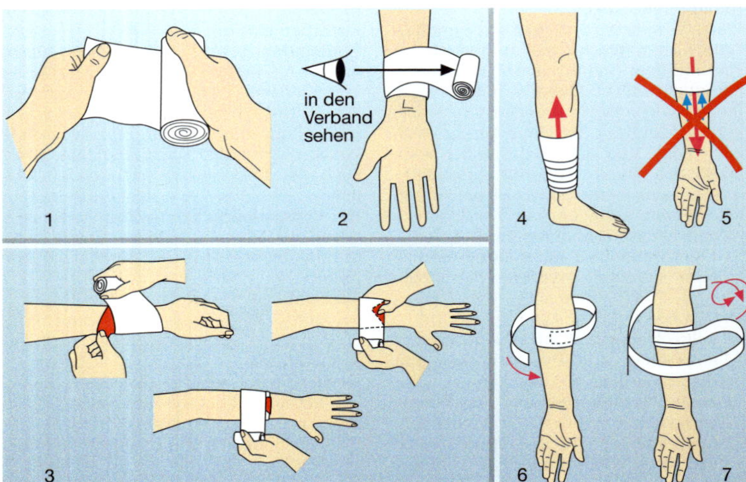

D Grundregeln bei Wickelverbänden

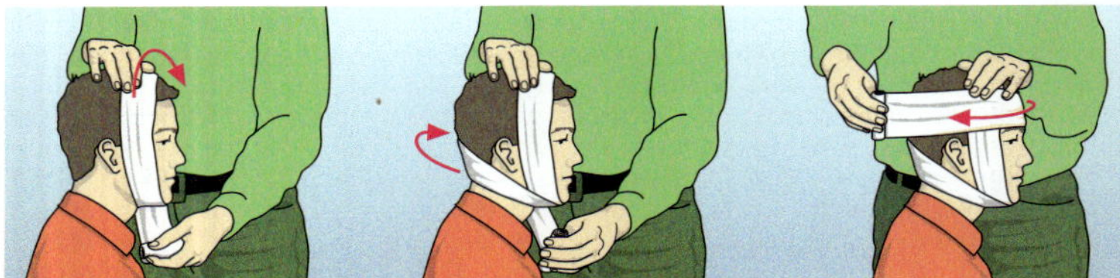

E Kopfverband

Wundversorgung bei geringer Blutung
Bei kleinen Verletzungen mit geringen Blutungen, die im Alltag überaus häufig auftreten, sind **Verbände mit Pflasterwundverband** häufig schon ausreichend. Die Wundauflage des Pflasterwundverbands muss dabei stets größer sein als die Wunde, und beim Entfernen der Schutzfolie auf den Heftpflasterstreifen darf die Wundauflage nicht berührt werden (A). Nach Möglichkeit sollte der Pflasterwundverband faltenfrei aufgebracht werden.

- Beim **Fingerkuppenverband** schneidet man aus der Mitte des Klebestreifens eines ausreichend langen Pflasterstücks (8–10 cm) beidseits ein keilförmiges Stück heraus. Nach Abziehen der Schutzfolie klebt man zunächst die Hälfte des Wundverbands um den verletzten Finger, klappt dann die überstehende Hälfte über die Fingerkuppe und klebt diese ebenfalls um den Finger (B).
- Wie man den Pflasterwundverband einschneiden muss, **um ihn zwischen zwei Fingern oder über ein Gelenk** (z.B. am Ellenbogen) kleben zu können, geht ebenfalls aus Abbildung B hervor.

Zum raschen und einfachen Abdecken etwas größerer, aber ebenfalls nur gering blutender Wunden auf wenig behaarter Haut eignen sich **Verbände mit Wundkompressen und Heftpflaster** (C).

- Beim **Streifenverband** legt man eine sterile Wundkompresse vorsichtig auf die Wunde und fixiert sie mit zwei (oder auch mehreren) ausreichend langen, parallel über Wundkompresse und Haut geklebten Heftpflasterstreifen.
- Beim **Rahmenverband** klebt man vier ausreichend lange Heftpflasterstreifen so auf die Ränder der Wundauflage, dass sie jeweils etwa zur Hälfte auf der Haut und auf der Wundauflage haften.

Bei **Verbänden mit Verbandpäckchen oder Wundkompressen und Mullbinden** (sogenannte Wickelverbände) sind einige Grundregeln zu beachten:

- Man nimmt den Bindenanfang in eine Hand und den Bindenkopf, d.h. den noch aufgewickelten Teil der Binde, in die andere (D 1).
- Man legt den Bindenanfang so auf, dass man während des Wickelns »in den Verband sehen« kann (D 2).
- Man fixiert den Bindenanfang so wie in Abbildung D 3 ersichtlich.
- Bei Verbänden an den Extremitäten wird stets von der Hand bzw. dem Fuß weg und zum Herzen hin gewickelt (D 4).
- Bei Verbänden über Gelenke muss so gewickelt werden, dass das Strecken und Beugen noch möglich ist und der Verband dabei nicht verrutscht, sich lockert oder festzieht.
- Der Verband darf nur so fest gewickelt werden, dass die betroffenen Bereiche nicht eingeschnürt, gestaut oder abgebunden werden (D 5).
- Wenn eine Binde nicht ausreicht, legt man den Anfang der zweiten unter das Ende der ersten Binde und befestigt es mit dem nächsten Gang der zweiten Binde (D 6).
- Zuletzt steckt man das Ende des Verbands unter oder klebt es mit Heftpflaster fest. Alternativ kann man das Bindenende auch mit einer durch den vorletzten Bindengang gebildeten Schlaufe verknoten (D 7).

Es folgt eine Auswahl von Verbänden mit Verbandpäckchen oder Wundkompressen und Mullbinden. Um sie sicher zu beherrschen, sollten sie in einem Erste-Hilfe-Lehrgang unter Anleitung eines fachkundigen Ausbilders mehrfach geübt werden.

- **Kopfverband** (E): Nach Auflegen einer sterilen Wundkompresse auf die Wunde führt man die Binde zunächst zweimal unter das Kinn und über den Scheitel (Vertikalgang), dann kreuzt man sie vom Kinn hinter dem Ohr vorbei zum Hinterkopf in den Horizontalgang, ohne den Hals zu umwickeln. Der Horizontalgang verläuft vom Hinterkopf über die Stirn und zurück. Vom Hinterkopf aus kreuzt man hinter dem anderen Ohr zum Vertikalgang zurück. Beim Kreuzen ist darauf zu achten, dass der Verband nicht zu steil geführt wird, damit er nicht abrutscht. Man wiederholt diesen Ablauf, bis die Binde aufgebraucht ist und fixiert sie schließlich mit Heftpflaster. Durch leicht versetzte Anordnung der Bindengänge können fast alle Kopfanteile einschließlich der Wangen, der Stirn und des Unterkiefers abgedeckt bzw. Wundkompressen fixiert werden.

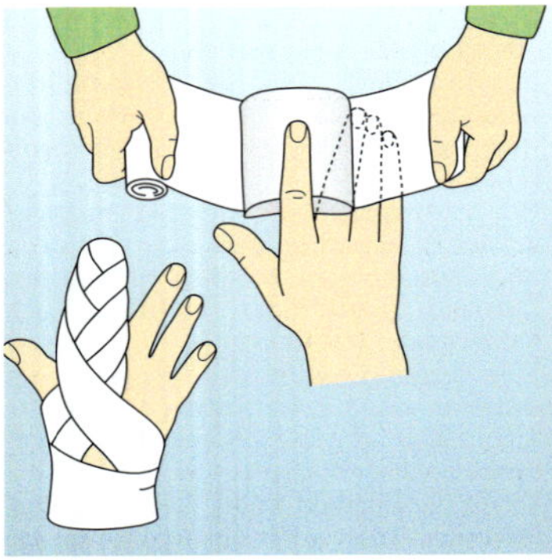

Fingerverband

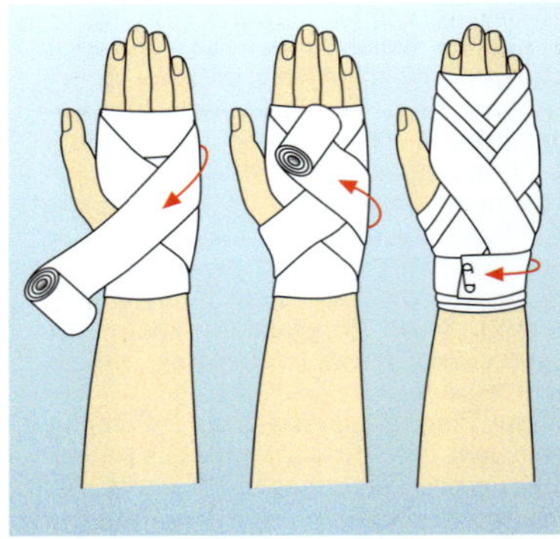

B Handverband

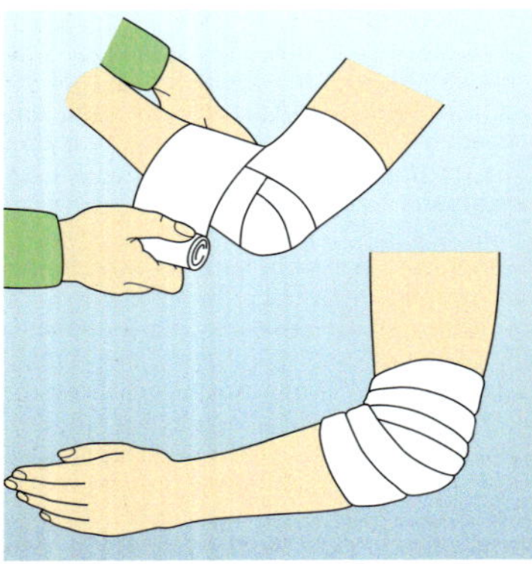

Ellenbogenverband

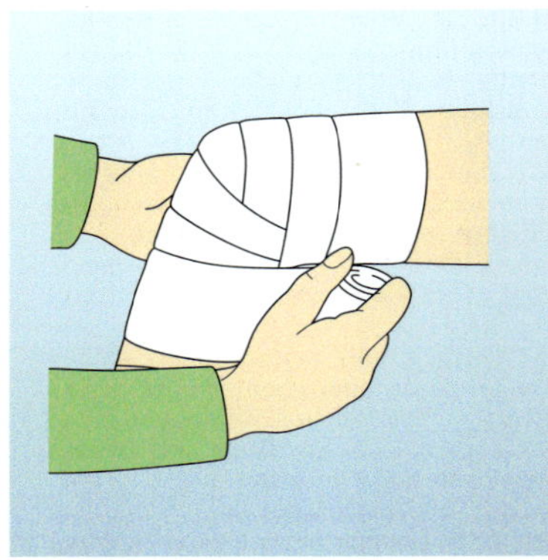

D Knieverband

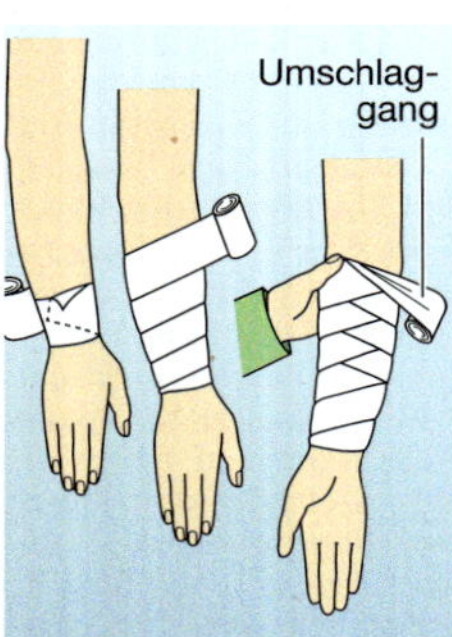

Unterarm- und Oberarmverband

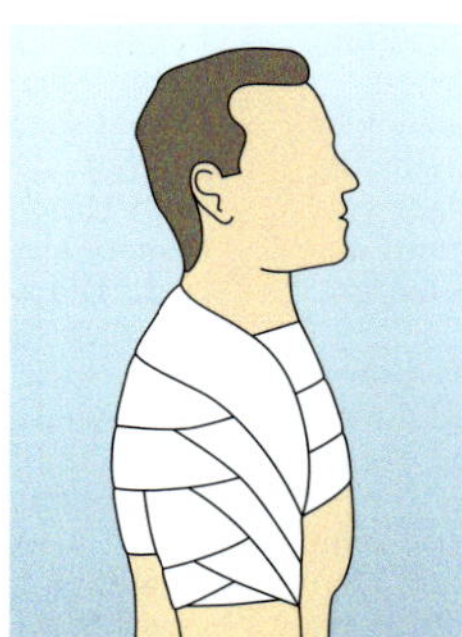

F Oberarm- und Schulterverband

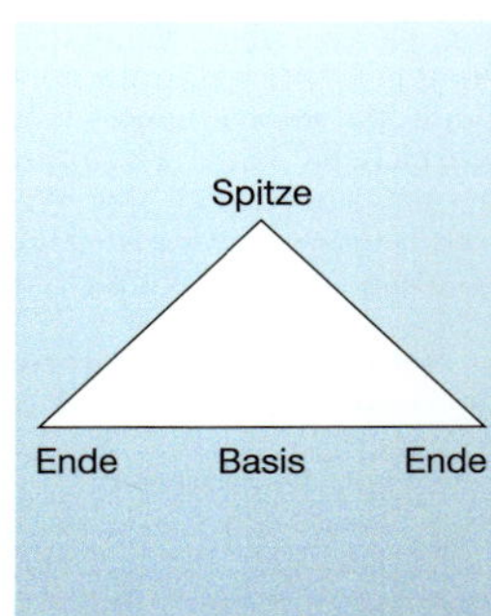

G Dreiecktuch

- **Fingerverband** (A): Man benötigt eine schmale Mullbinde bzw. ein kleines Verbandpäckchen. Nach Auflegen der sterilen Wundkompresse auf die Wunde hält man die Binde am kurzen Ende fest und wickelt den Bindenkopf 2–3-mal über die Wundkompresse. Nach Einschlagen des kurzen Endes führt man die Binde nun über den Handrücken zum Handgelenk und nach einmaligem Umwickeln des Handgelenks wieder zur Fingerkuppe. Von hier folgt eine Kreistour um den Finger, danach wickelt man wieder zum Handgelenk und um dieses herum. Dieser Ablauf erfolgt so oft mit leicht versetztem Verlauf der Bindengänge, bis die Wundauflage bedeckt ist. Der Verband endet am Handgelenk.
- **Handverband** (B): Man verwendet kleine oder mittlere Verbandpäckchen bzw. Mullbinden. Nach Auflegen der Wundkompresse führt man den Bindenkopf zunächst 2–3-mal um das Handgelenk, dann über die Wundauflage zu den Fingern. Nach zweimaligem Umwickeln der Finger verläuft der Gang über den Handrücken zum Handgelenk zurück, darum herum und wieder über den Handrücken zu den Fingern in jeweils leicht versetzter Anordnung, bis die Wundauflage bedeckt ist. Der Verband endet am Handgelenk.
- **Ellenbogenverband** (C): Die Größe der Mullbinde bzw. des Verbandpäckchens hängt vom Ausmaß der Wunde ab. Nach dem sterilen Bedecken der Wunde umwickelt man die Wundauflage in leichter Beugestellung des Ellenbogengelenks zunächst 2–3-mal. Das kurze Bindenende schlägt man dann ein und führt den Bindenkopf zum Unterarm. Nach einmaligem Umwickeln kreuzt man über die Ellenbeuge zum Oberarm, umwickelt hier ebenfalls einmal und führt die Binde wieder über die Ellenbeuge zum Unterarm. Dies erfolgt wiederum in leicht versetzter Anordnung der einzelnen Touren, bis die Wundauflage bedeckt ist. Der Verband kann an Unter- oder Oberarm enden. Es ist besonders darauf zu achten, dass es nicht zu einer Stauung durch zu strammes Wickeln kommt.
  Analog dazu wird ein **Knieverband** (D) angelegt.
- **Unterarm- und Oberarmverband** (E): Nach zwei bis drei Kreisgängen wickelt man spiralförmig von der Peripherie in Richtung Rumpf, wobei jeder Bindengang den vorherigen etwa zur Hälfte bedecken soll. Bei zunehmender Verdickung der Extremität muss man durch Umschlagen der Binde um 180° (Umschlaggang) gelegentlich einer »Tütenbildung« und daraus resultierendem schlechterem Halt des Verbands entgegenwirken.
  Verbände an Ober- und Unterschenkeln werden auf die gleiche Weise gewickelt.
- **Oberarm- und Schulterverband** (F): Nach zwei Befestigungsgängen der Binde möglichst hoch am Oberarm führt man diese über die Schulterkuppe unter der gegenüberliegenden Achselhöhle hindurch und über die Schlüsselbeingegend zur verletzten Schulter zurück, von dort unter der Achsel hindurch zum Oberarm. Nach einem Kreisgang wiederholt man dies, wobei der vorhergehende Bindengang ungefähr zur Hälfte überdeckt werden soll, bis die Wundkompresse bedeckt ist. Der Verband endet an Brustkorb oder Oberarm.

Mit **Dreiecktuchverbänden** können Wunden an fast allen Körperregionen schnell und vor allem recht einfach abgedeckt werden, sodass sie in der Ersten Hilfe auch heute noch unverzichtbar sind. Der Ersthelfer sollte bei der Anwendung vor allem beachten,

- dass ein zweiter Helfer oder der Verletzte selbst beim Anlegen eines Verbands mithelfen kann, indem er die Wundauflage oder das Dreiecktuch festhält, und
- dass evtl. nötige Knoten nicht im Bereich der Wunde oder an Körperstellen, wo sie Druckschmerzen verursachen können, zu liegen kommen; ggf. müssen Knoten mit weichem Material wie z. B. einem weiteren, mehrfach gefalteten Dreiecktuch, Papier- oder Stofftaschentüchern unterpolstert werden.

Dreiecktücher haben nach DIN festgelegte Größen. Die längere Seite wird als *Basis*, die ihr gegenüberliegende Ecke als *Spitze* und die beiden anderen Ecken werden als *Enden* bezeichnet (G).

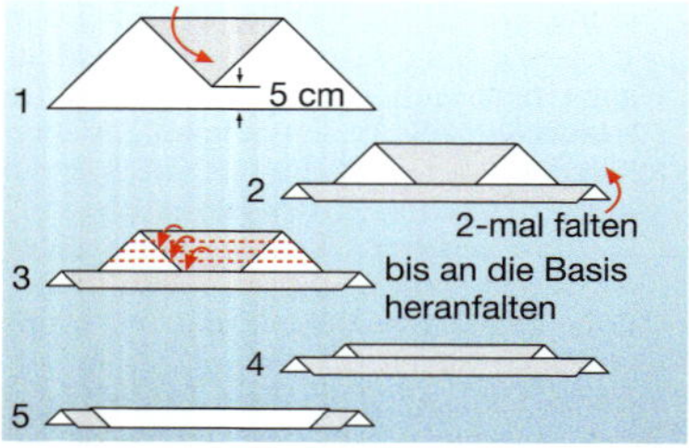

A Dreiecktuchkrawatte

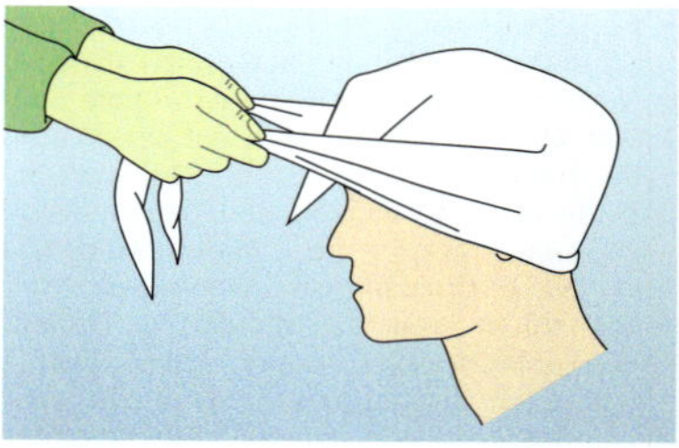

B Kopfverband

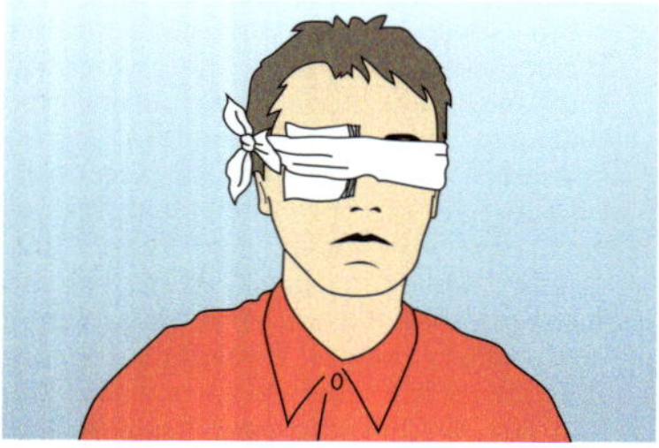

C Augenverband

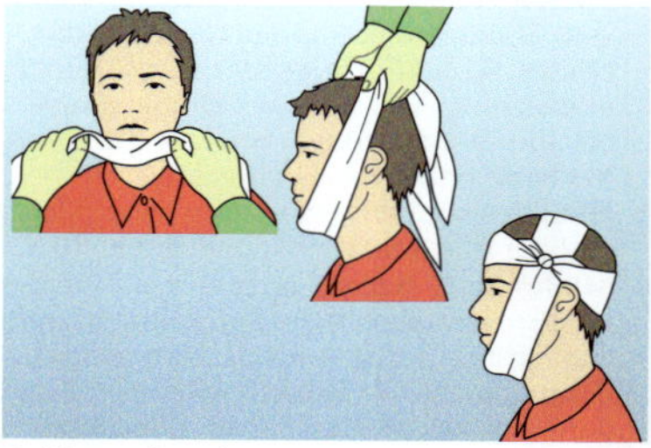

D Kinnverband

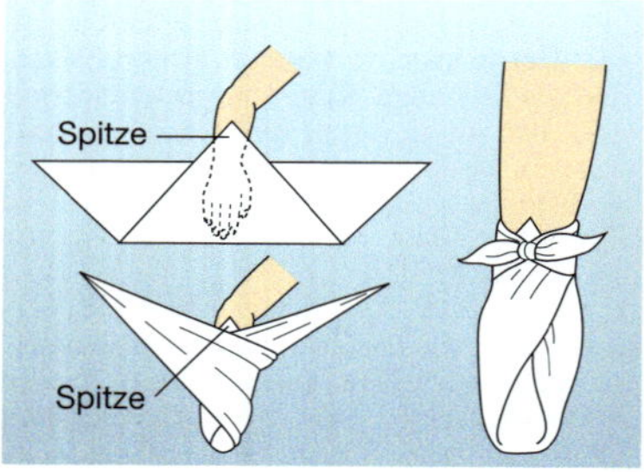

E Handverband

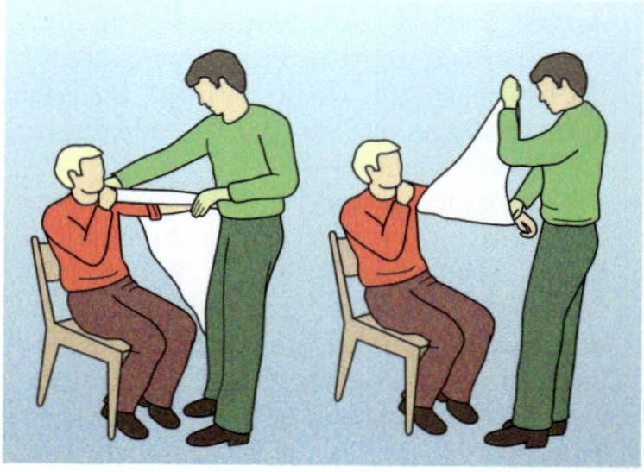

F Armverband

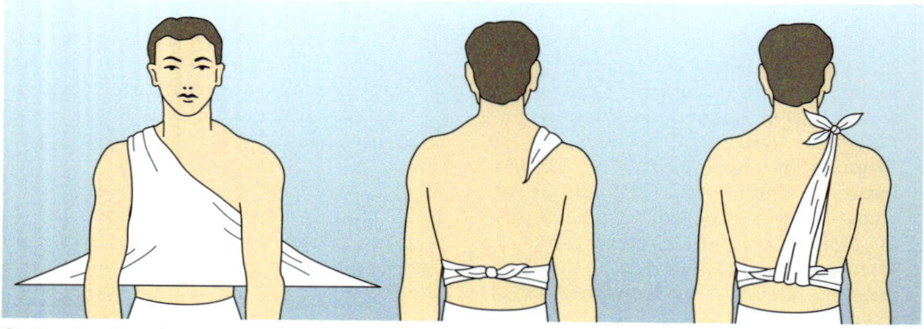

G Brustverband

Für verschiedene Verbände wird das Dreiecktuch zur **Dreiecktuchkrawatte** gefaltet (A). Hierzu schlägt man die Spitze zur Basis hin ein, sodass sie etwa 5 cm Abstand behält. Dann faltet man die Basis zweimal über die Spitze hinweg, jeweils in einer Breite von ebenfalls ca. 5 cm. Anschließend faltet man von der anderen Seite her weiter, bis die etwa 5 cm breite Krawatte fertiggestellt ist.

Im Folgenden werden einige Verbände mit Dreiecktüchern beschrieben:

- **Kopfverband** (B): Nach Bedecken der Wunde mit einer sterilen Kompresse legt man das Dreiecktuch so auf den Kopf, dass die Basis tief im Nacken liegt, während die Spitze über die Stirn in das Gesicht hängt. Man fasst die Enden, schlägt die Basis unter Einbeziehung der Ohren evtl. leicht um, legt sie nach vorn und strafft sie durch Zug. Dann verknotet man die Enden über der Stirn (nicht genau über der Wunde!). Die Spitze klemmt man hinter den Knoten, und die Enden steckt man abschließend in die seitlich entstehenden Taschen des Verbands.
- **Augenverband** (C): Hierzu faltet man ein Dreiecktuch wie oben beschrieben zur Krawatte. Nach Aufbringen einer möglichst zusätzlich gepolsterten Wundkompresse auf das kranke Auge legt man die Krawatte über **beide** Augen und verknotet sie **seitlich** am Kopf: Am Hinterkopf würde ein Knoten stören, wenn der Verletzte liegend transportiert werden muss. Der Verband darf keinen Druck auf das verletzte Auge ausüben!
- **Kinnverband** (D): Man bedeckt die Wunde mit einer Kompresse. Dann steckt man beide Zeigefinger in die Spalte eines zur Krawatte gefalteten Dreiecktuchs, öffnet die Krawatte leicht und legt sie taschenförmig um das Kinn, führt die Enden der Krawatte unter leichtem Zug nach oben und verknotet sie am höchsten Punkt des Kopfes (nicht am Hinterkopf). Um den Verband noch zusätzlich zu sichern, kann man eine zweite Krawatte als Stirnband darüberlegen.
  Mit diesem Verband können auch Wundkompressen im Bereich der Wangen befestigt werden.
- **Handverband** (E): Nach Aufbringen der Wundkompresse wird die verletzte Hand auf ein ausgebreitetes Dreiecktuch gelegt, und zwar so, dass die Fingerspitzen zur Spitze des Dreiecktuchs weisen. Man schlägt die Spitze bis zum Handgelenk um (am besten wird sie vom Verletzten selbst oder einem Helfer dort gehalten), fasst beide Enden des Dreiecktuchs dicht an der Hand, kreuzt sie unter Zug, während man sie langsam durch die Finger gleiten lässt, über dem Handgelenk, wickelt sie einmal um das Handgelenk herum und verknotet sie abschließend auf der Oberseite des Handgelenks.
- **Armverband** (F): Nach Bedecken der Wunde mit einer Wundkompresse legt man das Dreiecktuch so auf den gestreckten Arm, dass die Spitze am Handgelenk und ein Ende auf der Schulter liegt, während das andere Ende frei nach unten hängt. Das Ende auf der Schulter wird dabei vom Verletzten selbst oder einem weiteren Helfer festgehalten. Man hält dann die Spitze am Handgelenk fest, fasst das herunterhängende Ende und wickelt es unter Zug zunächst einmal um die Spitze und dann in Richtung Schulter um den Arm. Schließlich wickelt man das auf der Schulter liegende Ende entgegengesetzt um den Oberarm und verknotet es mit dem anderen Ende, wobei der Knoten nicht in der Ellenbeuge liegen darf.
- **Brustverband** (G): Ein Dreiecktuch wird so auf die Brust des Betroffenen gelegt, dass die Spitze auf einer Schulter und die Basis parallel zum Hosenbund liegt. Dann verknotet man die beiden Enden des Dreiecktuchs auf dem Rücken. Nun legt man eine Dreiecktuchkrawatte wie eine Schlaufe so über die verknoteten Enden des ersten Dreiecktuchs, dass ihre beiden Enden auf der Schulter mit der Spitze des ersten Dreiecktuchs verknotet werden können. Ein Rückenverband ist analog anzulegen.

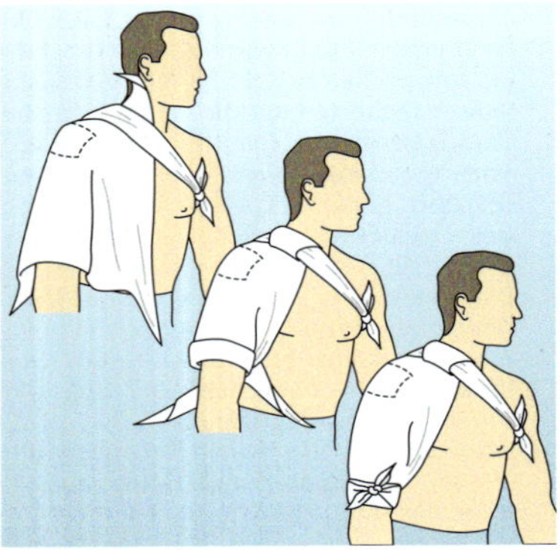

A Schulterverband

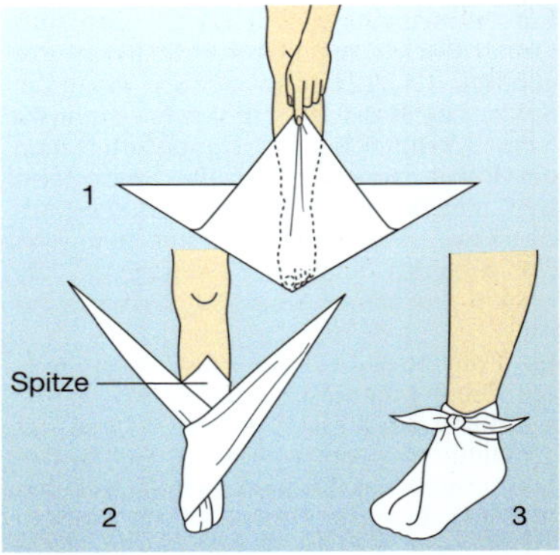

B Fußverband für den Vorfuß

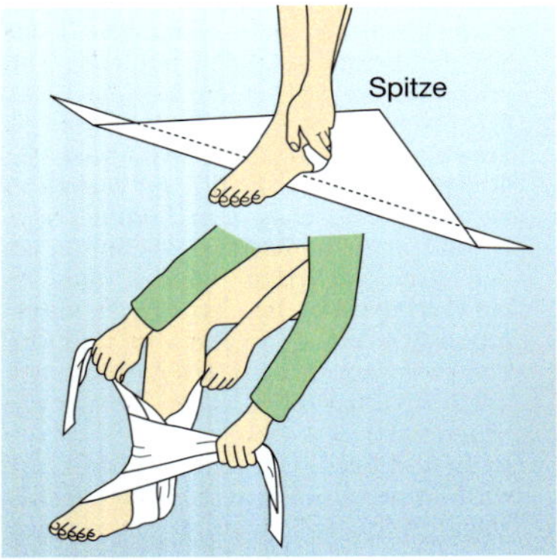

C Fußverband für die Ferse

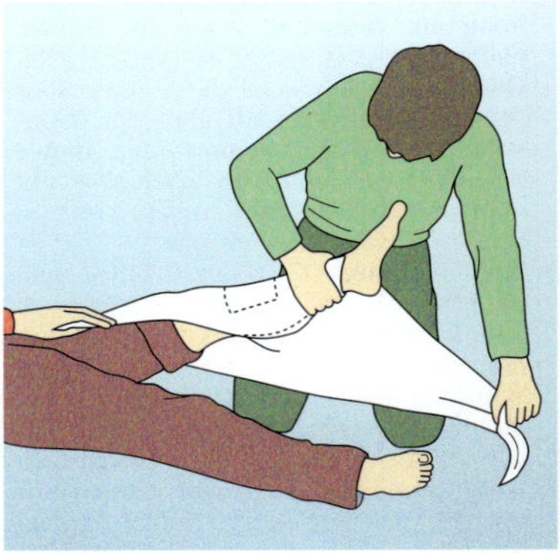

D Unterschenkelverband

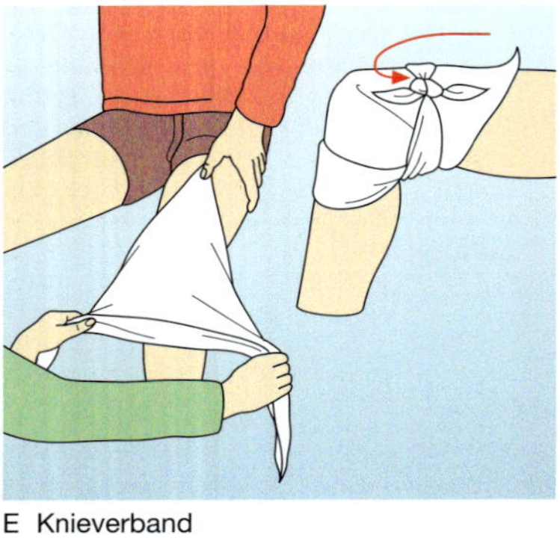

E Knieverband

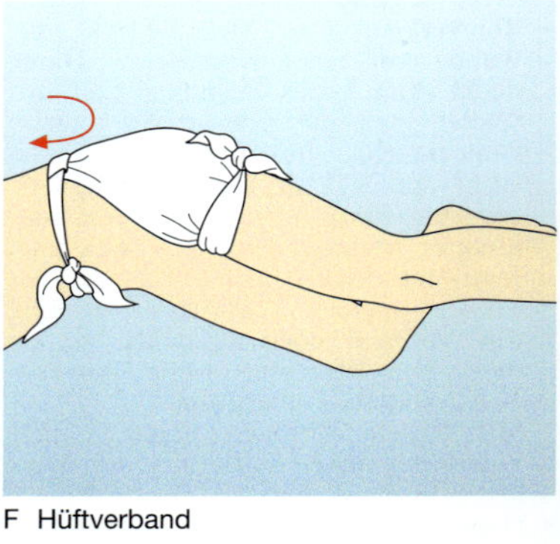

F Hüftverband

- **Schulterverband** (A): Hierfür benötigt man ein offenes und ein zur Krawatte gefaltetes Dreiecktuch. Nach dem sterilen Abdecken der Wunde mit einer Kompresse legt man das offene Dreiecktuch mit der Spitze hoch zum Hals auf die verletzte Schulter. Die Enden schlingt man möglichst weit oben um den Oberarm und verknotet sie miteinander. Die Krawatte legt man nun so über die Schulter, dass 2/3 nach hinten, 1/3 nach vorn herunterhängen. Nun legt man die Spitze des offenen Tuchs in die Tasche der Krawatte ein und schlägt die Krawatte so oft nach außen um, bis das Tuch auf der Schulter fest aufliegt. Dann bringt man das hintere Ende der Krawatte unter der gegenüberliegenden Achselhöhle hindurch nach vorn und verknotet es mit dem vorderen vor dem Brustkorb.
- **Fußverband für den vorderen Fuß** (B): Dieser Verband gleicht dem Handverband. Nach dem Auflegen der Wundkompresse wird der verletzte Fuß mit den Zehen in Richtung Spitze auf das Dreiecktuch gestellt. Die Spitze wird zum Schienbein hochgezogen und vom Verletzten oder einem weiteren Helfer gehalten. Die Enden werden dicht am Fuß gefasst und, während sie unter Zug durch die Finger gleiten, über dem Fußrücken gekreuzt, um das Fußgelenk gewickelt und vorn verknotet.
- **Fußverband für die Ferse** (C): Die Wundkompresse wird aufgebracht und vom Verletzten oder einem Helfer festgehalten. Nach dem Ausbreiten des Dreiecktuchs und Umschlagen der Basis um etwa 5 cm nach außen wird der Fuß so auf das Tuch gestellt, dass die Ferse zur Spitze zeigt und die Basis knapp hinter den Ballen liegt. Die Tuchspitze schlägt man zur Wade hoch, wo sie vom Verletzten oder einem Helfer festgehalten wird, während man die Enden kurz fasst, unter Zug durch die Finger gleiten lässt und dabei über dem Fußrücken kreuzt, um das Fußgelenk wickelt und vorn verknotet.
- **Unterschenkelverband** (D): Die Wundkompresse wird aufgebracht und das Bein gestreckt. Dann legt man das Dreiecktuch mit der Spitze zum Fußgelenk und mit einem Ende auf den Oberschenkel, während das andere Ende herunterhängt. Das Ende am Oberschenkel wird möglichst vom Verletzten oder einem Helfer festgehalten. Mit einer Hand hält man nun die Spitze am Fußgelenk, mit der anderen wickelt man das herunterhängende Ende gestrafft zunächst über die Spitze und anschließend mehrmals in Richtung Oberschenkel um das Bein. Schließlich wickelt man das andere Ende entgegengesetzt herum und verknotet beide Enden miteinander (nicht am Kniegelenk).
- **Knieverband** (E): Dieser Verband sollte möglichst bei gebeugtem Knie, d.h. am sitzenden Verletzten angelegt werden. Nach sterilem Bedecken der Wunde legt man die Spitze des Dreiecktuchs hoch auf den Oberschenkel. Dort hält sie der Verletzte oder ein Helfer fest. Die Basis schlägt man etwa 5 cm nach außen um und wickelt sie dann etwa handbreit unterhalb des Knies um den Unterschenkel. Nun fasst man die Enden körpernah unter Zug, lässt sie durch die Finger gleiten, kreuzt sie unter der Kniekehle und verknotet sie anschließend etwa handbreit oberhalb des Knies auf dem Oberschenkel. Abschließend schlägt man die Spitze hinter dem Knoten ein.
- **Hüftverband** (F): Analog zum Schulterverband benötigt man wieder ein offenes sowie ein zur Krawatte gefaltetes Dreiecktuch. Der Verletzte sollte hierzu auf der unverletzten Seite dem Helfer zugewandt liegen. Man deckt die Wunde steril ab und legt das offene Tuch mit der Spitze zur Achsel zeigend auf die Hüftgegend. Die Enden wickelt man so hoch wie möglich um den Oberschenkel und verknotet sie außen. Die Krawatte legt man dann so um die Taille des Verletzten, dass 2/3 zum Rücken, 1/3 zur Bauchseite hängen. Die Spitze des offenen Tuchs legt man in die Krawattentasche ein, dann schlägt man die Krawatte nach außen so oft um, bis das Tuch die Wundauflage fixiert. Abschließend zieht man das hintere Ende der Krawatte unter der Taille hindurch und verknotet es vorn mit dem anderen Ende. Ggf. muss eine weitere Krawatte als Verlängerung dazwischengeknotet werden.

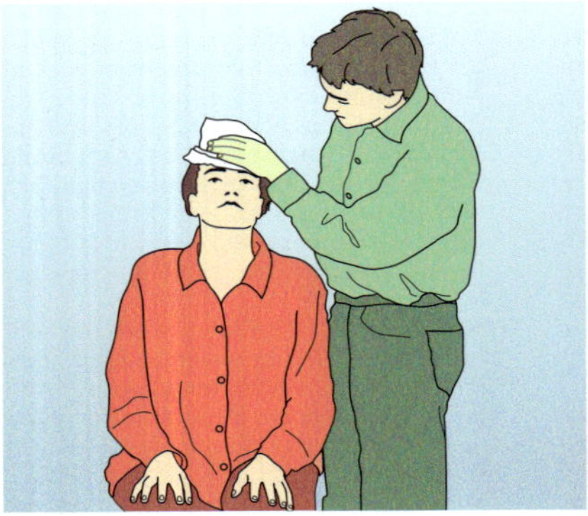

A Druck auf die Wunde

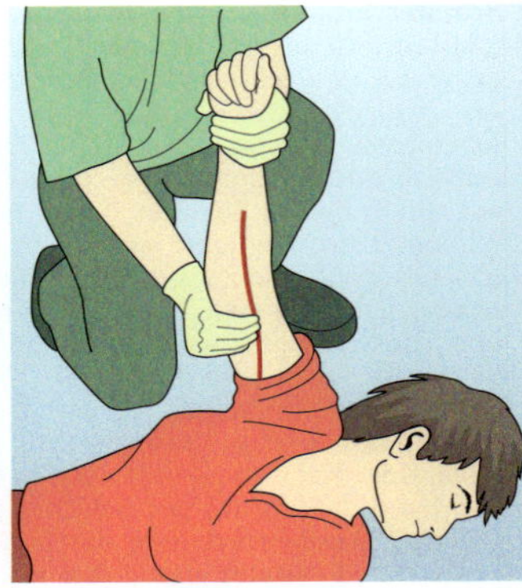

B Abdrücken am Arm

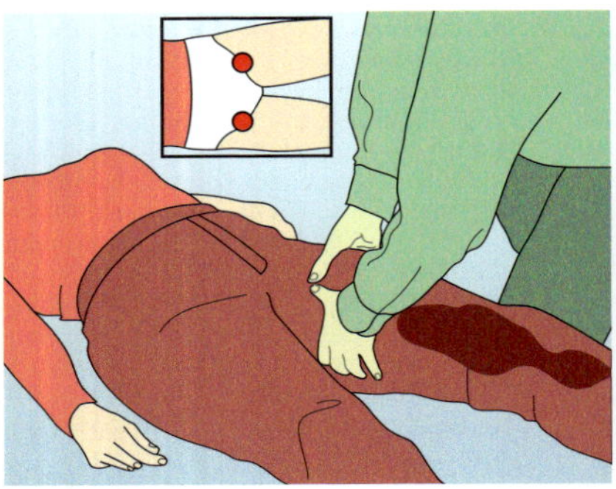

C Abdrücken am Bein

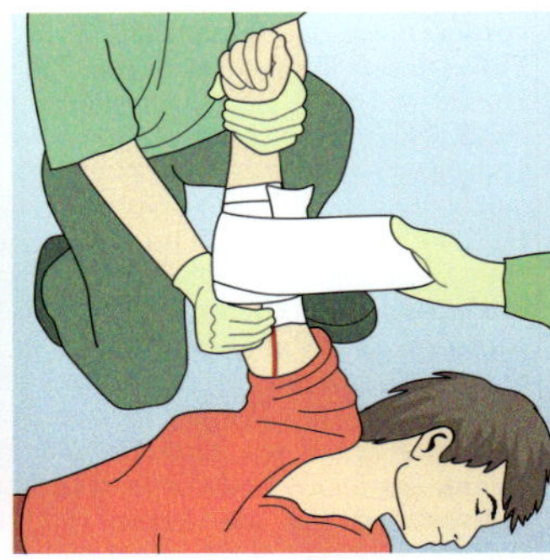

D Druckverband anlegen

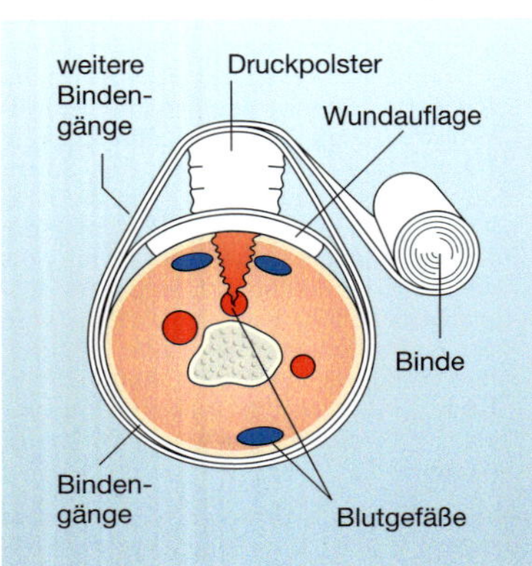

E Druckverband mit Verbandpäckchen

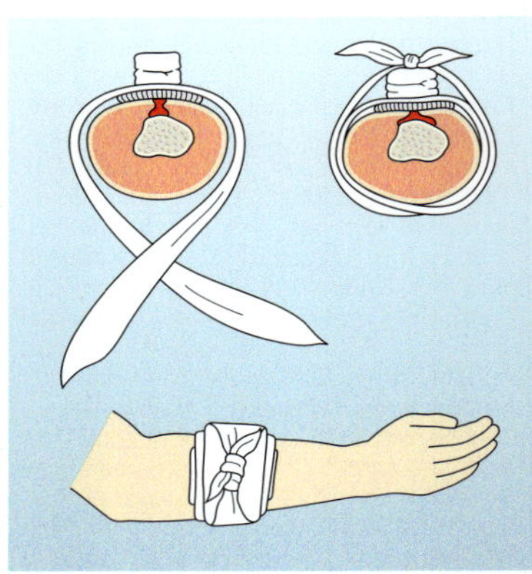

F Druckverband mit Dreiecktuchkrawatte

Bei starken Blutungen an Kopf oder Rumpf:

- **Direkten Druck auf die Wunde ausüben**, möglichst mit sterilem oder zumindest keimarmem Material (A)
- evtl. Anlegen eines **Druckverbands**, sofern dies anatomisch möglich ist.

Bei starken Blutungen an Extremitäten:

- **Hochhalten** bzw. **Hochlagern** der verletzten Extremität
- **Abdrücken** der zuführenden Schlagader:
  - **Am Arm** wird die Schlagader mit vier Fingern einer Hand durch die Lücke der Oberarmbeuge- und -streckmuskulatur, an der Innenseite des Oberarms, gegen den Knochen abgedrückt (B). Bei korrekter Durchführung steht die Blutung sofort.
  - **Am Oberschenkel** drückt der Helfer mit beiden Daumen die Oberschenkelarterie gegen den Beckenrand ab. Dabei sollte der Helfer neben dem Oberkörper des Verletzten knien und zur Blutung schauen (C). Bei korrekter Durchführung steht die Blutung sofort.
- Während der erste Helfer die Arterie weiter abdrückt, kann ein zweiter Helfer einen **Druckverband** anlegen (D):
  - **Mit Verbandpäckchen und Druckpolster** (E): Die sterile Wundkompresse des Verbandpäckchens wird auf die Wunde gelegt und mit wenigen Bindengängen fixiert. Nach Auflage eines Druckpolsters (z.B. eines verschlossenen Verbandpäckchens, einer Zigarettenschachtel, einer Papiertaschentuchpackung) wickelt man unter mäßigem Zug weiter und beendet den Verband wie üblich.
  - **Mit steriler Wundkompresse, Druckpolster und Dreiecktuchkrawatte** (F): Nach Aufbringen der Wundkompresse wird das Druckpolster daraufgelegt. Die Dreiecktuchkrawatte wird anschließend unter Zug um die Extremität geschlungen und über dem Druckpolster verknotet.
- Wenn ein Druckverband durchbluten sollte, wird über den bereits angelegten Verband ein weiteres Druckpolster gelegt und mit einer Mullbinde oder einer Dreiecktuchkrawatte fixiert.
- Sollte das Anlegen eines Druckverbandes nicht möglich sein, z.B. bei einem Gliedmaßenabriss, beschränkt sich die Hilfeleistung darauf, den Extremitätenstumpf hochzuhalten und ggf. die zuführende Schlagader abzudrücken. Sofern auch dies nicht möglich ist, wird möglichst keimfreies Material auf die Wunde aufgepresst (zur Versorgung eines Amputats → Seite 147).
- Bei starken Blutungen sollten immer auch Maßnahmen zur Bekämpfung eines Volumenmangelschocks durchgeführt werden, z.B. Wärmeerhaltung und Herstellen der Schocklage (→ Seite 115).

Hinweis: Bei starken Blutungen ist die Infektionsgefahr gering. Die Hauptgefahr ist der große Blutverlust. Daher können zur Wundversorgung anstelle von sterilen Verbandmaterialien notfalls auch Handtücher oder Kleidungsstücke verwendet werden.

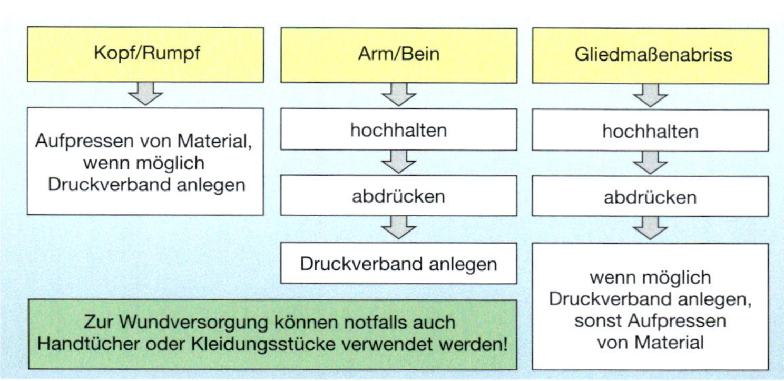

Maßnahmen bei stark blutenden Wunden im Überblick

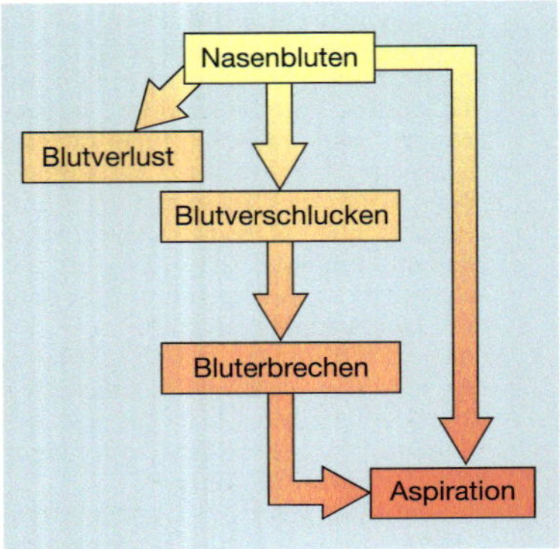

A_1 Nasenbluten

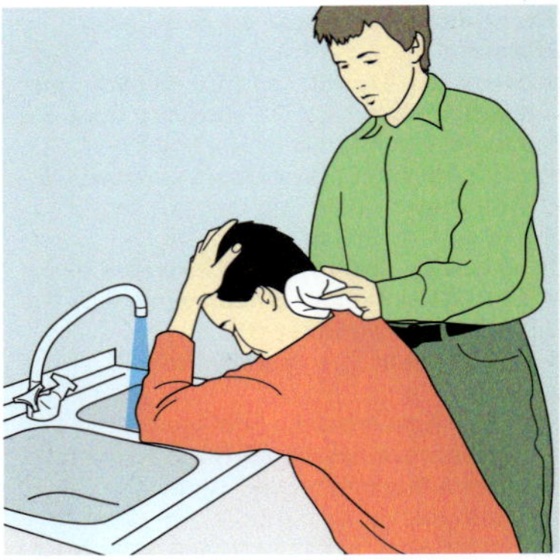

A_2 Maßnahmen

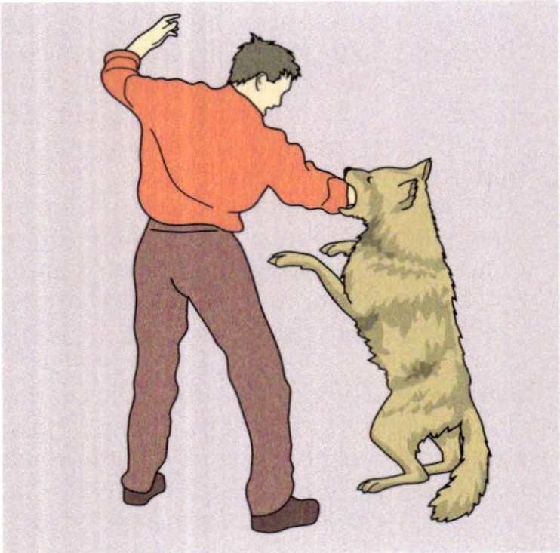

B_1 Bisswunde

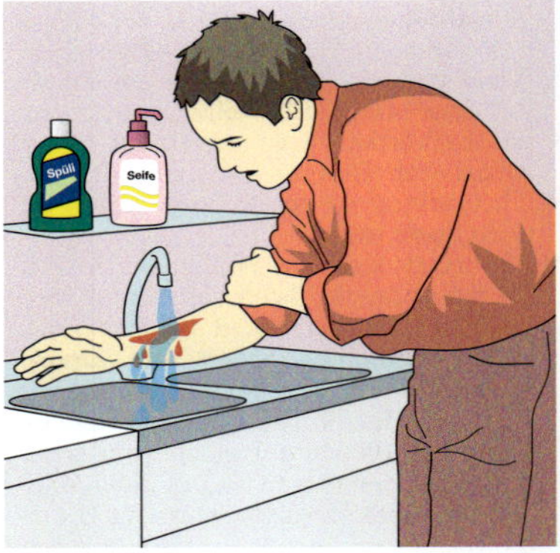

B_2 Maßnahmen

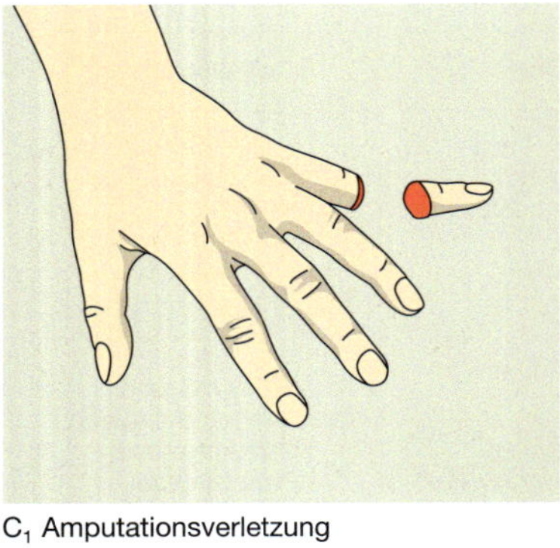

C_1 Amputationsverletzung

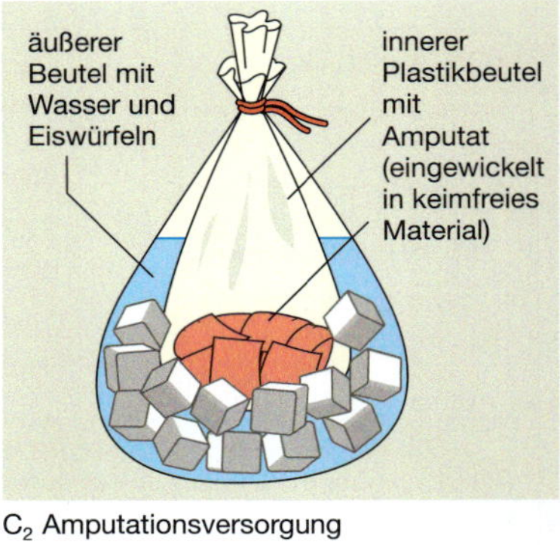

C_2 Amputationsversorgung

Nasenbluten (A_1)
Leichte Blutungen aus der Nase (spontan oder nach Verletzungen) hören meist von selbst, innerhalb weniger Minuten, wieder auf.
Seltener kommt es auch zu *starken Nasenblutungen* – u. U. mit durchaus erheblichen Blutverlusten. Kompliziert kann dies werden, wenn Blut in den Rachen abfließt. Möglicherweise verschluckt der Betroffene das Blut und erbricht es ggf. wieder, was bei einer durch die Blutung verlegten Nase leicht zur *Aspiration* (→ Seite 61) führen kann.
Folgende **besondere Maßnahmen** der Wundversorgung sind durchzuführen (A_2):
- Den Betroffenen leicht nach vorn übergebeugt (z.B. vor einem Waschbecken) sitzen lassen, damit das Blut nach außen abfließen kann; ggf. auch Tücher oder ein Gefäß unterlegen. Der Betroffene sollte seine Stirn nach Möglichkeit mit den Händen abstützen
- den Betroffenen zum Atmen durch den Mund auffordern
- ein feuchtes, kaltes Tuch in seinen Nacken legen
- bei Kollaps- oder Schockgefahr den Betroffenen möglichst in Bauchlage bringen (→ Seite 57)
- nicht versuchen, die Blutung durch Verbandmull o. ä. zu stillen. Dadurch wird lediglich der Blutabfluss nach außen verhindert, und man provoziert die oben beschriebenen Komplikationen, insbesondere die *Aspiration*
- die endgültige Versorgung bei starkem Nasenbluten sollte durch einen Hals-Nasen-Ohren-Arzt erfolgen.

Bisswunden (B_1)
Da durch Tierbisse Tollwutviren übertragen werden können, sind Bisswunden – abweichend von den allgemeinen Geboten der Wundversorgung – gründlich mit Seife oder Spülmittel auszuwaschen (B_2). Die Tollwuterreger können auf diese Weise abgetötet werden. Eine anschließende **ärztliche** Wundversorgung ist **unbedingt notwendig**.

Amputationsverletzungen (C_1)
Traumatisch abgetrennte Körperteile *(Amputate)* können heute in vielen Fällen wieder angenäht *(replantiert)* werden.
Nach der Versorgung des Verletzten – mit Maßnahmen zur Blutstillung, dem Anlegen eines sterilen Verbandes (→ Seite 135–145) sowie der Lagerung in Schocklage (→ Seite 57, 115) – muss man das abgetrennte Körperteil ggf. suchen und dem Betroffenen mit in die Klinik geben. Dabei sollte das *Amputat* folgendermaßen aufbewahrt werden (C_2):
- Das *Amputat* wird unmittelbar, ohne Säuberung oder sonstige Manipulationen, in ein steriles Verbandtuch eingewickelt und in einen Plastikbeutel gelegt, der fest verschlossen wird
- in einen zweiten Beutel gibt man kaltes Wasser mit Eiswürfeln
- den Beutel mit dem *Amputat* bringt man so in den Eiswasserbeutel ein, dass die verschlossene Öffnung oben herausragt
- der Eiswasserbeutel wird um den Amputatbeutel herum fest verschlossen.

Sollte kein geeignetes Verpackungsmaterial zur Verfügung stehen, wird das *Amputat* lediglich steril verpackt und dem Rettungsdienst übergeben, der spezielle Amputatbeutel mitführt.

Verletzungsbedingter Zahnverlust
Zähne oder Zahnteile, die bei körperlichen Auseinandersetzungen oder einem Sturz auf das Gesicht ausgeschlagen wurden, sollten im Idealfall in einer speziellen Zahnrettungsbox (in Apotheken erhältlich), notfalls in einem Glas Milch oder Mineralwasser aufbewahrt werden. Innerhalb einer kurzen Zeitspanne ist häufig ebenfalls eine Replantation möglich. Voraussetzung ist natürlich eine rasche Zahnarztbehandlung.

Weitere besondere Wunden und Blutungen wurden aus didaktischen Gründen anderen Kapiteln zugeordnet. Im Einzelnen handelt es sich um
- **Magen-Darm-Blutungen** bzw. **Blutungen im Bauchraum** sowie **gynäkologische Blutungen** → Seite 153–159
- **Blutungen aus dem Mund**, z.B. bei Kieferfrakturen, **aus dem Ohr**, z.B. beim Schädelbasisbruch, **bei Frakturen im Bereich des Brustkorbs** oder **Frakturen der Extremitäten** → Seite 165–171
- **Brandwunden** → Seite 181, 183
- **Schlangenbisswunden** und **Wunden durch Stiche von Wespen, Bienen, Hornissen, Skorpionen oder Spinnen** sowie **Ätzwunden** → Seite 203, 205.

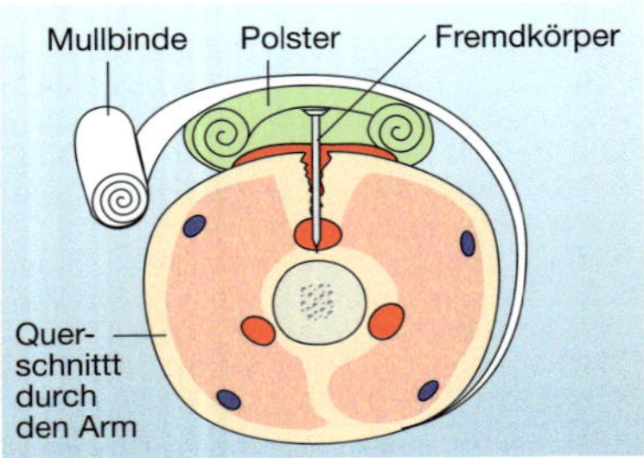

A Fremdkörper in der Wunde

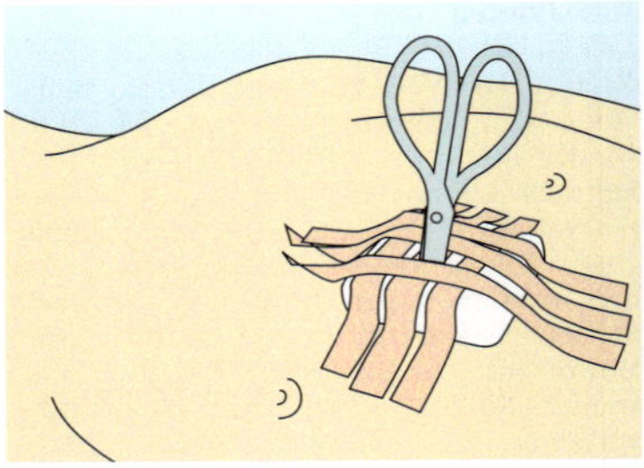

B Fixierung des Fremdkörpers und Wundversorgung

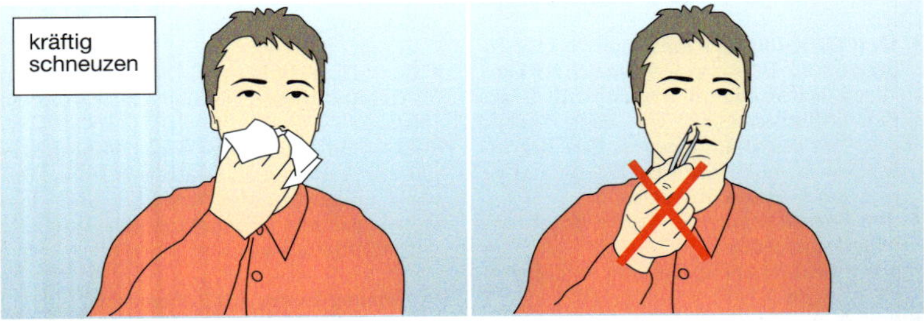

C Fremdkörper in der Nase

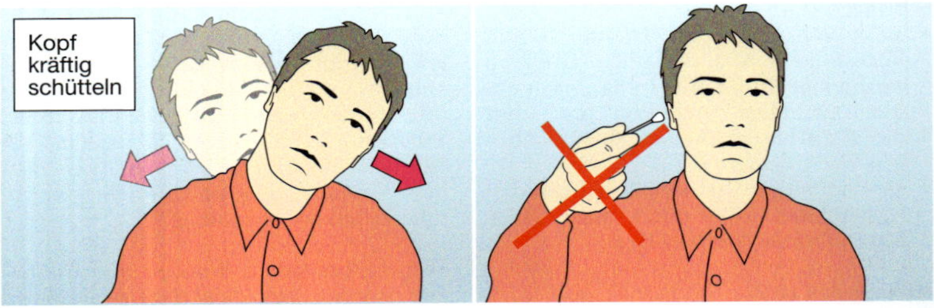

D Fremdkörper im Ohr

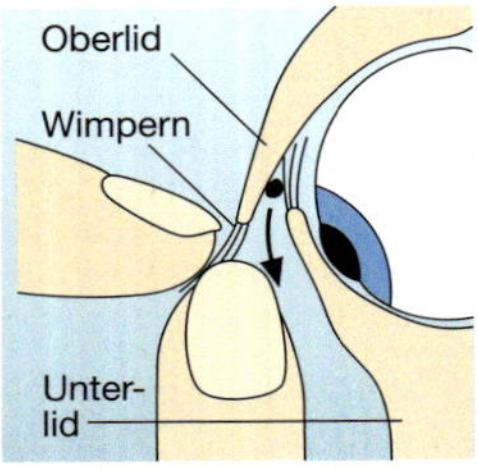

E Fremdkörper unter dem Oberlid

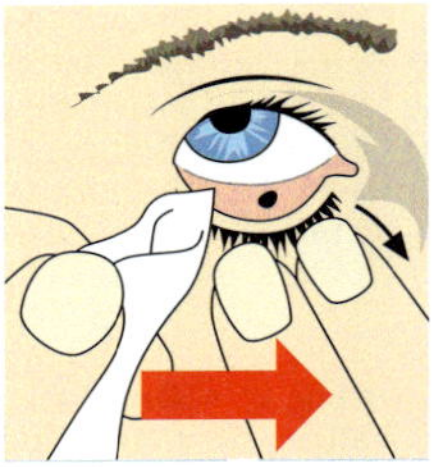

F Fremdkörper unter dem Unterlid

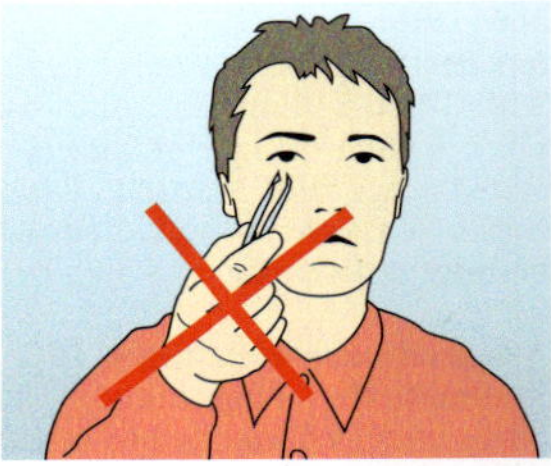

G Fremdkörper im Auge

Fremdkörper in der Wunde
Der Ersthelfer sollte Fremdkörper in der Wunde belassen und keinesfalls versuchen, sie zu entfernen (→ Seite 135).
Bei der Wundversorgung ist zu beachten, dass zunächst nur die Umgebung des Fremdkörpers steril abgedeckt wird. Der Fremdkörper selbst darf nicht berührt oder bewegt werden. Evtl. kann die Wundkompresse ihn locker überdecken.
Anschließend wird der Fremdkörper mit weichem Material vorsichtig umpolstert, sodass bei der späteren Fixierung der Wundkompresse kein Druck darauf ausgeübt werden kann (A).
Auch größere Fremdkörper müssen so fixiert werden, dass weitere Verletzungen durch die Wundversorgung auszuschließen sind. Hierzu können je nach Form und Beschaffenheit des Fremdkörpers in der Wunde die verschiedensten Verbandmaterialien verwendet werden (B).

Fremdkörper in der Nase
Gelegentlich werden von Kindern oder verwirrten älteren Menschen kleine Fremdkörper (Erbsen, Obstkerne, Murmeln o. Ä.) in ein Nasenloch gesteckt (C). Durch eine Schwellung der Nasenschleimhaut ist es u. U. unmöglich, den Fremdkörper ohne Hilfe wieder zu entfernen.
Falls der Fremdkörper auch bei kräftigem Schneuzen nicht herauskommt, ist eine Behandlung beim Hals-Nasen-Ohren-Arzt notwendig.
Wegen erheblicher Verletzungs- und Blutungsgefahr sind Versuche, den Fremdkörper mit Fingern oder spitzen Gegenständen zu entfernen, unbedingt zu unterlassen!

Fremdkörper im Ohr
Hier gilt Ähnliches wie für Fremdkörper in der Nase. Neben eingebrachten Fremdkörpern kann jedoch auch ein Pfropf aus Ohrenschmalz den Gehörgang plötzlich verstopfen, und der Betroffene klagt dann über eine plötzliche Hörverschlechterung auf der entsprechenden Seite.
Wenn der Fremdkörper durch kräftiges Kopfschütteln nicht zu entfernen ist, darf man auch hier keinesfalls versuchen, ihn mit Fingern, Instrumenten (auch keine Ohrenstäbchen verwenden!) oder durch Ausspülen herauszubekommen (D). Dadurch könnte der Fremdkörper nur noch tiefer in die Körperöffnung hineingeraten. Man muss stattdessen einen Hals-Nasen-Ohren-Arzt konsultieren.

Fremdkörper im Auge
Meist handelt es sich um kleine Schmutzbzw. Staub- und Rußteilchen, Insekten oder Glas-, Metall- und Kunststoffsplitter, die zwischen Augenlid und Augapfel geraten.
Dies ist schmerzhaft, und es kommt über eine Bindehautreizung zu Tränenfluss, Rötung und bei Verletzung der Hornhaut auch zu Sehstörungen. Eine Hornhautverletzung wird nicht selten erst durch unsachgemäße Versuche, den Fremdkörper zu entfernen (wie z. B. durch Reiben oder Wischen), hervorgerufen.
Falls **der Fremdkörper auf der Hornhaut** festsitzt, darf man also keinesfalls versuchen, ihn zu entfernen. In diesem Fall legt man stattdessen einen beidseitigen Augenverband an (→ Seite 141) und bringt den Verletzten zum Augenarzt.
Bei Fremdkörpern **unter dem Oberlid** kann man versuchen, das Oberlid mit den Fingern an den Wimpern zu fassen und es, während der Betroffene nach unten schaut, vorsichtig über das Unterlid zu ziehen (E). So kann der Fremdkörper beim Zurückgleiten durch die Wimpern des Unterlids abgestreift werden. Gelingt dies nicht, muss ebenfalls ein Augenarzt aufgesucht werden.
Befindet sich ein Fremdkörper **unter dem Unterlid**, zieht der Ersthelfer dieses an den Wimpern etwa $^1/_2$ cm vom Augapfel weg, während der Betroffene nach oben schaut. Ist der Fremdkörper nun zu sehen, kann man versuchen, ihn mit der Spitze eines feuchten Taschentuchs durch Wischen in Richtung Nase in den inneren Lidwinkel zu befördern, wo er mit der Tränenflüssigkeit ausgespült wird (F). Manchmal bleiben größere Fremdkörper auch direkt am Taschentuch hängen.
Bei Misslingen des Entfernungsversuchs muss ein Augenarzt aufgesucht werden.
Zur Entfernung von Fremdkörpern im Auge dürfen **nie** spitze Instrumente (auch nicht die Fingernägel) benutzt werden (G).

Fremdkörper in den Atemwegen *(Bolusgeschehen)* werden als Störung der Vitalfunktion Atmung auf Seite 95 behandelt.

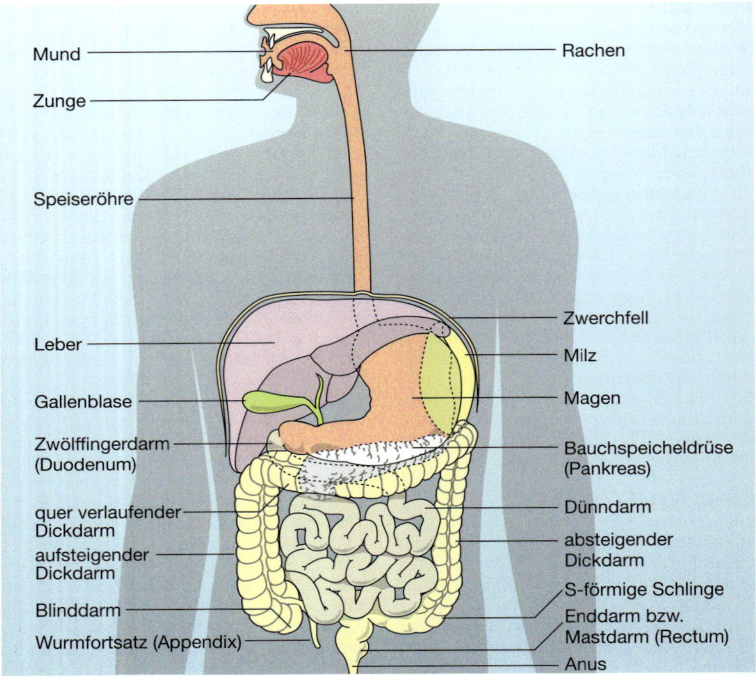

A Lage der Bauchorgane

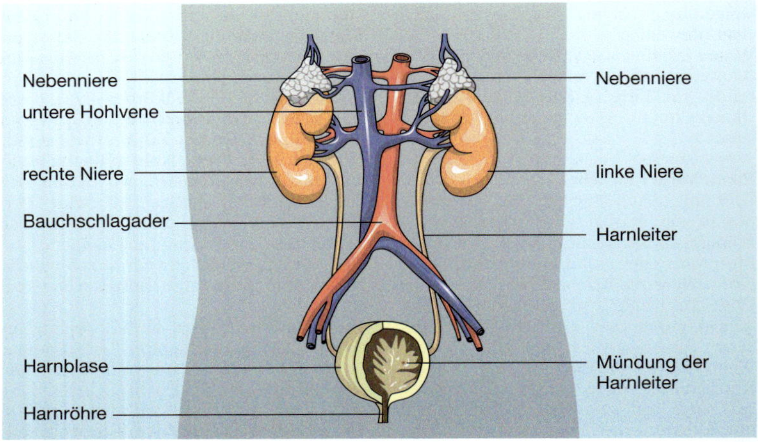

B Nieren, Harnleiter, Harnblase und Harnröhre

Der **Bauchraum** wird begrenzt vom Zwerchfell *(Diaphragma)*, vom Beckenboden, von den Bauchdecken sowie von der Wirbelsäule und der Rückenmuskulatur. Im Bauchraum befindet sich die **Bauchhöhle**, die von einer Haut mit Schleimhautoberfläche, dem **Bauchfell** *(Peritonaeum)*, ausgekleidet wird. Es hat eine Schutz- und Abwehrfunktion und ist sehr schmerzempfindlich, insbesondere wenn es bei akuten Erkrankungen eines der Bauchhöhlenorgane entzündlich reagiert. Eine Bauchfellentzündung *(Peritonitis)* kann sich in der Bauchhöhle schnell ausbreiten und wirkt sich wegen der großen Oberfläche des Bauchfells u. U. lebensbedrohlich aus.
Über diese Oberfläche kann das Bauchfell auch große Mengen an Flüssigkeit in den Bauchraum ausscheiden und wieder aufnehmen, wobei es Filtereigenschaften entwickelt, die es ermöglichen, mithilfe bestimmter Techniken den Bauchraum als »künstliche Niere« einzusetzen *(Peritonealdialyse)*.

Lage der Bauchorgane (A)
In der Bauchhöhle liegen **Leber, Milz, Magen** und der gesamte **Darm** bis auf Teile des **Zwölffingerdarms** *(Duodenum)* und des **Dickdarms** *(Colon)*.
Hinter der Bauchhöhle, im *Retroperitonaeum*, finden sich die **Bauchspeicheldrüse** *(Pankreas)*, die **Nieren**, große **Blutgefäße** sowie die restlichen Teile des **Zwölffinger-** und **Dickdarms**. Ebenfalls außerhalb der Bauchhöhle, aber teilweise von Bauchfell überzogen, sind im Becken die **Harnblase**, die weiblichen **Geschlechtsorgane** und der **Enddarm** *(Rectum)* angeordnet.

Funktion der Bauchorgane
Die Aufgabe des **Verdauungstraktes** (**Mund, Speiseröhre, Magen, Dünn-** und **Dickdarm**) besteht einerseits in der Aufnahme, Zerkleinerung und Aufbereitung der Nahrung mit anschließendem Übertritt *(Resorption)* von Nährstoffen und Wasser ins Blut, andererseits in der Ausscheidung von Stoffwechselschlacken und Giftstoffen aus dem Organismus. Der Verdauungstrakt hat zudem wichtige Funktionen bei der Abwehr von Krankheitserregern und Fremdstoffen sowie beim Wasserhaushalt und spielt eine tragende Rolle bei der Bildung, Aufnahme und Regulation verschiedener Hormone, Vitamine und Mineralstoffe.
Die **Leber** ist als »Zentrallabor« und »Entgiftungsorgan« des Körpers bei einer Unzahl von Stoffwechselvorgängen beteiligt. Insbesondere entgiftet sie vom Verdauungstrakt aufgenommene Substanzen oder macht Nährstoffe für den Körper verwertbar. Über die **Galle** scheidet die Leber Stoffwechselendprodukte oder für den Körper unbrauchbare oder giftige Substanzen in den Dünndarm aus. Darüber hinaus produziert sie auch Verdauungssäfte, die ebenfalls über die Galle in den Darm gelangen, und fungiert als Speicher für verschiedene Hormone und Nährstoffe.
Die **Bauchspeicheldrüse** gibt ebenfalls Verdauungssäfte in den Dünndarm ab, des Weiteren produziert sie u. a. das für den Zuckerstoffwechsel wichtige Hormon *Insulin* (→ Seite 71).
Die im linken Oberbauch liegende **Milz** ist ein für die Infekt- und Fremdkörperabwehr sehr wichtiges Organ. Sie ist außerdem an der Blutbildung und am Abbau überalterter oder kranker Blutkörperchen beteiligt.
Die **Nieren** (B) sind zuständig für die Ausscheidung aller wasserlöslichen Gift- und Abbauprodukte aus dem Körper, darüber hinaus sind sie zentral beteiligt an der Regulation des Wasser- sowie des Säure- und Mineralhaushalts des Organismus.
Die im Unterleib liegende **Harnblase** dient als Sammelorgan für den Urin, der von den Nieren über die Harnleiter ausgeschieden wird. Ihre Entleerung kann bewusst gesteuert werden.
Ebenfalls im Unterleib befinden sich schließlich die **männlichen** und **weiblichen Geschlechtsorgane**, in denen Keimzellen (Ei- bzw. Samenzellen) und Sexualhormone produziert werden. Außerdem bilden sie Sekrete, die als Gleitflüssigkeit bei Geschlechtsverkehr dienen und ein optimales Milieu für die Verschmelzung von Ei- und Samenzelle schaffen. Bei den männlichen Geschlechtsorganen unterscheidet man Hoden, Nebenhoden, Samenleiter, Samenstrang, Vorsteherdrüse, Samenbläschen und Cowper-Drüsen als *inneres Genitale* vom *äußeren Genitale*, bestehend aus Hodensack und Penis. Zu den inneren Geschlechtsorganen der Frau gehören Eierstöcke, Eileiter, Gebärmutter und Scheide, das *äußere Genitale* wird als *Vulva* bezeichnet.

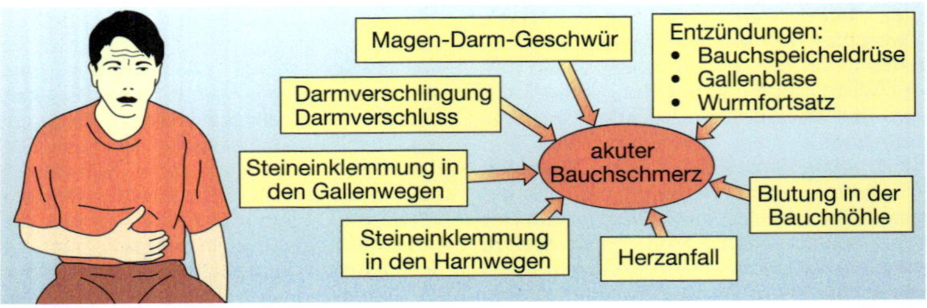

A Akuter Bauchschmerz

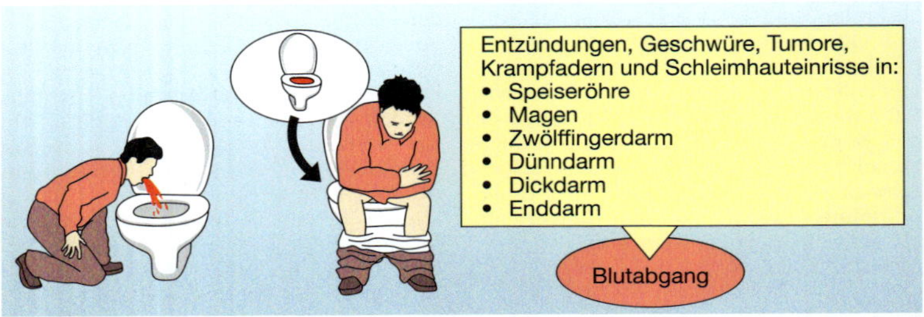

B Bluterbrechen und Blutabgang über den Darm

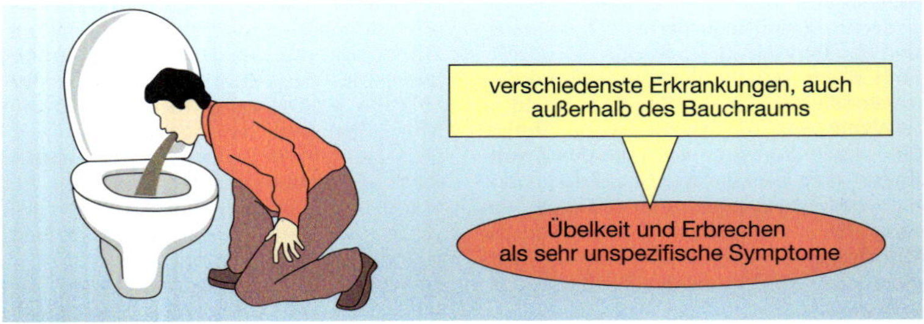

C Übelkeit/Erbrechen

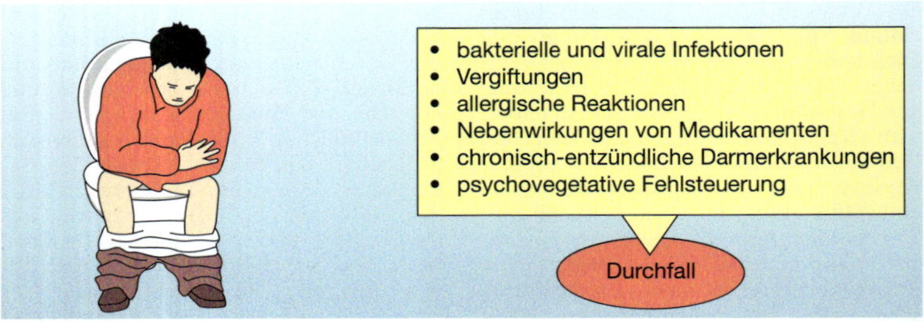

D Durchfall

Bei akuten Erkrankungen im Bauchraum beobachtet man im Wesentlichen vier sogenannte Leitsymptome, die in unterschiedlicher Ausprägung und Verteilung auch gleichzeitig auftreten können. Jedes dieser Symptome allein kann Ausdruck einer lebensbedrohlichen Situation für den Betroffenen sein:

- Akuter Bauchschmerz
- Blutabgang (über den Mund oder den After)
- Übelkeit/Erbrechen
- Durchfall *(Diarrhö)*.

Wegen der engen Nachbarschaft des Bauchraums zum Brustraum, zur Wirbelsäule und zum Becken können auch Erkrankungen in diesen Körperbereichen zu Beschwerden führen, die in den Bauchraum projiziert werden.
Im Folgenden sind kurz die Leitsymptome und ihre möglichen Auslöser aufgeführt:

Akuter Bauchschmerz (Akutes Abdomen) (A)
Eine Vielzahl unterschiedlicher Erkrankungen kann zu akuten Bauchschmerzen führen. V. a. bei Oberbauchschmerzen kann auch ein Herzinfarkt Auslöser sein (→ Seite 111). Wenn die Schmerzen kolikartig (wellenförmig an- und abschwellend) sind, liegt oftmals eine Steineinklemmung (Gallen- oder Nieren- bzw. Harnleitersteine) oder ein beginnender Darmverschluss vor. Die Ausprägung der Beschwerden lässt keine Aussage über die Bedrohlichkeit der Erkrankung zu: So kann sich trotz nur mäßiger Schmerzen in kürzester Zeit durchaus eine lebensbedrohliche Situation entwickeln!

Blutabgang (B)
Von Bluterbrechen *(Hämatemesis)* spricht man bei Erbrechen von Blut, das frischrot oder durch Kontakt mit Magensäure »kaffeesatzartig« angedaut erscheint. Ursachen sind z. B. Entzündungen, Geschwüre oder Tumore in der Speiseröhre, im Magen oder Zwölffingerdarm, Krampfadern in Speiseröhre und Magen (bei Leberzirrhose) oder Schleimhauteinrisse im Mageneingang nach vorhergehendem heftigem Erbrechen.
Auch Bluthusten (z. B. bei Entzündungen, Verletzungen, *Embolien* oder Tumoren der Lungen) oder Nasenbluten mit anschließendem Verschlucken des Blutes kann zu blutigem Erbrechen führen.

Bei Blutabgang über den Darm unterscheidet man zwischen *Teerstuhl* (schwarz, klebrig, übelriechend), *Blutstuhl* (frisches, teilweise geronnenes Blut) und *Blutauflagerungen* auf dem Stuhl. Bei Teerstuhl liegt die Blutungsquelle meist im oberen Magen-Darm-Trakt (Speiseröhre, Magen oder Dünndarm), bei Abgang frischen Blutes meist im Dickdarm- oder Analbereich. Ursache sind i. d. R. Geschwüre, Entzündungen oder Tumore – im Enddarm und Analbereich auch *Hämorrhoiden*. Bei Frauen sind gelegentlich Blutungen aus der Scheide abzugrenzen.

Übelkeit/Erbrechen (C)
Übelkeit und Erbrechen sind sehr unspezifische Symptome, die bei den verschiedensten Erkrankungen auch außerhalb des Bauchraums begleitend auftreten und keinen Hinweis auf die Gefährlichkeit der Ursache zulassen.
Häufiges unstillbares Erbrechen kann zu erheblichen Verlusten an Flüssigkeit und Magensäure führen. Die Folgen sind Austrocknung *(Dehydratation* bzw. *Exsikkose)* und Verschiebungen im Säure-Basen- und Mineralhaushalt des Körpers. Es kann sich ein *Volumenmangelschock* (→ Seite 113, 115) entwickeln, bei bewusstseinsgetrübten Erkrankten besteht darüber hinaus die Gefahr, Erbrochenes einzuatmen (*Aspiration* → Seite 61).

Durchfall (Diarrhö) (D)
Bei mehr als drei flüssigen Stühlen pro Tag spricht man von Durchfall. Bei akuten Darmerkrankungen können bis zu 30 Stuhlentleerungen täglich auftreten. Akute *Diarrhöen* sind meist Folge bakterieller bzw. viraler Infektionen oder von Vergiftungen, häufig durch Bakteriengifte in verdorbenen Speisen. Oft leiden die Erkrankten zusätzlich an Übelkeit und Erbrechen (»Brechdurchfall«). Auch allergische Reaktionen können Durchfall hervorrufen, ebenso Magen-Darm-Blutungen (vgl. die obigen Ausführungen zu Teer- und Blutstuhl). Nicht selten beobachtet man Durchfälle zudem als Nebenwirkung von Medikamenten, insbesondere Antibiotika.
Chronische Durchfälle treten häufig bei chronisch-entzündlichen Darmerkrankungen auf, manchmal auch bei *psychovegetativen* Fehlsteuerungen.

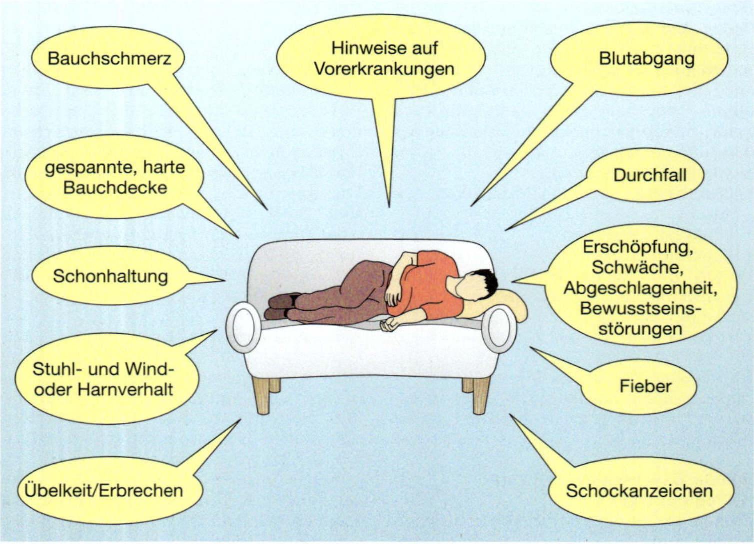

A Erkennungsmerkmale bei akuten Erkrankungen im Bauchraum

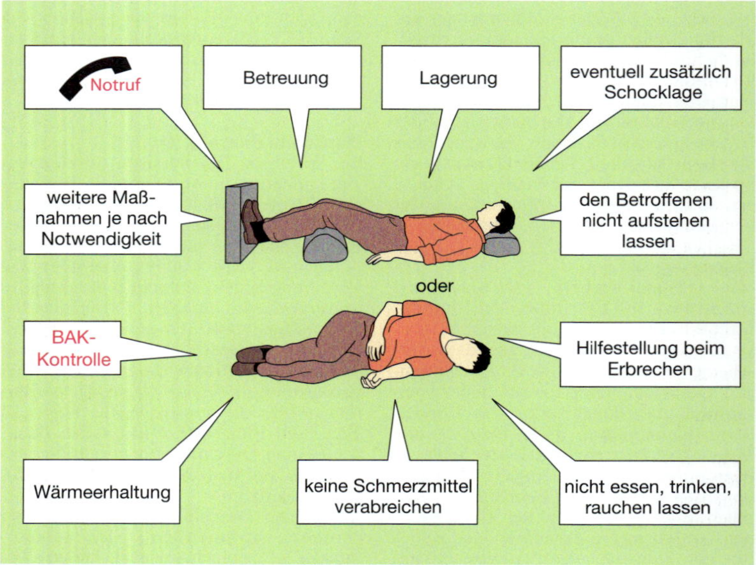

B Maßnahmen bei akuten Erkrankungen im Bauchraum

Erkennungsmerkmale akuter Erkrankungen im Bauchraum (A)

Im Folgenden werden die genannten Leitsymptome sowie weitere wichtige Begleiterscheinungen aufgelistet.

Die Symptome können in jeder Kombination auftreten, keineswegs müssen aber immer mehrere oder gar alle gleichzeitig vorhanden sein:

- Starker Bauchschmerz, evtl. verstärkt bei Erschütterungen:
  - die Schmerzen sind gleichmäßig, z.B. bei einer Bauchfellentzündung – der Betroffene verhält sich möglichst ruhig
  - die Schmerzen sind kolikartig, z.B. bei einer Steineinklemmung – der Betroffene hat einen starken Bewegungsdrang
- gespannte, harte Bauchdecke
- der Betroffene nimmt eine Schonhaltung ein (meist in Seitenlage mit angezogenen Beinen)
- Wind- und Stuhl- oder Harnverhalt
- Übelkeit/Erbrechen bzw. Bluterbrechen (hellrot oder kaffeesatzartig)
- Durchfälle *(Diarrhöen)*:
  - mehr als 3-mal pro Tag Absetzen flüssiger Stühle
  - Abgang von Teerstuhl oder frischem Blut über den Darmausgang *(Anus)*
- Fieber
- Unruhe
- Erschöpfung, Schwäche, Abgeschlagenheit, Bewusstseinsstörungen
- Entwicklung von Schockanzeichen durch Blut- oder Flüssigkeitsverluste (→ Seite 115)
- Hinweise auf entsprechende Vorerkrankungen, z.B. frühere Magengeschwüre, Gallen- oder Nierensteine, Erkrankung der Vorsteherdrüse
- evtl. Hinweise auf eine vorhergehende Medikamenteneinnahme oder den Genuss verdorbener Lebensmittel (→ Seite 201)
- evtl. Berichte über Darminfekte in der Umgebung.

Achtung: Die Ausprägung der Beschwerden entspricht nicht immer der Schwere bzw. Bedrohlichkeit der Erkrankung! Insbesondere bei älteren Menschen können sich hinter vergleichsweise leichten Symptomen lebensbedrohliche Störungen verbergen. Bei kleinen Kindern ist zu beachten, dass sie viele Erkrankungen in den Bauchraum projizieren.

Sie klagen beispielsweise bei einer Lungenentzündung nicht selten über heftige Mittelbauchschmerzen, weil das eigene Körperbewusstsein bzw. die Wahrnehmung des eigenen Körpers noch nicht so ausdifferenziert ist wie bei einem Erwachsenen. Aus diesem Grund zeichnen kleine Kinder z.B. Menschen zunächst nur als sogenannte »Kopffüßler«, die lediglich aus einem runden Körper mit Füßen bestehen.

Maßnahmen bei akuten Erkrankungen im Bauchraum (B)

Da sich die Maßnahmen für die meisten akuten Erkrankungen im Bauchraum ähneln und sich v.a. an der Symptomatik und weniger an den vielfältigen möglichen Ursachen orientieren, ist die Erstellung einer genauen Diagnose für den Ersthelfer nicht erforderlich. Die Erkrankungen müssen i.d.R. im Krankenhaus weiter abgeklärt und behandelt werden, insbesondere, wenn *akute* Schmerzen oder Schocksymptome auftreten.

Bis zum Transport ins Krankenhaus (bzw. bis zum Eintreffen des Rettungsdienstes oder eines Arztes) steht die verbale und nonverbale Zuwendung zum Betroffenen (→ Seite 47, 49) im Vordergrund der Hilfeleistung. Darüber hinaus sind folgende Maßnahmen sinnvoll und notwendig:

- Notruf absetzen
- den Betroffenen beruhigen, abschirmen und nicht allein lassen
- Lagerung nach Wunsch des Betroffenen herstellen, möglichst mit leicht erhöhtem Oberkörper, angewinkelten Knien (Knierolle) und abgestützten Füßen zur Entspannung der Bauchmuskulatur
- bei Schocksymptomatik evtl. zusätzlich Schocklagerung herstellen
- den Betroffenen nicht aufstehen lassen
- Hilfestellung bei Erbrechen, ggf. auch beim Gang zur Toilette anbieten
- den Betroffenen nicht essen, trinken und rauchen lassen, da evtl. eine Operation in Narkose notwendig ist
- keine Schmerzmittel ohne ärztliche Anordnung verabreichen, v.a. weil sonst die Symptome verschleiert werden könnten
- Wärmeerhaltung, d.h. den Betroffenen zudecken, ohne ihn zu beengen
- ständig Bewusstsein, Atmung und Kreislauf kontrollieren
- weitere Maßnahmen nach Notwendigkeit leisten (z.B. bei Bewusstlosigkeit Herstellen der stabilen Seitenlage).

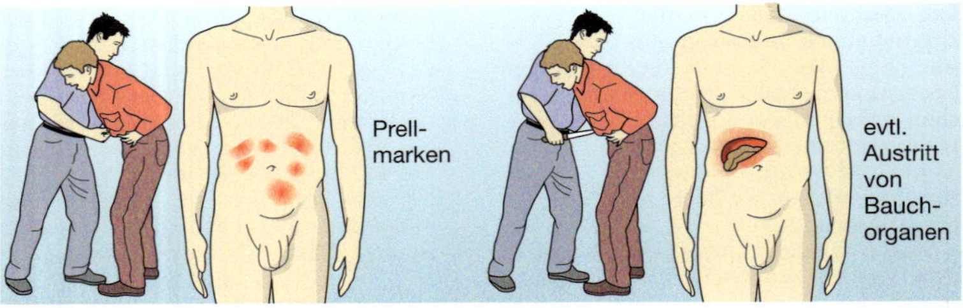

A Erkennungsmerkmale einer akuten Bauchverletzung

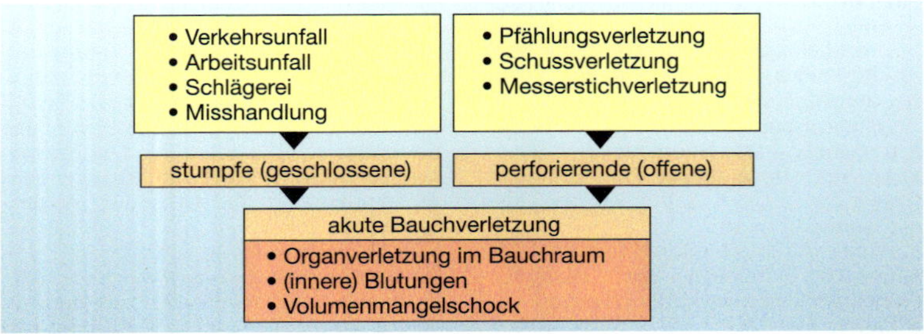

B Akute Bauchverletzungen

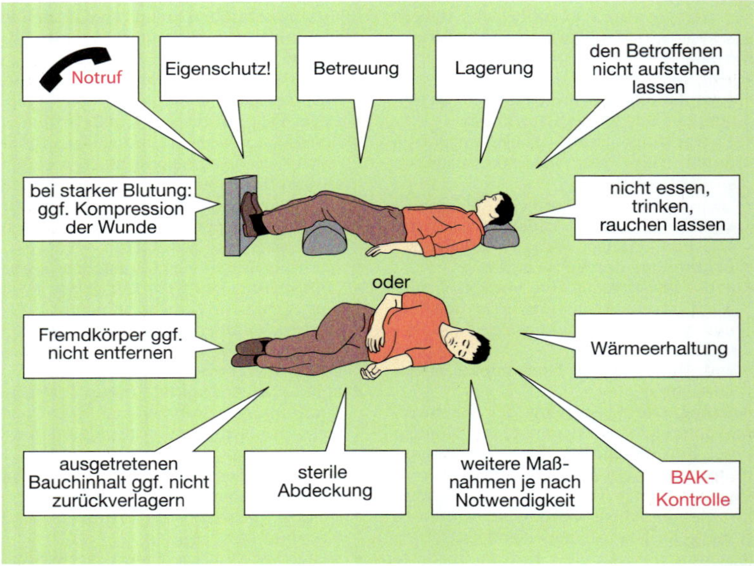

C Maßnahmen bei einer akuten Bauchverletzung

Man unterscheidet stumpfe (geschlossene) und perforierende (offene) Verletzungen des Bauchraums (B). Erstere entstehen durch **stumpfe** Gewalteinwirkung von außen, u. U. auch ohne eine äußerlich sichtbare Verletzung, z. B. bei Verkehrs- oder Arbeitsunfällen (Einklemmungen, Verschüttungen), Schlägereien, Misshandlungen usw. Die Schwere der inneren Verletzungen wird dabei häufig unterschätzt. Insbesondere innere Blutungen, z. B. bei Rissen in Leber, Milz, Nieren, Darm oder Verletzungen der großen Bauchgefäße, können in kürzester Zeit zum *Volumenmangelschock* (→ Seite 113, 115) führen, ohne dass der Grund von außen deutlich erkennbar wäre. Zudem werden Brustkorborgane sehr häufig mitverletzt.

Die Sterblichkeit schwer Bauchverletzter liegt u. a. deshalb bei bis zu 40 %.

Gelegentlich kommt es bei Gewalteinwirkung auf Milz oder Leber zur sogenannten zweizeitigen Ruptur: Durch das *Trauma* reißt zunächst das Gewebe, und es blutet in die noch intakte Organkapsel. Unter dem zunehmenden Druck des Blutergusses reißt die Kapsel (evtl. erst nach Stunden) und führt dann völlig unvermutet zum *Volumenmangelschock*.

Im Übrigen ist zu beachten, dass bei Mehrfachverletzten mit z. B. Knochenbrüchen der Extremitäten oder Schädel-Hirn-Trauma zusätzliche Bauchverletzungen leicht übersehen werden.

Auffälliger ist die **perforierende** Verletzung des Bauches, z. B. durch Pfählungs-, Schuss- oder Messerstichverletzungen, da eine sichtbare, wenn auch mitunter nur relativ wenig blutende Wunde, evtl. mit austretendem Bauchinhalt (meist Darmanteilen), leicht erkennbar ist.

Trotzdem ist das *ganze* Ausmaß der inneren Verletzungen auch bei solchen offenen Bauchverletzungen für den Laien schwer abschätzbar.

Abgesehen von den Gefahren, die akut in der Notfallsituation drohen, kommt es bei Bauchverletzungen häufig zum Eindringen von Krankheitserregern in den Bauchraum. Die Folge ist u. U. eine schwere Infektion bis hin zum lebensbedrohlichen *septisch-toxischen* Schock (→ Seite 113, 117).

Erkennungsmerkmale einer akuten Bauchverletzung

- Starke Bauchschmerzen
- gespannte, harte Bauchdecke
- der Betroffene nimmt eine Schonhaltung ein (meist in Seitenlage mit angezogenen Beinen)
- ggf. sichtbare äußere Verletzungszeichen von Prellmarken bis zum Austritt von Bauchorganen (A)
- ggf. sichtbare Fremdkörper in der Wunde
- Hinweise auf einen typischen Unfallhergang
- Angabe von Atemnot bei einer Mitverletzung des Brustkorbs
- Schocksymptome mit u. U. dramatischer Entwicklung; auffällig ist zunächst vor allem die fahl-blasse Hautfarbe des Betroffenen.

Maßnahmen bei einer akuten Bauchverletzung (C)

- Notruf absetzen
- bei Schusswaffengebrauch oder Messerstecherei an die eigene Sicherheit denken
- den Betroffenen beruhigen, abschirmen und nicht allein lassen
- Lagerung nach Wunsch des Betroffenen herstellen, möglichst mit leicht erhöhtem Oberkörper, angewinkelten Knien (Knierolle) und abgestützten Füßen zur Entspannung der Bauchmuskulatur
- den Betroffenen nicht aufstehen lassen
- den Betroffenen nicht essen, trinken und rauchen lassen, da evtl. eine Operation in Narkose notwendig ist
- Wärmeerhaltung, d. h. den Betroffenen zudecken, ohne ihn zu beengen
- ständig Bewusstsein, Atmung und Kreislauf kontrollieren
- weitere Maßnahmen nach Notwendigkeit durchführen (z. B. bei Bewusstlosigkeit Herstellen der stabilen Seitenlage)
- bei äußeren Verletzungen zusätzlich Wundversorgung:
  - sterile Abdeckung mit einem Verbandtuch
  - evtl. ausgetretenen Bauchinhalt nicht zurückverlagern
  - evtl. sichtbare Fremdkörper nicht entfernen (→ Seite 135, 149)
  - bei starker Blutung: Versuch der Blutstillung durch Kompression der Wunde (→ Seite 145)
  - auch bei scheinbar geringfügiger Verletzung auf einer ärztlichen Untersuchung des Verletzten, am besten im Krankenhaus, bestehen.

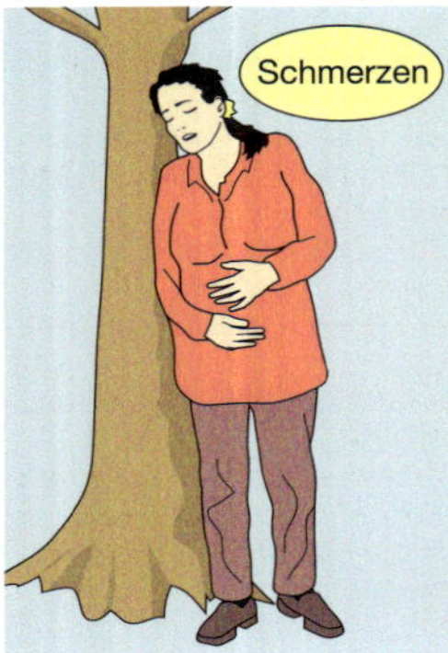

A$_1$ Erkennungsmerkmale

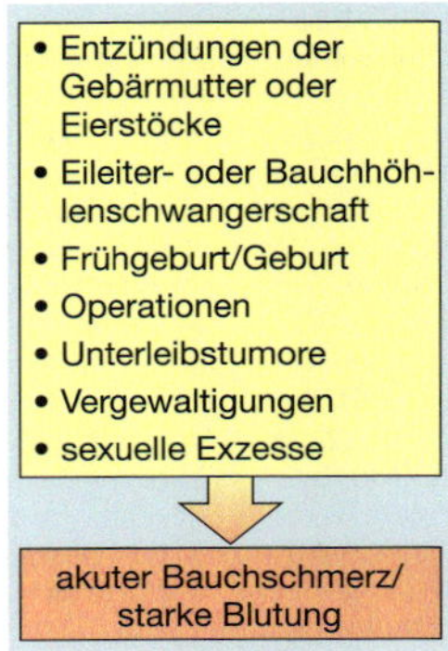

A$_2$ Akute gynäkologische Erkrankungen

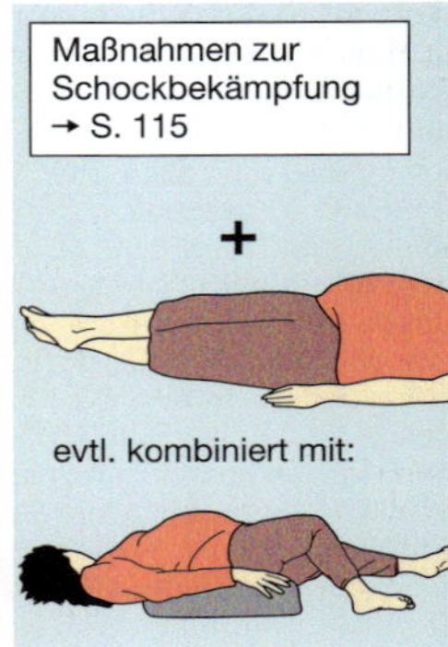

A$_3$ Maßnahmen

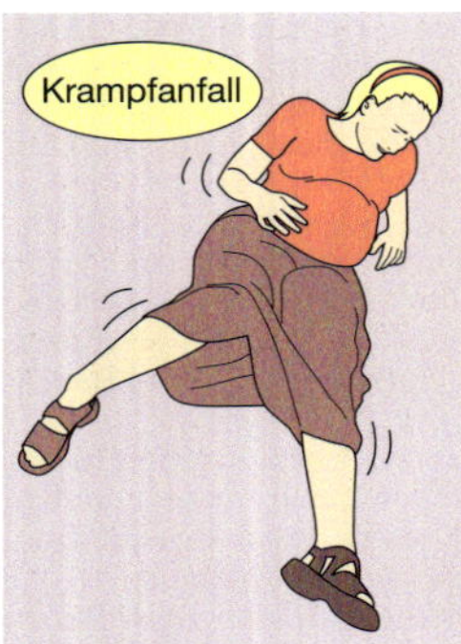

B$_1$ Erkennungsmerkmale

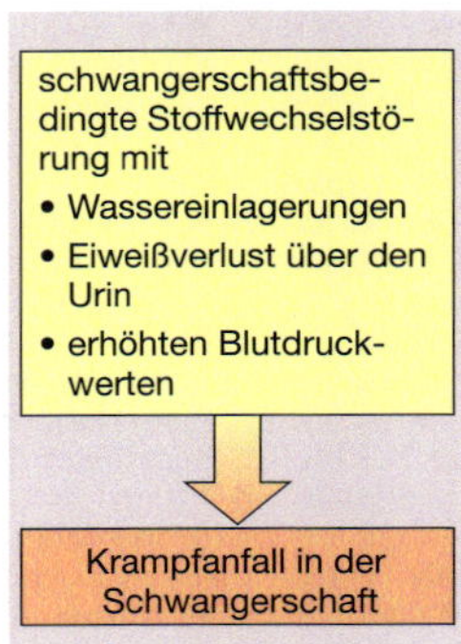

B$_2$ Eklampsie

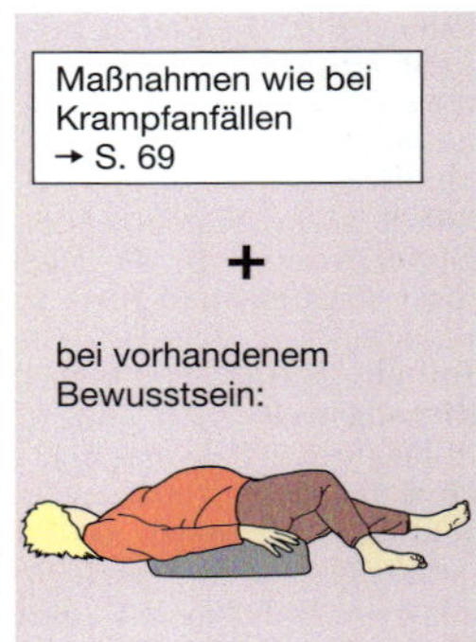

B$_3$ Maßnahmen

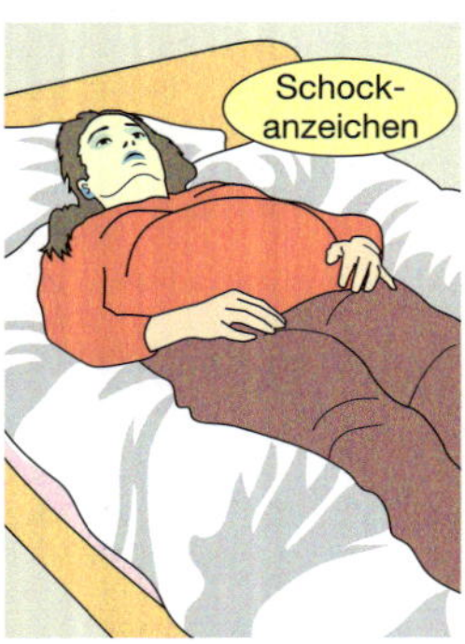

C$_1$ Erkennungsmerkmale

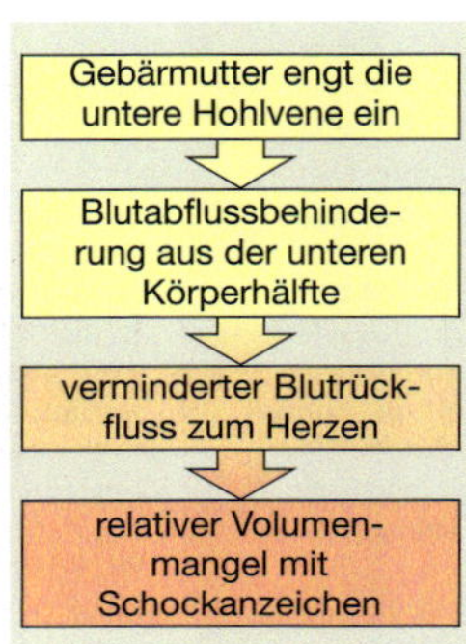

C$_2$ Vena-cava-Kompressionssyndrom

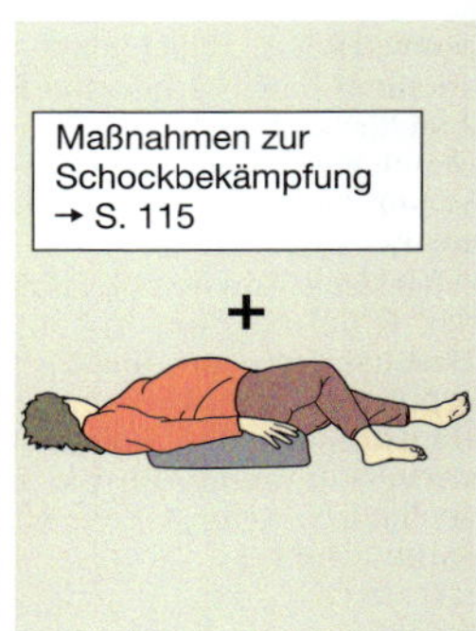

C$_3$ Maßnahmen

Akute gynäkologische Erkrankungen mit Bauchschmerzen und/oder starken Blutungen

Akute gynäkologische Erkrankungen (z. B. Entzündungen der Gebärmutter oder der Eierstöcke, Eileiter- oder Bauchhöhlenschwangerschaften) mit oder ohne Blutung in die Bauchhöhle führen meist zum Bild des *akuten Abdomens* (→ Seite 152, Abb. A) und erfordern eine dementsprechende Hilfeleistung. Starke genitale Blutungen nach außen (meist aus der Scheide) treten z. B. in folgenden Fällen auf: kurz nach einer Frühgeburt oder nach einer normalen Geburt, nach Operationen, bei gutartigen und bösartigen Unterleibstumoren oder nach Verletzungen mit unterschiedlichen Ursachen (z. B. Vergewaltigungen sowie sexuelle Exzesse) (A_2). Der Ersthelfer sollte sie behandeln wie andere starke Blutungen mit drohendem oder schon manifestem *Volumenmangelschock* (→ Seite 113, 115).

Als Besonderheit sollte zusätzlich die Fritsch'sche Lagerung, evtl. kombiniert mit einer Linksseitenlagerung der Betroffenen, hergestellt werden (A_3).

Notfälle im Rahmen einer Schwangerschaft

Es handelt sich hierbei im Wesentlichen um drei Zustandsbilder, die nur während einer Schwangerschaft auftreten:

- *Eklampsie*
- *Vena-cava-Kompressionssyndrom*
- vorzeitige Wehen bzw. drohende Frühgeburt.

Eklampsie

Krampfanfälle in der Schwangerschaft (*Eklampsie*, B_1, B_2) treten infolge einer schwangerschaftsbedingten Stoffwechselstörung (sog. *EPH-Gestose*) mit Wassereinlagerungen im Körper (rapide Gewichtszunahme!), einem Eiweißverlust über den Urin (schäumender Urin) und erhöhten Blutdruckwerten auf.

Symptome, die auf eine drohende *Eklampsie* hinweisen können, sind Kopfschmerzen, Sehstörungen, Ohrensausen, Übelkeit/Erbrechen, Schläfrigkeit oder Unruhe sowie Anzeichen einer akuten Erkrankung des Bauchraums (→ Seite 153, 155).

Bei der manifesten *Eklampsie* kommt es zu generalisierten Krampfanfällen der Schwangeren mit hoher Sterblichkeit von Mutter und Ungeborenem, besonders dann, wenn sich die Anfälle wiederholen.

Die Maßnahmen entsprechen denen bei Krampfanfällen anderer Ursache (→ Seite 69). Als Besonderheit erfolgt die Lagerung (bei **ansprechbaren** Betroffenen) in Linksseitenlage (B_3). Bei Bewusstlosigkeit wird, wie üblich, die stabile Seitenlage hergestellt, um zu verhindern, dass die Betroffene *aspiriert* und dadurch eine Atemstörung eintritt (→ Seite 63). Wichtig ist außerdem, die Betroffene gegen optische und akustische Reize abzuschirmen, weil diese evtl. einen Krampfanfall auslösen können.

Die Weiterbehandlung sollte in einem Krankenhaus mit geburtshilflicher Abteilung erfolgen.

Vena-cava-Kompressionssyndrom

Bei Hochschwangeren kann es in Rückenlage durch die stark vergrößerte Gebärmutter zur Einengung der unteren Hohlvene mit der Folge einer Blutabflussbehinderung aus der unteren Körperhälfte und entsprechend vermindertem Blutrückfluss zum Herzen kommen. Hierdurch kann sich bei Mutter und Ungeborenem ein relativer *Volumenmangel* mit evtl. sehr plötzlich auftretenden Schockanzeichen, u. U. auch mit Bewusstlosigkeit bei der auf dem Rücken liegenden Mutter, entwickeln (C_1, C_2). Nach Linksseitenlagerung bessern sich die Symptome jedoch schnell.

Entsprechend besteht die Erste Hilfe vor allem in der Herstellung der Linksseitenlagerung der Schwangeren (C_3). Die weiteren Maßnahmen entsprechen denen bei einem Schock (→ Seite 115).

Vorzeitige Wehen bzw. drohende Frühgeburt

Man spricht von vorzeitigen Wehen bzw. einer drohenden Frühgeburt, wenn vor der 38. Schwangerschaftswoche regelmäßige Wehen (stärker als gewohnt) auftreten oder Fruchtwasser abgeht.

Die Maßnahmen bestehen neben der entsprechenden Zuwendung gegenüber der Betroffenen (→ Seite 47, 49) im Absetzen des Notrufs und einer Linksseitenlagerung der Schwangeren, möglichst mit angehobenem Becken (C_3).

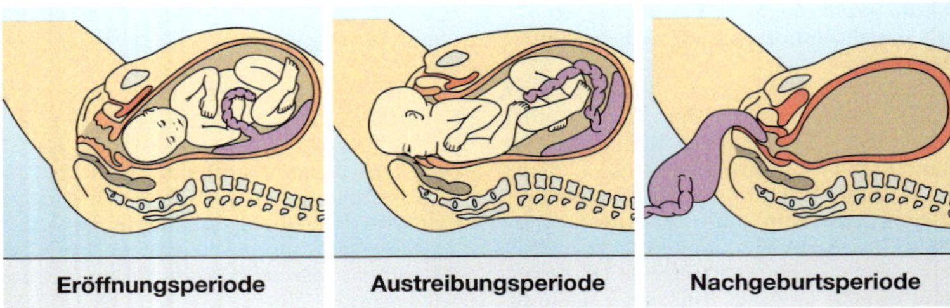

A Geburt

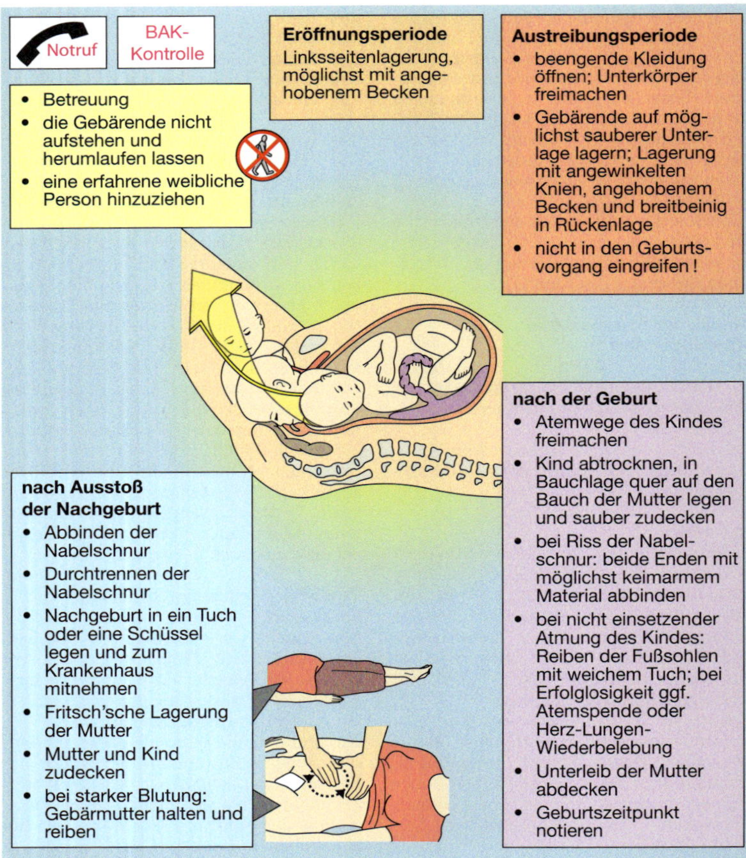

B Maßnahmen bei einer Geburt

Eine **Geburt** ist normalerweise kein medizinischer Notfall, sondern ein natürlicher Vorgang, der nicht als Krankheit zu werten ist (A). Trotzdem ist die Begleitung und Hilfestellung durch geschultes medizinisches Personal während einer Geburt wichtig: Die werdende Mutter wird durch intensive Zuwendung unterstützt, und evtl. entstehende Schwierigkeiten und Komplikationen können schnell erkannt und behandelt werden, um ggf. gefährliche Folgen von Mutter und Neugeborenem abzuwenden.
Eine normale Geburt verläuft in drei Phasen: Die *Eröffnungsperiode* beginnt, wenn regelmäßige Wehen (alle 3 bis 6 Minuten) auftreten und/oder die Fruchtblase springt, erkennbar an starkem Fruchtwasserabgang. Pressdrang oder starker Druck auf den Damm wird von der Gebärenden dabei noch nicht angegeben.
Wenn der Muttermund vollständig geöffnet ist, folgt die *Austreibungsperiode* mit starken Presswehen alle 2 bis 3 Minuten, die jeweils etwa 1 Minute anhalten. Diese Periode dauert i.d.R. wenige Minuten bis zu einer halben Stunde und endet mit der Geburt des Kindes.
Ca. 20 bis 30 Minuten nach der Geburt löst sich der Mutterkuchen *(Plazenta)* durch die Nachgeburtswehen in der *Nachgeburtsperiode*. Hierbei kommt es üblicherweise zu einem Blutverlust von 200 bis 400 ml.

Folgende **Maßnahmen** durch einen Laienhelfer sind bei einer Geburt sinnvoll (B):

- Notruf absetzen
- die Gebärende beruhigen, abschirmen und nicht allein lassen
- die Frau nach dem Fruchtwasserabgang nicht mehr aufstehen und herumlaufen lassen (um u.a. einen Nabelschnurvorfall zu vermeiden)
- nach Möglichkeit eine erfahrene weibliche Person hinzuziehen
- ständige Kontrolle von Bewusstsein, Atmung und Kreislauf der Gebärenden.

- *Eröffnungsperiode:*
  Linksseitenlagerung, möglichst mit angehobenem Becken.

- *Austreibungsperiode:*
  - Beengende Kleidung öffnen
  - Unterkörper freimachen
  - Gebärende auf möglichst sauberer Unterlage lagern, geeignet sind z.B. Handtücher, Bettlaken oder besser noch sterile Verbandtücher (→ Seite 135)
  - Lagerung mit angehobenem Becken, angewinkelten Knien und breitbeinig in Rückenlage
  - nicht in den Geburtsvorgang eingreifen!

- *Nach der Geburt:*
  - Kontrolle von Bewusstsein, Atmung und Puls des Kindes
  - das Neugeborene vorsichtig abtrocknen, in Bauchlage quer auf den Unterbauch der Mutter legen und sauber zudecken
  - bei Riss der Nabelschnur: beide Enden (zuerst ca. 20 cm vom Nabel des Kindes entfernt, dann 3 cm weiter in Richtung Nachgeburt) mit möglichst keimarmem Material abbinden
  - bei nicht einsetzender Atmung des Kindes:
    - Reiben der kindlichen Fußsohlen mit einem weichen Tuch (wenige Sekunden lang)
    - bei Erfolglosigkeit: Hilfeleistung wie erforderlich, d.h. Atemspende oder Herz-Lungen-Wiederbelebung (→ Seite 105, 127)
  - Unterleib der Mutter möglichst keimarm abdecken (z.B. mit einem Verbandtuch)
  - Geburtszeitpunkt notieren.

- *Nach Ausstoß der Nachgeburt:*
  - Abbinden der Nabelschnur ca. 20 cm vom Nabel des Kindes entfernt sowie 3 cm weiter in Richtung Nachgeburt mit möglichst keimarmem Material
  - Nabelschnur mit einer sauberen Schere oder einem Messer durchtrennen
  - Nachgeburt in ein Tuch oder eine Schüssel legen und ins Krankenhaus mitgeben
  - Fritsch'sche Lagerung der Mutter (→ Seite 57)
  - Mutter und Kind zudecken
  - bei starker Blutung: Gebärmutter von außen in Nabelhöhe mit einer Hand halten und mit der anderen reiben, bis sie sich fühlbar zusammenzieht; Druck nach unten aufrechterhalten.

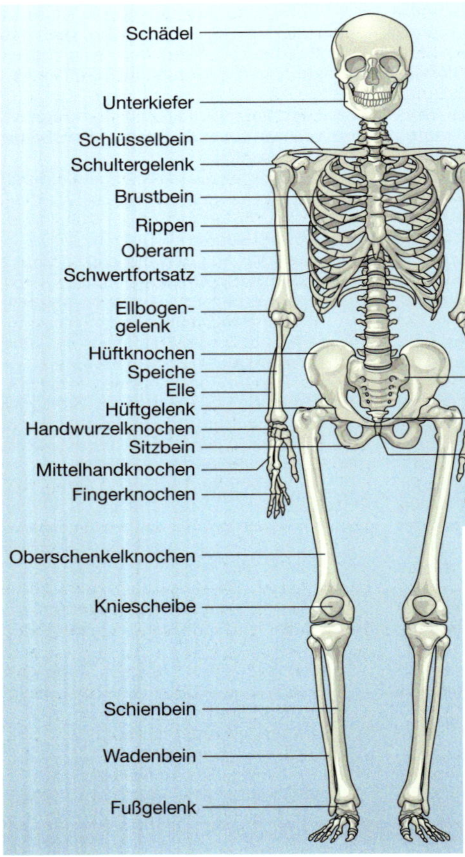

A Skelett

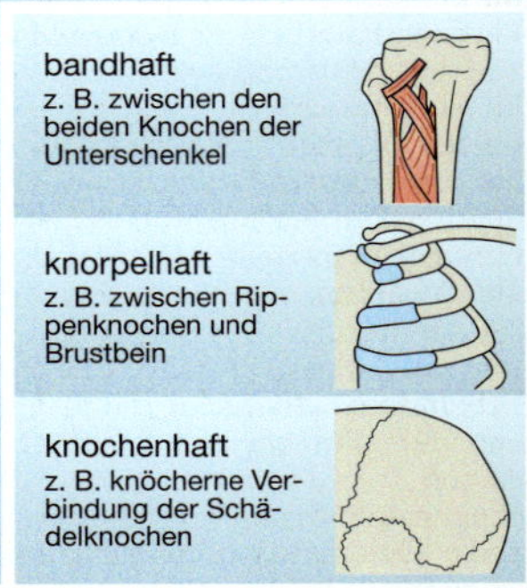

B Knochenverbindungen

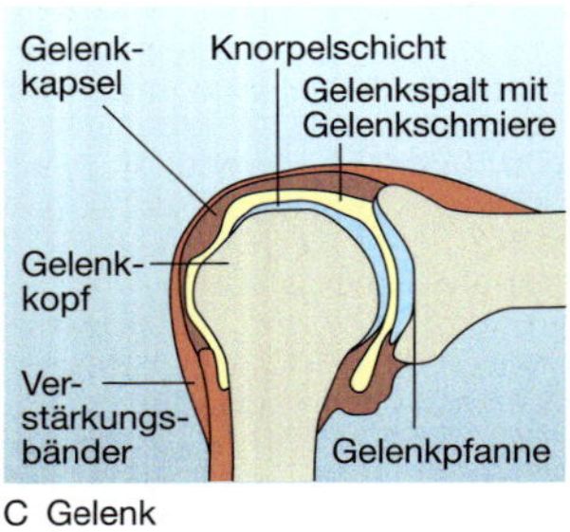

C Gelenk

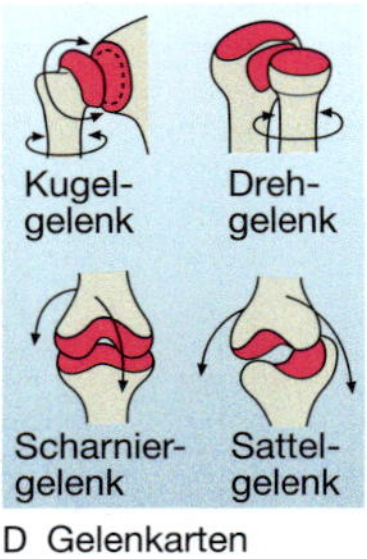

D Gelenkarten

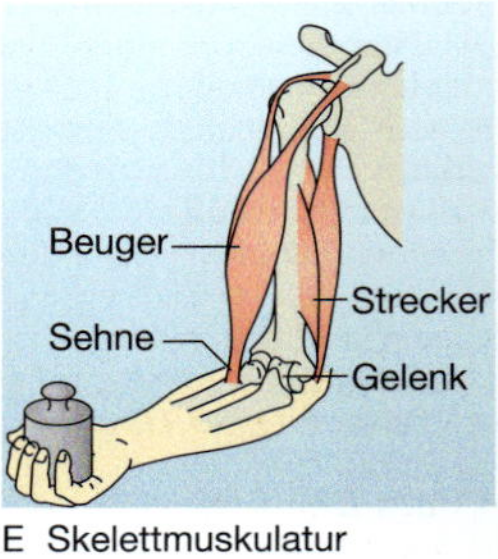

E Skelettmuskulatur

Der **Bewegungsapparat** besteht aus etwa 200 einzelnen Knochen, die über feste Verbindungen und Knorpel oder mit Bändern zusammengehalten werden (B) und ein *passives* Grundgerüst (**Skelett**; A) bilden, sowie aus Muskeln und Sehnen, dem *aktiven* Teil des Bewegungsapparats.

Bei den Knochen können *Platte Knochen*, wie z.B. Schädelknochen und Schulterblatt, Röhrenknochen, wie z.B. die Oberschenkelknochen, und *Kurze Knochen*, wie z.B. die einzelnen Wirbelkörper, Hand- und Fußwurzelknochen voneinander unterschieden werden. Der Knochenaufbau ist jedoch immer gleich: Die äußere Hülle bildet eine feine Hautschicht, die von zahlreichen Nervenfasern durchzogen und bei Verletzungen daher auch sehr schmerzempfindlich ist. Unter dieser Knochenhaut befindet sich die gut durchblutete Knochenrinde, und schließlich sorgen feine, dicht aneinander liegende Knochenbälkchen im Inneren des Knochens für dessen besondere Stabilität. Teilweise, v.a. in Röhrenknochen, ist in Markhöhlen Knochenmark zu finden.

Als Ganzes bildet der Bewegungsapparat eine harmonische, funktionelle Einheit. Sie gestattet dem Menschen, sich zu bewegen, sie stützt den Körper und gibt ihm seine äußere Gestalt. Darüber hinaus dient das Skelett auch als Schutz lebenswichtiger Organe.

Die **Wirbelsäule** stellt das Rückgrat, das sogenannte Achsenskelett, dar. Sie besteht aus 7 Hals-, 12 Brust- und 5 Lendenwirbeln sowie dem Kreuz- und dem Steißbein. Die Wirbel werden von Bändern, kleinen Gelenken und Muskeln zusammengehalten und durch dazwischen liegende Bandscheiben gegeneinander abgefedert. So ist die Wirbelsäule trotz guter Beweglichkeit extrem stabil und kann erhebliche Beanspruchungen ertragen. Die Wirbel bilden übereinander liegend mit ihren Wirbelbögen den Wirbelkanal, in dem gut geschützt das Rückenmark verläuft.

Auf der Wirbelsäule befindet sich der drehbare **Schädel**. Man unterscheidet die Knochen des Gesichtsschädels und die Knochen des Hirnschädels, in dem auf der Schädelbasis aufliegend – umgeben von Nervenwasser *(Liquor)* – das Gehirn gut geschützt untergebracht ist.

An der Brustwirbelsäule sind auf beiden Seiten je 12 Rippen gelenkig angebracht, die vorn mit dem Brustbein knorpelig verbunden sind. Der **Brustkorb** ***(Thorax)*** bildet die Brusthöhle, in der sich die Brusteingeweide (Herz, Lungen und große Gefäße) befinden. Da sich der Brustkorb durch Heben und Senken der Rippen vergrößern und verkleinern kann, ist er als Stütze für die Atmung unentbehrlich (→ Seite 83).

Auf den Brustkorb ist der **Schultergürtel** aufgelegt. Er besteht aus Schlüsselbeinen und Schulterblättern. Erstere sind gelenkig mit dem Brustkorb verbunden.

Am Kreuzbein ist der **Beckengürtel** angebracht, der aus sehr stabilen Beckenknochen sowie Sitz- und Schambeinen gebildet wird. Das Becken schützt die Unterleibsorgane und überträgt die Last von Rumpf und Wirbelsäule auf die Beine.

Die **Extremitäten** sind über große und gut bewegliche Gelenke mit dem Schulter- bzw. dem Beckengürtel verbunden. Sie bestehen jeweils aus drei Abschnitten, dem Oberarm bzw. Oberschenkel, dem jeweils aus zwei Röhrenknochen gebildeten Unterarm bzw. Unterschenkel und den aus Hand- bzw. Fußwurzelknochen sowie Fingern bzw. Zehen gebildeten Händen bzw. Füßen. Entsprechend ihren Aufgaben sind obere und untere Extremitäten unterschiedlich stabil und beweglich.

Bewegliche Verbindungen zwischen zwei oder mehr Knochen werden als **Gelenk** (C) bezeichnet. Die Knochenenden sind hier jeweils von einer Knorpelschicht überzogen und durch einen schmalen Gelenkspalt voneinander getrennt, in dem sich Gelenkschmiere befindet. Das Gelenk wird durch die Gelenkkapsel zusammengehalten, nach außen abgeschlossen und geschützt. Ggf. wird es durch Bänder und Muskulatur verstärkt. Je nach Aufbau und Beweglichkeit unterscheidet man zwischen Kugel-, Dreh-, Scharnier- und Sattelgelenken (D), wobei die Gelenke des menschlichen Körpers meist Kombinationen aus verschiedenen Gelenkarten sind.

Mithilfe der **Skelettmuskulatur** (E), die über Befehle des Gehirns willkürlich gespannt oder entspannt werden kann, werden die Knochen bewegt. Über Nähte oder Sehnen sind unterschiedliche Muskelgruppen an den Knochen befestigt, die das Gelenk entweder beugen oder strecken und somit in jede erlaubte Stellung bringen können. Je nach Kraft der Muskeln können dabei erhebliche Belastungen kompensiert werden.

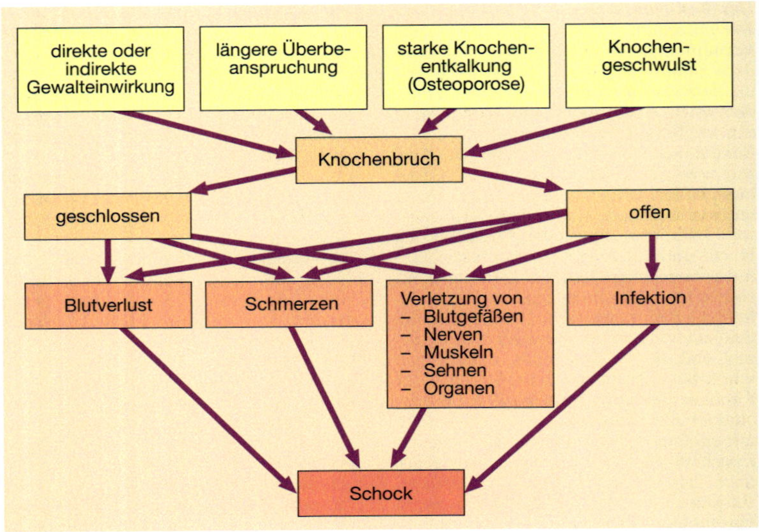

A Knochenverletzungen

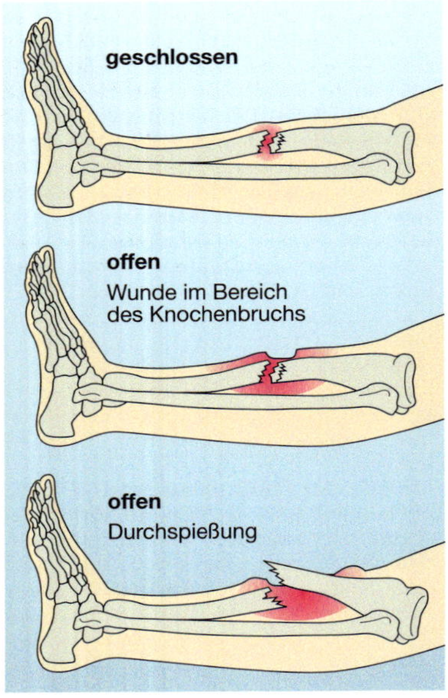

B Verschiedene Knochenbrüche

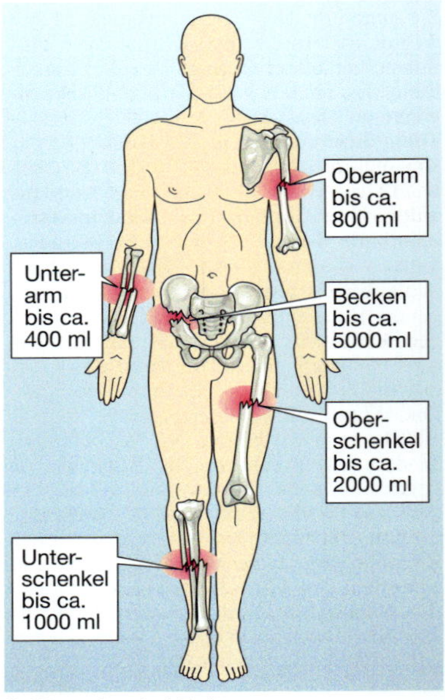

C Blutverlust bei Frakturen

Knochenverletzungen (A)
Unter einem Knochenbruch (Fraktur) versteht man die vollständige oder teilweise Unterbrechung der Kontinuität eines Knochens, meist infolge einer direkten (z.B. Tritt) oder indirekten (z.B. Sturz) Gewalteinwirkung.
Seltener sind Brüche durch längere Überbeanspruchung wie z.B. der Arbeit mit einem Presslufthammer oder ungewohntes längeres Marschieren (Marschfraktur). Außerdem kann es – v.a. bei starker Knochenentkalkung *(Osteoporose)* – auch ohne größere Krafteinwirkung zu sogenannten Spontanfrakturen kommen.
Sofern eine Fraktur durch eine Knochengeschwulst verursacht wird, bezeichnet man dies als *pathologische* Fraktur, die schon bei alltäglichen Bewegungen (z.B. Greifen, leichtes Auftreten oder Umschauen) entstehen kann.
Es gibt unterschiedliche schematische Einteilungen der Knochenbrüche, z.B. nach Lokalisation oder Unfallhergang, die jedoch meist Röntgenbilder erfordern und für den Ersthelfer unwichtig sind.
Die Maßnahmen am Notfallort sind grundsätzlich unabhängig von Art und Ursache eines Knochenbruchs.
Für den Ersthelfer ist lediglich die Unterscheidung zwischen geschlossenen und offenen Brüchen von Bedeutung (B): Ist die Haut im Bereich der vermuteten Bruchstelle nicht verletzt, handelt es sich um einen **geschlossenen Bruch**, während man schon bei der kleinsten Hautwunde mit oder ohne Blutung und mit oder ohne sichtbare Knochenanteile im Wundbereich von einer **offenen Fraktur** spricht, die *zusätzliche* Gefahren beinhaltet.

Zunächst können bei *allen* Knochenbrüchen folgende Komplikationen auftreten, die der Ersthelfer bei seiner Hilfeleistung bedenken und beachten sollte:
- **Schock** durch Blutverlust, evtl. verstärkt durch starke Schmerzen: Bei jeder Fraktur werden unterschiedlich große Blutgefäße zerrissen, was zu einem mehr oder weniger ausgedehnten Bluterguss führt. Die möglichen Blutverluste ins Gewebe bei verschiedenen Frakturen sind in Abbildung C dargestellt. Das tatsächliche Ausmaß kann der Ersthelfer meistens nicht einschätzen.
- **Zusätzliche Verletzungen:** Je nach Art und Ort der Fraktur können beim Unfall selbst oder später durch die Bruchenden oder durch die mitunter erhebliche Weichteilschwellung Blutgefäße, Nerven, Muskeln und Sehnen geschädigt werden. Bei Schädel- und Schädelbasisbrüchen (Schädel-Hirn-Trauma) drohen Gehirn- oder Nervenverletzungen, bei Wirbelbrüchen eine irreversible Schädigung des Rückenmarks bis zur Querschnittslähmung. Bei Brüchen im Brustkorbbereich können Lunge, Herz, Leber oder Milz lebensgefährlich verletzt werden, bei Beckenbrüchen die Eingeweide im Unterbauch.
  Viele der zusätzlichen Verletzungen treten erst nach dem Unfall auf, z.B. durch unzureichende Ruhigstellung während des Transports, und sind durch eine sachgerechte Erste Hilfe u.U. durchaus vermeidbar.

Bei offenen Frakturen besteht zudem die Gefahr von
- **Infektionen:** Wenn Bakterien über Verletzungen der Haut in den Körper eindringen, droht neben der Weichteilinfektion mit Wundheilungsstörungen v.a. die Knochen(mark)entzündung, die trotz des Einsatzes moderner Therapieverfahren auch heute noch ein erhebliches medizinisches Problem darstellt und vielfach eine außerordentlich komplizierte und langwierige Behandlung nach sich zieht: Im Extremfall ist eine stabile Knochenheilung nur schwer oder gar nicht zu erreichen.

  Bezüglich der speziellen Wundinfektionen (z.B. *Tetanus*, Gasbrand) → Seite 131.

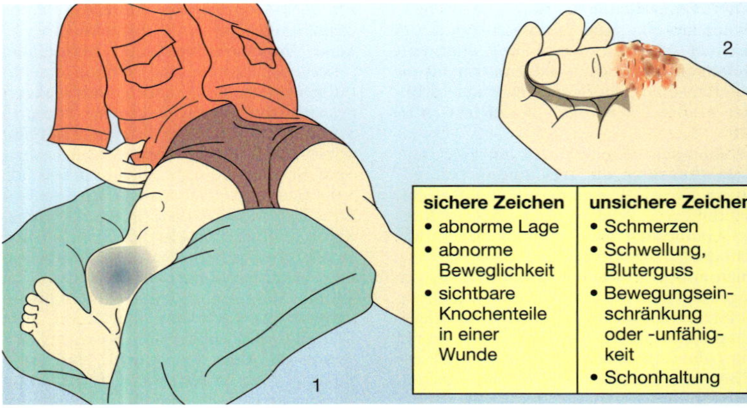

A Erkennungsmerkmale von Knochenbrüchen

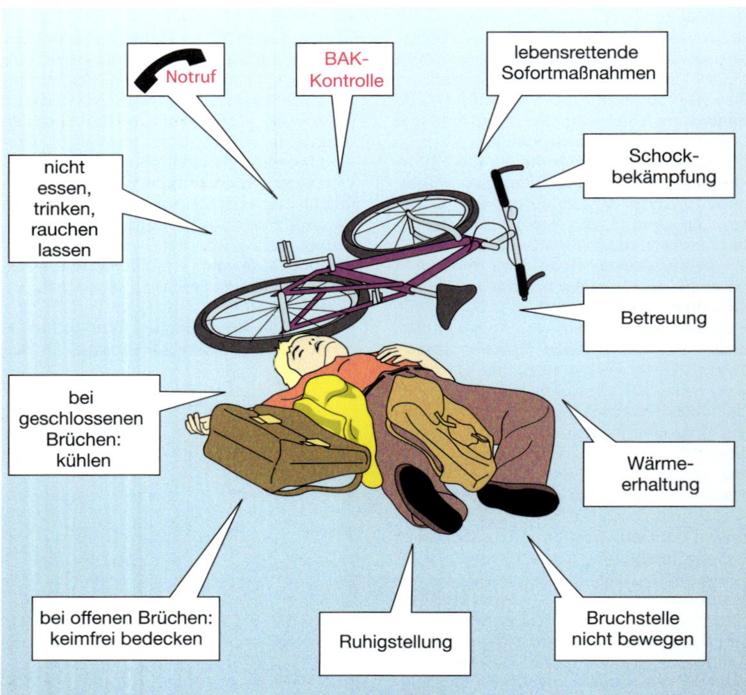

B Allgemeine Maßnahmen bei Knochenbrüchen

Allgemeine Erkennungsmerkmale von Knochenbrüchen (Frakturen) (A)
Es ist nicht immer leicht, einen Knochenbruch zu erkennen. Angaben von Umstehenden oder des Betroffenen selbst sollten berücksichtigt werden, um Aufschluss über den Unfallhergang und somit Hinweise auf Art und Richtung einer evtl. Gewalteinwirkung zu erhalten.
Als *sichere* Zeichen eines Knochenbruchs gelten:
- Abnorme Stellung oder Lage von Gliedmaßen (A1)
- abnorme Beweglichkeit (die nicht vom Ersthelfer »getestet« werden darf!)
- sichtbare Knochensplitter oder Bruchenden in der Wunde (A2)
- Reibegeräusche im Frakturbereich.

Unsichere Zeichen einer Fraktur sind:
- Schmerzen
- Schwellung/Bluterguss (A1)
- Angabe über Bewegungseinschränkung oder -unfähigkeit
- Schonhaltung.

Die unsicheren Zeichen können auch bei einer Reihe anderer Verletzungen des Bewegungsapparats auftreten, sodass der endgültige Nachweis einer Fraktur evtl. erst im Krankenhaus erbracht werden kann. Der Ersthelfer muss deshalb alle verdächtigen Verletzungen des Bewegungsapparats wie einen Knochenbruch versorgen, um zusätzliche Schädigungen des Verletzten zu vermeiden.

Allgemeine Maßnahmen bei Knochenbrüchen (B)
Bei Knochenbrüchen oder jedem Verdacht auf eine Fraktur haben lebensrettende Sofortmaßnahmen, wie z.B. die Kontrolle, Erhaltung und Unterstützung der Vitalfunktionen (Bewusstsein, Atmung und Kreislauf → Seite 13), die Schockbehandlung (→ Seite 115) sowie die Stillung bedrohlicher Blutungen (→ Seite 145) Vorrang vor allen anderen Maßnahmen, wobei die (evtl. nur vermutete) Bruchstelle möglichst nicht bewegt werden sollte.
Offene Wunden deckt man ab. Da der Rettungsdienst im deutschsprachigen Raum meist in kurzer Zeit jede Unfallstelle erreicht (→ Seite 11), sollte man nicht versuchen, einen Bruch zu schienen oder zu begradigen *(reponieren)*.
Man sollte die verletzte Region aber unbedingt durch eine entsprechende Lagerung unter Verwendung von geeignetem Material (z.B. Decken, Taschen, Kissen usw.) ruhigstellen. Der Bruchbereich muss dabei stets über die angrenzenden Gelenke hinaus stabilisiert werden.
Da zur Versorgung von Bruchverletzungen im Krankenhaus häufig Narkosen bzw. Operationen notwendig werden, sollte der Verletzte vor der Behandlung möglichst nicht mehr essen, trinken oder rauchen.
Bei geschlossenen Brüchen mit Weichteilschwellung wird häufig die Kühlung (mit kalten Umschlägen, Eisbeutelauflagen oder Kühlelementen) ohne Druck als schmerzlindernd empfunden. Folgende Maßnahmen sind bei Knochenbrüchen somit sinnvoll und notwendig:
- Notruf absetzen
- ständige Kontrolle von Bewusstsein, Atmung und Kreislauf
- Durchführung lebensrettender Sofortmaßnahmen je nach Notwendigkeit
- Schockbekämpfung (→ Seite 115)
  Das Herstellen der Schocklage entfällt bei Frakturen der Beine, des Beckens, der Wirbelsäule, im Bereich des Brustkorbs und des Schädels.
- beruhigende Betreuung des Betroffenen
- Wärmeerhaltung
- **Bruchstelle nicht bewegen**
- Ruhigstellung je nach Ort des Bruchs durch
  - Lagerung oder
  - Stabilisierung mit Dreiecktüchern oder anderem geeignetem Material
- **nur bei offenen Brüchen** ist eine keimfreie Wundbedeckung notwendig; dabei darf die Bruchstelle nicht bewegt werden
- **nur bei geschlossenen Brüchen mit Schwellung** soll mit kalten Umschlägen, Eisbeuteln oder Kühlelementen gekühlt werden, ohne dabei Druck auf die Bruchstelle auszuüben
- den Betroffenen nicht essen, trinken oder rauchen lassen.

Bei Frakturen im Bereich von Hand, Handgelenk, Unterarm oder der Vorfüße muss nicht in jedem Fall der Rettungsdienst alarmiert werden. Der Ersthelfer sollte aber darauf bestehen, dass sich der Verletzte unmittelbar in ärztliche Behandlung begibt.
Im Folgenden werden verschiedene, besonders häufig auftretende Frakturen angesprochen und ggf. besondere bzw. ergänzende Maßnahmen dargestellt.

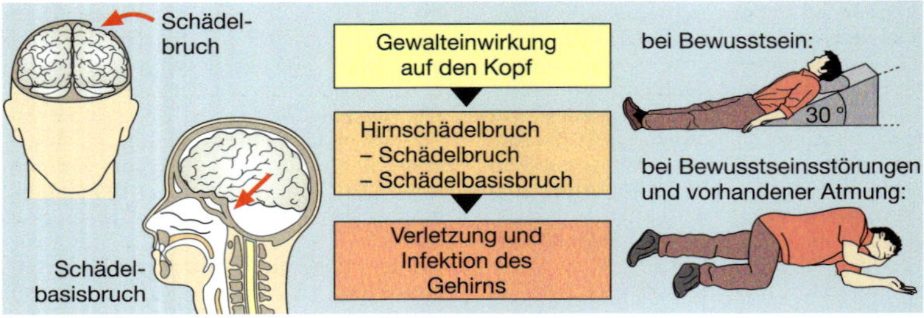

A Hirnschädelbruch

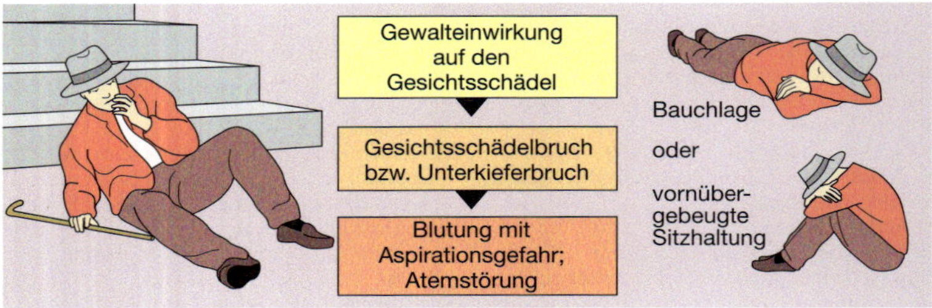

B Gesichtsschädel- bzw. Unterkieferbruch

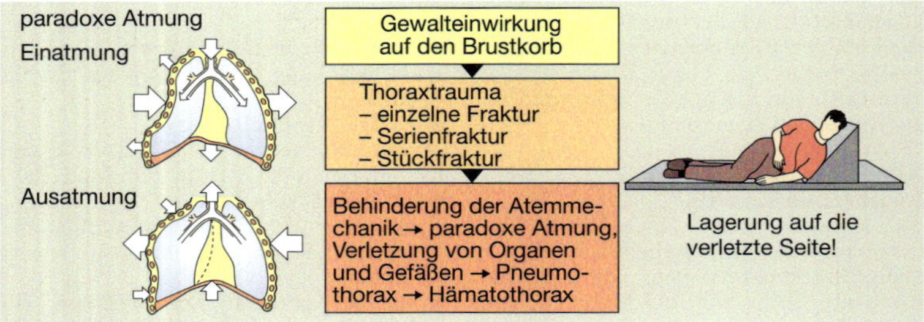

C Bruch von Rippen oder Brustbein

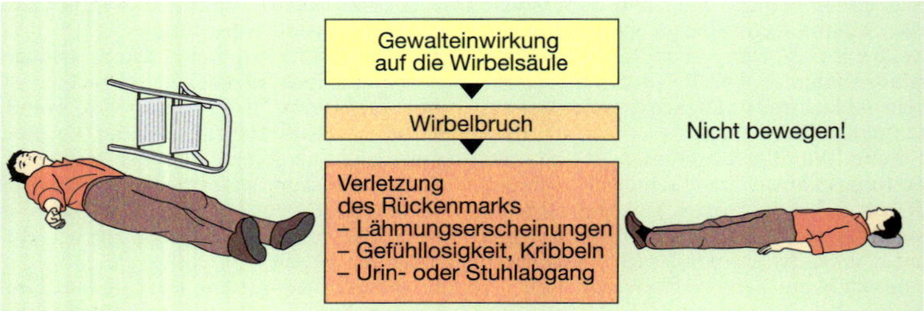

D Wirbelbruch

Hirnschädelbruch (A)
Schädelbrüche sind häufig aufgrund von Prellmarken oder Blutungen zu vermuten, auch der Unfallhergang (Sturz, Schlag auf den Kopf) gibt evtl. Hinweise.
Schädelbasisbrüche führen oft zu Blutungen, manchmal auch zu Hirnwasser-*(Liquor-)*Austritt aus Mund, Nase und Ohren.
Die Hauptgefahren beim Schädel-Hirn-Trauma sind Verletzungen des Gehirns und auch eine Infektion durch Eindringen von Bakterien über die Wunde.

Besondere bzw. ergänzende Maßnahmen bei einem Hirnschädelbruch
- Ruhigstellung durch Lagerung, möglichst mit leicht erhöhtem Oberkörper
- weitere Maßnahmen je nach Notwendigkeit (z. B. stabile Seitenlage bei Bewusstlosigkeit, → Seite 63).

Gesichtsschädel- bzw. Unterkieferbruch (B)
Erhebliche Gefahr besteht bei diesen meist stark in den Mund blutenden Frakturen durch mögliches Einatmen *(Aspiration)* von Blut in die Lungen mit einer daraus resultierenden Atemstörung.

Besondere bzw. ergänzende Maßnahmen bei einem Gesichtsschädel- bzw. Unterkieferbruch
- Ruhigstellung durch Lagerung in vornübergebeugter Sitzhaltung oder Bauchlage
- Anbieten von Tüchern oder Behältern zum Ausspucken des Bluts
- weitere Maßnahmen je nach Notwendigkeit (z. B. stabile Seitenlage bei Bewusstlosigkeit, → Seite 63).

Bruch von Rippen oder Brustbein (Thoraxtrauma) (C)
Frakturen einzelner Rippen sind meist relativ harmlos, durch die Mitbeteiligung von Rippen- und Lungenfell jedoch häufig ausgesprochen schmerzhaft. Sind allerdings mehrere Rippen gebrochen (Serienfraktur) oder ist eine Rippe oder das Brustbein mehrfach gebrochen (Stückfraktur), wird oft die Atemmechanik behindert. Durch regelrechtes Einsinken der Bruchstelle während der Einatmung und einer Auswärtsbewegung in der Ausatemphase kann es zur *paradoxen Atmung* kommen.
Zudem können Bruchenden Lunge, Herz, Leber, Milz, Luft- und Speiseröhre sowie große Blutgefäße gefährlich verletzen. Besonders häufig ist dabei die Entstehung eines *Pneumothorax* (Luft dringt zwischen Lungen- und Rippenfell) oder eines *Hämatothorax* (Blutung zwischen Lungen- und Rippenfell) bzw. einer Kombination aus beiden mit nachfolgendem Lungenkollaps.
Typische Unfälle sind Stürze auf eine scharfe Kante wie z. B. eine Treppenstufe.
Neben erheblichen Schmerzen beim Atmen, schnell zunehmender Atemnot und evtl. Bluthusten ist die Schocksymptomatik charakteristisch für eine Brustkorbverletzung.

Besondere bzw. ergänzende Maßnahmen bei einem Thoraxtrauma
- Ruhigstellung durch Lagerung, möglichst mit leicht erhöhtem Oberkörper, evtl. auf der verletzten Seite (→ Seite 57). Man sollte aber in jedem Fall den Lagerungswunsch des Betroffenen berücksichtigen
- zu weiteren Maßnahmen → Seite 87.

Wirbelbruch (D)
Die besondere Gefahr von Knochenbrüchen im Bereich der Wirbelsäule besteht in der Verletzung des im Wirbelkanal verlaufenden Rückenmarks. Dabei kann es zur gefürchteten Querschnittslähmung kommen: Unterhalb der Bruchstelle treten u. U. irreversible Lähmungserscheinungen auf, die häufig eine lebenslange Invalidität des Verletzten nach sich ziehen.
Typische Unfälle sind Stürze aus großen Höhen (z. B. Fenstersturz).
I. d. R. treten bei Wirbelbrüchen starke Schmerzen auf. Hinweise auf eine (drohende) Querschnittslähmung sind Gefühllosigkeit oder Kribbeln in den Beinen sowie unbewusster Urin- oder Stuhlabgang.

Besondere bzw. ergänzende Maßnahmen bei einem Wirbelbruch
- Ruhigstellung durch Lagerung in vorgefundener Lage: Umstellen und Polstern des gesamten Körpers mit entsprechendem Material
- den Betroffenen möglichst **nicht bewegen** und ihn auffordern, sich ruhig zu halten; nicht aufstehen lassen! Bei Bewusstlosigkeit hat das Herstellen der stabilen Seitenlage aber Priorität!

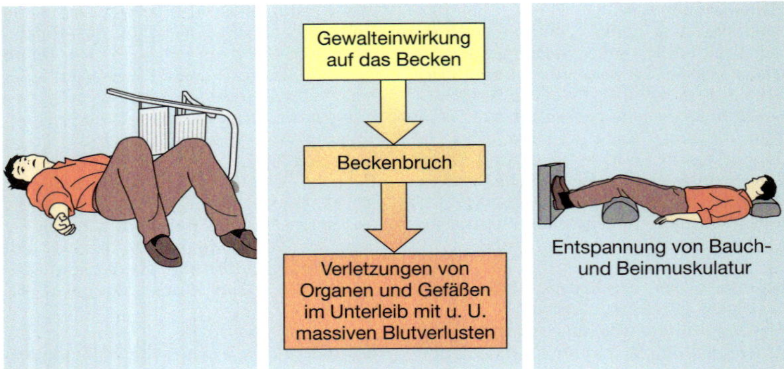

A Beckenbruch

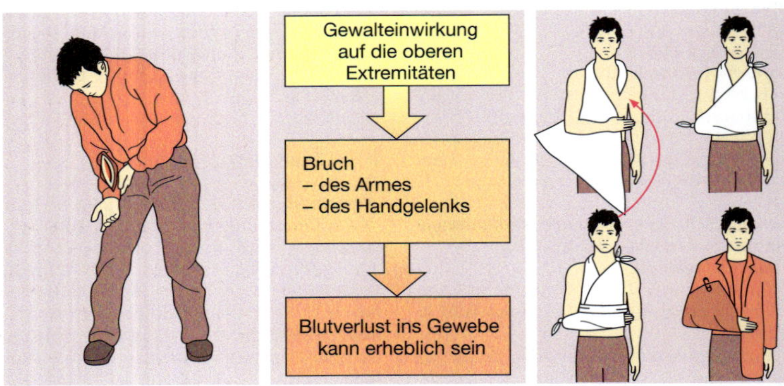

B Bruch der oberen Extremitäten

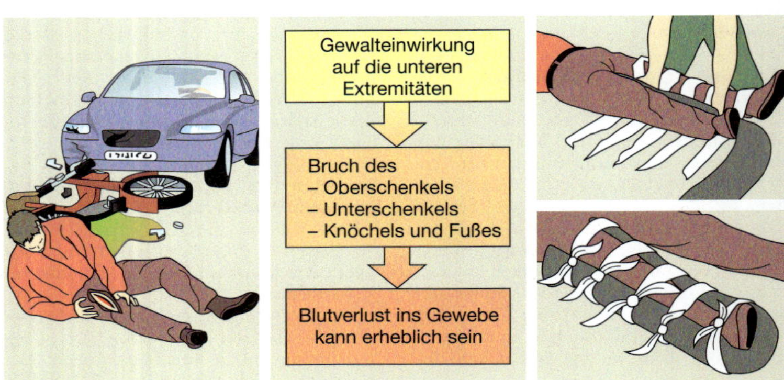

C Bruch der unteren Extremitäten

Beckenbruch (A)
Bei Frakturen im Bereich des Beckengürtels besteht die Gefahr, dass die durch das Becken normalerweise geschützten Organe im Unterleib (Dünn- und Mastdarm, ableitende Harnwege und Blase, innere Geschlechtsorgane sowie große Blutgefäße) verletzt werden. Dabei können nach außen kaum erkennbare massive Blutverluste ins Gewebe auftreten, sodass sich nicht selten ein schwerer Schock entwickelt. Häufig geben Betroffene starke Schmerzen im Unterbauch, beim Bewegen der Beine sowie beim (vergeblichen) Versuch, sich aufzusetzen, an. Typische Unfälle sind Stürze aus großer Höhe sowie Einklemmungen bei Verschüttungen, Auto- oder Arbeitsunfällen.

Besondere bzw. ergänzende Maßnahmen bei einem Beckenbruch
- Ruhigstellung durch Lagerung: Umstellen mit entsprechendem Material
- zur Linderung der Schmerzen kann evtl. eine Knierolle untergelegt werden.

Bruch der oberen Extremitäten (Arm und Handgelenk) (B)
Brüche im Bereich der Arme und Hände sind häufig, aber keineswegs immer aufgrund von Fehlstellungen oder einer abnormen Beweglichkeit zu erkennen. Der Blutverlust ins Gewebe kann auch bei diesen Frakturen erheblich sein. Weil im Bereich des Handgelenks und der Hand häufig kleine Wunden vorliegen, besteht außerdem eine große Infektionsgefahr. Typische Unfälle sind meist Stürze.

Besondere bzw. ergänzende Maßnahmen bei einem Bruch der oberen Extremitäten
- Ruhigstellung durch Anlegen eines Armtragetuchs aus zwei Dreiecktüchern: Das eine Dreiecktuch wird offen verwendet, das andere zu einer Krawatte gefaltet (→ Seite 141). Das offene Dreiecktuch führt man nun von vorn unter dem Arm hindurch auf die Schulter der verletzten Seite, die Spitze liegt am Ellenbogen, das obere Ende reicht um den Nacken. Das untere Ende wird um den Unterarm hochgeschlagen und vor der gesunden Schulter mit dem oberen Ende verknotet (bei Bedarf wird der Knoten unterpolstert). Die Spitze am Ellenbogen wird eingedreht, mit einer Sicherheitsnadel festgesteckt oder unter den Ellenbogen geschoben. Nun führt man die Dreiecktuchkrawatte parallel zum Unterarm knapp oberhalb des Ellenbogens um den Brustkorb herum und verknotet die beiden Enden. Bei Unterarm- oder Handbrüchen erreicht man eine bessere Stabilisierung durch Anlage einer »Schiene« (z. B. gefaltete Zeitung o. Ä.) an den Unterarm vom Ellenbogen bis zu den Fingerspitzen. Erst dann schlägt man das Dreiecktuch hoch und verknotet es.
  Unter die Handinnenfläche kann man vorsichtig ein Polster (z. B. Mullbinde) schieben. Eine alternative, *behelfsmäßige* Variante der Ruhigstellung ist ebenfalls in Abbildung B zu sehen. In vielen Fällen reicht auch diese Variante schon völlig aus. V. a. ist sie für einen ungeübten Ersthelfer leichter herzustellen als das Anlegen eines Armtragetuchs aus zwei Dreiecktüchern. U. U. kann der Verletzte seine verletzte Hand bzw. seinen verletzten Arm sogar selbst in einer für ihn angenehmen Position festhalten. In einem solchen Fall wären überhaupt keine weiteren Ruhigstellungsmaßnahmen notwendig.

Bruch der unteren Extremitäten (Oberschenkel, Unterschenkel, Knöchel, Füße) (C)
Oberschenkel(hals)brüche sind häufig eine Folge von Stürzen v. a. bei älteren Menschen. Auch Unterschenkel- und Knöchelfrakturen entstehen meist durch direkte Gewalteinwirkung (z. B. Skiunfall, von Pkw angefahrener Fußgänger etc.). Wie bei Frakturen der oberen Extremitäten sind nicht immer sichere Frakturzeichen erkennbar, meist aber erhebliche Schwellungen und eine von starken Schmerzen begleitete Bewegungseinschränkung. V. a. im Oberschenkelbereich kann es zu erheblichen Blutverlusten in das Gewebe kommen, da u. U. große Blutgefäße verletzt werden. Nicht selten resultieren daraus erhebliche Kreislaufstörungen bis hin zum Schock.

Besondere bzw. ergänzende Maßnahmen bei einem Bruch der unteren Extremitäten
- Ruhigstellung durch Lagerung und Stabilisierung mit geeignetem Material, z. B. mit einer aufgerollten Decke und mehreren Dreiecktuchkrawatten
- bei Ober- und Unterschenkelbrüchen den Verletzten auf keinen Fall aufstehen lassen!

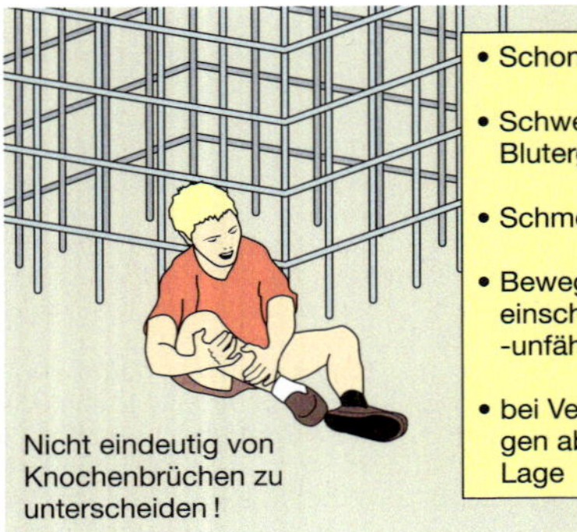
• Schonhaltung
• Schwellung/ Bluterguss
• Schmerz
• Bewegungs-einschränkung/ -unfähigkeit
• bei Verrenkungen abnorme Lage
Nicht eindeutig von Knochenbrüchen zu unterscheiden !

A₁ Erkennungsmerkmale einer Gelenkverletzung

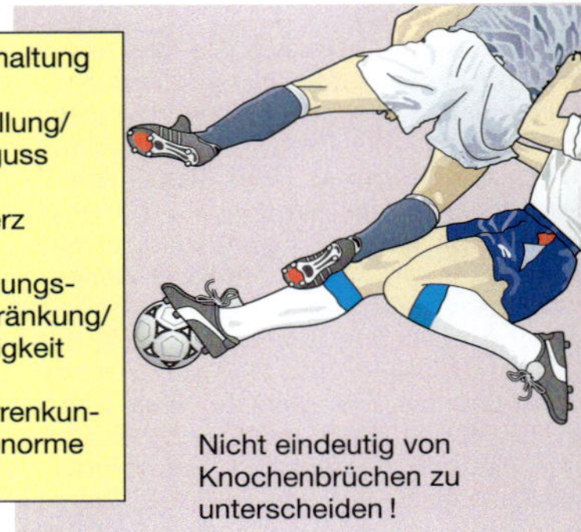
Nicht eindeutig von Knochenbrüchen zu unterscheiden !

B₁ Erkennungsmerkmale einer Muskelverletzung

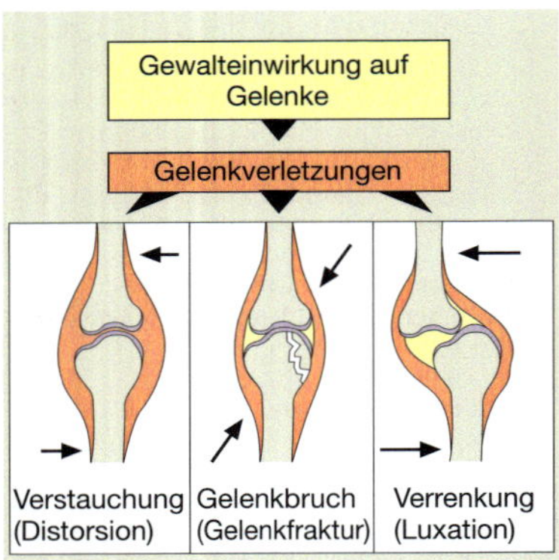

A₂ Gelenkverletzungen

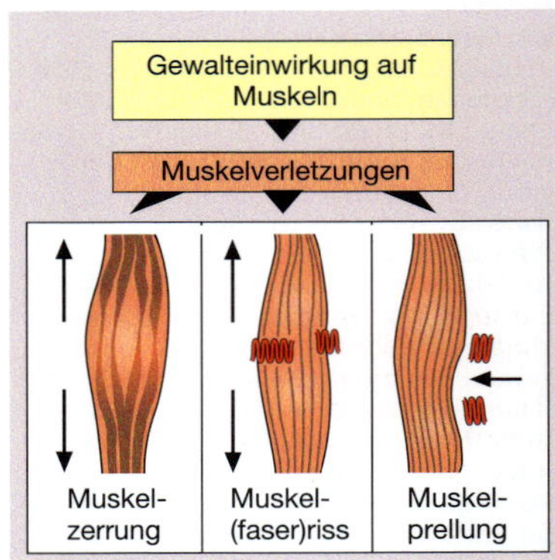

B₂ Muskelverletzungen

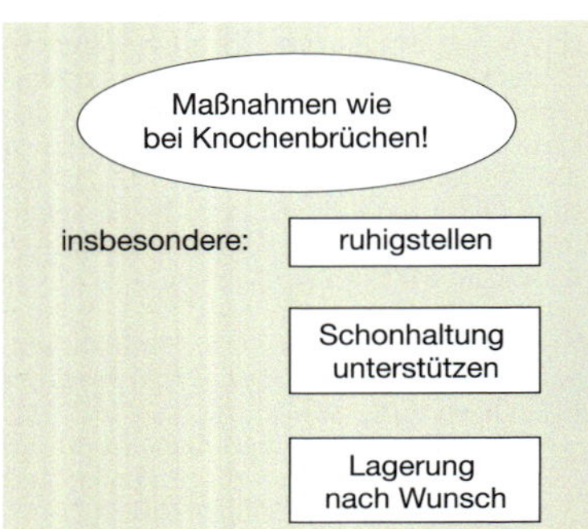

A₃ Maßnahmen bei einer Gelenkverletzung

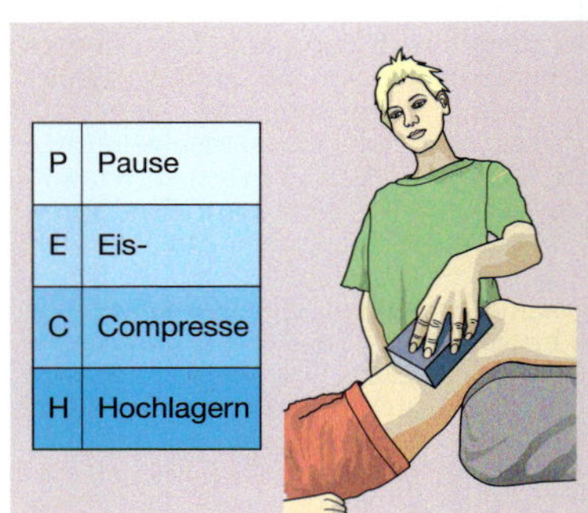

B₃ Maßnahmen bei einer Muskelverletzung

Gelenkverletzungen (A_2)
Bei Verletzungen der Gelenke unterscheidet man formal zwischen Verstauchung *(Distorsion)*, Verrenkung *(Luxation)* und Gelenkbruch (Gelenkfraktur).
Bei **Verstauchungen** führt eine Gewalteinwirkung zur Überdehnung des Kapsel-Band-Apparats, wodurch Einrisse, Bandlockerungen und lokale Blutungen entstehen können. Die Anatomie des Gelenks bleibt ansonsten jedoch erhalten.
Bei **Verrenkungen** verlieren die das Gelenk bildenden Knochenenden den Kontakt zueinander und erreichen nach der Gewalteinwirkung nicht mehr ihre anatomisch richtige Position. Auch hierbei kommt es u. U. zu erheblichen Verletzungen des Kapsel-Band-Apparats und zu Einblutungen. Im Gegensatz zu Verstauchungen ist die Bewegung bei Verrenkungen weitgehend unmöglich: Die geringste Änderung der (falschen) Lage bereitet starke Schmerzen, sodass der Verletzte eine selbst gestützte Schonhaltung einnimmt, bei der die Schmerzen für ihn das geringste Ausmaß haben (A_1).
Gelenkbrüche schließlich sind Knochenbrüche innerhalb einer Gelenkfläche mit zusätzlicher Verletzung des übrigen Gelenkapparats. Offene Frakturen sind dabei stark infektionsgefährdet!
Bei Gelenkverletzungen ist von außen nie sicher zu entscheiden, ob auch eine Fraktur vorliegt; das gilt insbesondere für Verrenkungen mit anatomischer Fehlstellung des verletzten Gelenks. Somit ensprechen die Maßnahmen im Wesentlichen denen bei Knochenbrüchen (→ Seite 167–171). Der Ersthelfer darf auf keinen Fall versuchen, das Gelenk zu bewegen oder einzurenken! Solche Maßnahmen bleiben einem Arzt vorbehalten.

Maßnahmen bei einer Gelenkverletzung (A_3)
Maßnahmen werden grundsätzlich wie bei Knochenbrüchen durchgeführt, insbesondere
- Ruhigstellung des betroffenen Gelenks bzw. Körperbereichs
- Belassen und Unterstützen der vom Verletzten spontan eingenommenen Schonhaltung
- Lagerung nach Wunsch.

Muskelverletzungen (B_2)
Man unterscheidet zwischen Muskelzerrungen, bei denen Muskelfasern nur überdehnt werden, und Muskel-(faser-)rissen, bei denen durch Überschreitung der Elastizitätsgrenze des Muskels einzelne Muskelfasern oder ganze Stränge mit u. U. erheblichen Einblutungen zerreißen. Die dritte Form der Muskelverletzung ist die Prellung (»Pferdekuss«) mit einer Weichteilquetschung und evtl. Gefäßverletzung. Folge ist häufig ein Bluterguss *(Hämatom)* bzw. ein sogenannter »blauer Fleck«.
Während Muskelzerrungen und -risse i. d. R. nur durch ungewohnte Belastungen oder Überbeanspruchung entstehen, z. B. beim Sport nach unzureichendem Aufwärmen, tritt die Muskelprellung in den unterschiedlichsten Lebenssituationen auf. Sie ist zwar schmerzhaft, aber relativ ungefährlich (B_1).
Prinzipiell können alle Muskelverletzungen erhebliche Schwellungen zur Folge haben, sodass der Ersthelfer – besonders bei Muskelverletzungen an den Extremitäten – immer auch an einen Knochenbruch denken muss. Hinter Prellmarken am Körperstamm, d. h. im Brust- und Bauchbereich, können sich zudem schwerwiegende innere Verletzungen mit u. U. lebensbedrohlichen Blutungen verbergen, die zur Entwicklung eines *Volumenmangelschocks* führen können.

Maßnahmen bei einer Muskelverletzung (B_3)
- Beim geringsten Verdacht auf einen Knochenbruch oder innere Verletzungen werden die Maßnahmen bei Knochenbrüchen (→ Seite 167–171) oder inneren Verletzungen durchgeführt (→ Seite 157).
- Sonst Anwendung der **PECH**-Regel:
  - **P**ause: Unterbrechung bzw. Beenden der körperlichen Belastung
  - **E**is-**C**ompresse: sofortige Kühlung mit geeigneten Hilfsmitteln (Kältekissen, Schwamm mit Eiswasser o. Ä.) über ca. 1–3 Stunden mit kurzen Unterbrechungen spätestens alle 20 Minuten, dabei evtl. Ausüben von sanftem Druck auf die verletzte Stelle;
    Achtung: Eine zu kurze Kältebehandlung kann die Durchblutung und damit die Schwellung noch fördern!
  - **H**ochlagerung der verletzten Extremität, um das Abschwellen zu erleichtern und um die Blutstillung zu beschleunigen.

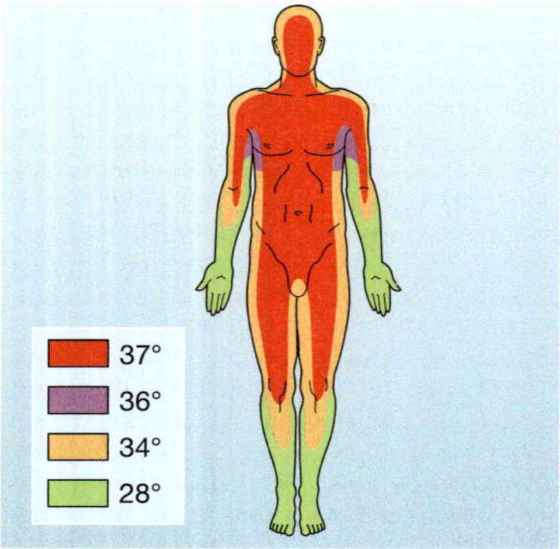

A Körpertemperatur

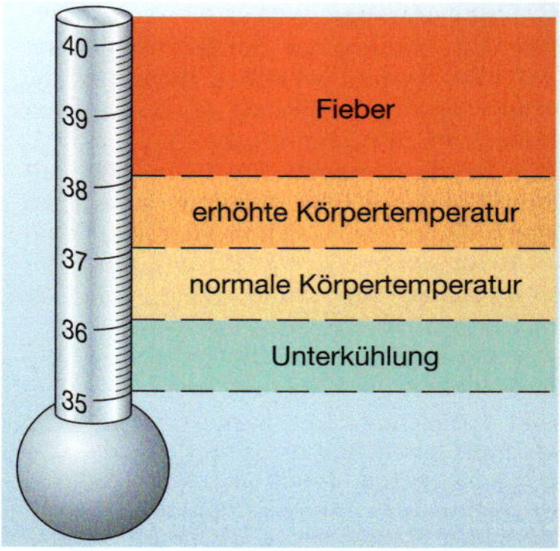

B Bewertung der Körpertemperatur

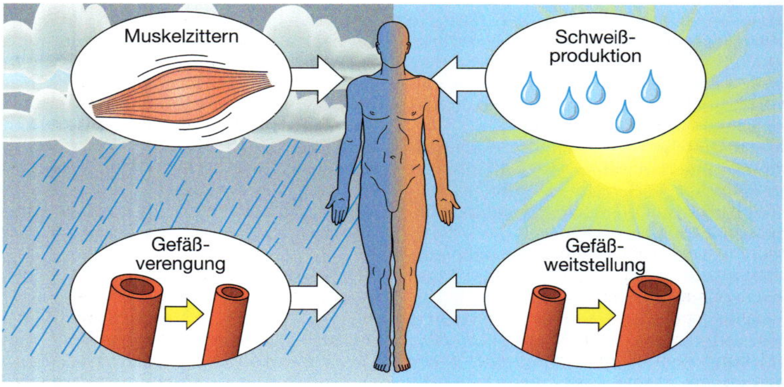

C Temperaturregulation

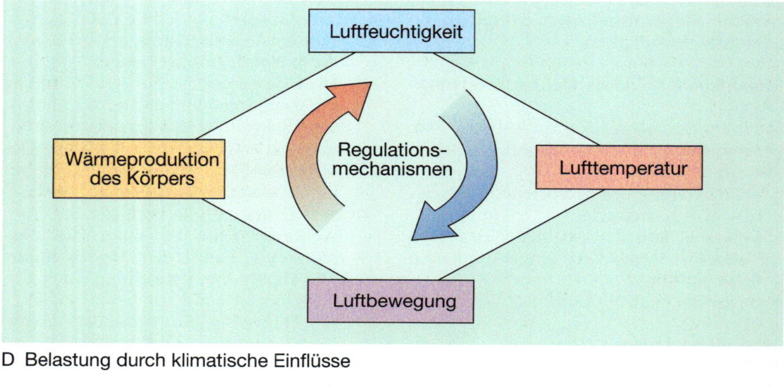

D Belastung durch klimatische Einflüsse

Bei biochemischen Verbrennungsvorgängen, die zur Energiegewinnung in den einzelnen Zellen des menschlichen Organismus ablaufen, wird als Nebenprodukt ständig Wärme erzeugt und abgegeben. Dabei hält das Temperaturzentrum im Gehirn die Wärmeproduktion und Wärmeabgabe im Gleichgewicht, sodass sich normalerweise, unabhängig von der Umgebungstemperatur, eine Körperkerntemperatur von 36–37 °C ergibt (A).
Vermehrte Wärmeproduktion, z.B. bei körperlicher Betätigung oder (krankhaft) erhöhter Stoffwechselaktivität, starke Wärmezufuhr aus der Umgebungsluft, z.B. bei sommerlichem Klima, sowie unzureichende Wärmeabgabe, z.B. bei hoher Luftfeuchtigkeit, kann jedoch zum Anstieg der Körpertemperatur führen: Ab 38 °C spricht man von Fieber (B).
Eine unzureichende Wärmeproduktion, kombiniert mit Kälteeinwirkung oder übermäßiger Wärmeabgabe, lässt die Körpertemperatur dagegen sinken. Dies ist bei Obdachlosen, die u.U. auch noch alkoholisiert im Freien übernachten, ebenso zu beobachten wie bei bewegungslos auf dem Boden liegenden Verletzten. Ab einer Körpertemperatur von weniger als 36 °C liegt meist eine Unterkühlung vor, wobei verschiedene Unterkühlungsstadien voneinander zu unterscheiden sind (→ Seite 187).
Sobald spezielle »Temperaturfühler« *(Thermorezeptoren)* im Körper eine Abweichung vom Normalwert registrieren, werden bei einem gesunden Menschen unterschiedliche Regulationsmechanismen aktiviert (C):

- **Beim Absinken** der Körpertemperatur kann die Wärmeproduktion im Inneren des Körpers durch Bewegung oder unwillkürliches Muskelzittern gesteigert werden
- durch die *Engstellung* und *verminderte Durchblutung peripherer* Gefäße wird die Ableitung von Wärme aus dem Körperkern an die Körperoberfläche reduziert
- **beim Anstieg** der Körpertemperatur wird durch *Weitstellung* und *verbesserte Durchblutung peripherer* Gefäße Wärme verstärkt aus dem Körperkern an die Körperoberfläche abgeleitet und anschließend abgestrahlt
- die Schweißproduktion bzw. die Verdunstung von Schweiß auf der Haut ermöglicht eine zusätzliche Wärmeabgabe und Kühlung des Körpers.

Unter bestimmten Voraussetzungen versagen diese Regulationsmechanismen allerdings: Wenn die Außentemperatur über der Körpertemperatur liegt, kann keine Wärme mehr abgestrahlt werden, und bei zu hoher Luftfeuchtigkeit kann Schweiß nicht ausreichend verdunsten, sodass auch die Kühlung des Körpers verhindert wird.

In unzureichend belüfteten Duschräumen oder tropischen Klimazonen beispielsweise ist die Luft mit Wasserdampf schon so gesättigt, dass sie den Schweiß nicht mehr aufnehmen kann.

Wie belastend Menschen das Umgebungsklima empfinden und wie problematisch sich Witterungseinflüsse auf die Gesundheit auswirken, hängt also nicht allein von der Lufttemperatur, sondern auch von der Luftfeuchtigkeit und der Luftbewegung ab. Außerdem ist von Bedeutung, wie viel Wärme der Mensch selbst produziert (D).
In Ruhelage am Strand – v.a. wenn ein leichter Wind weht – sind größere Temperaturen deshalb besser zu ertragen als bei körperlich belastenden Tätigkeiten in »stehender« Hitze.
Auf Veränderungen der Körpertemperatur reagieren Kinder grundsätzlich sensibler als Erwachsene, da ihre Körperoberfläche im Verhältnis zum Gewicht größer ist als beim Erwachsenen. Vor allem Kleinkinder kühlen schnell aus, wenn sie zu leicht bekleidet oder im Kinderwagen nicht ausreichend zugedeckt sind.

Im folgenden Kapitel werden die wesentlichsten witterungs- bzw. temperaturbedingten Gesundheitsschädigungen differenziert dargestellt und erläutert.
Bei Sonnenstich, Hitzschlag und Hitzeerschöpfung handelt es sich um grundsätzlich *unterschiedliche* Notfälle, die entsprechend *unterschiedliche* Maßnahmen erforderlich machen. Einige Anzeichen der genannten Krankheitsbilder sind allerdings identisch, und sie können auch kombiniert auftreten.
Das Gleiche gilt auch für Unterkühlungen und Erfrierungen, die in der Ersten Hilfe – als entweder *globale* oder *lokale* Kälteschädigung – eindeutig voneinander abzugrenzen sind.

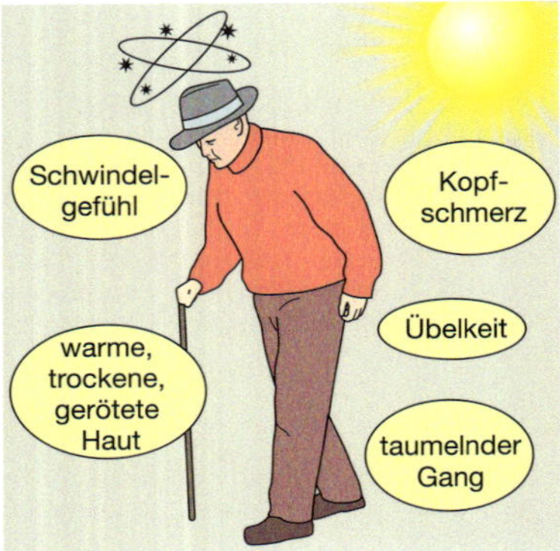
Schwindel-
gefühl
Kopf-
schmerz
Übelkeit
warme,
trockene,
gerötete
Haut
taumelnder
Gang

A_1 Erkennungsmerkmale

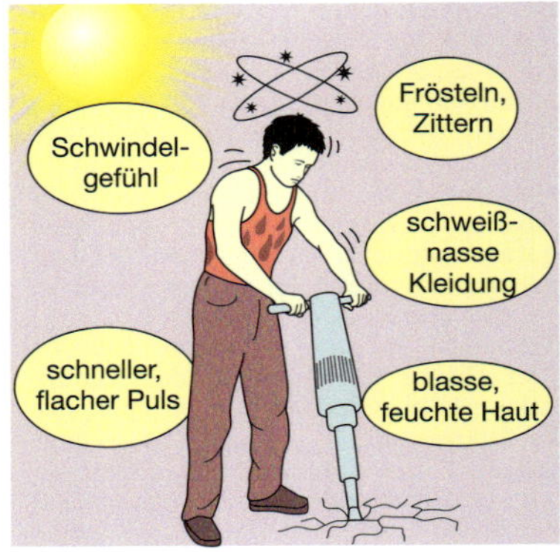
Frösteln,
Zittern
Schwindel-
gefühl
schweiß-
nasse
Kleidung
schneller,
flacher Puls
blasse,
feuchte Haut

B_1 Erkennungsmerkmale

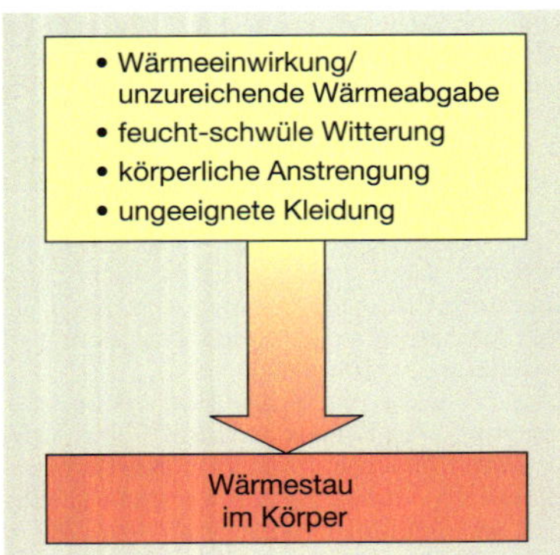

A_2 Hitzschlag

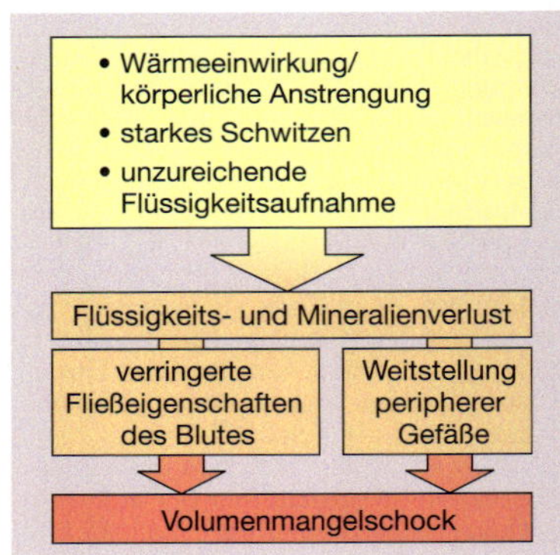

B_2 Hitzeerschöpfung

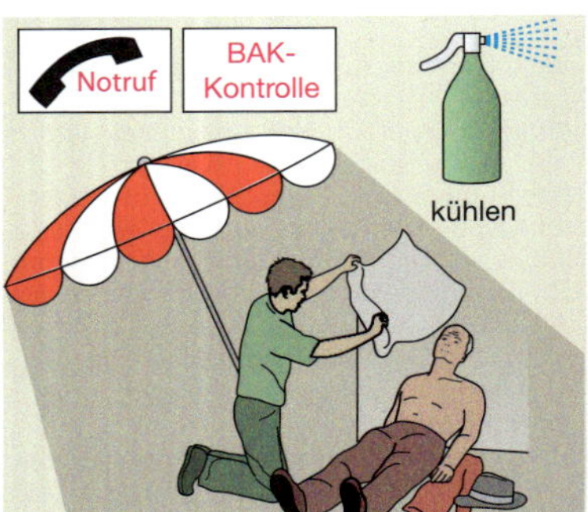

A_3 Maßnahmen

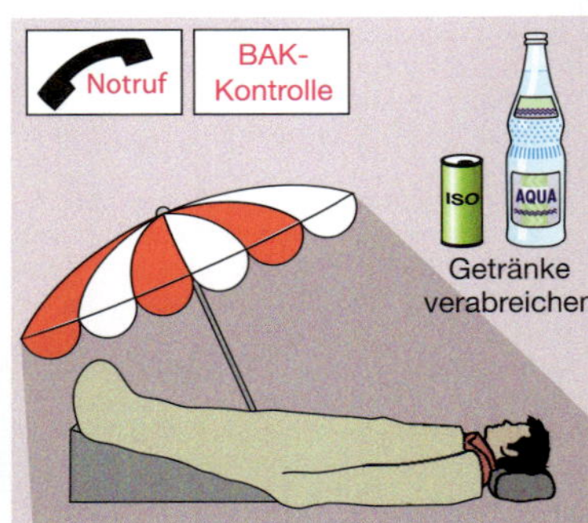

B_3 Maßnahmen

Hitzschlag (A_2)
Starke Wärmeeinwirkung bei gleichzeitiger unzureichender Wärmeabgabe des Menschen führt zu einem u. U. lebensbedrohlichen Anstieg der Körpertemperatur. Vor allem bei schwüler Witterung mit besonders hoher Luftfeuchtigkeit, bei großer körperlicher Anstrengung oder durch das Tragen zu warmer Kleidung können körpereigene Mechanismen zur Temperaturregelung versagen. Kühlender Schweiß kann entweder nicht mehr ausreichend verdunsten, oder die Schweißproduktion wird gänzlich eingestellt. Es entwickelt sich ein Wärmestau. Bei einer Körpertemperatur von 41 bis 42 °C wird der Betroffene bewusstlos, und es drohen erhebliche Organschäden bis zum Herz-Kreislauf-Stillstand. Nicht selten endet ein vollentwickelter Hitzschlag tödlich.

Erkennungsmerkmale eines Hitzschlags (A_1)
- Typische Notfallsituation: Eine unzweckmäßig gekleidete Person wird bei feucht-schwüler Witterung hilfsbedürftig aufgefunden
- die Haut ist am gesamten Körper auffallend gerötet; sie fühlt sich außerdem warm und trocken (!) an
- der Betroffene klagt über Schwindelgefühl, Kopfschmerzen und Übelkeit
- evtl. hat er einen taumelnden Gang
- evtl. kommt es zu Bewusstseinsstörungen bis zur Bewusstlosigkeit.

Maßnahmen bei einem Hitzschlag (A_3)
- Den Betroffenen an einen kühlen, schattigen Ort bringen
- flach mit erhöhtem Oberkörper lagern
- für absolute körperliche Ruhe sorgen
- die Kleidung (im Einverständnis mit dem Betroffenen) weitgehend öffnen
- den gesamten Körper kühlen; dazu feuchte Tücher auflegen oder die Person mit Wasser beträufeln und ihr anschließend Luft zufächeln
- betreuen und beruhigen
- ständig Bewusstsein, Atmung und Kreislauf kontrollieren
- Notruf absetzen
- weitere Maßnahmen je nach Notwendigkeit leisten.

Hitzeerschöpfung – Hitzeohnmacht – Hitzekollaps (B_2)
Bei hohen Umgebungstemperaturen und körperlicher Anstrengung (Arbeit, Sport), v. a. bei ungenügender Flüssigkeitsaufnahme, entstehen mitunter erhebliche Flüssigkeitsverluste im Körper. Durch starkes Schwitzen gehen Wasser und Mineralien, v. a. Kochsalz, in großen Mengen verloren, und es kommt zur Eindickung mit gleichzeitiger Verringerung der Fließeigenschaften des Blutes. Zudem werden *periphere* Gefäße weitgestellt bzw. verstärkt durchblutet, um auf diese Weise vermehrt Wärme abgeben zu können. Der Blutrückfluss zum Herzen ist somit erheblich vermindert, und es entwickelt sich schließlich ein *Volumenmangelschock* (→ Seite 113, 115).

Erkennungsmerkmale einer Hitzeerschöpfung (B_1)
- Typische Notfallsituation: Der Betroffene hat sich bei hohen Umgebungstemperaturen körperlich sehr angestrengt und wird mit schweißdurchtränkter Kleidung hilfsbedürftig aufgefunden
- die Haut ist zunächst gerötet, später blass, auf jeden Fall feucht und mit kaltem, klebrigem Schweiß bedeckt
- der Betroffene ist körperlich auffallend schwach und erschöpft
- er fröstelt oder zittert und
- klagt (wie beim Hitzschlag) über Schwindelgefühl
- der Puls ist beschleunigt und flach
- evtl. kommt es zu Bewusstseinsstörungen bis zur Bewusstlosigkeit
- durch den Verlust von Mineralien kommt es mitunter auch zu hitzebedingten Krampfanfällen (→ Seite 69).

Maßnahmen bei einer Hitzeerschöpfung (B_3)
- Den Betroffenen an einen kühlen, schattigen Ort bringen
- in Schocklage bringen (→ Seite 57, 115)
- für Wärmeerhaltung sorgen
- bei voll erhaltenem Bewusstsein möglichst viel trinken lassen (Mineralwasser, isotonische »Sportgetränke« oder Tee; **keinen** Alkohol!)
- betreuen und beruhigen
- ständig Bewusstsein, Atmung und Kreislauf kontrollieren
- Notruf absetzen
- weitere Maßnahmen je nach Notwendigkeit leisten.

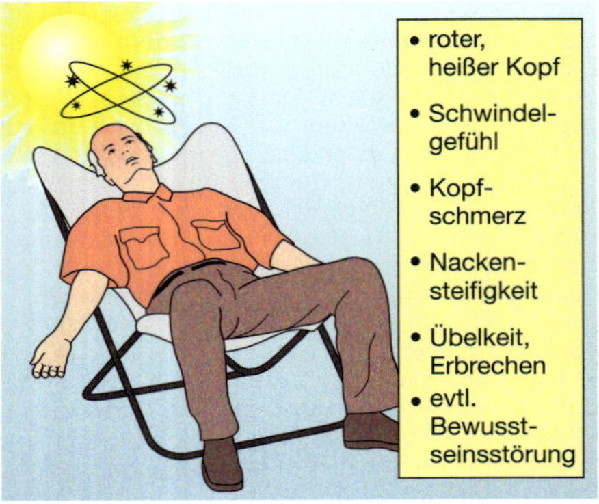

A Erkennungsmerkmale

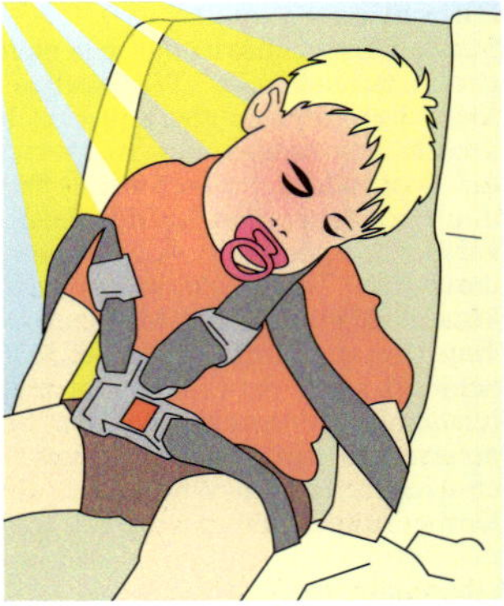

B Sonnenstrahlung als Ursache

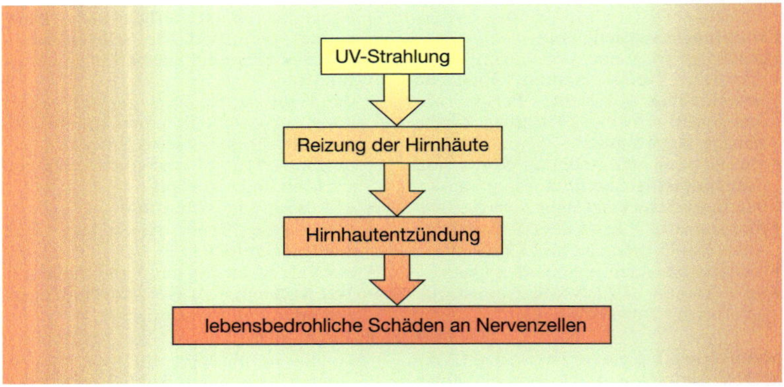

C Sonnenstich

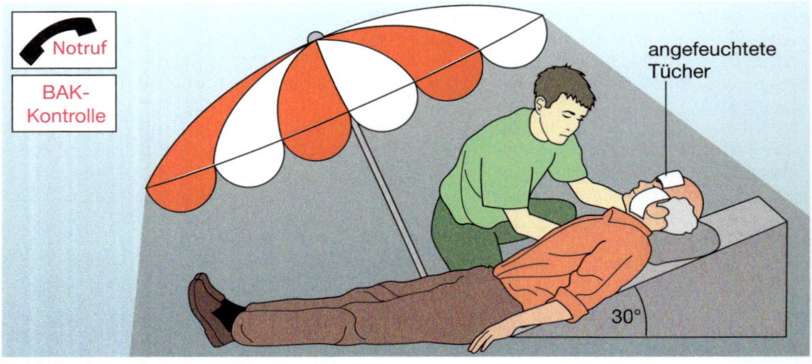

D Maßnahmen bei einem Sonnenstich

Sonnenstich (Insolation) (C)
Durch längere, intensive Sonneneinstrahlung, z. B. am Strand, bei Wanderungen oder Sportveranstaltungen im Freien, können vor allem Kinder, hellhäutige und glatzköpfige bzw. wenig behaarte Menschen einen Sonnenstich erleiden.
Dabei reizt die direkte UV-Strahlung auf den (ungeschützten) Kopf die unter der Schädeldecke liegenden Hirnhäute *(Meningen)*. Besonders bei Kleinkindern kann sich eine Hirnhautentzündung *(Meningitis)* mit *ödematöser* Schwellung des Gehirns entwickeln (B). Es drohen irreparable Schäden an Nervenzellen, die lebensbedrohlich sein können.

Erkennungsmerkmale eines Sonnenstichs (A)
- Typische Notfallsituation: Eine Person, die längere Zeit intensiver Sonneneinstrahlung ausgesetzt **war**, wird hilfsbedürftig aufgefunden. Die Anzeichen eines Sonnenstichs treten häufig erst Stunden **nach** der Strahlungseinwirkung auf!
- nur der Kopf des Betroffenen ist hochrot und heiß, während der übrige Körper unauffällig erscheint
- der Betroffene klagt über Schwindelgefühl sowie
- das Gefühl »innerer Unruhe«
- Kopfschmerzen
- Nackensteifigkeit und
- Übelkeit, häufig mit Erbrechen
- durch die Steigerung des Drucks im Gehirn kann ein Krampfanfall ausgelöst werden (→ Seite 69)
- evtl. kommt es zu Bewusstseinsstörungen bis zur Bewusstlosigkeit.

Maßnahmen bei einem Sonnenstich (D)
- Den Betroffenen an einen kühlen, schattigen Ort bringen
- flach mit erhöhtem Oberkörper lagern
- Kopf, Hals und Nackenbereich mit angefeuchteten Tüchern kühlen
- den Betroffenen betreuen und beruhigen
- ständig Bewusstsein, Atmung und Kreislauf kontrollieren
- Notruf absetzen
- weitere Maßnahmen je nach Notwendigkeit leisten.

	Hitzschlag	Hitzeerschöpfung	Sonnenstich
Erkennungsmerkmale	• warme, trockene, gerötete Haut am gesamten Körper • Schwindelgefühl • Übelkeit • Kopfschmerz • taumelnder Gang • evtl. Bewusstseinsstörung	• blasse Haut • Schwindelgefühl • evtl. Bewusstseinsstörung • Frösteln, Zittern • schneller, flacher Puls	• roter, heißer Kopf • Schwindelgefühl • Übelkeit • Kopfschmerz • Nackensteifigkeit • evtl. Bewusstseinsstörung
Gefahren	• Wärmestau im Körper • Organschäden • Herz-Kreislauf-Stillstand • Lebensgefahr!	• Flüssigkeits- und Mineralienverlust • Volumenmangelschock • Lebensgefahr!	• Reizung der Hirnhäute • Hirnhautentzündung • Hirnschädigung • Lebensgefahr!
Maßnahmen	• Betroffenen in den Schatten bringen • Notruf absetzen • betreuen und beruhigen • Vitalfunktionen kontrollieren • Lagerung mit erhöhtem Oberkörper • Ruhelage herstellen • Kleidung öffnen • gesamten Körper kühlen	• Betroffenen in den Schatten bringen • Notruf absetzen • betreuen und beruhigen • Vitalfunktionen kontrollieren • Schocklage • Wärmeerhaltung • Getränke verabreichen	• Betroffenen in den Schatten bringen • Notruf absetzen • betreuen und beruhigen • Vitalfunktionen kontrollieren • Lagerung mit erhöhtem Oberkörper • Kopf kühlen

Vergleichende Übersicht zu Hitzschlag, Hitzeerschöpfung und Sonnenstich

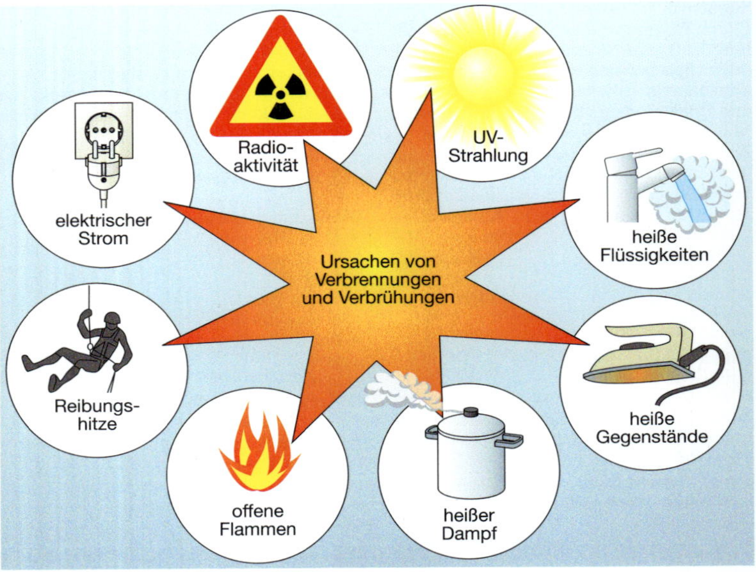

A Ursachen von Verbrennungen und Verbrühungen

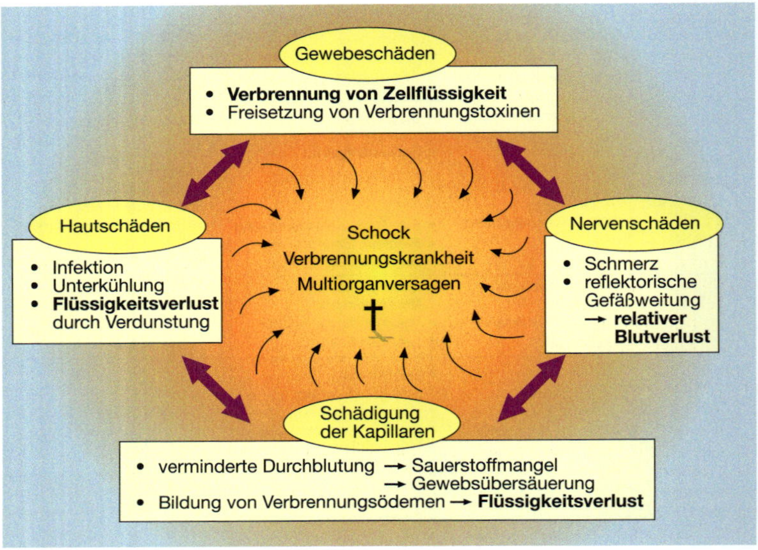

B Auswirkungen von Verbrennungen

Durch die Berührung mit offenen Flammen und heißen Gegenständen sowie durch Strahlungseinwirkung (Sonnenstrahlen, Radioaktivität), Reibungshitze und elektrischen Strom kommt es zu **Verbrennungen**. Kontakt mit heißen Flüssigkeiten und Dämpfen führt zu **Verbrühungen** (A).

Verbrennungen und Verbrühungen sind *außerordentlich* schmerzhafte Schädigungen. Sie können nicht nur in der Notfallsituation akut lebensbedrohlich sein, sondern auch Tage und Wochen *später* noch zu schwersten Funktions- und Regulationsstörungen im menschlichen Körper führen.

Die Entstehung der sogenannten *Verbrennungskrankheit* bewirkt ein häufig tödlich verlaufendes *Multiorganversagen* (B).

Zunächst beeinträchtigen die Schädigungen der Haut, des Unterhautgewebes, der *Kapillargefäße* und der Nervenfasern v.a. die Herz-Kreislauf-Funktion, indem sie über komplexe Mechanismen ein massives Schockgeschehen auslösen (→ Seite 113):

- Freies Wasser aus den Zellen des Körpers verdunstet; weitere Gewebeflüssigkeit geht durch Verdunstung verloren, da die Haut ihre Isolierfunktion einbüßt. Zudem tritt Blutplasma durch hitzegeschädigte *Kapillargefäßwände* aus, sammelt sich in *Verbrennungsödemen* (Brandblasen) und verlässt somit die Blutbahn. Die dort verbleibenden *festen* Blutbestandteile verklumpen und können nicht mehr durch den Körper zirkulieren.
  Aufgrund dieser Flüssigkeitsverluste entwickelt sich ein *Volumenmangelschock* (→ Seite 115).
- Durch die starken Schmerzen werden große Blutgefäße reflektorisch weitgestellt; Blut versackt daher in den Extremitäten. Dieser relative Volumenmangel ist als *neurogener* Schock einzustufen (→ Seite 119).
- Bei der Verbrennung von organischem Gewebe werden giftige Eiweißzerfallprodukte *(Verbrennungstoxine)* freigesetzt, die u.a. eine verstärkte Blutgerinnung *(Verbrauchskoagulopathie)* mit entsprechend verringerten Fließeigenschaften des Blutes bewirken: Es kommt somit auch zum *septisch-toxischen* Schock (→ Seite 117).
- Die Verbrennung führt außerdem zur verminderten Durchblutung der betroffenen Körperregionen. Sauerstoffmangel sowie die anschließende Bildung saurer und somit ebenfalls schädlich wirkender Stoffwechselsubstanzen *(metabolische Acidose)* in den dortigen *Kapillargefäßen* sind die Folge.
- Die Schädigung der Hautoberfläche beeinträchtigt den Wärmehaushalt. Innerhalb kurzer Zeit kann es dadurch zur Unterkühlung kommen.
- Zugleich ist die Schutzfunktion der Haut aufgehoben: Krankheitserreger können leicht in den Körper des Betroffenen eindringen und eine mitunter lebensbedrohliche Infektion auslösen.
- Bei Verbrennungen im Gesicht, z.B. durch Explosionen oder Stichflammen, schädigt die Hitzeeinwirkung häufig auch den Mund-Rachen-Raum, die Luftröhre und die Lunge.
  Hat der Betroffene Flammen, heiße Dämpfe oder Reiz- und Brandgase eingeatmet, entsteht ein *Inhalationstrauma*, das zum raschen Anschwellen der Rachenschleimhäute mit daraus resultierender Erstickungsgefahr und zur Entwicklung eines toxischen *Lungenödems* (→ Seite 89) führen kann. In jedem Fall kommt es zu akuter Atemnot (→ Seite 85, 87).

Abgesehen von diesen notfallmedizinisch relevanten Auswirkungen einer Verbrennung können die an der Körperoberfläche entstandenen Schäden auch nach Jahren noch Rehabilitationsmaßnahmen (z.B. Hauttransplantationen) notwendig machen. Zum Teil erhebliche kosmetische Beeinträchtigungen, die sich verständlicherweise auf die Lebensqualität des Betroffenen auswirken und häufig auch eine psychologisch-seelsorgerische Begleitung erfordern, bleiben mitunter lebenslang bestehen.

Welche Spätfolgen eine Verbrennung hat, hängt nicht nur von der Temperatur, der Dauer der Hitzeeinwirkung und der Größe des betroffenen Körperbereichs, sondern in erheblichem Maß auch von der Effektivität der anfänglichen Hilfeleistung ab.

Eine besondere Bedeutung kommt dabei der schnellen Kühlung mit fließend kaltem Wasser zu, da sie die Verbrennungshitze ableitet und dadurch alle weiteren vom Schock und der Verbrennungskrankheit ausgehenden Gefahren *wesentlich* reduziert!

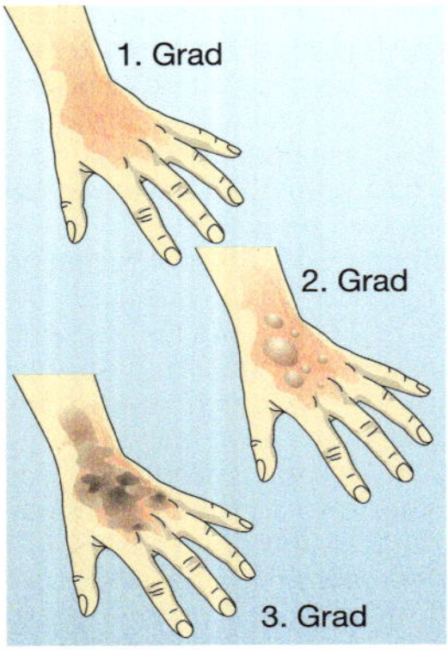

A Verbrennungsgrade

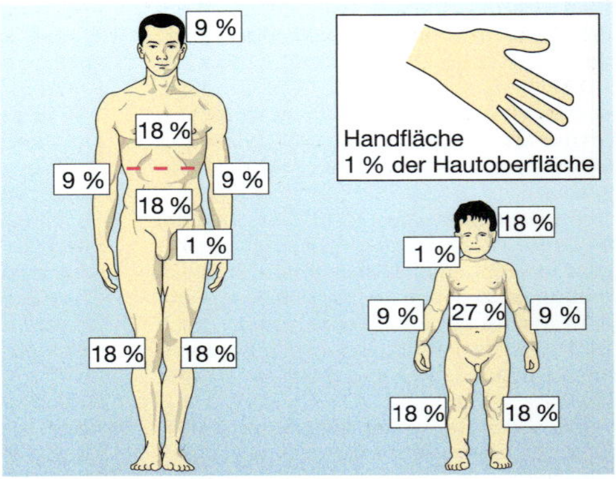

B Neunerregel zur Beurteilung der verbrannten Körperoberfläche

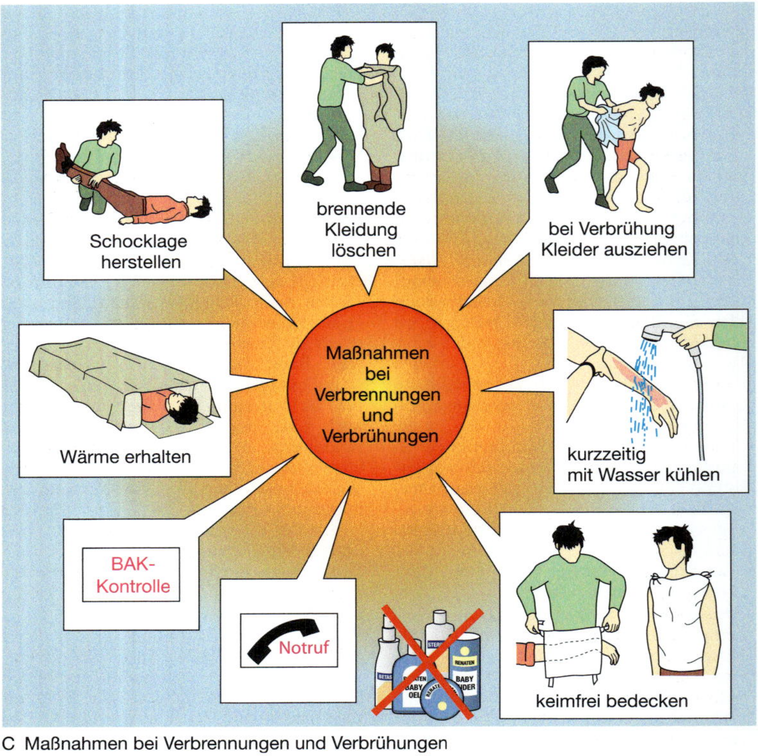

C Maßnahmen bei Verbrennungen und Verbrühungen

Die Tiefe der Gewebeschädigung wird i. d. R. in drei Verbrennungsgrade mit folgenden Erkennungsmerkmalen eingeteilt (A):

- Bei Verbrennungen *ersten Grades* ist die Haut nur oberflächlich geschädigt. Sie erscheint – wie bei einem Sonnenbrand – gerötet, schmerzt und ist evtl. leicht geschwollen.
- Falls zusätzlich Brandblasen entstanden sind, handelt es sich um eine Verbrennung *zweiten Grades*, bei der auch tiefere Hautschichten betroffen sind.
- Verbrennungen *dritten Grades* liegen bei einer vollständigen Zerstörung der Haut mit dem darunter liegenden Fett- und Muskelgewebe vor. Ggf. sind auch Knochen oder Organe in Mitleidenschaft gezogen – auf jeden Fall ist die Schutzfunktion der Haut vollständig erloschen. Die Körperoberfläche erscheint gräulich-weiß oder bräunlich-schwarz verkohlt. Eine Heilung ohne hauttransplantierende Operationen ist nicht mehr möglich (Defektheilung).

Zur Beurteilung der *Flächenausdehnung* von Verbrennungen wendet man die *Neunerregel* an (B): Dabei wird der gesamte Körper eines Erwachsenen in elf Zonen mit jeweils neun Prozent der Hautoberfläche eingeteilt. Diese Zonen sind der Kopf, die Vorder- und die Rückseite des Oberkörpers, die Vorder- und die Rückseite des Unterleibs, die beiden Arme sowie die Vorder- und Rückseiten der beiden Beine. Den Genitalbereich berechnet man ausnahmsweise mit einem Prozent Fläche.

Bei Kindern sind die Proportionen etwas anders verteilt: Deshalb werden hier für den Kopf 18 Prozent, für den Hals anstelle des Genitalbereichs ein Prozent sowie für Vorder- und Rückseite des gesamten Rumpfs zusammen 27 Prozent veranschlagt.

Als »Faustregel« eignet sich im Übrigen auch die Formel, dass eine Handfläche des Betroffenen stets einem Prozent seiner gesamten Körperoberfläche entspricht.

Bei Erwachsenen besteht i. d. R. dann Lebensgefahr, wenn etwa 18 Prozent der Haut zweit- bis drittgradig verbrannt sind. Da Kinder v. a. auf den Flüssigkeitsverlust wesentlich empfindlicher reagieren, sind bei ihnen schon etwa neun Prozent verbrannter Körperoberfläche lebensgefährlich.

Maßnahmen bei Verbrennungen und Verbrühungen (C)

- Löschen der evtl. noch brennenden Person durch
  - Wälzen auf dem Boden
  - Ersticken der Flammen mit einer Decke
  - Übergießen mit Wasser aus Eimern oder einem Gartenschlauch oder
  - Anwenden eines geeigneten Feuerlöschers: Wasserlöscher sind in jeder Hinsicht unbedenklich; Pulverlöscher dürfen nicht auf das Gesicht eines Menschen gerichtet werden; Kohlendioxidlöscher sollten bei Personenbränden möglichst nicht verwendet werden, es besteht sonst Erstickungsgefahr!
- nur bei Verbrühungen Kleidung entfernen; *festgebrannte* Kleidung muss auf der Haut bleiben!
- Brandblasen **nicht** öffnen
- die betroffenen Körperstellen kurzzeitig, maximal 10 Minuten lang, mit fließendem Wasser kühlen! Großflächige Verbrennungen (größer als die Fläche von ca. zwei DIN-A4-Blättern) und Verbrennungen am Körperstamm sollen jedoch **nicht** gekühlt werden, weil dies rasch zu einer Unterkühlung führt
- Verbrennungen vorsichtig keimfrei bedecken; Verbandtücher mit metalliner Beschichtung, die man nur am Rand auf der unverletzten Haut befestigt, sind dafür besonders geeignet; Verbrennungen im Gesicht werden aus psychologischen Gründen **nicht** abgedeckt
- Notruf absetzen
- ständige Kontrolle von Bewusstsein, Atmung und Kreislauf
- Wärmeerhaltung, ohne Druck auf den Körper des Betroffenen auszuüben; bei der Verwendung herkömmlicher Wolldecken ist u. U. der Bau eines »Tunnels« sinnvoll; Aluminium-Rettungsdecken sind allerdings leichter und daher besser geeignet
- Schocklage herstellen (→ Seite 57, 115)
- den Betroffenen betreuen und beruhigen
- weitere Maßnahmen je nach Notwendigkeit durchführen.

»Hausmittel« wie Mehl, Öl, Zahncreme oder Fett auf Brandwunden aufzubringen **ist außerordentlich schädlich und deshalb strikt verboten**. Auch Brandsalben dürfen nur nach ärztlicher Anweisung verwendet werden!

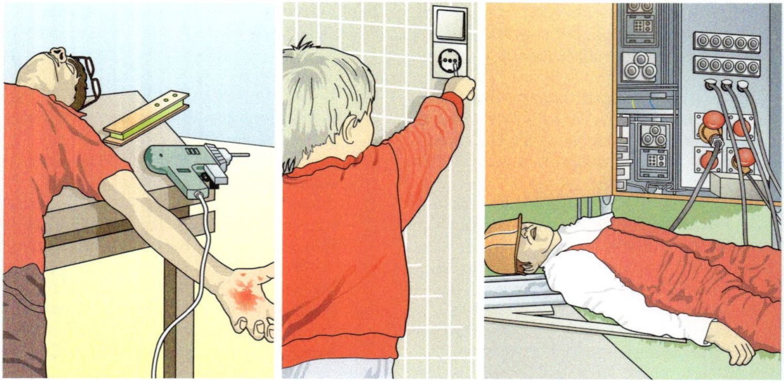

A Ursachen für Stromunfälle

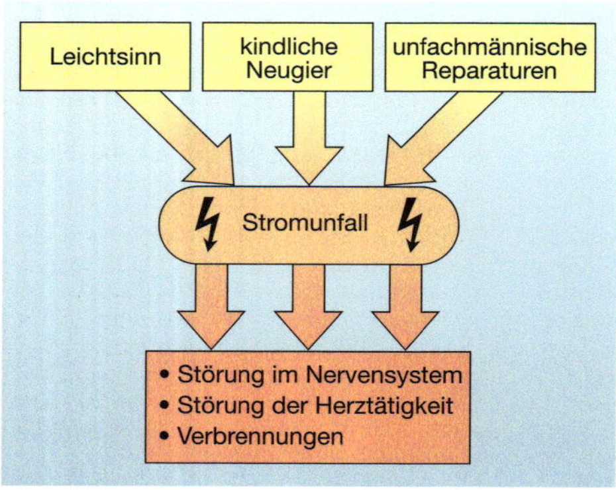

B Stromunfall

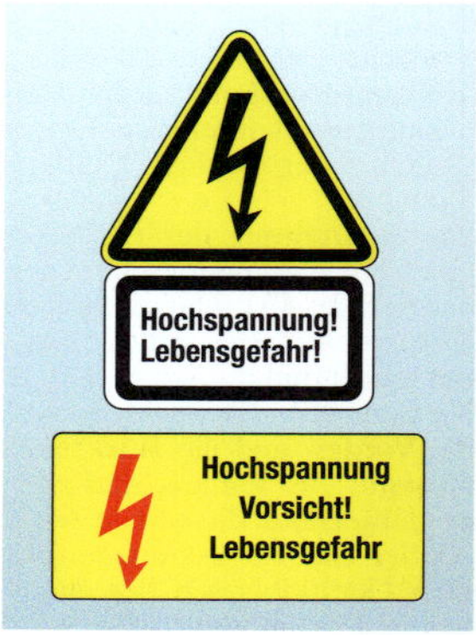

C Hinweisschilder

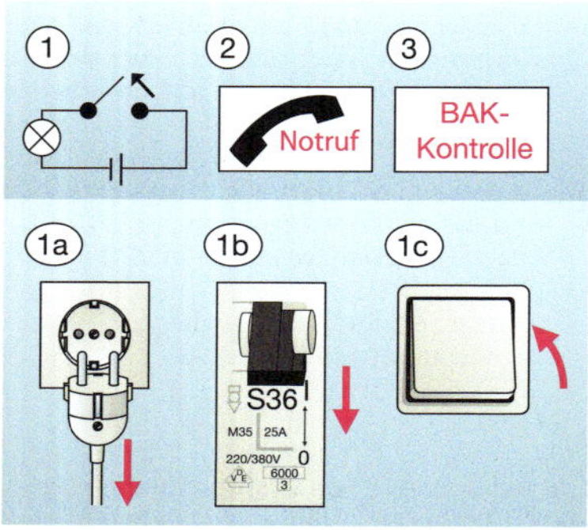

D Maßnahmen (Niederspannung)

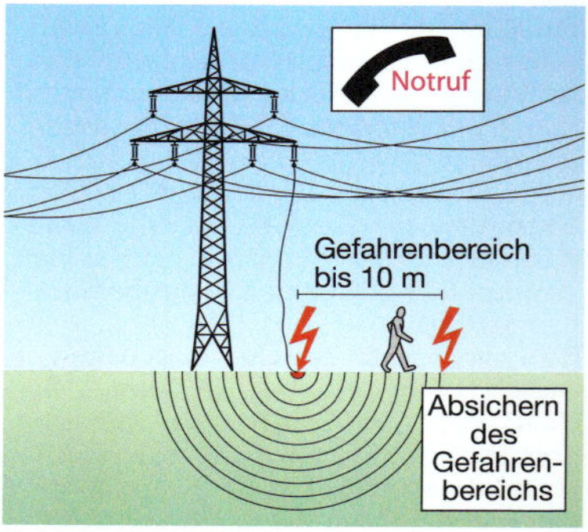

E Maßnahmen (Hochspannung)

Durch leichtsinnigen Umgang mit elektrischen Geräten, kindliche Neugier oder unfachmännisch ausgeführte Reparaturen an Steckdosen oder Stromleitungen kommt es bundesweit jährlich zu etwa 2000 Stromunfällen (A, B).
Dabei werden alle elektrisch ablaufenden Vorgänge im menschlichen Körper gestört, und es kann – v. a. in der Reizleitung des Herzens (→ Seite 107) sowie im Nervensystem (→ Seite 59) – zu lebensbedrohlichen Funktionsstörungen kommen. Sie treten u. U. erst 24 bis 48 Stunden nach dem eigentlichen Stromunfall auf. Zudem entstehen an den Körperstellen, an denen der Strom ein- bzw. ausgetreten ist, Verbrennungen (»Strommarken«) verschiedener Grade.
Wie schwer die Auswirkungen eines Stromunfalls sind, hängt jeweils ab von Stromstärke (Ampere), Stromdichte und -frequenz sowie von der Dauer der Einwirkung und dem Weg, den der Strom durch den Körper genommen hat. Die Stromstärke ergibt sich dabei aus der Stromspannung und dem elektrischen (Haut-)Widerstand des Menschen.
Für den Ersthelfer ist aus praktischen Gründen nur die Unterscheidung von Niederspannung (bis 1000 Volt) und Hochspannung (über 1000 Volt) wichtig: Mit *Niederspannung* werden die meisten Haushaltsgeräte betrieben; z. B. Lampen, Toaster, Fernseher, Stereoanlagen und Videorecorder (220 Volt) sowie Herde und Waschmaschinen (380 Volt). Unfälle im Niederspannungsbereich sind daher relativ häufig.
Hochspannung tritt nur in Geräten und Einrichtungen auf, die – wie Trafohäuser, Strommasten von Überlandleitungen und Schaltkästen größerer elektrischer Anlagen – mit entsprechenden Hinweisschildern deutlich gekennzeichnet sind (C). Gewitterblitze sind ebenfalls Hochspannungsentladungen.
Bei Unfällen im Hochspannungsbereich kann der Ersthelfer auch ohne direkten Kontakt zum Betroffenen in den Stromkreis einbezogen werden, weil Spannungsüberschläge und die Bildung von »Lichtbögen« im Umkreis von bis zu 10 Metern möglich sind. Bei Unfällen mit Hochspannung ergeben sich daher auch andere Konsequenzen für die Hilfeleistung als bei solchen im Niederspannungsbereich.

Erkennungsmerkmale eines Stromunfalls
- Solange sich der Betroffene im Stromkreis befindet, »klebt« er regelrecht an der Leitung, und es kommt zu Muskelkrämpfen; der Betroffene krümmt sich u. U. deutlich sichtbar zusammen
- nach Unterbrechung des Stromkreises bleibt der Betroffene u. U. bewusstlos
- evtl. kommt es zum Herz-Kreislauf-Stillstand
- an Körperstellen, an denen der Strom ein- bzw. ausgetreten ist, können »Strommarken« zu sehen sein.

Maßnahmen bei einem Stromunfall im Niederspannungsbereich (D)
- Eigenschutz beachten: **Der Helfer darf den Betroffenen erst anfassen, wenn der Stromkreis unterbrochen wurde**
- Stromkreis unterbrechen durch Ausschalten des Geräts, Abschalten der Sicherung, Ziehen des Netzsteckers oder Wegstoßen des Betroffenen mit einem **nicht leitenden** Gegenstand, z. B. einem Besenstiel aus Holz
- Bewusstsein, Atmung und Kreislauf kontrollieren
- Notruf absetzen
- weitere Maßnahmen je nach Notwendigkeit leisten: eventuell die stabile Seitenlage (→ Seite 63) oder die Herz-Lungen-Wiederbelebung (→ Seite 123–127) durchführen
- »Strommarken« werden wie übliche Brandwunden versorgt (→ Seite 183), dabei steht das Kühlen mit fließendem kalten Wasser im Vordergrund
- da Ausmaß und Risiken evtl. Spätfolgen eines Stromunfalls äußerlich nicht zu erkennen sind, muss der Ersthelfer auf einer ärztlichen Untersuchung bestehen, auch wenn der Betroffene sich subjektiv wohlfühlt!

Maßnahmen bei einem Stromunfall im Hochspannungsbereich (E)
- Eigenschutz beachten: **Sicherheitsabstand von mindestens 10 Metern** einhalten!
- Absichern des Gefahrenbereichs
- der Ersthelfer sollte andere Umstehende davon abhalten, sich dem Betroffenen zu nähern
- Notruf absetzen

Die weiteren Maßnahmen werden bei Hochspannungsunfällen i. d. R. vom Fachpersonal der Feuerwehr und des Rettungsdienstes durchgeführt.

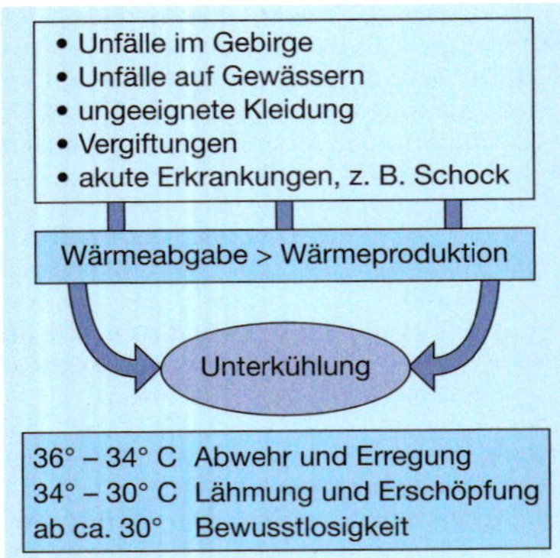

A Unterkühlung

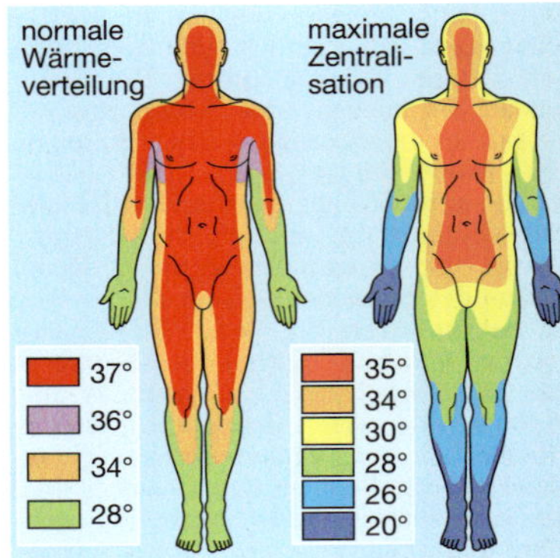

B Zentralisation durch Unterkühlung

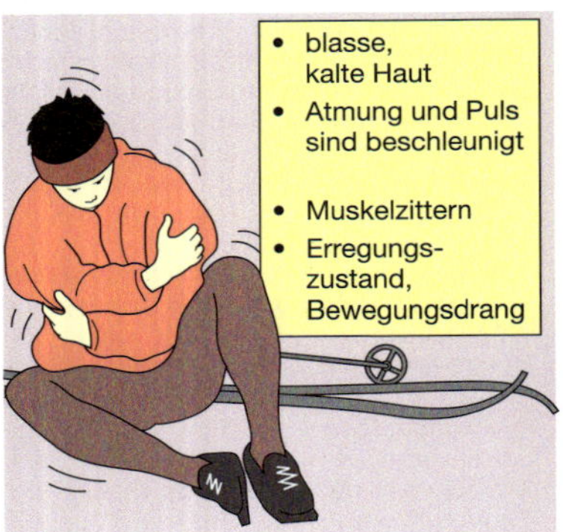

C_1 Erkennen des Abwehr- und Erregungsstadiums

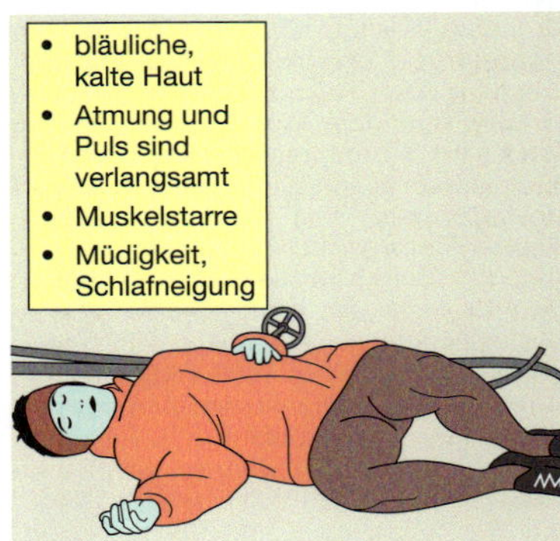

D_1 Erkennen des Lähmungs- und Erschöpfungsstadiums

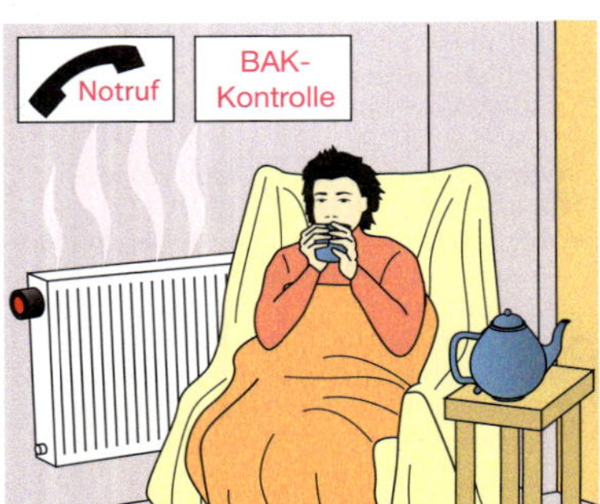

C_2 Maßnahmen beim Abwehr- und Erregungsstadium

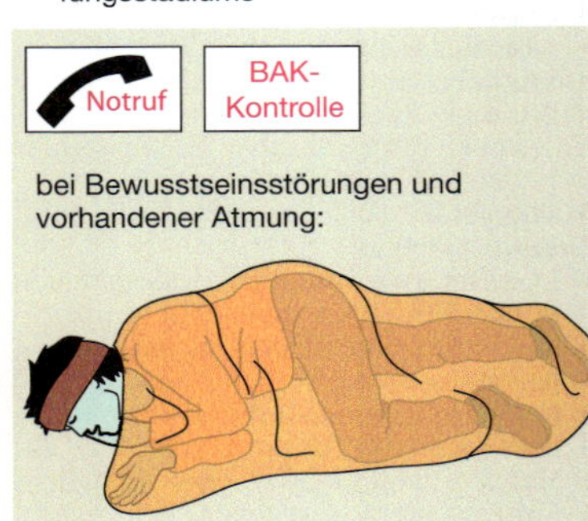

D_2 Maßnahmen beim Lähmungs- und Erschöpfungsstadium

Nach Unfällen, v.a. im Gebirge oder auf Gewässern, bei akuten Krankheitsbildern wie z.B. dem Schockzustand, durch nasse oder unzweckmäßige Kleidung und als Folge von Vergiftungen kommt es häufig zu erheblichen Störungen im Wärmehaushalt eines Menschen. Wenn die Wärmeabgabe des Körpers dabei größer ist als die Wärmeproduktion, entwickelt sich eine Unterkühlung (A).
In solchen Notfallsituationen kann sich der Genuss von Alkohol besonders negativ auswirken, da das Kälteempfinden des Betroffenen reduziert ist und es in der Peripherie des Körpers zu einer Gefäßerweiterung kommt. Unterkühlungen bei Schiffbrüchigen oder im Eis eingebrochenen Menschen sind besonders bedrohlich, weil Wasser eine wesentlich höhere Wärmeleitfähigkeit hat als Luft.

Abwehr- und Erregungsstadium
Bei Körpertemperaturen zwischen 36 und 34 °C versucht der Körper, einer weiteren Auskühlung reflektorisch entgegenzuwirken, indem er zunächst den Blutkreislauf *zentralisiert* (B). Die Gefäße in oberflächlichen *(peripheren)* Bereichen werden enggestellt und somit weniger durchblutet. Auf diese Weise wird weniger Wärme über das Blut vom Körper abgestrahlt, und gleichzeitig wird den im Körperinneren liegenden Organen mehr Wärme zugeführt. Zudem setzt kältebedingtes Muskelzittern ein. Dadurch wird verstärkt Energie umgesetzt und somit Wärme produziert.

Erkennungsmerkmale des Abwehr- und Erregungsstadiums (C_1)
- Blasse und kalte Haut
- Atmung und Puls sind beschleunigt
- Muskelzittern setzt ein
- der Betroffene wirkt aufgeregt und hat den Drang, sich zu bewegen.

Maßnahmen beim Abwehr- und Erregungsstadium (C_2)
- Den Betroffenen an einen warmen und trockenen Ort bringen
- durchnässte und kalte Kleidung ausziehen (lassen)
- für Wärmeerhaltung sorgen
- heiße, stark gezuckerte Getränke (Tee, Kakao) verabreichen **(keinen Alkohol!)**
- ständige Kontrolle von Bewusstsein, Atmung und Kreislauf
- Notruf absetzen.

Lähmungs- und Erschöpfungsstadium
Bei einem Absinken der Körpertemperatur unter 34 °C hört das Muskelzittern auf, die Muskulatur erstarrt. Der Blutkreislauf ist dabei maximal *zentralisiert* (B). Nur im Körperkern herrschen noch Temperaturen, die für ein Überleben ausreichen. Die Peripherie des Körpers, also die Haut, oberflächliche Gewebeschichten, Arme und Beine sind massiv unterkühlt. Das Bewusstsein des Betroffenen ist getrübt. Bei einer Körpertemperatur von etwa 30 °C wird er bewusstlos.
Falls der Betroffene nun bewegt wird, kann sich das kalte »Schalenblut« aus der Peripherie mit dem gerade noch ausreichend warmen Blut im Körperkern vermischen und dort einen weiteren, häufig tödlichen Temperaturabfall bewirken.
Dieses Phänomen ist in der Rettung Schiffbrüchiger auch als »Bergungstod« bekannt: Die vermeintlich Geretteten erleiden dabei genau dann einen Herz-Kreislauf-Stillstand, wenn sie z.B. an Bord eines Bootes gezogen werden.

Erkennungsmerkmale des Lähmungs- und Erschöpfungsstadiums (D_1)
- Bläulich verfärbte und kalte Haut
- Atmung und Puls sind verlangsamt
- Muskelstarre tritt auf
- Müdigkeit bzw. Schlafneigung im Sinne einer Bewusstseinsstörung bis zur Bewusstlosigkeit.

Maßnahmen beim Lähmungs- und Erschöpfungsstadium (D_2)
- Den Betroffenen möglichst **nicht** bewegen!
- durchnässte und kalte Kleidung **nicht** ausziehen
- **keine** aktiven Aufwärmversuche unternehmen, den Körper **nicht** reiben oder massieren
- weiteren Wärmeverlust durch Zudecken des Betroffenen verhindern
- ständige Kontrolle von Bewusstsein, Atmung und Kreislauf
- weitere Maßnahmen je nach Notwendigkeit leisten; bei Bewusstseinsstörungen z.B. stabile Seitenlage herstellen
- Notruf absetzen.

Eine Herz-Lungen-Wiederbelebung hat bei unterkühlten Personen auch nach längerer Zeit noch Aussicht auf Erfolg, da die Kälte Stoffwechselprozesse verlangsamt und den Zelltod durch Sauerstoffmangel verzögert.

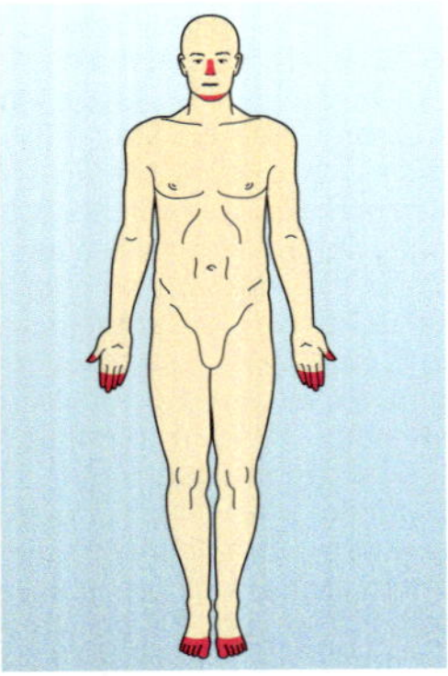

A Erfrierungsstellen

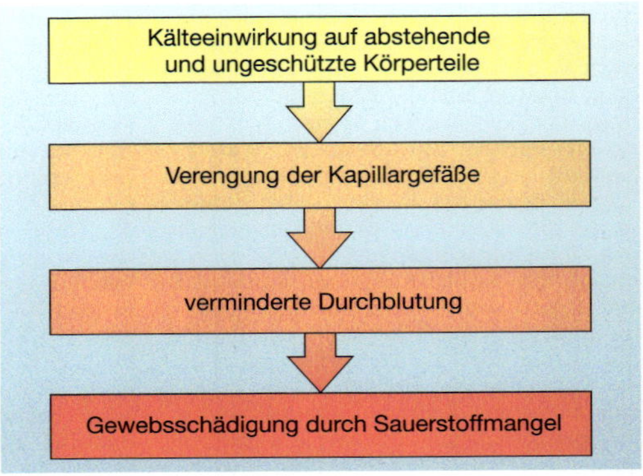

B Erfrierungen

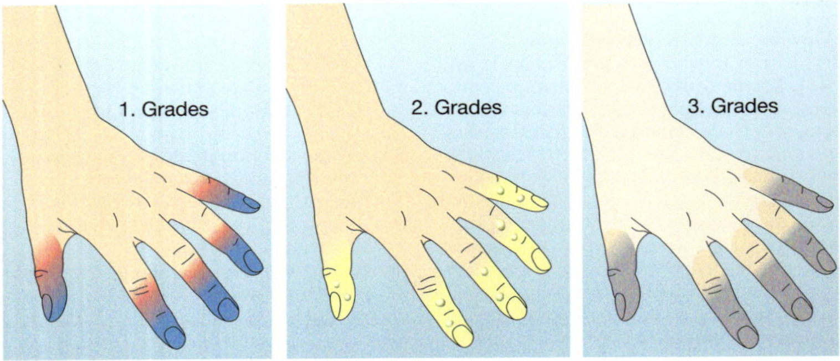

C Erkennungsmerkmale von Erfrierungen

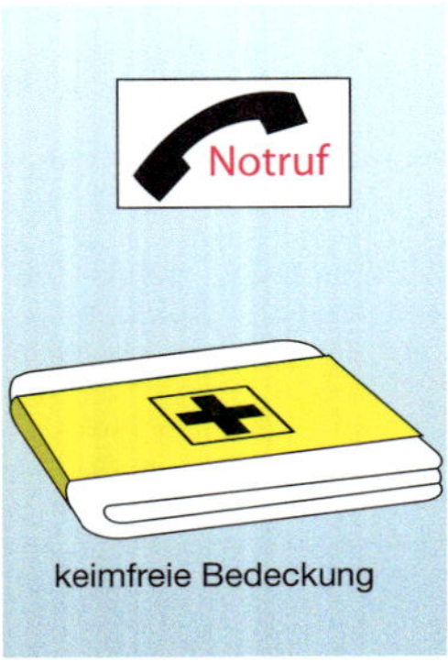

D Allgemeine Maßnahmen bei Erfrierungen

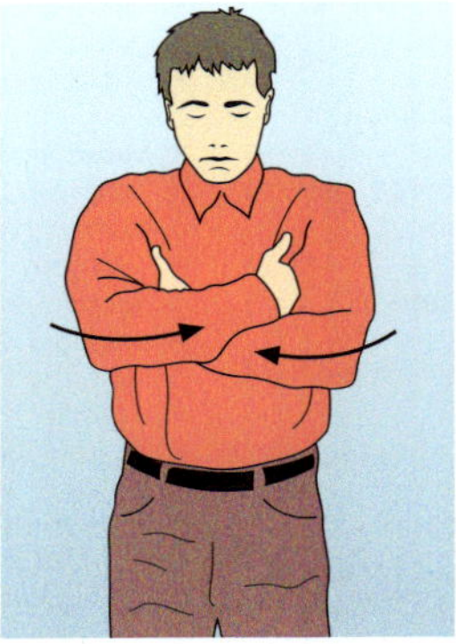

E Besondere Maßnahmen bei Erfrierungen 1. + 2. Grades

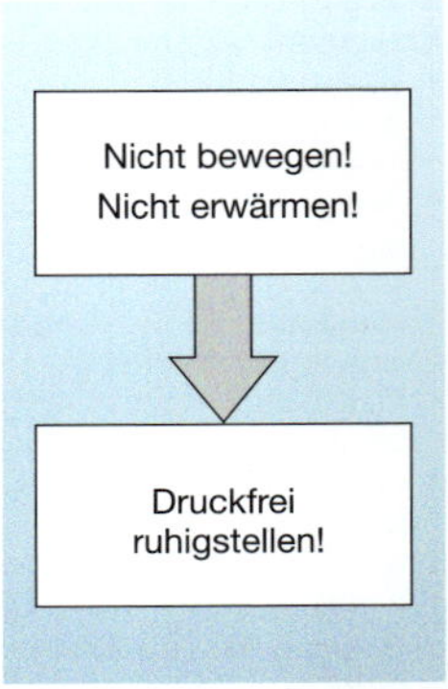

F Besondere Maßnahmen bei Erfrierungen 3. Grades

Bei Erfrierungen handelt es sich um örtliche *(lokale)* Gewebeschädigungen, die letztlich durch Sauerstoffmangel verursacht wurden. Der Sauerstoffmangel entsteht dabei durch Kälteeinwirkung v.a. auf abstehende oder ungeschützte Körperteile wie Nase, Ohren, Finger und Zehen, die eine Verengung der *Kapillargefäße* mit entsprechend verminderter Durchblutung zur Folge hat (A, B).
Unzweckmäßige Kleidungsstücke, besonders enge Schuhe, Strümpfe oder Handschuhe, begünstigen Erfrierungen zusätzlich, da sie die Durchblutung von vornherein einschränken und sich in ihnen keine isolierende, d.h. wärmende Luftschicht um den Körperteil herum bilden kann.
Wenn eine Erfrierung durch direkten Kontakt mit sehr kalten Gegenständen (z.B. Tiefgefrorenes, kalte Geländer), mit Gasen oder Flüssigkeiten (z.B. Stickstoff und Eisspray) verursacht wurde, kann der Ersthelfer seine Maßnahmen *ausschließlich* auf diese *lokalen* Schädigungen begrenzen.
Mitunter sind Erfrierungen aber nur die Folgeerscheinung einer *globalen*, d.h. den gesamten Organismus betreffenden Unterkühlung, weil die Peripherie des Körpers dabei aufgrund des stark *zentralisierten* Blutkreislaufs weder ausreichend mit Sauerstoff noch mit Wärme versorgt wird. In diesen Fällen sind Maßnahmen gegen die Unterkühlung absolut vorrangig (→ Seite 187)!

Erkennungsmerkmale einer Erfrierung (C)
Wie Verbrennungen werden auch Erfrierungen in drei Grade eingeteilt:
- Erfrierungen *ersten Grades* sind an geröteter oder auch bläulich verfärbter Haut zu erkennen. Der Betroffene klagt über Schmerzen, evtl. auch über ein Kribbelgefühl im jeweiligen Körperteil.
- Erfrierungen *zweiten Grades* erscheinen gelblich-weiß, häufig bilden sich Blasen. Das betroffene Körperteil ist bereits relativ steif und nur noch reduziert schmerzempfindlich.
- Bei Erfrierungen *dritten Grades* ist die Haut blass und grau. Der betroffene Körperteil fühlt sich hart an, ist absolut gefühllos und kann vom Betroffenen nicht mehr bewegt werden.

Erst nach einigen Stunden verfärbt sich das absterbende Gewebe dann endgültig schwarz-*nekrotisch*. Es muss in diesem Fall amputiert werden. Wohlgemerkt drohen bleibende Schäden an Nervenfasern und Blutgefäßen auch schon bei Erfrierungen ersten und zweiten Grades.

Allgemeine Maßnahmen bei Erfrierungen (D)
- Grundsätzlich verboten ist das Massieren oder Reiben eines erfrierenden Körperteils, weil dadurch winzige Verletzungen der Hautoberfläche mit entsprechender Infektionsgefahr verursacht werden können; dies gilt in besonderem Maße für das ebenfalls verbotene, aber aus Unkenntnis leider recht häufig praktizierte Einreiben erfrierender Körperteile mit Schnee
- entstandene Blasen werden wie bei Verbrennungen vorsichtig und keimfrei bedeckt (→ Seite 183)
- Notruf absetzen
- den Betroffenen betreuen und beruhigen
- falls der Betroffene gleichzeitig unterkühlt ist, müssen vorrangig die Maßnahmen gegen Unterkühlung durchgeführt werden (→ Seite 187), da diese die bedrohlichere Schädigung des *gesamten* Organismus darstellt!

Besondere Maßnahmen bei Erfrierungen 1. und 2. Grades (E)
- Beengende oder durchnässte Kleidung vorsichtig entfernen
- der Betroffene sollte den jeweiligen Körperteil selbst bewegen und langsam, nach Möglichkeit mit *eigener* Körperwärme, aufwärmen; Finger können z.B. in die Achselhöhle gelegt werden.

Besondere Maßnahmen bei Erfrierungen 3. Grades (F)
- Bei Erfrierungen dritten Grades darf der Betroffene nicht mehr bewegt oder erwärmt werden. Auch das Entfernen beengender oder durchnässter Kleidung entfällt; die Versorgung beschränkt sich auf eine druckfreie Ruhigstellung des betroffenen Körperteils; bei Erfrierungen an den Zehen darf der Betroffene z.B. auch nicht mehr laufen.

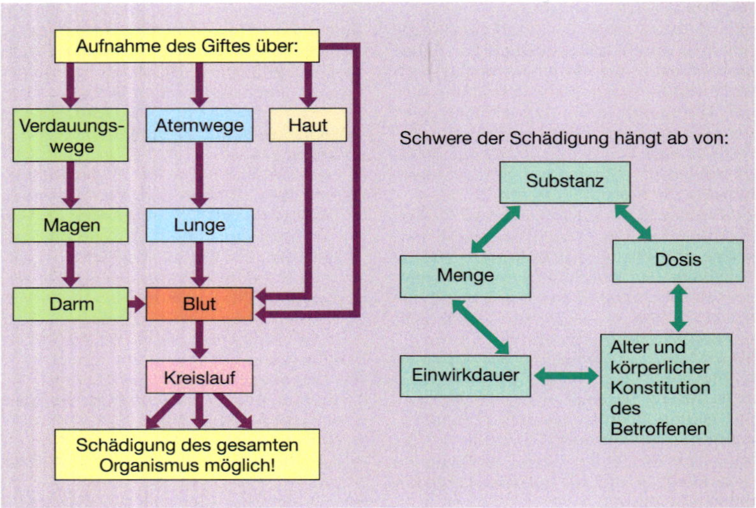

A Aufnahmewege und Auswirkung

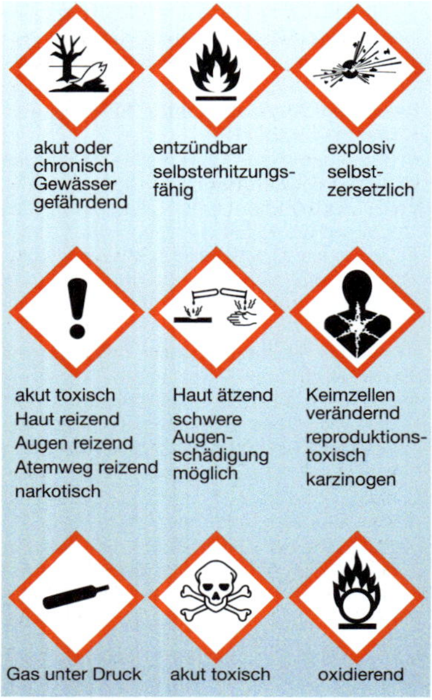

B Gefahrenpiktogramme

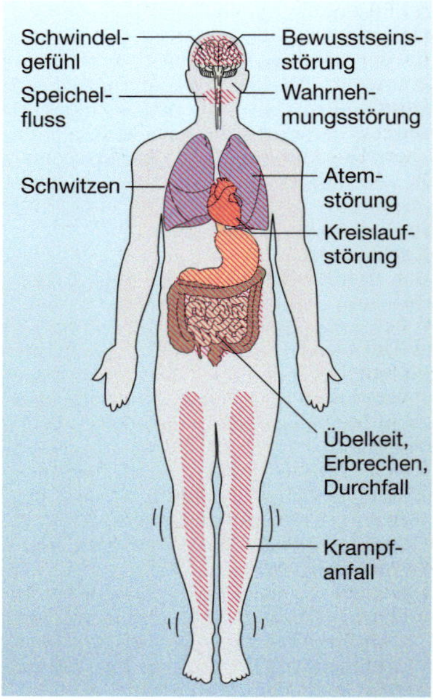

C Allgemeine Erkennungsmerkmale

Vergiftungen (Intoxikationen)
Jedes Jahr ereignen sich in Deutschland rund 100 000 Vergiftungsnotfälle. Während es bei Kindern und Kleinkindern überwiegend aus Neugier und Unwissenheit zu unabsichtlichen *(akzidentiellen) Intoxikationen* kommt, besteht bei Erwachsenen in etwa 90 Prozent der Vergiftungsfälle eine *suizidale* (Selbsttötungs-) Absicht. Weitere Ursachen sind der leichtsinnige Umgang mit giftigen Stoffen (z. B. das unzulässige Umfüllen von Giftstoffen in alte Getränkeflaschen) sowie der Missbrauch von Alkohol und anderen Drogen. In Laboratorien oder Industriebetrieben führen gelegentlich auch Arbeitsunfälle zu Vergiftungen.
Als Gift ist prinzipiell **jeder** Stoff zu betrachten, der in einer bestimmten Konzentration für den menschlichen Organismus gefährlich werden kann. Besonders häufig sind Vergiftungsnotfälle durch Farben und Lacke, Lösungsmittel, Öle, Pflanzenschutz-, Schädlingsbekämpfungs- und Reinigungsmittel, Arzneimittel sowie durch den Genuss von verdorbenen Lebensmitteln, giftigen Pflanzen, Beeren und Pilzen oder durch Tiergifte.
Wie gefährlich eine Vergiftung ist, hängt von der jeweiligen Substanz, der aufgenommenen Menge, der Konzentration (Dosis), der Einwirkdauer *(Kontaminationszeit)* sowie dem Alter und der körperlichen Konstitution des Betroffenen ab. Die Aufnahme eines Giftstoffs in den Körper *(Inkorporation)* kann dabei über die Atemwege *(Inhalation)*, die Verdauungswege *(orale Ingestion)*, über die Haut oder Schleimhäute *(perkutane Resorption)* sowie über Injektionen, Insektenstiche oder Schlangenbisse auch direkt ins Blut *(parenteral bzw. intravenös)* erfolgen. Möglich ist außerdem die Kombination verschiedener Aufnahmewege (A).
Unabhängig von der Inkorporationsart schädigt eine Vergiftung immer den gesamten Organismus mit **allen** Organen, Vitalfunktionen und übrigen Regelkreisen wie z. B. dem Säure-Basen- bzw. dem Wasser-Elektrolyt-Haushalt sowie der Wärmeregulation.
Häufig lassen sich Vergiftungen, v. a. bei Kindern, vermeiden, wenn potenziell gefährliche Stoffe (z. B. Haushaltschemikalien und Arzneimittel) sicher verschlossen aufbewahrt und Sicherheitsratschläge auf den Verpackungen genau beachtet werden. Ebenso große Aufmerksamkeit sollte man der vorschriftsgemäßen Kennzeichnung von Giften schenken. In der BRD gelten diesbezüglich die Vorgaben der Gefahrstoffverordnung (GefStoffV) in Ergänzung des Chemikaliengesetzes (ChemG). Seit 2010 wird zudem EU-weit das global harmonisierte System zur Einstufung und Kennzeichnung von Chemikalien (GHS) umgesetzt. Abbildung B zeigt entsprechende Gefahrenpiktogramme, die auf den Verpackungen vieler Haushaltschemikalien zu finden sind.

Zur Kennzeichnung gefährlicher Güter im Straßenverkehr und in größeren Versandstücken → Seite 31.

Allgemeine Erkennungsmerkmale bei Vergiftungen (C)
Da die Symptomatik bei Vergiftungsnotfällen fast immer unspezifisch ist und häufig erst einige Stunden nach der Giftaufnahme in den Körper auftritt, kommt der Wahrnehmung des Umfelds, in dem der Betroffene aufgefunden wird, sowie den Hinweisen, die zufällig anwesende Personen zum Notfallgeschehen geben können, eine besonders große Bedeutung zu. Generell sollte man bei allen körperlichen Symptomen unklarer Herkunft an die Möglichkeit einer *Intoxikation* denken. Die frühzeitige Feststellung, dass eine Vergiftung vorliegt, kann u. U. lebensrettend sein!

Bei Vergiftungsnotfällen können die folgenden, sehr allgemeinen Vergiftungsanzeichen auftreten:
Gifteinwirkung auf das **Nervensystem** führt u. U. zu
- Bewusstseinsstörungen
- Wahrnehmungsstörungen (Halluzinationen) oder Erregungszuständen
- Schwindelgefühl
- Übelkeit, Erbrechen, Durchfall
- Krampfanfällen.

Giftwirkung auf die **Vitalfunktion Atmung** bzw. die Atmungsorgane führt u. U. zu
- akuter Atemnot
- verlangsamter, vertiefter oder auch beschleunigter und flacher Atmung.

Giftwirkung auf die **Vitalfunktion Kreislauf** bzw. auf am Kreislauf beteiligte Organe führt u. U. zu
- Herzrhythmus- und Herzfrequenzstörungen
- Schockanzeichen (→ Seite 115–119)
- Herz-Kreislauf-Stillstand.

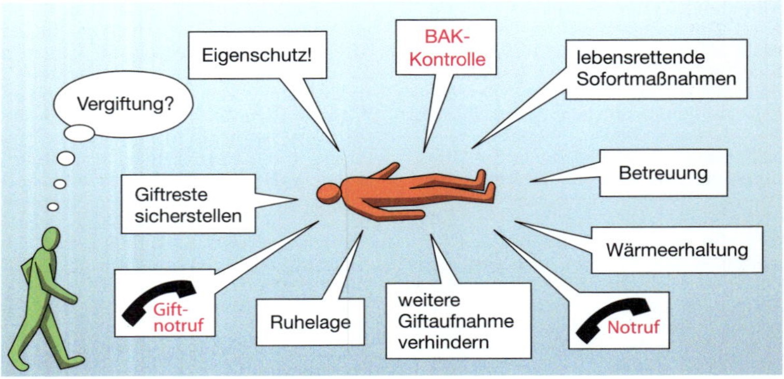

A Allgemeine Maßnahmen bei Vergiftungen

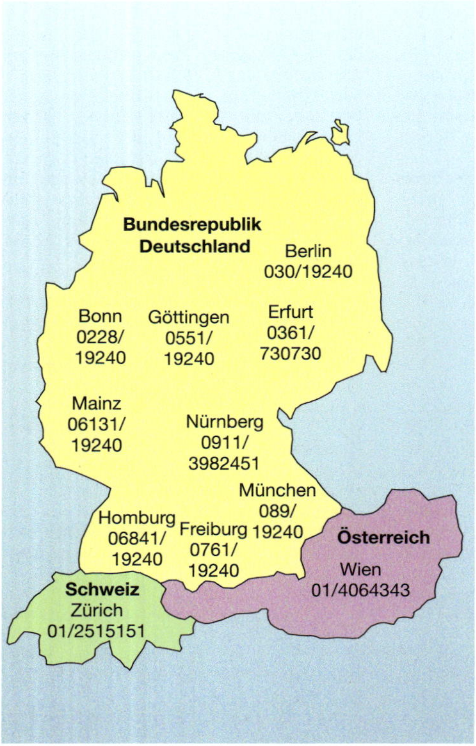

B Giftnotruf- bzw. Giftinformationszentralen (GIZ)

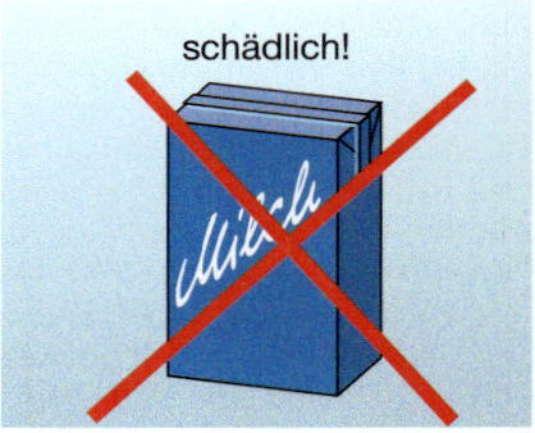

C Gabe von Milch

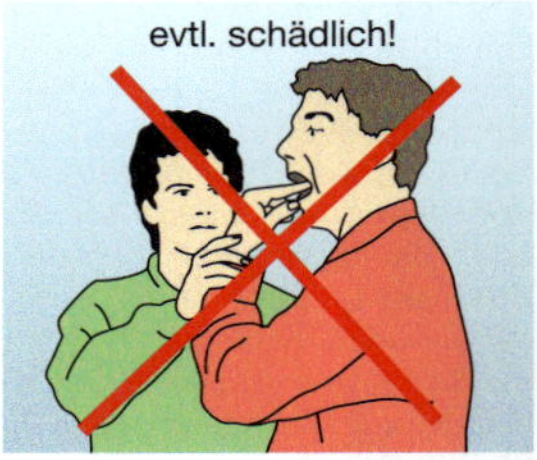

D Erbrechen auslösen

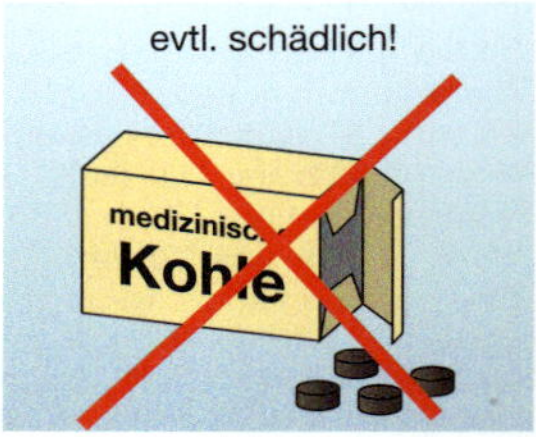

E Gabe von Kohletabletten

Die Wirksamkeit der Maßnahmen bei Vergiftungsnotfällen hängt entscheidend davon ab, wie schnell die Vergiftung als Ursache der Notfallsituation erkannt wird. Daher sind folgende Maßnahmen notwendig (A):

- Das Umfeld des Betroffenen genau untersuchen: Leere Tablettenschachteln oder -röhrchen, geöffnete Flaschen mit möglicherweise giftigem Inhalt, Reste von (u. U. verdorbenen) Lebensmitteln auf benutztem Geschirr oder im Abfalleimer sind wichtige Hinweise, die eine Vergiftung als Ursache der Notfallsituation mit großer Wahrscheinlichkeit nahelegen.
- Umstehende bzw. zufällig anwesende Personen gezielt nach weiteren Hinweisen fragen, die eine Vergiftung vermuten lassen: Möglicherweise wurde beobachtet, wie jemand einen potenziell giftig wirkenden Stoff aufgenommen hat.

Bei Vergiftungen stehen dann einige Maßnahmen im Vordergrund, die von Ersthelfern auch bei allen anderen Notfällen durchgeführt werden:

- Beachtung der eigenen Sicherheit bzw. des Eigenschutzes, da u. U. Explosionsgefahr und die Möglichkeit einer eigenen Vergiftung oder Verätzung besteht – evtl. muss ein Sicherheitsabstand eingehalten werden, ist Schutzbekleidung erforderlich oder muss ein Gefahrenbereich abgesichert werden
- ständige Kontrolle von Bewusstsein, Atmung und Kreislauf
- Durchführung lebensrettender Sofortmaßnahmen je nach Notwendigkeit, z. B. stabile Seitenlage (→ Seite 63) und Herz-Lungen-Wiederbelebung (→ Seite 123–127)
- ständige Betreuung und Beruhigung des Betroffenen
- Wärmeerhaltung
- Absetzen des Notrufs.

Folgende **Maßnahmen** werden **speziell** aufgrund der **Vergiftung** notwendig:

- Ggf. muss eine weitere Giftaufnahme bzw. -einwirkung verhindert werden; u. U. muss der Ersthelfer Betroffene aus einem Gefahrenbereich retten oder herumstehende Reste des Giftstoffs entfernen – sofern dies für ihn gefahrlos möglich ist
- völlige körperliche Ruhelage herstellen
- Giftnotruf absetzen mit Angaben zum Alter des Betroffenen, dem Aufnahmezeitpunkt, der Art, Konzentration und Menge des Giftes sowie Vergiftungsanzeichen und evtl. bereits durchgeführten Maßnahmen (B)
  Achtung: Bei den Giftnotruf- bzw. Giftinformationszentralen (GIZ) sollte man unbedingt auch dann anrufen, wenn man sich nicht sicher ist, ob ein Stoff giftig ist!
- Reste des Giftes, Verpackungsmaterial und ggf. Erbrochenes sicherstellen und aufbewahren *(asservieren)*, da hieraus für die weitere (rettungsdienstliche bzw. ärztliche) Behandlung wertvolle Informationen gewonnen werden können!

Bei Vergiftungsnotfällen, die mit *suizidaler* Absicht ausgelöst wurden, kommt v. a. der einfühlsamen Betreuung eine besonders große Bedeutung zu; keinesfalls darf der Betroffene allein gelassen werden (→ Seite 47, 49, 73, 77)!
Einen Vergifteten Milch trinken zu lassen, ist nach heutigem Stand medizinischen Wissens eher schädlich, weil die Aufnahme von Giftstoffen über die Darmschleimhaut durch Milch evtl. noch begünstigt und beschleunigt wird (C).
Auch das Auslösen des Erbrechens, um die Verweildauer des Giftes im Körper zu verkürzen (D), das Verdünnen eines über die Verdauungswege aufgenommenen Giftes mit Wasser sowie die Gabe medizinischer Kohle in Tablettenform zur Giftbindung ist nicht *grundsätzlich* angebracht und kann ebenfalls schädlich sein (E). Daher sollten diese Maßnahmen nur auf Anordnung eines Arztes, des Rettungsdienstpersonals oder einer Giftnotruf- bzw. Giftinformationszentrale erfolgen.
In den folgenden Ausführungen zu besonderen Vergiftungsnotfällen wird darauf hingewiesen, wann *einige* dieser Maßnahmen angebracht sind.

In Zusammenhang mit diesem Kapitel stehen außerdem folgende Notfallsituationen, die aus didaktischen Gründen anderen Kapiteln zugeordnet wurden:

- **Rauschzustände** → Seite 79
- **Insektenstiche im Mund-Rachen-Raum** → Seite 93
- **Tauchunfälle bzw. Dekompressionsunfälle** → Seite 99

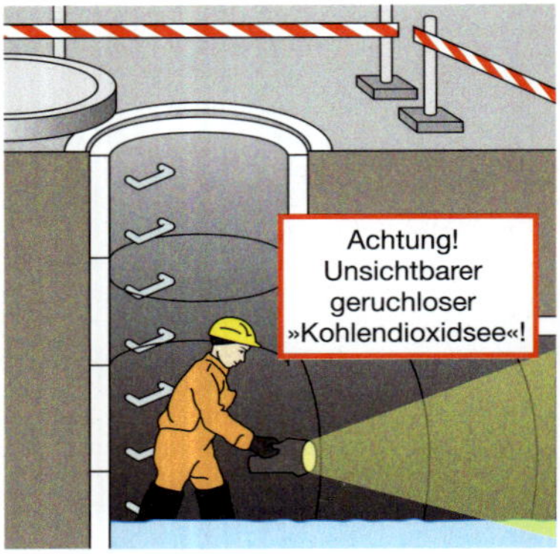

A₁ Erkennungsmerkmale

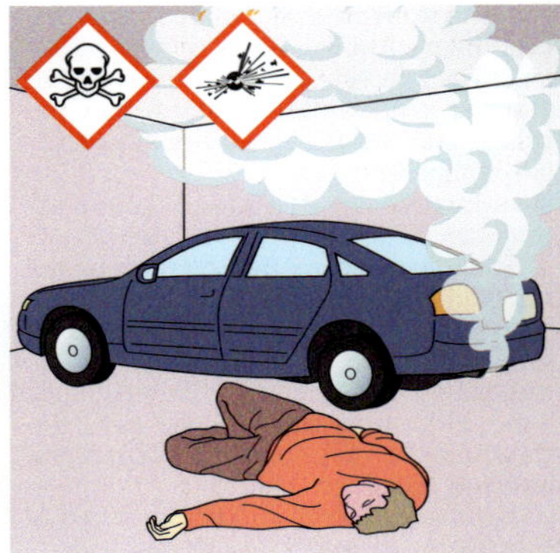

B₁ Erkennungsmerkmale

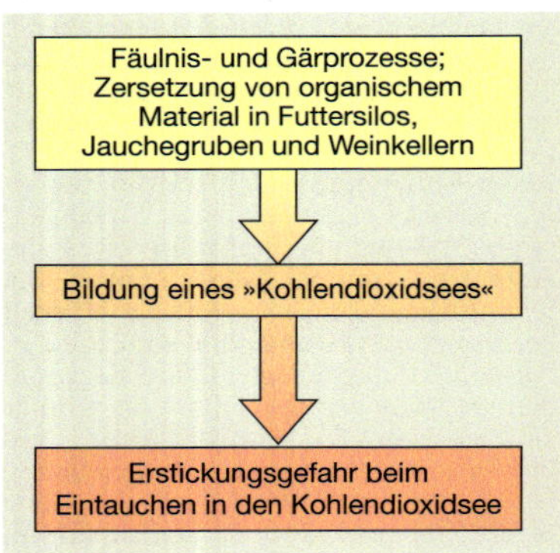

A₂ Kohlendioxidvergiftung

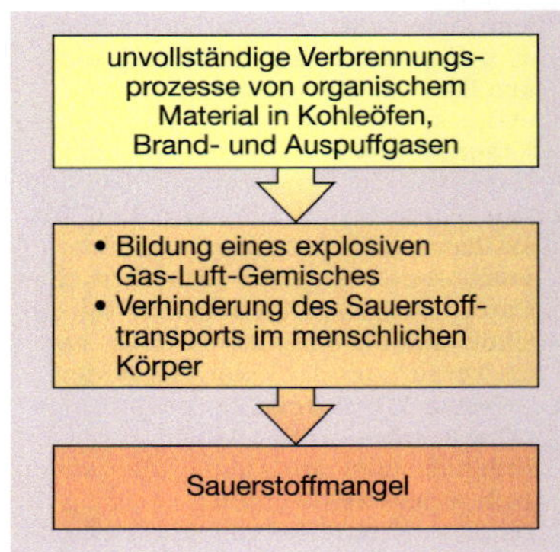

B₂ Kohlenmonoxidvergiftung

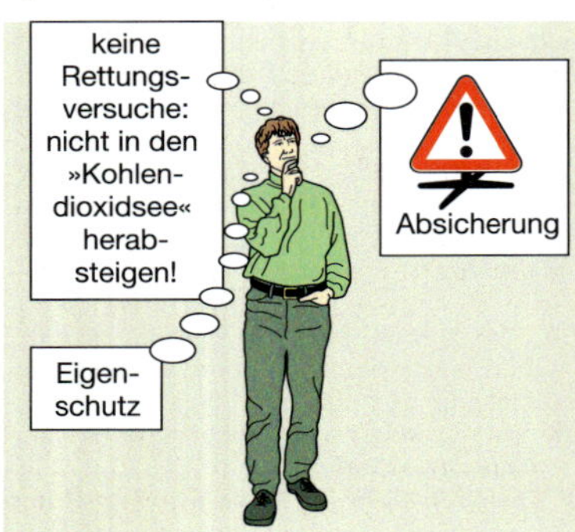

A₃ Besondere Maßnahmen

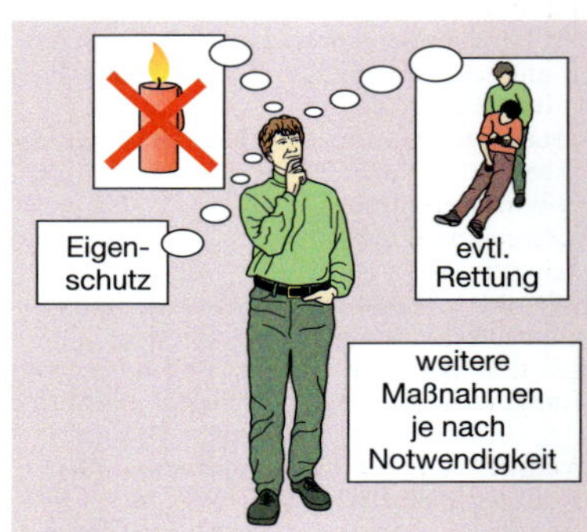

B₃ Besondere Maßnahmen

Vergiftung durch Kohlendioxid (A_2)
Kohlendioxid (CO_2) entsteht bei Fäulnis- und Gärprozessen durch die Zersetzung von organischem Material, z.B. in Futtersilos, Jauchegruben, Abwasserkanälen und Weinkellern. Es ist farblos, geruchlos und schwerer als Luft. So kann sich in tiefer gelegenen Bereichen ein regelrechter »Kohlendioxidsee« bilden, in dem schließlich kein Sauerstoff mehr vorhanden ist. Ein Mensch, der ungeschützt in einen solchen Kohlendioxidsee hinabsteigt, wird innerhalb weniger Sekunden bewusstlos und erleidet kurz darauf einen Atemstillstand, dem auch der Herzstillstand folgt, falls er nicht sofort gerettet wird.

Besondere Erkennungsmerkmale einer Kohlendioxidvergiftung (A_1)
- Typische Notfallsituation: Eine bewusstlose Person liegt in einem Futtersilo, einer Baugrube, einem Abwasserkanal, einem Weinkeller o.Ä.
- evtl. kommt es zu *generalisierten* Krampfanfällen.

Einen Atem- bzw. Herz-Kreislauf-Stillstand kann der Ersthelfer meist nicht erkennen, sondern nur vermuten, weil er gar nicht erst in den Gefahrenbereich eindringen darf (→ unten)!

Besondere Maßnahmen bei einer Kohlendioxidvergiftung (A_3)
- Eigenschutz bedenken!
- **keine Rettungsversuche** vornehmen (vor den Mund gehaltene Taschentücher oder ähnliche Maßnahmen sind nutzlos!)
- schnellstmöglich den Notruf absetzen
- Gefahrenbereich absichern
- andere Umstehende davon abhalten, den Betroffenen aus dem wahrscheinlich vorhandenen Kohlendioxidsee zu retten!

Die weiteren Maßnahmen werden nach Rettung des Betroffenen mit geeigneter Schutzausrüstung (v.a. umluftunabhängigem Atemschutz) i.d.R. vom Fachpersonal der Feuerwehr und des Rettungsdienstes durchgeführt. Häufig ist eine Herz-Lungen-Wiederbelebung erforderlich.

Vergiftung durch Kohlenmonoxid (B_2)
Kohlenmonoxid (CO) entsteht bei unvollständigen Verbrennungsprozessen (unter Sauerstoffmangel) von organischem Material, z.B. in schlecht ziehenden Kohleöfen. Brand- und Auspuffgase enthalten ebenfalls Kohlenmonoxid, das wie Kohlendioxid farblos und geruchlos ist.
Im Gegensatz zu Kohlendioxid ist Kohlenmonoxid allerdings leichter als Luft und zudem hochexplosiv. Gefährliche Konzentrationen entstehen daher nur in geschlossenen Räumen wie z.B. einer Garage bei laufendem Fahrzeugmotor.
Kohlenmonoxid wirkt im Körper eines Menschen giftig, da es sich mit einer wesentlich höheren Bindungskraft *(Affinität)* als Sauerstoff an die roten Blutkörperchen bzw. den Blutfarbstoff *Hämoglobin* lagert und somit den Transport von Sauerstoff verhindert.

Besondere Erkennungsmerkmale einer Kohlenmonoxidvergiftung (B_1)
- Typische Notfallsituation: Eine Person wird z.B. nach Inhalation von Brandrauch oder in einer geschlossenen Garage, in der ein Fahrzeugmotor läuft, hilfsbedürftig aufgefunden
- Kopfschmerzen
- Schwindelgefühl
- Übelkeit
- Erbrechen
- rosige Haut trotz Sauerstoffmangel, da Kohlenmonoxid eine ähnliche Farbwirkung auf das *Hämoglobin* hat wie Sauerstoff
- akute Atemnot
- schneller, flacher Puls
- evtl. kommt es zu *generalisierten* Krampfanfällen (→ Seite 69)
- evtl. kommt es zum Atemstillstand oder auch zum Herz-Kreislauf-Stillstand.

Besondere Maßnahmen bei einer Kohlenmonoxidvergiftung (B_3)
- Eigenschutz bedenken!
- **kein offenes Feuer entzünden, jegliche Funkenbildung vermeiden und keine elektrischen Geräte verwenden: Explosionsgefahr!**
- den Betroffenen evtl. aus dem Gefahrenbereich retten; gleichzeitig oder alternativ
- Gefahrenbereich lüften (Türen und Fenster öffnen!)
- weitere Maßnahmen je nach Notwendigkeit leisten (z.B. stabile Seitenlage herstellen, Atemspende oder Herz-Lungen-Wiederbelebung durchführen).

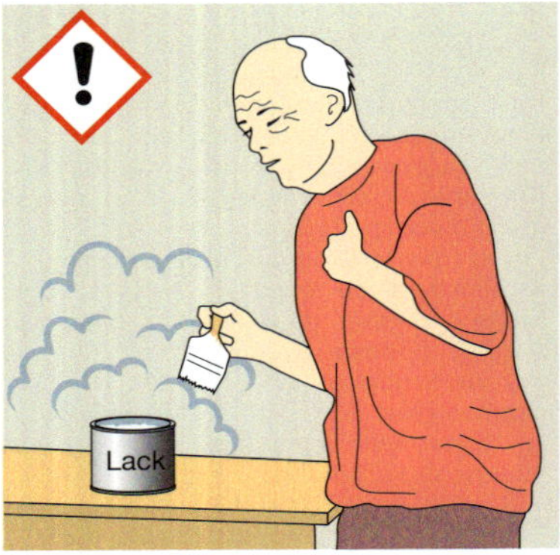

A_1 Erkennungsmerkmale

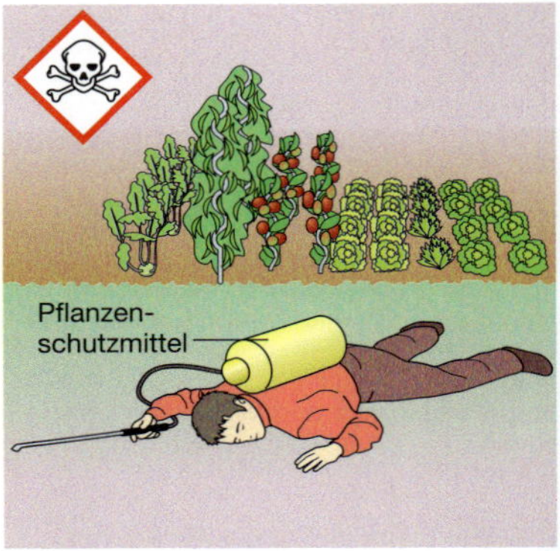

B_1 Erkennungsmerkmale

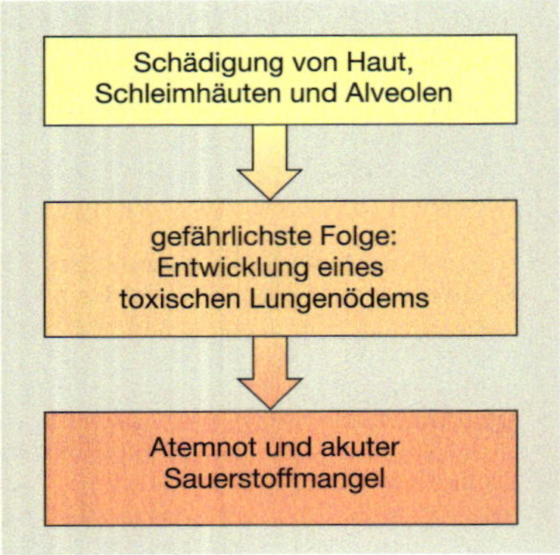

A_2 Reizgasvergiftung

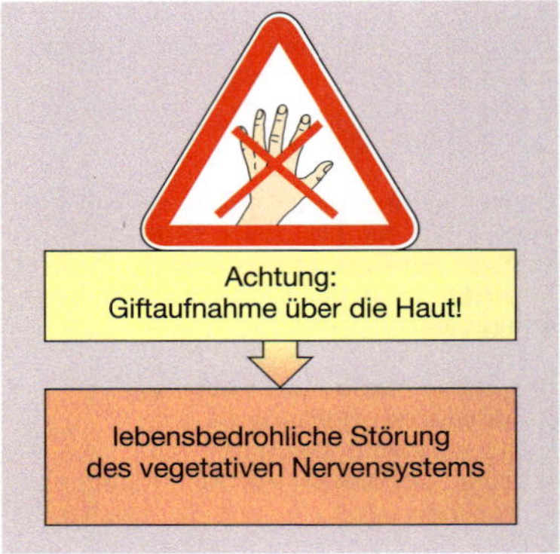

B_2 Kontaktgiftvergiftung

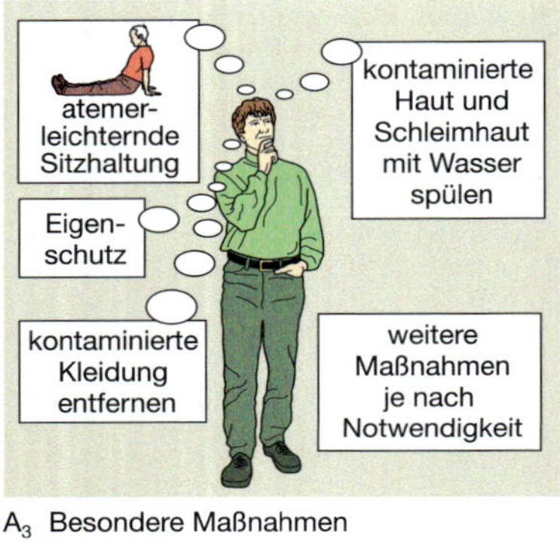

A_3 Besondere Maßnahmen

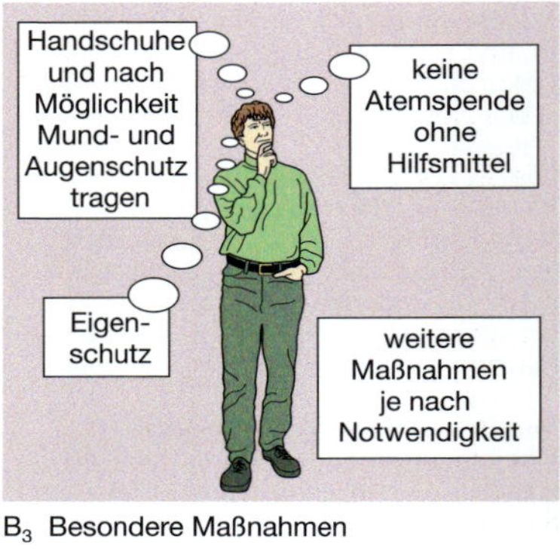

B_3 Besondere Maßnahmen

Vergiftung durch Reizgas (A_2)
Reizgas (Nitrosegas, Brandgas, Chlorgas und Ammoniak, aber auch Formalin-, Säure- oder Lackdampf, Tränengas sowie sog. Selbstverteidigungsspray) schädigt Haut und Schleimhäute. Zudem greift es die Membranen der Lungenbläschen *(Alveolen)* an und macht diese flüssigkeitsdurchlässig. Die gefährlichste Folge einer *Reizgasintoxikation* ist daher die Entwicklung eines *toxischen Lungenödems* (→ Seite 89), das mitunter erst bis zu 72 Stunden nach dem eigentlichen Notfallgeschehen erkennbar wird. Dabei tritt Flüssigkeit aus den *Kapillargefäßen* aus und sammelt sich in den *Alveolen* sowie dem Lungengewebe, wodurch der Gasaustausch von Sauerstoff und Kohlendioxid erheblich beeinträchtigt wird.

Besondere Erkennungsmerkmale einer Reizgasvergiftung (A_1)
- Reizhusten mit zunehmender Atemnot
- pfeifendes und zunehmend brodelndes Atemgeräusch
- *Cyanose* (Blaufärbung) aufgrund des entstehenden Sauerstoffmangels
- schneller, flacher Puls
- brennende, gerötete und stark tränende Augen
- evtl. kommt es auch zum Herz-Kreislauf-Stillstand.

Besondere Maßnahmen bei einer Reizgasvergiftung (A_3)
- Eigenschutz bedenken!
- atemerleichternde Sitzhaltung herstellen (→ Seite 57)
- mit Reizgas verschmutzte *(kontaminierte)* Kleidung vorsichtig entfernen
- *kontaminierte* Haut- und Schleimhautpartien (Augen!) mit viel fließendem Wasser spülen
- weitere Maßnahmen je nach Notwendigkeit leisten (z.B. Herz-Lungen-Wiederbelebung durchführen).

Aufgrund der drohenden Entwicklung eines *toxischen Lungenödems* sollte der Ersthelfer bei *Reizgasintoxikationen* auf jeden Fall auf einer Krankenhausbehandlung bestehen!

Vergiftung durch Kontaktgift (B_2)
Kontaktgifte (Alkylphosphate, z.B. das Schädlingsbekämpfungsmittel E 605) werden primär durch die Haut *(perkutane Resorption)*, häufig aber zugleich über die Atemwege *(Inhalation)* in den Körper aufgenommen. Sie verursachen eine lebensbedrohliche Störung des *vegetativen* Nervensystems, da sie das *parasympathische* System (→ Seite 59) übererregen und die Reiz- und Informationsweiterleitung über die Nervenbahnen gleichzeitig massiv beeinträchtigen.
Da dem Ersthelfer schon bei Berührung des Betroffenen akute Lebensgefahr durch Eigenvergiftung droht, sind Kontaktgifte – um sie als solche deutlich zu kennzeichnen – häufig blau gefärbt.

Besondere Erkennungsmerkmale einer Vergiftung durch Kontaktgift (B_1)
- Verstärkte Speichelproduktion und Schleimbildung in den Atemwegen
- evtl. ist blau eingefärbter Schaum vor dem Mund des Betroffenen zu sehen
- häufig ist ein unangenehmer Knoblauchgeruch festzustellen
- langsamer Puls
- evtl. werden *generalisierte* Krampfanfälle (→ Seite 68) ausgelöst
- evtl. kommt es auch zum Herz-Kreislauf-Stillstand.

Besondere Maßnahmen bei einer Vergiftung durch Kontaktgift (B_3)
- Eigenschutz bedenken!
- den Betroffenen **nicht** ohne geeignete Schutzhandschuhe **anfassen**! Nach Möglichkeit Mund- und Augenschutz (Schutzbrille!) tragen
- ohne geeignete Hilfsmittel darf **keine Atemspende** durchgeführt werden! Bei einem Herz-Kreislauf-Stillstand ist die Herzdruckmassage mit geeigneten Handschuhen jedoch möglich
- andere Umstehende davon abhalten, den Betroffenen zu berühren
- bei einem Krampfanfall kann ggf. die Umgebung abgepolstert werden (→ Seite 69)
- weitere Maßnahmen je nach Notwendigkeit und je nach Möglichkeit leisten, ohne sich selbst zu gefährden (z.B. ständige Kontrolle von Bewusstsein, Atmung und Puls bzw. Herstellen der stabilen Seitenlage **mit geeigneten Schutzhandschuhen**!)
- ansonsten können weitere notwendige Maßnahmen (z.B. Atemspende mit Hilfsmitteln bzw. Beatmungsgerät) meist nur vom Fachpersonal der Feuerwehr und des Rettungsdienstes durchgeführt werden.

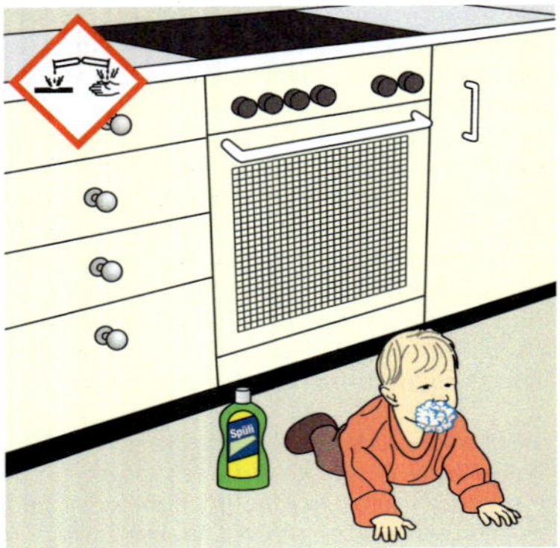

A₁ Erkennungsmerkmale

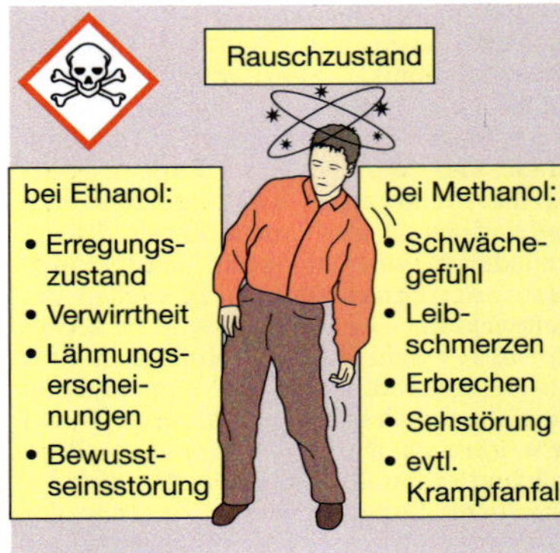

B₁ Erkennungsmerkmale

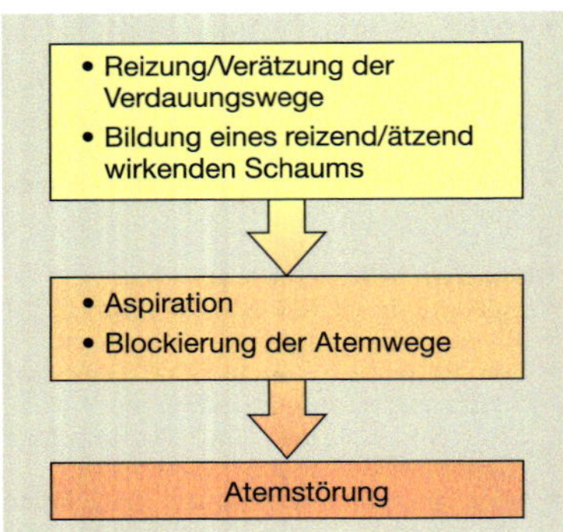

A₂ Vergiftung durch schaumbildende Substanzen

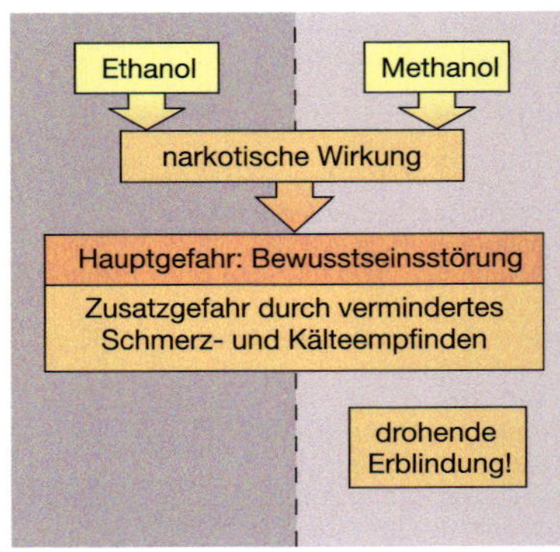

B₂ Vergiftung durch Alkohol

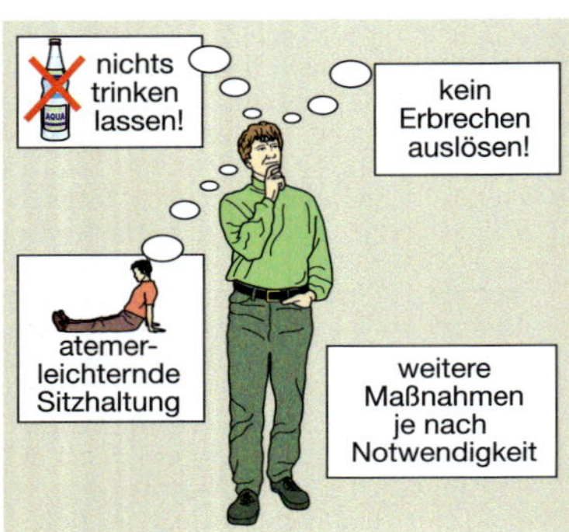

A₃ Besondere Maßnahmen

Maßnahmen je nach Notwendigkeit, z. B.:

- Herstellen der stabilen Seitenlage
- Herz-Lungen-Wiederbelebung
- Anlegen von Verbänden
- Ruhigstellen von Knochenbrüchen

B₃ Besondere Maßnahmen

Vergiftung durch schaumbildende Substanzen (A_2)
Schaumbildende Substanzen (Wasch-, Reinigungs- und Spülmittel sowie Entkalkungsmittel) reizen bzw. verätzen – oral aufgenommen – die Verdauungswege. Außerdem kann die Bildung des ebenfalls reizend bzw. ätzend wirkenden Schaums bei *Aspiration* oder Blockierung der Atemwege zu einer akuten Atemstörung bis hin zum Atemstillstand führen.

Besondere Erkennungsmerkmale einer Vergiftung durch schaumbildende Substanzen (A_1)
- Schmerzen im Mund-Rachen-Bereich und dem weiteren Verlauf des Verdauungsweges (Speiseröhre, Magen etc.)
- verstärkte Speichelproduktion
- mehr oder weniger schleimiger Schaum vor dem Mund des Betroffenen
- evtl. akute Atemnot (→ Seite 87)
- evtl. kommt es auch zum Herz-Kreislauf-Stillstand.

Besondere Maßnahmen bei einer Vergiftung durch schaumbildende Substanzen (A_3)
- Atemerleichternde Sitzhaltung herstellen (→ Seite 57)
- dem Betroffenen **auf keinen Fall** etwas zu trinken geben
- **auf keinen Fall** Erbrechen auslösen
- weitere Maßnahmen je nach Notwendigkeit durchführen, z.B. Herstellen der stabilen Seitenlage (→ Seite 63) oder Herz-Lungen-Wiederbelebung (→ Seite 123–127) durchführen.

Vergiftung durch Alkohol (B_2)
Vergiftungen durch Alkohol sind keine Bagatelle, sondern können – wie alle anderen Notfälle auch – lebensbedrohliche Situationen sein. Daher sind Maßnahmen der Ersten Hilfe auch hier unbedingt erforderlich. Allerdings muss man Vergiftungen mit dem »Trinkalkohol« Ethanol von Vergiftungen mit Methanol, das in Brennspiritus, Lösungs- oder Frostschutzmitteln enthalten ist, voneinander unterscheiden: **Ethanol** wirkt primär narkotisch und verursacht Bewusstseinsstörungen bis zur Bewusstlosigkeit, bei der Aspirationsgefahr und daraus resultierende Atem- und Kreislaufstörungen drohen.
Methanol (»Fusel«) kann zusätzlich zu Krämpfen und Sehstörungen bis hin zur irreversiblen Erblindung führen. Zudem ist eine Lähmung des Atemzentrums mit anschließendem Atemstillstand und darauf folgendem Herz-Kreislauf-Stillstand möglich.
Bei Rauschzuständen durch Alkohol (→ Seite 79) kann der Betroffene sich darüber hinaus, z.B. durch Stürze, erheblich verletzen. Zu beachten ist in diesem Zusammenhang, dass das Schmerzempfinden durch die Alkoholwirkung deutlich reduziert sein kann und eigene Verletzungen deshalb nicht adäquat wahrgenommen werden.
Befinden sich Betroffene im Freien, können sie sich zudem unterkühlen, weil auch der Wärmehaushalt bzw. das Kälteempfinden meist stark reduziert sind.

Besondere Erkennungsmerkmale einer Alkoholvergiftung (B_1)
Ethanolvergiftung:
- Zunächst Rausch-, Erregungs- und Verwirrtheitszustände (→ Seite 75, 79)
- später Lähmungserscheinungen sowie
- Bewusstseinsstörung bis zur Bewusstlosigkeit.

Methanolvergiftung:
- Zunächst Rauschzustand
- nach einem Tag Schwächegefühl, Leibschmerzen und massives Erbrechen
- nach mehreren Tagen ggf. Sehstörungen bis zur Erblindung
- evtl. kommt es zu *generalisierten* Krampfanfällen (→ Seite 69)
- evtl. kommt es auch zum Herz-Kreislauf-Stillstand.

Besondere Maßnahmen bei einer Alkoholvergiftung (B_3)
- Maßnahmen je nach Notwendigkeit durchführen, z.B. Herstellen der stabilen Seitenlage (→ Seite 63), Atemspende (→ Seite 103, 105), Herz-Lungen-Wiederbelebung (→ Seite 123–127) durchführen; bei zusätzlichen Verletzungen ggf. Verband anlegen (→ Seite 135–145) oder Knochenbrüche ruhigstellen (→ Seite 165–171); bei einem Krampfanfall Umgebung abpolstern (→ Seite 69)
- bei Verdacht auf eine Vergiftung durch Methanol sollten evtl. vorhandene Giftreste sichergestellt und dem Rettungsdienst mitgegeben werden.

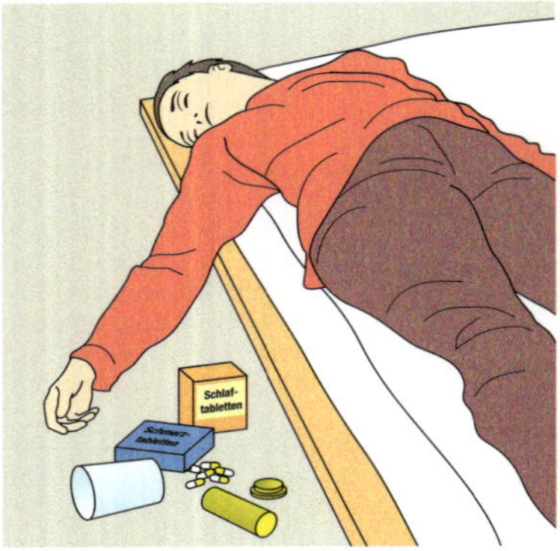

A₁ Erkennungsmerkmale

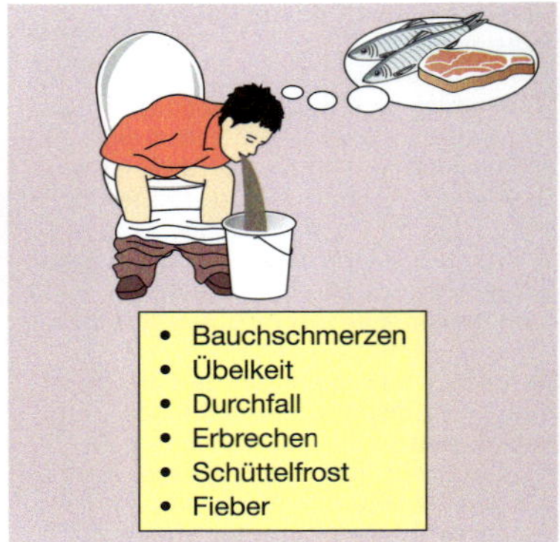

B₁ Erkennungsmerkmale

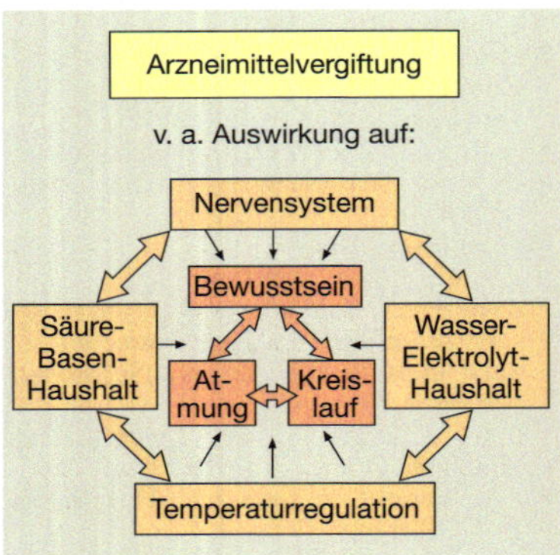

A₂ Arzneimittelvergiftung

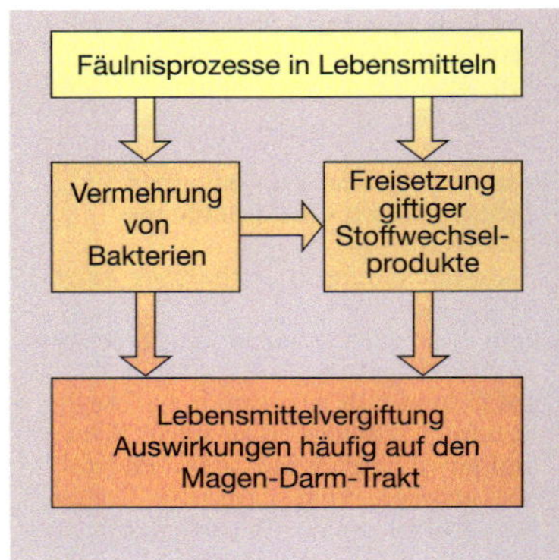

B₂ Lebensmittelvergiftung

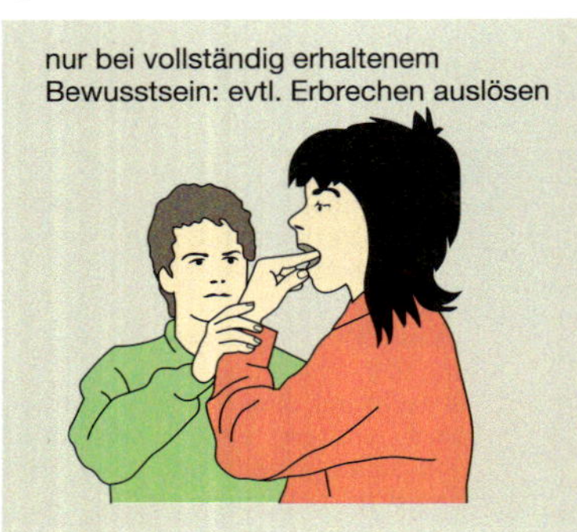

A₃ Besondere Maßnahmen

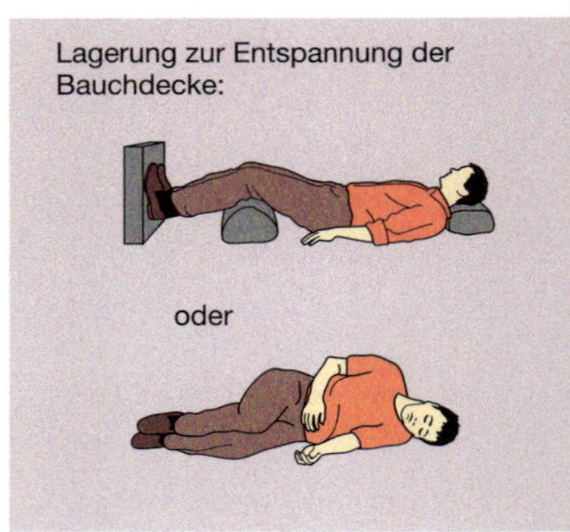

B₃ Besondere Maßnahmen

Vergiftung durch Arzneimittel (A_2)
Vergiftungen mit Arzneimitteln sind häufig auf eine Überdosis an Schlafmitteln zurückzuführen, die in *suizidaler* (Selbsttötungs-)Absicht meist zusammen mit Alkohol eingenommen wurden. Die Vergiftung führt zu einer Schädigung des Nervensystems, sodass der Betroffene zunächst das Bewusstsein verliert. Wenn keine baldige Hilfe erfolgt, kann es zur Lähmung des Atemzentrums mit Atemstillstand und kurz darauf zum Herz-Kreislauf-Stillstand kommen.
Bei Vergiftungen mit anderen Medikamenten lösen u. U. aber auch Störungen im Säure-Basen-Haushalt, des Wasser-Elektrolyt-Haushalts oder der Temperaturregulation lebensbedrohliche Situationen aus.

Besondere Erkennungsmerkmale einer Arzneimittelvergiftung (A_1)
- Typische Notfallsituation: Eine meist bewusstlose oder zumindest bewusstseinsgetrübte Person wird im Bett oder auf dem Boden liegend vorgefunden; im Umfeld sind leere Tablettenschachteln bzw. -röhrchen und möglicherweise auch ein Abschiedsbrief zu finden
- evtl. kommt es zu Atemstörungen oder auch zum Herz-Kreislauf-Stillstand.

Besondere Maßnahmen bei einer Arzneimittelvergiftung (A_3)
- Nur bei vollständig erhaltenem Bewusstsein ist es hier sinnvoll, das Erbrechen auszulösen; der Betroffene sollte möglichst selbst mit einem Finger seine Rachenwand reizen. Bei getrübtem Bewusstsein oder Bewusstlosigkeit darf das Erbrechen jedoch nicht provoziert werden, da in diesen Fällen *Aspirationsgefahr* droht
- weitere Maßnahmen je nach Notwendigkeit leisten, z. B. Herstellen der stabilen Seitenlage (→ Seite 63), Atemspende (→ Seite 103, 105) oder Herz-Lungen-Wiederbelebung (→ Seite 123 bis 127) durchführen
- Beipackzettel von Arzneimitteln geben wichtige Hinweise für Überdosierungen; u. U. enthalten sie auch Angaben zu weiteren Maßnahmen der Ersten Hilfe oder des Rettungsdienstes; Beipackzettel daher lesen und dem Rettungsdienstpersonal mitgeben!

Vergiftung durch Lebensmittel (B_2)
Der Verzehr von Lebensmitteln, die durch mangelnde Hygiene und unsachgemäße Lagerung (z. B. unzureichende Kühlung) verdorben wurden oder deren Haltbarkeitsdatum abgelaufen ist, kann u. U. lebensbedrohliche Lebensmittelvergiftungen zur Folge haben. Diese sind fast immer auf Bakterien zurückzuführen, die sich bei Fäulnisprozessen in allen Nahrungsmitteln vermehren, besonders jedoch in Milchprodukten, Speisen, die rohe Eier enthalten (Mayonnaise, Tiramisu), und Kartoffelsalat, aber auch Hackfleisch- und Fischgerichten. Sie scheiden eigene Stoffwechselprodukte aus und setzen schließlich Giftstoffe *(Toxine)* frei. Durchfall und Erbrechen führen dabei u. U. zum *Volumenmangelschock*.

Besondere Erkennungsmerkmale einer Lebensmittelvergiftung (B_1)
- Typische Notfallsituation: Häufig können die Betroffenen selbst einen Zusammenhang zwischen den Vergiftungsanzeichen und einem bestimmten verzehrten Lebensmittel herstellen. Allerdings treten Symptome u. U. erst einige Stunden nach dem Essen auf
- evtl. sind Reste der Lebensmittel noch auf Tellern oder im Abfalleimer zu sehen
- heftige, krampfartige Bauchschmerzen
- Übelkeit, Durchfall und Erbrechen
- evtl. Schüttelfrost und hohes Fieber
- evtl. kommt es zu Schockanzeichen (→ Seite 115)
- evtl. kommt es zu Lähmungserscheinungen
- evtl. kommt es zu Bewusstseinsstörungen bis zur Bewusstlosigkeit
- evtl. kommt es zu Atemstörungen oder auch zum Herz-Kreislauf-Stillstand.

Besondere Maßnahmen bei einer Lebensmittelvergiftung (B_3)
- Lagerung zur Entspannung der Bauchdecke
- ggf. Hilfe beim Erbrechen leisten
- weitere Maßnahmen je nach Notwendigkeit leisten, z. B. Herstellen der stabilen Seitenlage (→ Seite 63), Maßnahmen zur Schockbekämpfung (→ Seite 115), Herz-Lungen-Wiederbelebung (→ Seite 123–127) durchführen.

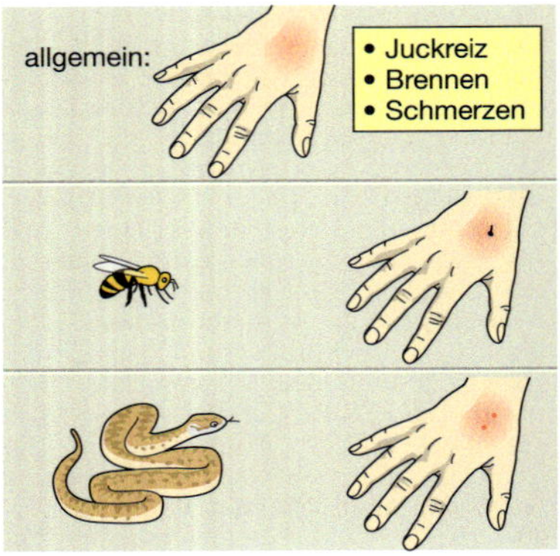

A$_1$ Erkennungsmerkmale

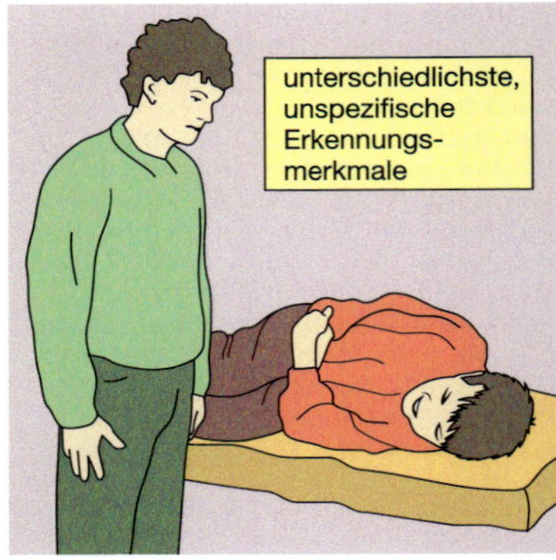

B$_1$ Erkennungsmerkmale

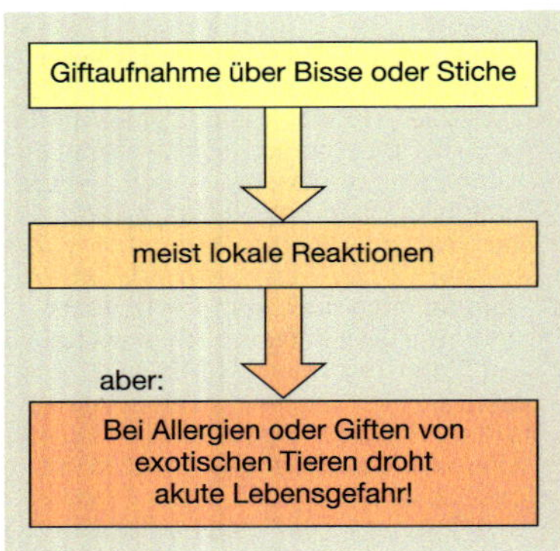

A$_2$ Vergiftung durch Tiergifte

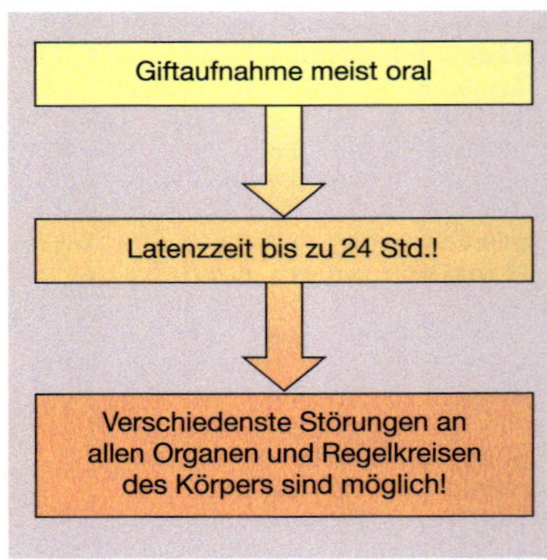

B$_2$ Vergiftung durch Pflanzen, Beeren, Pilze

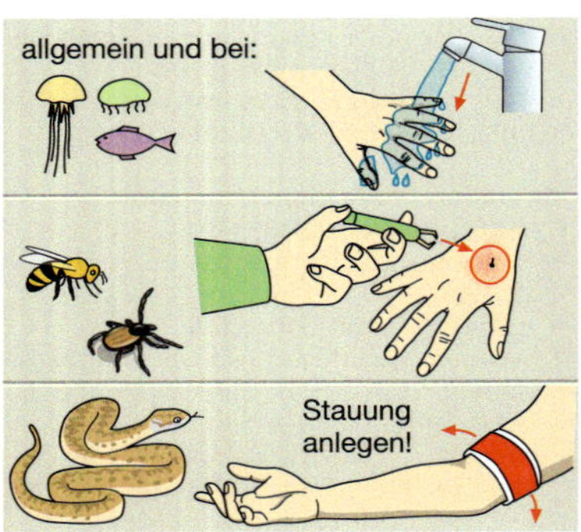

A$_3$ Besondere Maßnahmen

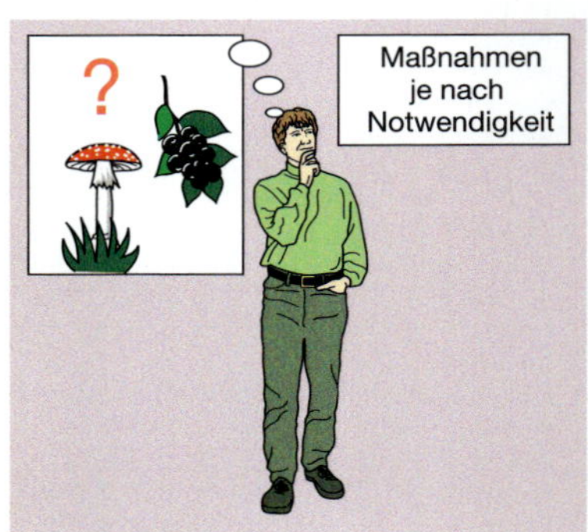

B$_3$ Besondere Maßnahmen

Vergiftung durch Tiergifte (A_2)
Schlangenbisse, Stiche von Insekten und Skorpionen, Spinnenbisse und die bloße Berührung einiger Fisch- oder Quallenarten können unangenehme, im deutschsprachigen Raum jedoch nur selten lebensbedrohliche Vergiftungserscheinungen hervorrufen. Ausnahmen sind allergische *(anaphylaktische)* Reaktionen auf Tiergifte (→ Seite 117) sowie Insektenstiche im Mund-Rachen-Raum (→ Seite 93). Zudem besteht die Möglichkeit, sich Vergiftungen durch Tiere zuzuziehen, die zwar normalerweise nicht hier leben, aber in Terrarien gehalten werden.

Besondere Erkennungsmerkmale einer Vergiftung durch Tiergifte (A_1)
Lokal begrenzt:
- Schwellung, Juckreiz, Brennen der Haut und Schmerzen
- bei Bienen-, Wespen- oder Hornissenstichen steckt der Stachel evtl. noch in der Haut des Betroffenen
- bei Schlangenbissen sind stecknadelkopfgroße, punktförmige Wunden zu sehen.

Allgemein:
- Unwohlsein, Schweißausbruch
- evtl. kommt es zu Bewusstseinsstörungen bis zur Bewusstlosigkeit
- evtl. kommt es zu Atemstörungen bzw. akuter Atemnot
- evtl. kommt es zu Kreislaufstörungen bis zum Herz-Kreislauf-Stillstand.

Besondere Maßnahmen bei einer Vergiftung durch Tiergifte (A_3)
- **Bei Bienen-, Wespen- oder Hornissenstichen:** Stachel vorsichtig mit einer Pinzette entfernen, ohne dabei die evtl. vorhandene Giftblase am Stachel zu zerdrücken
- **bei Zeckenbissen:** mit einer speziellen Zeckenzange lässt sich die Zecke i.d.R. leicht entfernen; da durch Zeckenbisse jedoch ernste Erkrankungen (Borreliose, Frühsommermeningoenzephalitis [FSME] bzw. Hirnhautentzündung) ausgelöst werden können, sollte unbedingt ein Arzt aufgesucht werden
- **bei Schlangenbissen:** absolute Ruhelage des Betroffenen herstellen und eine Stauung anlegen, um den venösen Rückfluss des Blutes zum Herzen zu vermindern und dadurch die Gifteinschwemmung in den Kreislauf zu verlangsamen; die Stauung kann mit einer relativ fest gewickelten Mullbinde oder einem Gürtel angelegt werden und sitzt dann korrekt, wenn sich der jeweilige Körperteil unterhalb der Stauung blaurot verfärbt und oberflächliche Venen deutlich sichtbar hervortreten

anschließend:
- Kühlen mit fließendem Wasser
- weitere Maßnahmen je nach Notwendigkeit, z.B. Herstellen der stabilen Seitenlage (→ Seite 63), atemerleichternde Sitzhaltung (→ Seite 57), Schockbekämpfung (→ Seite 115, 117), Herz-Lungen-Wiederbelebung (→ Seite 123–127).

Vergiftung durch Pflanzen, Beeren und Pilze (B_2)
Bei Vergiftungen durch Pflanzen (z.B. Seidelbast, Eisenhut, Tollkirsche, Herbstzeitlose, Goldregen, Fingerhut, Rhododendron), Beeren (z.B. Vogelbeeren) und Pilze (z.B. Knollenblätterpilz, giftiger Reizker, roter Speitäubling) treten mitunter erst Stunden nach der Aufnahme des Giftes vielfältige Symptome auf. Bei Pilzvergiftungen kann die Latenzzeit bis zu 24 Stunden betragen.

Besondere Erkennungsmerkmale einer Vergiftung durch Pflanzen, Beeren und Pilze (B_1)
- Rausch-, Erregungs- oder Verwirrtheitszustände (→ Seite 75, 79)
- Wahrnehmungsstörungen, evtl. Halluzinationen
- Gesichtsrötung, Schweißausbruch
- Übelkeit, Erbrechen und Durchfall
- evtl. Bewusstseinsstörungen bis zur Bewusstlosigkeit
- evtl. kommt es zu Atemstörungen bzw. akuter Atemnot
- evtl. kommt es zu Kreislaufstörungen bis zum Herz-Kreislauf-Stillstand.

Besondere Maßnahmen bei einer Vergiftung durch Pflanzen, Beeren und Pilze (B_3)
- Maßnahmen je nach Notwendigkeit, z.B. Herstellen der stabilen Seitenlage (→ Seite 63), atemerleichternde Sitzhaltung (→ Seite 57), Herz-Lungen-Wiederbelebung (→ Seite 123–127)
- versuchen, herauszufinden, welche Pflanzen, Beeren oder Pilze Ursache der Vergiftung sind
- evtl. vorhandene Pilzreste sollten dem Rettungsdienst mitgegeben werden.

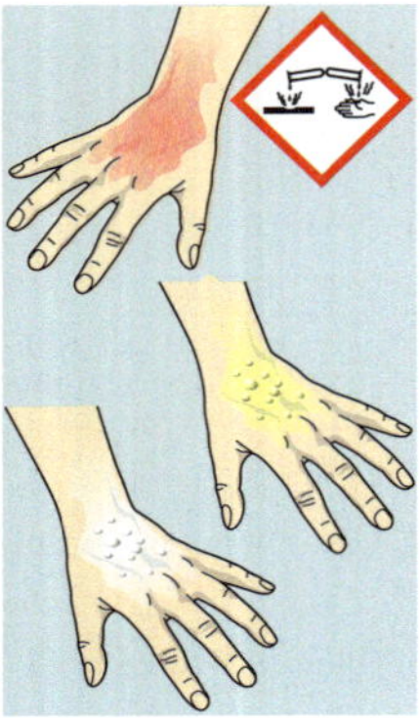

A Hautverätzung

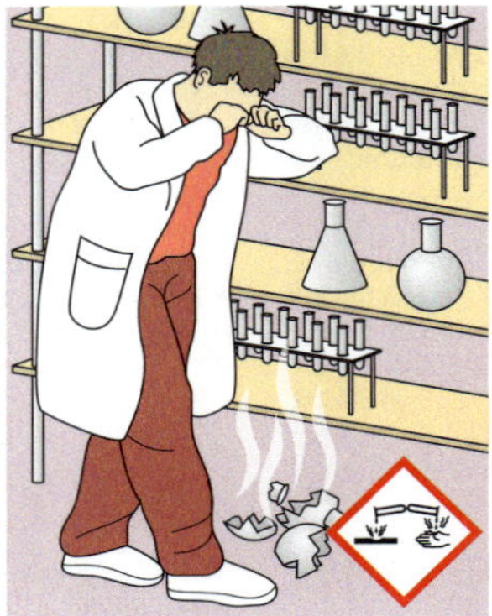

B Augenverätzung

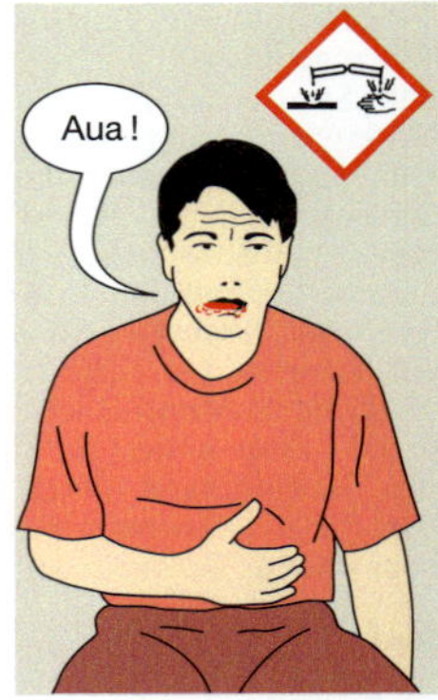

C Verätzung der Verdauungswege

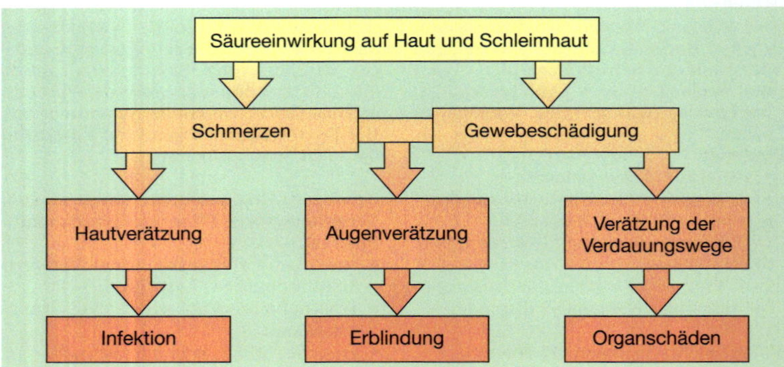

D Verätzungen durch Säuren und Laugen

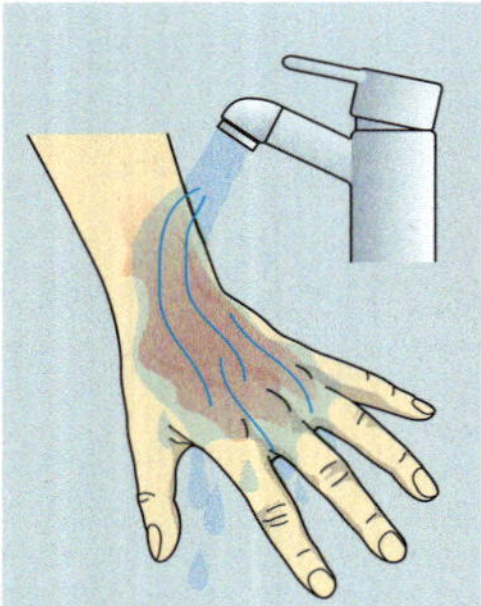

E Maßnahmen bei Hautverätzung

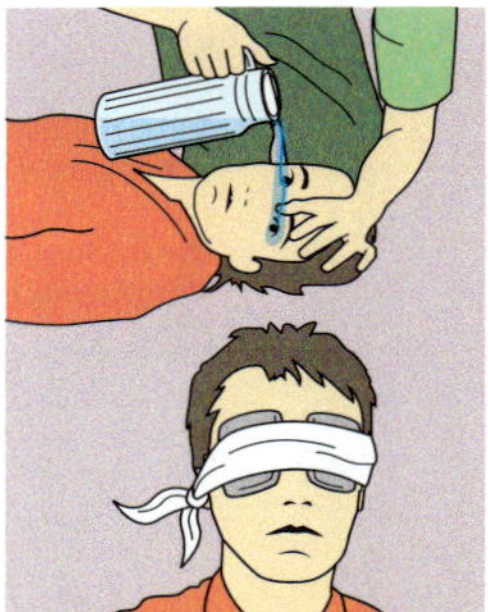

F Maßnahmen bei Augenverätzung

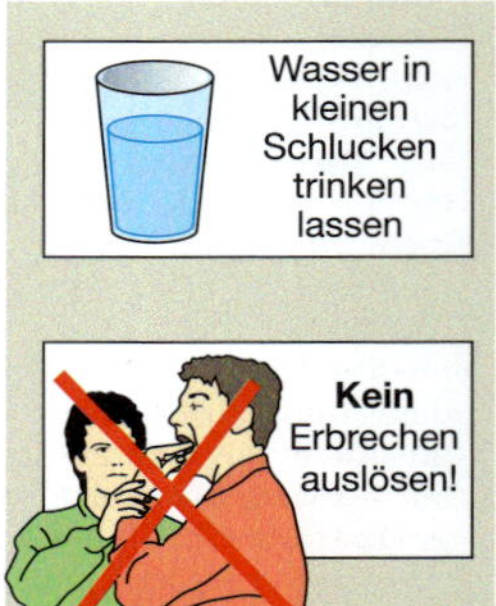

G Maßnahmen bei Verätzung der Verdauungswege

Verätzungen durch Säuren (z.B. Schwefelsäure, Salzsäure, Salpetersäure, Essigsäure) und Laugen (z.B. Natronlauge, Kalilauge) verursachen immer eine schmerzhafte Schädigung des betroffenen *(kontaminierten)* Gewebes. Weitere Gefahren entstehen je nach konkreter Lokalisation der Verätzung bzw. je nach Aufnahmeweg des ätzenden Stoffes in den Körper.

So können bei Verätzungen der Haut Krankheitserreger durch die Wunde in den Organismus eindringen und eine spätere Infektion verursachen, während bei Verätzungen der Augen eine irreversible Erblindung des Betroffenen droht.

Werden ätzende Stoffe über die Verdauungswege aufgenommen *(Ingestion)*, besteht sofort akute Lebensgefahr, da es zum Durchbruch *(Perforation)* der Speiseröhre, des Magens oder des Darms mit zahlreichen Komplikationen kommen kann (z.B. Schock, massive innere Blutungen, Bauchfellentzündung, Schädigung aller Organe im Brust- und Bauchbereich) (D).

Besondere Erkennungsmerkmale einer Verätzung durch Säuren und Laugen

- **Verätzung der Haut (A):** Rötung bzw. je nach Säure weiße, gelbe oder schwarze Schorf- und Blasenbildung sowie Schmerzen; evtl. ergibt sich auch eine blutende Wunde
- **Verätzung der Augen (B):** Rötung, verstärkter Tränenfluss, Schmerzen sowie krampfartiges Zusammenkneifen der Augenlider
- **Verätzung der Verdauungswege (C):** weiß belegte oder blutige und aufgequollene Schleimhäute im Mund-Rachen-Bereich, verstärkter Speichelfluss, Schluckstörungen und Schmerzen
- evtl. kommt es, u.a. durch die Schmerzen, zum Schock mit einigen oder allen typischen Anzeichen (→ Seite 115).

Besondere Maßnahmen bei einer Verätzung durch Säuren und Laugen

- Eigenschutz bedenken!
- ggf. spezielle Schutzhandschuhe tragen; die in der Ersten Hilfe üblichen Infektions-Schutzhandschuhe bieten i.d.R. keinen ausreichenden Schutz!

Verätzung der Haut (E):

- Entfernung der mit dem Ätzmittel verunreinigten *(kontaminierten)* Kleidung
- Entfernung bzw. zumindest Verdünnung des ätzenden Stoffs *(Dekontamination)* mit fließendem Wasser etwa 15 Minuten lang; dabei muss das Wasser den kürzesten Weg über den Körper fließen, um die Ausdehnung des betroffenen Hautbereichs nicht noch zu vergrößern
- wenn die Verdünnung des ätzenden Stoffs nicht durchgeführt werden kann, ohne dass der betroffene Hautbereich dabei vergrößert würde, sollte der ätzende Stoff mit sterilen Wundauflagen vorsichtig abgetupft werden
- Anlegen eines keimfreien Verbandes (→ Seite 135–143).

Verätzung der Augen (F):

- Entfernung bzw. zumindest Verdünnung des ätzenden Stoffs *(Dekontamination)* mit fließendem Wasser etwa 15 Minuten lang; auch hierbei muss das Wasser den kürzesten Weg über den Körper bzw. das Gesicht fließen, um die Ausdehnung des betroffenen Hautbereichs nicht noch zu vergrößern. U.U. muss das betroffene Auge/die Augen vom Ersthelfer aufgehalten werden. Der Verletzte sollte die Augen möglichst in alle Richtungen bewegen, um eine gute Spülwirkung zu erreichen. Besonders geeignet für diese Maßnahme sind spezielle Augenspülflaschen, die gemäß den Unfallverhütungsvorschriften auch in einigen Betrieben vorhanden sein *müssen*.
- V.a. aus psychologischen Gründen darf der Betroffene mit verbundenen Augen und meist starken Schmerzen nicht allein gelassen werden.
- Anlegen eines keimfreien Verbands über **beide** Augen (→ Seite 141).

Verätzung der Verdauungswege (G):

- Betroffenen vorsichtig Wasser in kleinen Schlucken trinken lassen, um das Ätzmittel zu verdünnen.
  Vorsicht: Bei schweren Verätzungen droht durch Schluckstörungen u.U. *Aspirationsgefahr*!
- **Auf keinen Fall** Erbrechen auslösen, um eine nochmalige Verätzung der oberen Verdauungswege (Speiseröhre, Mund-Rachen-Raum) zu vermeiden.

Außerdem:

- Weitere Maßnahmen je nach Notwendigkeit durchführen, z.B. Maßnahmen zur Schockbekämpfung (→ Seite 115).

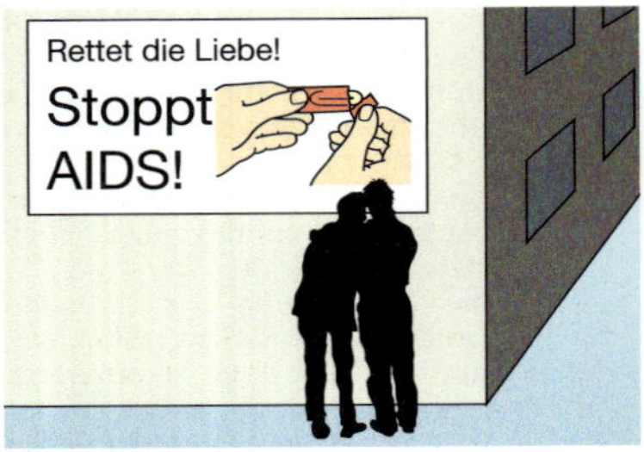

A Präventionsprogramme

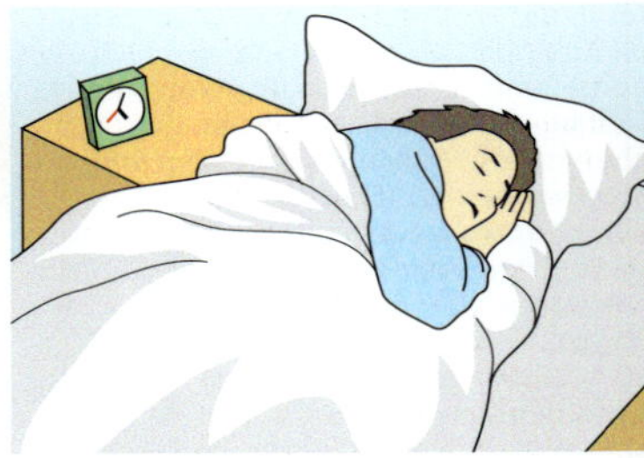

B Schlaf

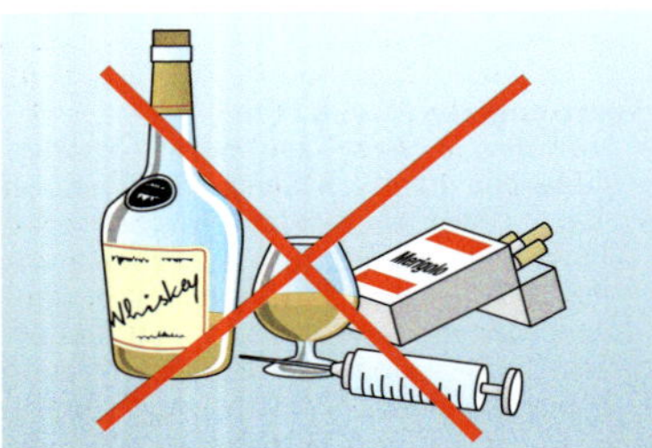

C Drogen-, Alkohol- und Zigarettenkonsum meiden

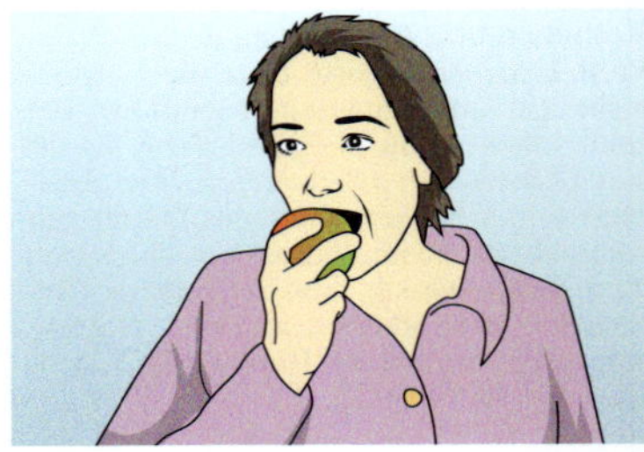

D Gesunde Ernährung

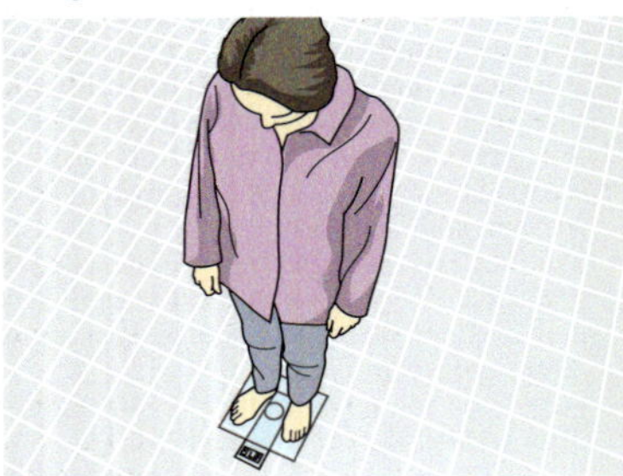

E Gewichtskontrolle

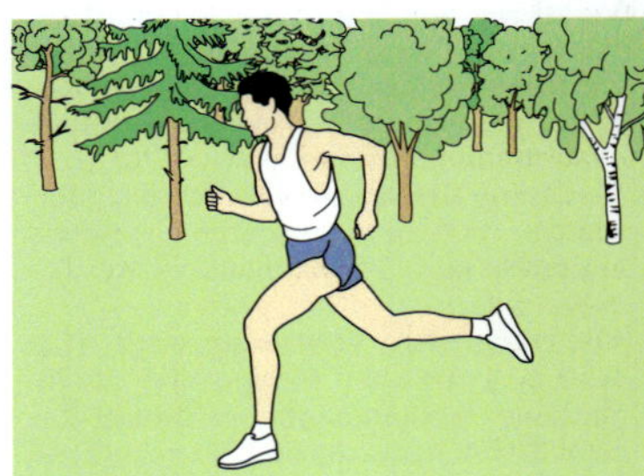

F Sportliche Betätigung

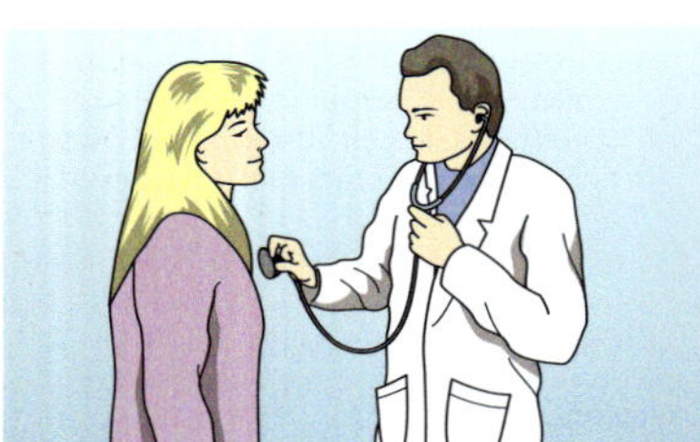

G Gesundheitskontrollen

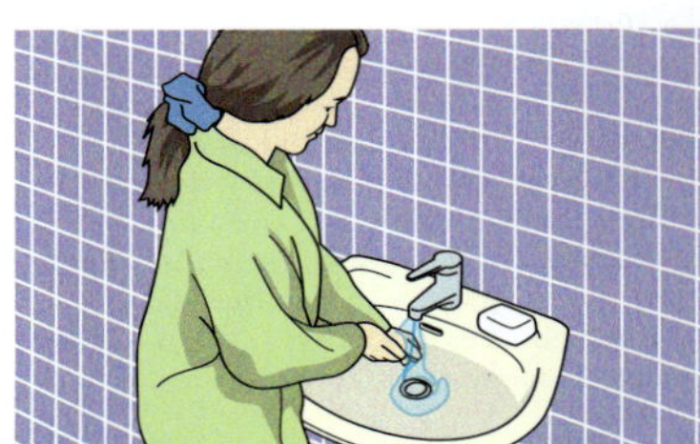

H Hygieneregeln

Da die meisten Notfälle, zu denen der Rettungsdienst gerufen wird, nicht als Folge von Unfällen auftreten, sondern vielmehr aus Erkrankungen resultieren (→ Seite 12), kommt der Vorbeugung im Sinne einer *Gesunderhaltung* des Menschen bzw. einer Gesundheitsförderung besonders große Bedeutung zu. Aus diesem Grund wurde eine Vielzahl von Gesetzen, Vorschriften und Verordnungen erlassen. Zu nennen sind beispielsweise

- das Verbot der Abgabe von Alkohol an Kinder und Jugendliche unter 18 Jahren,
- das Rauchverbot in öffentl. Gebäuden, Schulen und Gaststätten,
- die Lebensmittelverordnungen,
- diverse Sicherheitsbestimmungen für alle Lebensbereiche (z.B. Umweltschutz- und Bauvorschriften).

Hinzu kommen verschiedene Präventionsprogramme (A) auf nationaler Ebene (z.B. Kampagne gegen AIDS) und auf Landesebene (Rauchverbot in Bahnhöfen der städtischen Verkehrsbetriebe). Darüber hinaus gibt es gesundheitsfördernde Angebote in Betrieben sowie eine Gesundheitserziehung in Kindergärten und Schulen.

Im Hinblick auf die Gesunderhaltung des Menschen ist letztlich aber die individuelle Lebensführung des Einzelnen entscheidend. Zu beachten sind die folgenden, eng zusammenhängenden Aspekte:

- Nach Möglichkeit sollte ein ausgeglichener Rhythmus von Arbeits- und Erholungsphasen eingehalten werden. Nach physischen und psychischen Belastungen sollte stets eine Ruhephase folgen; besondere Bedeutung hat in diesem Zusammenhang ausreichender Schlaf (B).
  Ein Erwachsener benötigt i.d.R. sechs bis neun Stunden Schlaf täglich, ein Kind deutlich mehr.
- Risikofaktoren, die eine gesundheitsschädliche Wirkung zeigen (z.B. Drogen-, Zigaretten- und übermäßiger Alkoholkonsum), sind zu meiden (C). Genussmittel können zweifellos die Lebensqualität erhöhen, bergen aber häufig auch die Gefahr, abhängig, d.h. süchtig zu machen.
  Das Rauchen begünstigt darüber hinaus die Entwicklung von Lungen-, Kehlkopf- und Zungenkrebs. Schäden an Blutgefäßen können zu schweren Durchblutungsstörungen in den Extremitäten (»Raucherbein«), zum Herzinfarkt oder zum Schlaganfall führen. In der Schwangerschaft kann es durch das Rauchen zu massiven Schädigungen des ungeborenen Kindes kommen.
  Übermäßiger Alkoholkonsum fördert Magen-Darm-Erkrankungen und führt zu schweren Schäden an Leber und Gehirn des Betroffenen.
- Die Ernährung sollte regelmäßig, ausgeglichen, vielseitig und abwechslungsreich sein sowie dem körperlichen Bedarf entsprechen (D). Zu empfehlen sind viel Obst, Gemüse und Vollkornprodukte. Mit Fett, Zucker, Salz und scharfen Gewürzen sollte man bei einer möglichst schonenden Nahrungszubereitung sparsam umgehen. Süßigkeiten sind nur in Maßen zu konsumieren.
  Mehrere kleine Mahlzeiten über den Tag verteilt sind einem opulenten Gericht vorzuziehen. Wichtig ist, sich zum Essen ausreichend Zeit zu nehmen sowie entspannt und mit Appetit zu essen.
- Auf ein Körpergewicht im Normbereich sollte regelmäßig geachtet werden (E).
  Fettleibigkeit begünstigt Leber-, Nieren-, Stoffwechsel- und Herz-Kreislauf-Erkrankungen wie *Arteriosklerose, Diabetes mellitus* und Bluthochdruck. Dadurch steigt das Risiko, einen Herzinfarkt oder Schlaganfall zu erleiden.
- Auf regelmäßige körperliche bzw. sportliche Betätigung sollte geachtet werden (F). Dies ist besonders wichtig, weil der Anteil körperlicher Arbeit in vielen Berufen durch die zunehmende Automatisierung bzw. den Einsatz von Maschinen erheblich reduziert wurde und viele Menschen das Alltagsleben in der modernen Zivilisation relativ bewegungsarm verbringen.
- Gesundheitskontrollen bzw. Vorsorgeuntersuchungen sollte man regelmäßig vom Hausarzt durchführen lassen, um ernsthafte (z.B. Tumor- bzw. Krebs-) Erkrankungen frühzeitig zu erkennen (G). Auch an rechtzeitige Impfungen bzw. Impfauffrischungen ist zu denken!
- Darüber hinaus sind die üblichen Hygieneregeln bzw. Maßnahmen zur Infektionsvermeidung im Alltag zu beachten (H).

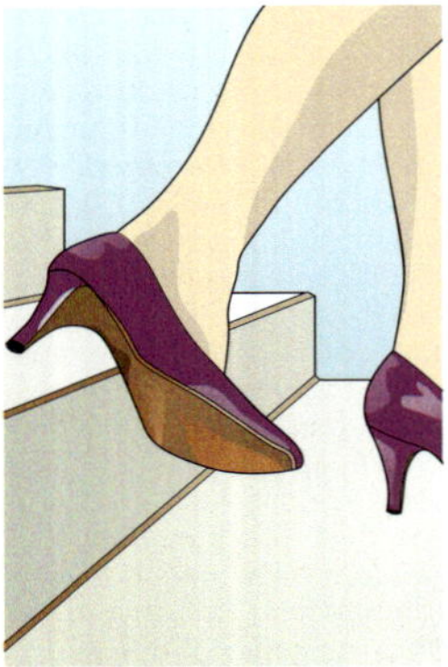

A Ungeeignete Schuhe

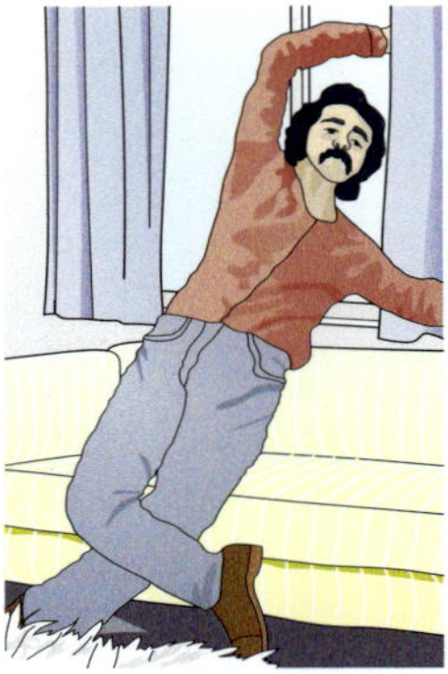

B Ausrutschen

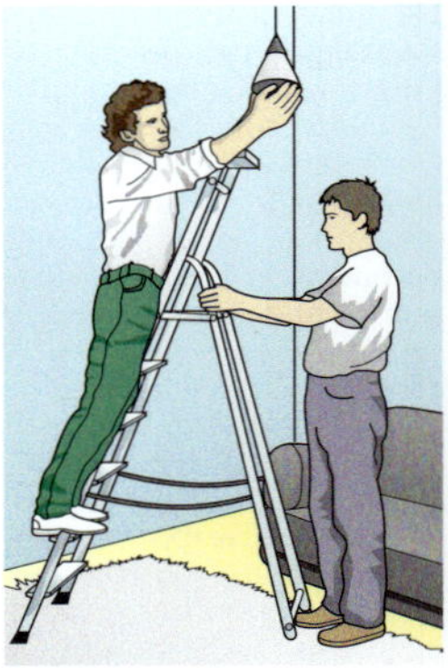

C Leiter sichern

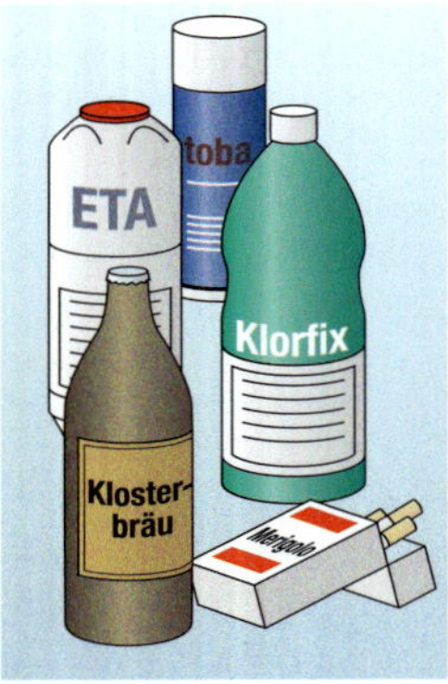

D Potenziell gefährliche Gegenstände

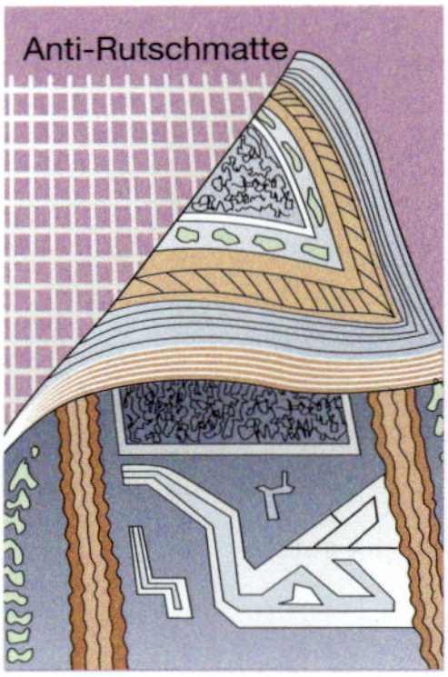

E Teppich sichern

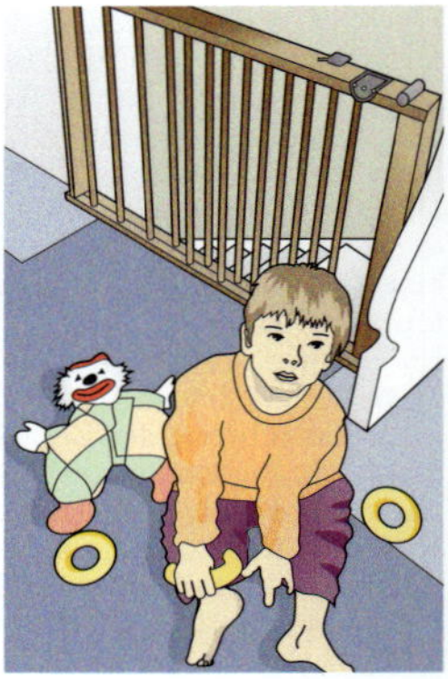

F Treppe sichern

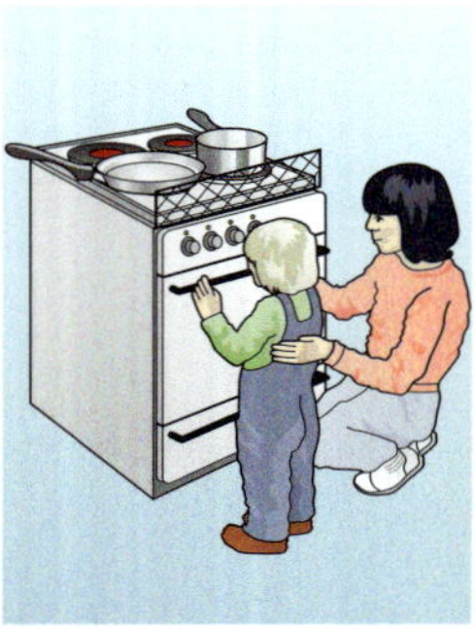

G Herdplatten sichern

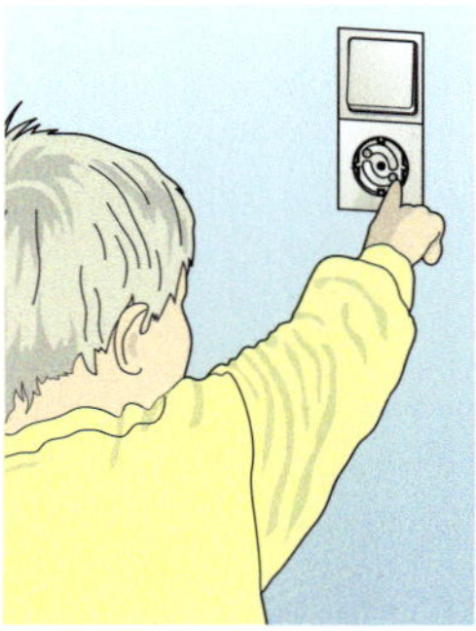

H Steckdosen sichern

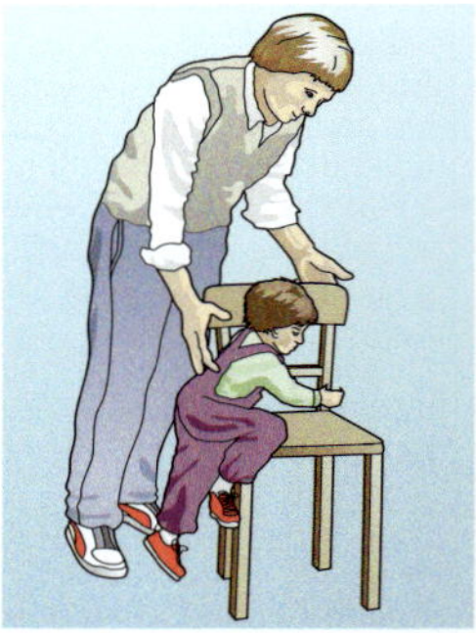

I Auf Gefahren hinweisen

Die meisten Unfälle im deutschsprachigen Raum ereignen sich im Haushalt (→ Seite 12). Unfälle in der Öffentlichkeit erregen jedoch stets ein größeres Aufsehen. So lässt sich erklären, dass sich viele Menschen der Gefahren im Straßenverkehr durchaus bewusst sind, während sie das Risiko, in der eigenen Wohnung zu verunglücken und sich dabei ernsthaft zu verletzen, erheblich unterschätzen.
Unfälle im Haushalt sind vor allem zurückzuführen auf:

- **Stürze**, z. B. Stolpern über Hindernisse; Tragen von ungeeigneten Schuhen (A); Ausrutschen in der Badewanne oder Dusche, auf losen Teppichen, Treppen und glatten Böden, ungesicherten oder defekten Leitern (B); Stürze bedingt durch Kreislauf- oder Bewegungsstörungen, v. a. bei älteren Menschen
- **Vergiftungen** (→ Seite 191)
- **Erstickungs-** und **Ertrinkungsunfälle**, besonders bei (Klein-)Kindern, z. B. durch ungeeignetes Spielzeug, Plastiktüten, beim unbeaufsichtigten Baden usw.
- **Verbrennungen** und **Verbrühungen**, besonders bei (Klein-)Kindern
- **Haut-** und **Weichteilverletzungen**, besonders Schnitt- und Quetschwunden
- **Stromunfälle** (→ Seite 185).

Zur Unfallverhütung im Haushalt sollten daher die folgenden Hinweise **zum eigenen Verhalten** beachtet werden:

- Auch in der Wohnung rutschfeste Schuhe tragen
- nur stabile Leitern verwenden und von einem Helfer sichern lassen (C), keine ungeeigneten »Kletterhilfen« (Tische, Stühle usw.) benutzen
- Schränke und Regale mit geeigneten Halterungen an den Wänden befestigen und vor dem Umkippen sichern. Dies ist insbesondere wichtig, wenn Kinder im Haushalt leben, weil diese Regale gern als Klettergerüst nutzen
- Reparaturen an Steckdosen, elektrischen Leitungen und Geräten nur vom Fachmann ausführen lassen (→ Seite 185) und bei der Anschaffung elektrischer Geräte auf Sicherheitszeichen achten
- (Klein-)Kinder niemals ohne (ständige) Aufsicht baden lassen und Gartenteiche mit Zäunen sichern
- alle (besonders für Kinder) potenziell gefährlichen Gegenstände nicht offen herumliegen lassen, sondern **entfernen** und möglichst **wegschließen** (D). Dies gilt u. a. für
  - Haushaltschemikalien wie z. B. Pflege-, Putz-, Spül-, Wasch- und Reinigungsmittel, Haushaltsbenzin, Lampenöl sowie Desinfektions- und Entkalkungsmittel (→ Seite 191)
  - Genussalkohol (z. B. Bier, Schnaps)
  - giftige Zimmerpflanzen
  - Medikamente
  - Zigaretten
  - Kerzen, Streichhölzer, Feuerzeuge
  - Plastiktüten (Kinderspielzeug nie in Plastiktüten aufbewahren!)
  - Toiletten- und Kosmetikartikel
  - Instrumente und Werkzeuge (z. B. Scheren, Pinzetten, Nagelfeilen, Messer, Nähnadeln, Bohrer, Hammer, Sägen)
  - elektrische Geräte im Badezimmer
  - leicht zerbrechliche Gegenstände wie Vasen, Schalen und Gläser, die in scharfkantige Scherben zersplittern können
- Kindern nur altersgerechtes Spielzeug zur Verfügung stellen
- weitere Gefahrenpotenziale sollten ebenfalls sorgfältig **gesichert** werden, u. a.
  - Bodenbeläge (z. B. durch gleithemmende Pflege- und Reinigungsmittel, Teppiche und Fußmatten mit Gleitschutz, E)
  - Treppen (z. B. mit Handläufen, Geländern und Schutzgittern für Kinder, Gleitschutzstreifen sowie Kantenmarkierungen und einer guten Beleuchtung, F)
  - Herdplatten (z. B. mit Herdschutzgittern, G)
  - Steckdosen (H)
  - Schubladen
  - Glastüren (z. B. durch Aufkleber)
- zur Vermeidung von Kinderunfällen im Haushalt sollten die Erziehungsberechtigten so früh wie möglich auf Gefahrenquellen **hinweisen** und Kinder somit über bestehende Verletzungsrisiken **aufklären** (I). Der unvermeidliche Umgang mit potenziell gefährlichen Gegenständen sollte gut erklärt und praktisch geübt werden. Von besonderer Bedeutung ist auch eine altersgemäße Brandschutzerziehung.

Erwachsene sollten sich über ihre Vorbildfunktion im Klaren sein und sich gerade auch im häuslichen Bereich verantwortungsvoll und umsichtig verhalten.

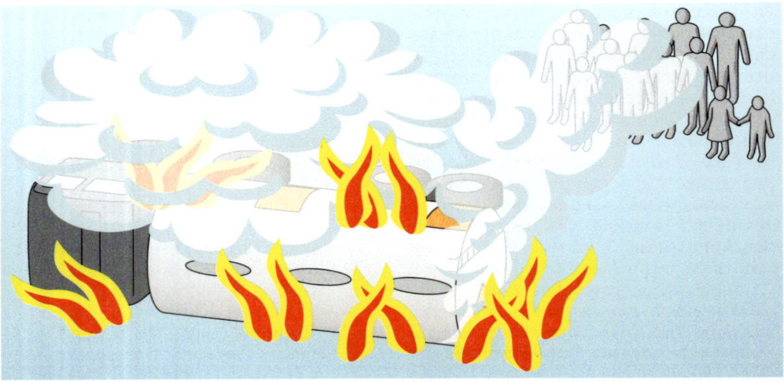

A Großschadenereignis

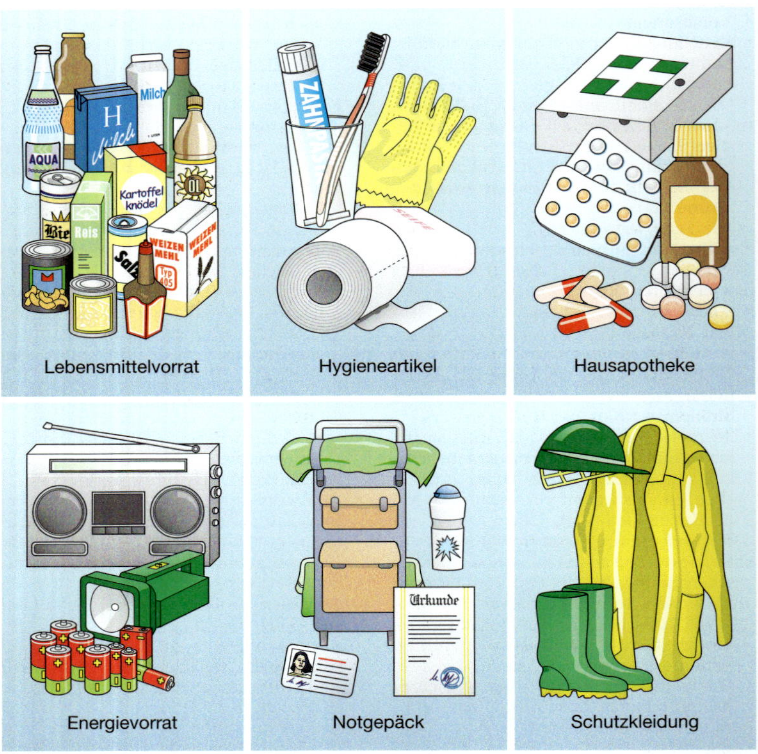

B Private Vorsorgemaßnahmen

Die Vorsorgemaßnahmen im eigenen Haushalt sollten nicht nur auf »alltägliche« Notfallsituationen, sondern auch auf größere Schadenereignisse wie z. B. Hochwasserkatastrophen, Terrorakte, Chemieunfälle oder Großbrände abgestimmt sein (A). Wenngleich der Staat bzw. die einzelnen Länder und Gemeinden für solche Notlagen ein gemeinsames, umfassendes und gut funktionierendes Hilfeleistungssystem aufgebaut haben, kann auf die Mitwirkung des Einzelnen nicht verzichtet werden. Dies gilt v. a. dann, wenn gewohnte infrastrukturelle Voraussetzungen unserer zivilisierten und technisierten Welt, wie beispielsweise

- die Versorgung mit Lebensmitteln,
- die (Trink-)Wasserversorgung,
- die hygienischen Bedingungen sowie
- die Energie-, d. h. Gas-, Öl- und Stromversorgung,

durch ein Großschadenereignis plötzlich massiv beeinträchtigt sind.

Folgende **staatliche Vorsorgemaßnahmen** sind für solche Unglücksfälle vorgesehen:

- Die **Polizei** sorgt unter Trägerschaft der Länder für die Aufrechterhaltung der öffentlichen Sicherheit und Ordnung,
- die **Feuerwehren** als Einrichtungen der einzelnen Gemeinden und kreisfreien Städte sorgen für den Brandschutz, technische Hilfeleistungen und den Umweltschutz,
- der **Rettungsdienst** ist für die medizinische Erstversorgung und den Transport von verletzten, erkrankten oder vergifteten Personen zuständig, wenngleich insbesondere die im Rettungsdienst tätigen Hilfsorganisationen keine staatlichen Einrichtungen, sondern *eigenständige* Verbände in Form gemeinnütziger Vereine sind.

Die Hilfsorganisationen nehmen im Rahmen des **Katastrophen- und Zivilschutzes** – gemeinsam mit den Feuerwehren und dem Technischen Hilfswerk – Aufgaben *im Auftrag* des Staates wahr:

- Der **Katastrophenschutz** soll bei allen größeren Schadenereignissen *in Friedenszeiten* die Hilfsdienste ergänzen und unterstützen,
- der **Zivilschutz** soll – dem Namen entsprechend – für den Schutz der Zivilbevölkerung *im Verteidigungsfall* sorgen.

Zu den **privaten Vorsorgemaßnahmen** (B) gehört u. a.:

- Das **Anlegen eines Lebensmittel- und (Trink-)Wasservorrates** für mindestens eine Woche. Die Lebensmittel sollten auch ohne Kühlung lange haltbar sein und sich bei einem Energieausfall auch kalt verzehren lassen. Geeignet sind z. B. Fertiggerichte, Obst- und Gemüsekonserven, Knäckebrot, Zwieback, H-Milch und Mineralwasser. Man sollte auch Einweggeschirr und -besteck bereithalten, um bei Störungen der Wasserversorgung nicht unnötig Wasser zu verbrauchen;
- das **Anlegen eines Vorrats an Hygieneartikeln**, z. B. Waschmittel, Seife, Zahncreme, Toilettenpapier, Abfallbeutel, Einweghandschuhe;
- das **Anlegen einer Hausapotheke** mit Verbandmaterial und ärztlich verordneten Medikamenten (→ Seite 17);
- das **Anlegen eines Energievorrats** zum Heizen und Kochen, für den netzunabhängigen Betrieb von UKW-Radios und Taschenlampen (v. a. mit Batterien, aber auch Streichhölzern, Kerzen, Feuerzeugen und sogenannten »Campingkochern«);
- das **Bereitstellen des Notgepäcks**, möglichst in einem Rucksack (mit wichtigen persönlichen Dokumenten wie z. B. Familien-, Geburts-, Sterbe- und Heiratsurkunden und Ausweispapieren, Sparbüchern, Versicherungsunterlagen, Zeugnissen, Grundbuchauszügen, Testamenten, Verpflegung, Kleidung, Decken oder Schlafsäcken, Hygieneartikeln, Geld und sonstigen Wertsachen);
- das **Bereitstellen geeigneter Schutzkleidung**, möglichst bestehend aus festem Schuhwerk, einer Regenjacke mit Kapuze sowie einem Helm.

Falls es tatsächlich zu einem größeren Schadenereignis kommt, sind folgende, sehr **allgemeine Verhaltensregeln** zu beachten:

- Im Haus bleiben bzw. möglichst schnell ein Haus aufsuchen
- Radio oder Fernseher einschalten
- alle Türen und Fenster schließen, ggf. zusätzlich abdichten
- Belüftungs- und Klimaanlagen abschalten
- amtliche Durchsagen zum weiteren Verhalten beachten.

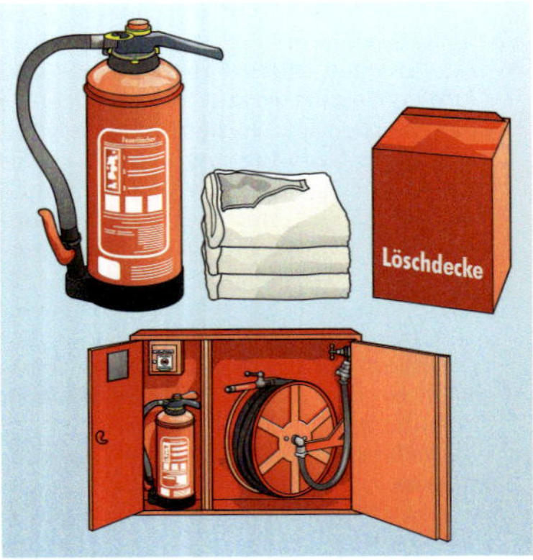
Löschdecke

A Ausstattung zur Brandbekämpfung

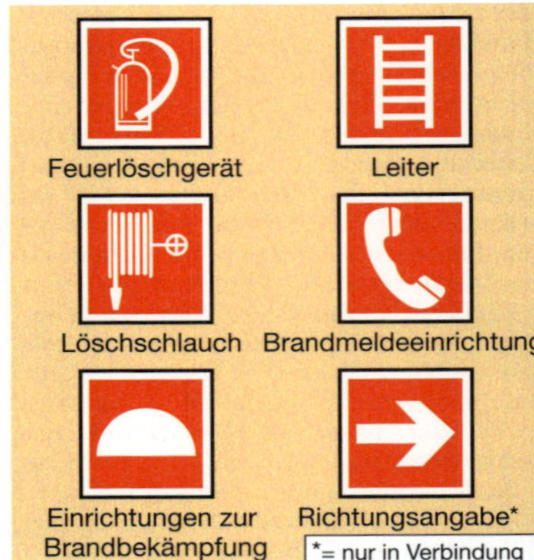
Feuerlöschgerät
Leiter
Löschschlauch
Brandmeldeeinrichtung
Einrichtungen zur Brandbekämpfung
Richtungsangabe*

*= nur in Verbindung mit einem anderen Brandschutzzeichen!

B Brandschutzzeichen

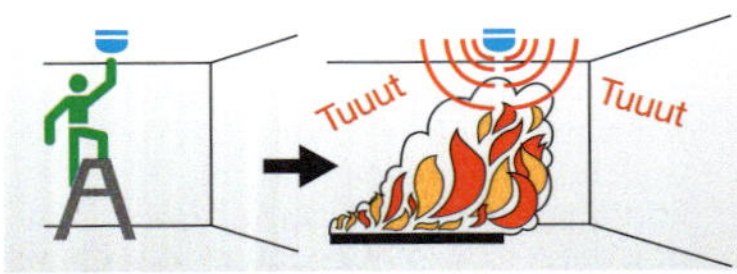

C Rauchmelder

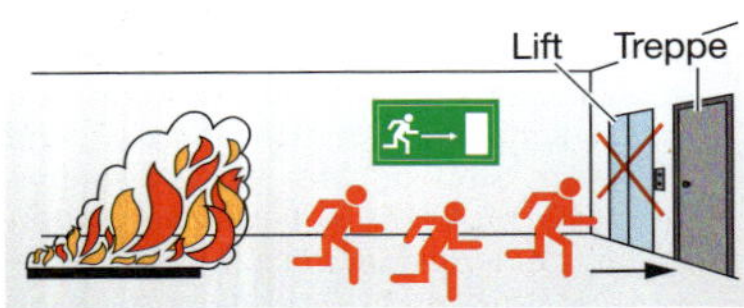
Lift
Treppe

D Flucht durch das Treppenhaus

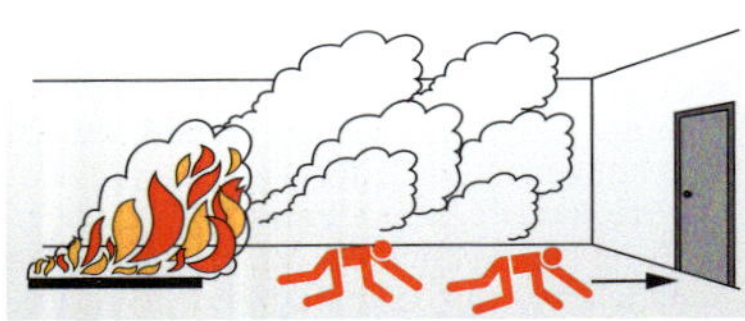

E Bei Rauchentwicklung kriechen

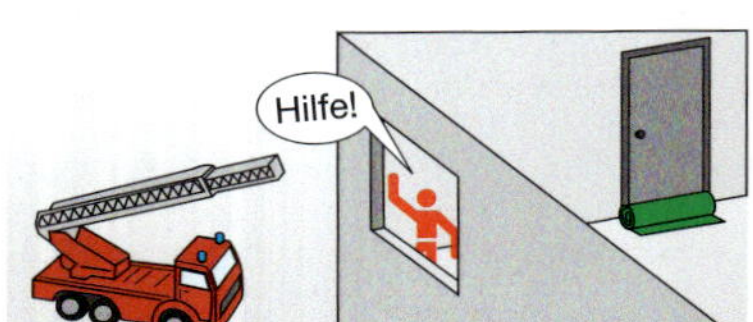
Hilfe!

F Sich am Fenster bemerkbar machen

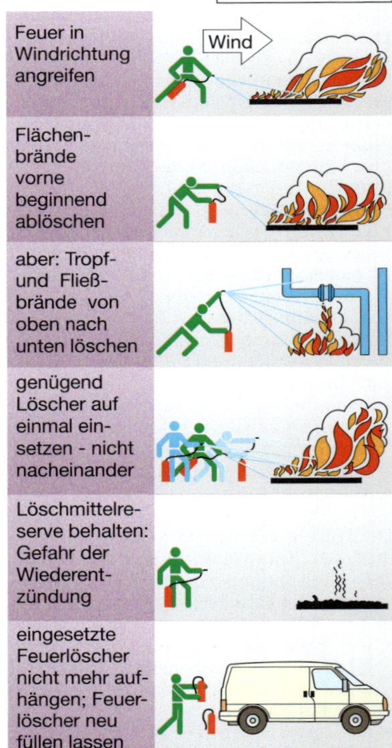
Feuer in Windrichtung angreifen
Wind
Flächenbrände vorne beginnend ablöschen
aber: Tropf- und Fließbrände von oben nach unten löschen
genügend Löscher auf einmal einsetzen - nicht nacheinander
Löschmittelreserve behalten: Gefahr der Wiederentzündung
eingesetzte Feuerlöscher nicht mehr aufhängen; Feuerlöscher neu füllen lassen

G Einsatz von Feuerlöschern

Jedes Jahr gibt es in Deutschland – bezogen auf eine Million Menschen – durchschnittlich sieben Brandtote. Meistens sterben sie nicht durch die Einwirkung von Flammen oder Hitze, sondern an den Folgen einer Brandrauchvergiftung.
Häufige Brandursachen sind:

- Defekte elektrische Geräte oder Installationen (z.B. Koch- und Heizgeräte sowie überlastete Stromleitungen)
- bauliche Mängel (z.B. ein ungenügender Abstand zwischen Ofenrohr und brennbaren Stoffen oder ein in eine Schrankwand eingebautes Fernsehgerät mit unzureichender Belüftung)
- Nachlässigkeit (z.B. das Rauchen im Bett, in den Papierkorb geworfene heiße Asche oder nicht rechtzeitig gelöschte Kerzen)
- Selbstentzündung (z.B. Heulager auf Bauernhöfen)
- Brandstiftung.

Die Entstehung sowie viele Folgen eines Brandes lassen sich häufig vermeiden, wenn Maßnahmen des vorbeugenden Brandschutzes getroffen bzw. den geltenden Brandschutz- und Sicherheitsbestimmungen entsprechend eingehalten werden. Sinnvoll und für einige (u.a. öffentliche) Gebäude vorgeschrieben sind automatische Rauch-, Brandmelde- und Löschanlagen (C). Teilweise (u.a. in größeren Betrieben und Krankenhäusern) gibt es darüber hinaus Brandschutzpläne, die genaue Anweisungen für das korrekte Verhalten bei einem Feuer geben.
Die örtlichen Feuerwehren informieren darüber, welche weiteren Maßnahmen zur Brandverhütung getroffen werden können.
Auf jeden Fall sollte man sich zu Hause, am Arbeitsplatz und auf Reisen, z.B. in Hotels oder Pensionen, darüber informieren,

- wo sich das nächste Telefon oder der nächste Feuermelder befindet,
- wie Treppenhäuser, Notausgänge oder Notausstiege zu erreichen sind (einige Hinweisschilder sind auf Seite 214 abgebildet),
- wo sich Feuerlöscher oder andere Materialien zur Brandbekämpfung (Löschdecke, Sand, Schlauch; A) befinden und wie diese zu bedienen sind:
  - entsprechende Brandschutzzeichen zeigt Abbildung B
  - Brandklassen nach DIN EN 2 und geeignete Löschmittel → Seite 225
  - Hinweise zum Löschen einer brennenden Person → Seite 183.

Außerdem ist darauf zu achten,

- dass Rettungswege stets frei sind: Flure und Treppenhäuser müssen immer ungehindert passierbar sein,
- dass Türen in Rettungswegen ständig geschlossen gehalten werden, aber niemals verschlossen sind,
- dass keine Fahrzeuge Feuerwehrzufahrten zu Gebäuden versperren oder vor bzw. über Hydranten abgestellt werden (→ Seite 31),
- dass Feuerlöscheinrichtungen nicht beschädigt werden und stets betriebsbereit sind (Feuerlöscher müssen z.B. regelmäßig gewartet werden),
- dass feuergefährliche, d.h. leicht entzündliche Stoffe (auch in privaten Haushalten) vorschriftsgerecht gelagert werden und dass z.B. Kerzen, Feuerzeuge und Streichhölzer für Kinder nicht erreichbar sind.

Folgende Maßnahmen sind bei Ausbruch eines Feuers zu beachten:

- Ruhe bewahren und Panik vermeiden
- vor jedem Löschversuch ist die Feuerwehr zu alarmieren
- Menschenrettung hat Vorrang vor der Brandbekämpfung; z.B. Hausbewohner müssen über das Feuer informiert werden; ggf. müssen sie das Gebäude verlassen
- nach Möglichkeit sollte der Ersthelfer ein Feuer mit den zur Verfügung stehenden Mitteln bekämpfen, ohne sich dabei in Gefahr zu bringen; Hinweise zum Einsatz von Feuerlöschern gibt Abbildung G
- Aufzüge dürfen bei einem Feuer nicht benutzt werden, da hier Erstickungsgefahr durch Brandrauch droht (D)
- Fenster und Türen müssen geschlossen werden, um eine Ausbreitung des Brandrauchs zu verhindern
- bei starker Rauchentwicklung sollte man sich nur in Bodennähe bzw. kriechend fortbewegen, weil der Rauch nach oben steigt und am Boden meist noch atembare Luft ist (E)
- wenn der Fluchtweg versperrt ist, sollte man zu einem Fenster gehen und sich dort bemerkbar machen; keinesfalls darf man blindlings aus dem Fenster springen – die Feuerwehr setzt zur Menschenrettung u.a. Drehleitern und luftgefüllte Sprungpolster ein (F).

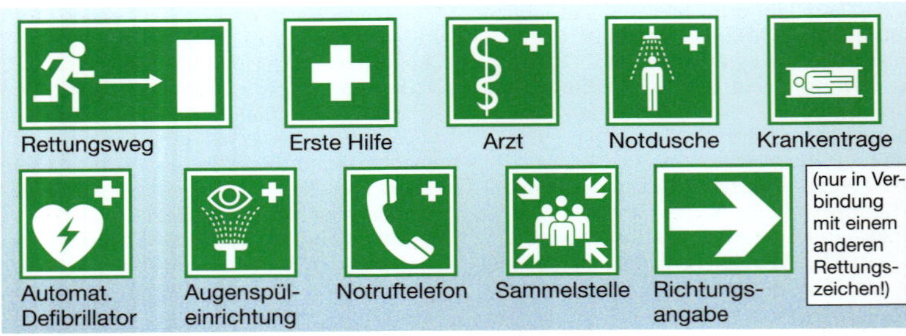

A Rettungszeichen und Erste-Hilfe-Zeichen (Auswahl)

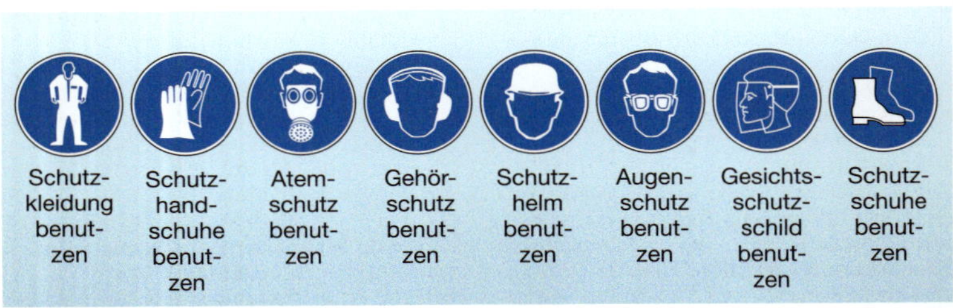

B Gebotszeichen (Auswahl)

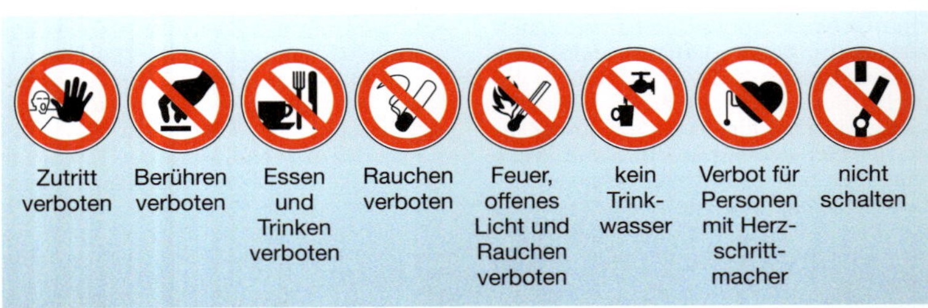

C Verbotszeichen (Auswahl)

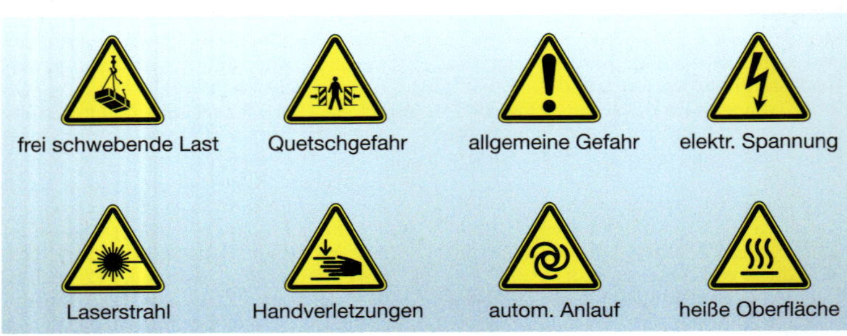

D Gefahrenzeichen »Gefahr durch« bzw. »Warnung vor« (Teil 1)

Jedes Jahr ereignen sich in Deutschland rund 1,5 Millionen Berufsunfälle, d.h. Unfälle am Arbeitsplatz, auf dem Weg dorthin oder von dort nach Hause. Ca. 2000 Menschen verunglücken tödlich, zahlreiche weitere werden arbeitsunfähig bzw. Invaliden.

Diese Zahlen könnten durch vorbeugende Maßnahmen zur Unfallverhütung reduziert werden. Für die Sicherheit des Arbeitnehmers an seinem Arbeitsplatz gibt es deshalb viele Gesetze, Vorschriften und Verordnungen, so z.B.

- das **Arbeitsschutzgesetz**,
- die **Verordnung des Bundesministers für Arbeit und Sozialordnung über den Gebrauch persönlicher Schutzausrüstung**,
- das **Sozialgesetzbuch (SGB 7)**, in dem die Träger der gesetzlichen Unfallversicherung (die Berufsgenossenschaften) ermächtigt werden, die **Unfallverhütungsvorschriften** (UVV) zu erlassen.

Die Verordnung über den Gebrauch persönlicher Schutzausrüstung verpflichtet den Arbeitgeber beispielsweise, geeignete Schutzkleidung und eine geeignete Ausrüstung zur Verfügung zu stellen.

Die Unfallverhütungsvorschriften regeln sehr konkret, wie einzelne Arbeitsabläufe und ganze Arbeitsstätten – unter dem Aspekt größtmöglicher Sicherheit betrachtet – zu gestalten sind.

I.d.R. ist auch ein Sicherheitsbeauftragter zu ernennen und entsprechend auszubilden, der für die Ausführung und Einhaltung aller Unfallverhütungsvorschriften sorgen soll; trotzdem und unabhängig davon sollte *jeder einzelne* Arbeitnehmer an seinem Arbeitsplatz grundsätzlich für Sicherheit sorgen, unfallträchtige Situationen bei sich und anderen erkennen und durch sein Verhalten dazu beitragen, Unfälle zu vermeiden.

Man sollte z.B.

- während der Arbeitszeit auf Alkoholgenuss, Drogen und konzentrationseinschränkende Medikamente verzichten,
- die notwendige bzw. vorgeschriebene Schutzkleidung und -ausrüstung konsequent benutzen,
- v.a. im Umgang mit gefährlichen Stoffen die Sicherheitsratschläge des Herstellers und ggf. des Anlagenbetreibers berücksichtigen,
- bei Krankheit oder starker Müdigkeit keine Tätigkeiten ausführen, die für andere oder einen selbst gefährlich werden können (z.B. Berufskraftfahrer, Kranführer),
- die vorgeschriebenen Arbeitszeiten einhalten bzw. besonders bei entsprechend potenziell gefährdenden Arbeiten nicht überschreiten.

Darüber hinaus sollte man natürlich an *jedem* Arbeitsplatz die Rettungs-, Gefahren-, Ge- und Verbotszeichen (A–D) beachten.

Zur Kennzeichnung gefährlicher Güter und Stoffe s.a. Seite 30f. und Seite 190f.; Brandschutzzeichen sind auf Seite 212 abgebildet.

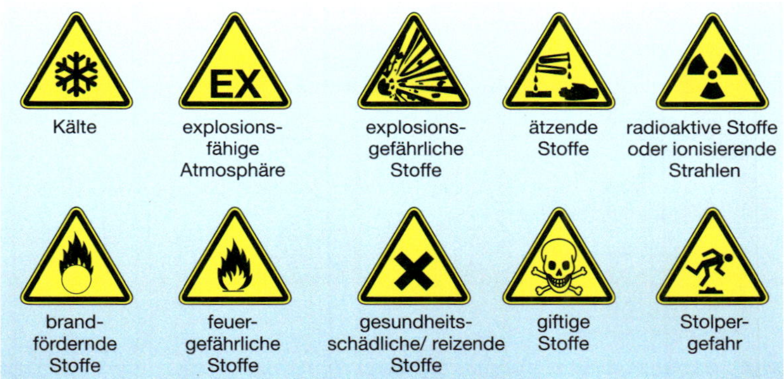

Gefahrenzeichen »Gefahr durch« bzw. »Warnung vor« (Teil 2)

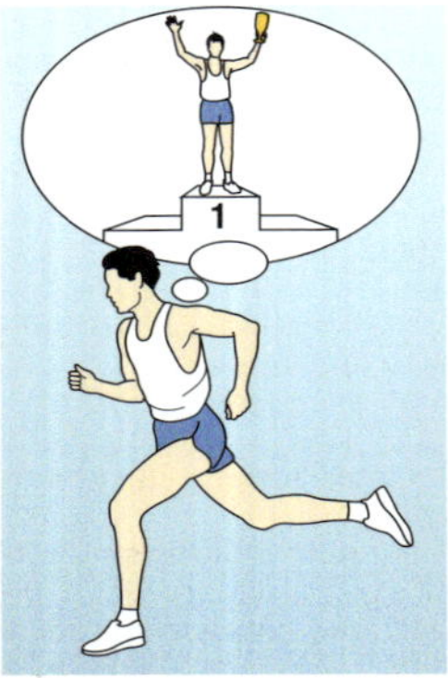

A Selbstüberschätzung

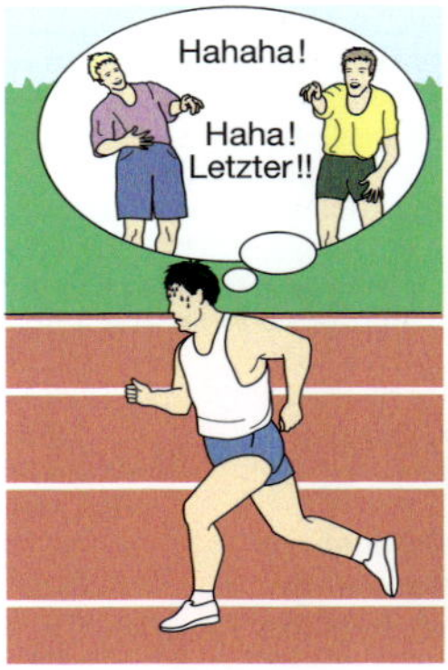

B Angst vor Blamage

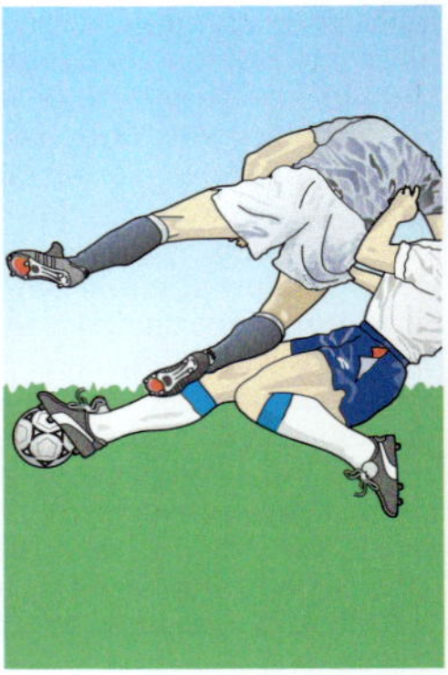

C Unfaires Verhalten

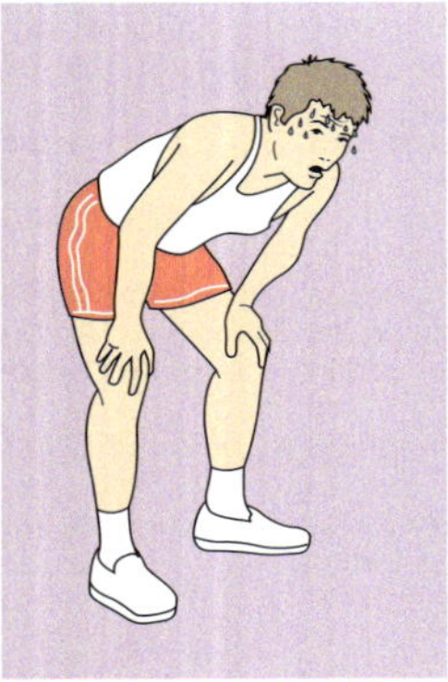

D Ermüdungserscheinungen

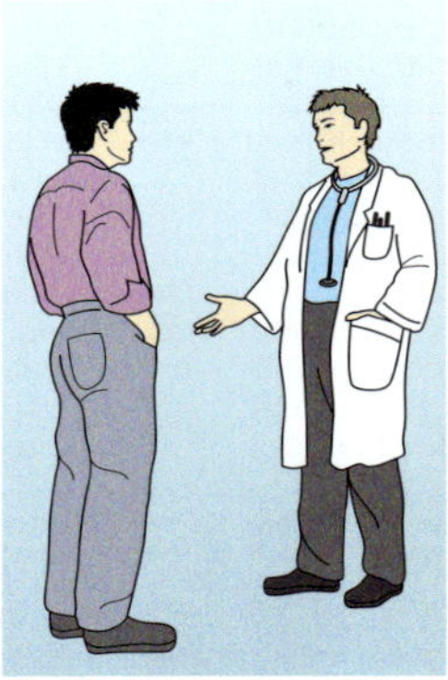

E Ärztlicher Rat

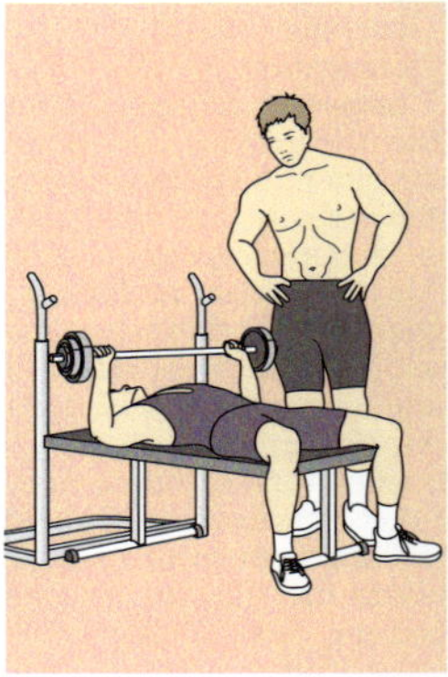

F Fachkundige Anleitung

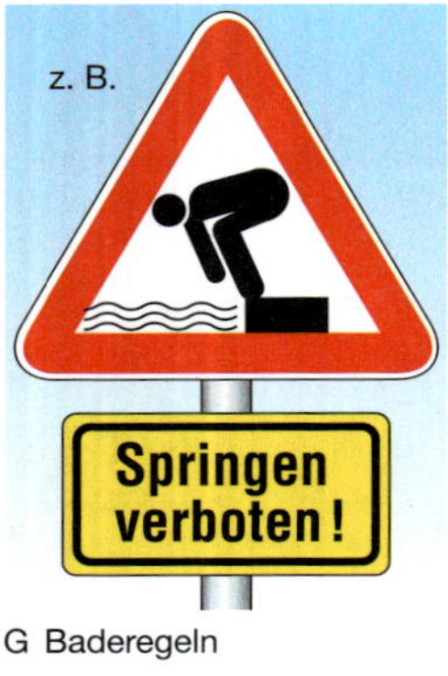

G Baderegeln

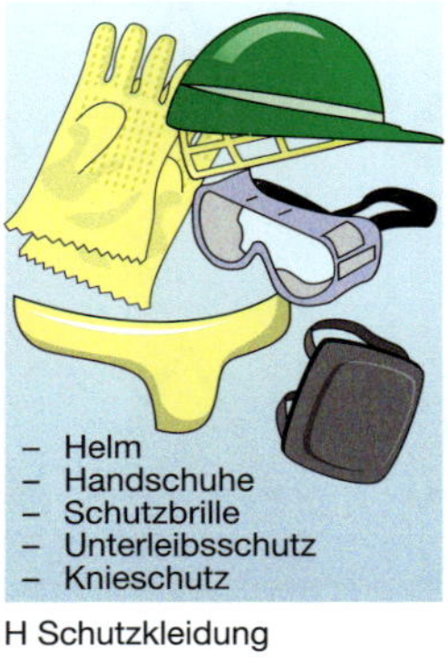

H Schutzkleidung

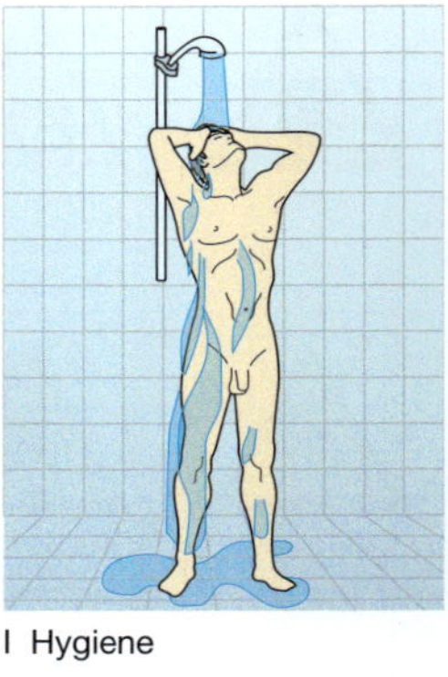

I Hygiene

Sportliche Betätigung spielt in unserer Zeit für die individuelle Freizeitgestaltung und das persönliche Wohlbefinden vieler Menschen eine große Rolle. Wenngleich dies *prinzipiell* positiv zu bewerten ist und sportliches Engagement tatsächlich zu einer gesunden Lebensführung beitragen *kann*, darf man die rund zwei Millionen Sportunfälle, die sich jedes Jahr in Deutschland ereignen, nicht übersehen: Etwa 250000-mal ist dabei eine ärztliche Behandlung nötig – und statistisch gesehen kommen innerhalb eines Jahres auf 40000 Sport treibende Menschen ein Unfall mit tödlichem Ausgang, zehn Invaliditätsfälle und 1000 weitere Verletzungen.

Besonders häufig handelt es sich dabei um Verletzungen des Bewegungsapparats wie Prellungen, Verrenkungen, Verstauchungen, Knochenbrüche oder Schädigungen der Sehnen, Bänder und Muskeln. Häufig sind ungünstige Rahmenbedingungen bzw. Voraussetzungen des Sports Ursachen für diese Unfälle, so u. a.

- Witterungseinflüsse (sehr hohe oder sehr niedrige Temperaturen, Luftfeuchtigkeit, Winde, Regen und schlechte Bodenbeschaffenheit)
- eine psychisch ungünstige Disposition des Sportlers, z. B. familiäre oder berufliche Belastungen mit damit verbundenen Konzentrationsstörungen, eine realitätsferne Selbstüberschätzung (A), unvernünftiger und daher unangebrachter Ehrgeiz sowie die Furcht vor dem Versagen oder einer Blamage bei sportlichen Aktivitäten (B)
- eine physisch ungünstige Disposition des Sportlers, z. B. bestehende (Infektions-)Erkrankungen, nicht ausgeheilte Verletzungen, unzureichender Trainingszustand bzw. ungeeignetes Training sowie ungenügendes Aufwärmen vor dem Sport
- ungeeignete (Schutz-)Kleidung und Schuhe des Sportlers
- falsch eingeübte Techniken bzw. Bewegungsabläufe beim Sport
- unfaires Verhalten, z. B. unzulässiger körperlicher Einsatz gegen einen Sportler der gegnerischen Mannschaft (C)
- Ermüdungserscheinungen des (evtl. überlasteten) Bewegungsapparats nach längerer sportlicher Betätigung, z. B. nach Marathonläufen (D).

Vielen Risikofaktoren des Sports kann man jedoch entgegenwirken, wenn der sportlichen Betätigung eine vernünftige Grundeinstellung vorangeht. Sie lässt sich im Wesentlichen als **realistische und kritische Selbsteinschätzung** des Sportlers definieren, die auf **umfangreicher Sachkenntnis** basiert, und zwar über

- Charakter, Regeln und Gefahrenpotenziale der jeweiligen Sportart sowie
- die eigenen Möglichkeiten und Fähigkeiten bzw. die physische und psychische Leistungsfähigkeit.

Im Einzelnen sollten Freizeitsportler die folgenden Hinweise beachten:

- Bei Unsicherheit über die körperliche Leistungsfähigkeit sollte man vor dem Beginn sportlicher Aktivitäten ärztlichen Rat einholen (E)
- bei ungünstigen Rahmenbedingungen bzw. Voraussetzungen des Sports ggf. auf das Sporttreiben verzichten; dies gilt besonders bei widrigen Witterungsverhältnissen, bestehenden Erkrankungen oder noch nicht ausgeheilten Verletzungen
- möglichst unter fachkundiger Anleitung trainieren (F)
- sich immer ausreichend aufwärmen
- stets Fairness walten lassen
- bei akuten Erschöpfungserscheinungen rechtzeitig aufhören, d. h. keinen unvernünftigen und unangebrachten Ehrgeiz zeigen
- keine Selbstmedikation zur vermeintlichen Leistungssteigerung ohne ärztlichen Rat (Doping)
- Sporthallenordnungen, Benutzungshinweise an Fitnessgeräten, Baderegeln und Gefahrenzeichen in Schwimmbädern und an offenen Gewässern strikt beachten (G)
- sich umfassend informieren über besondere Gefahren eines Geländes bzw. Gebietes; dies bezieht sich z. B. auf Wanderwege und Kletterstrecken im Gebirge, Strömungen, Wirbel und Strudel in Seen und Flüssen sowie auf Brandungseigenschaften, Winde und ggf. Gezeiten am Meer
- geeignete (Schutz-)Kleidung tragen, z. B. Helm, Knieschutz, Handschuhe, Unterleibsschutz, Mütze, Sonnenbrille (H)
- besonders sorgfältig auf die ohnehin übliche Körperhygiene achten (I)
- die Ernährung auf den Sport abstimmen.

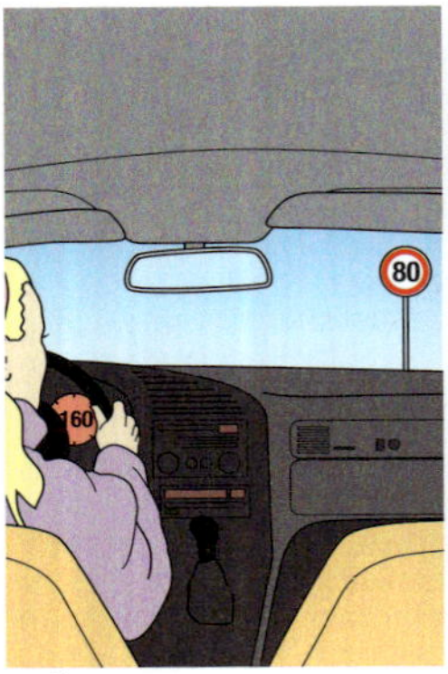

A Überhöhte Geschwindigkeit

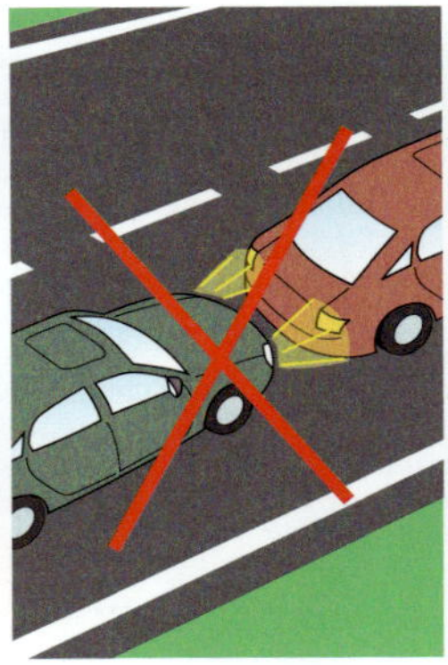

B Sicherheitsabstand

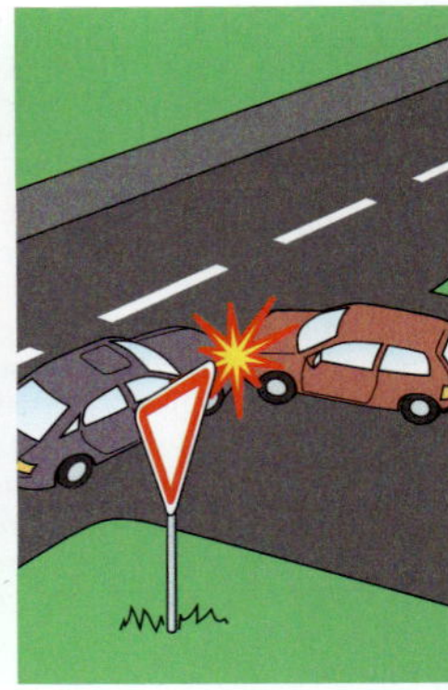

C Vorfahrt missachtet

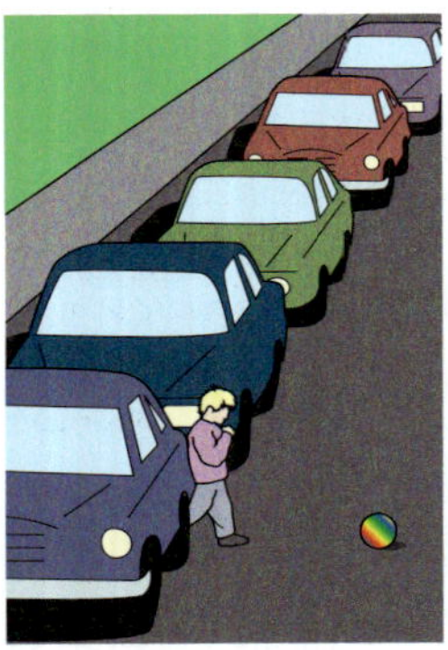

D Kinder im Straßenverkehr

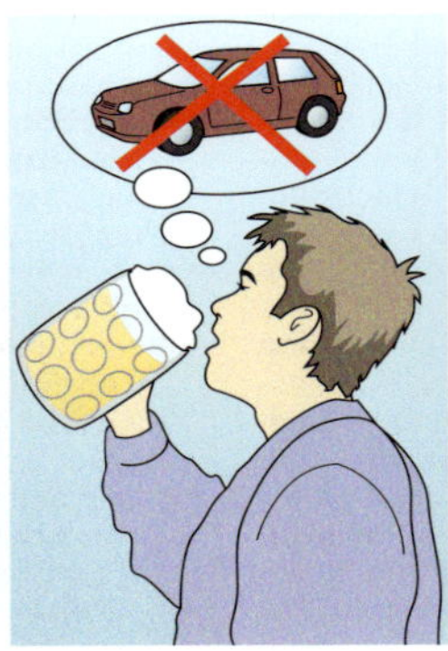

E Alkohol am Steuer

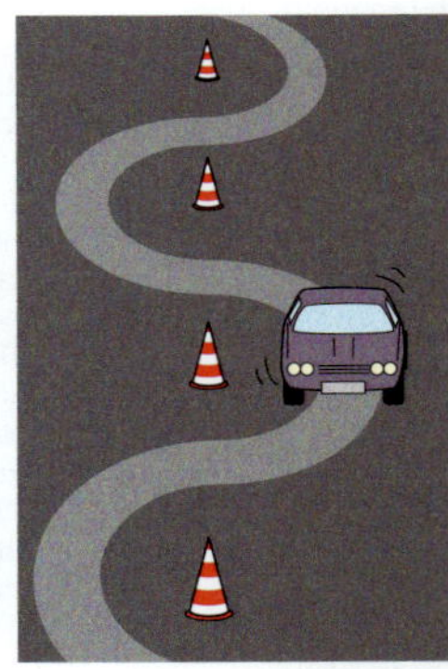

F Fahrsicherheitstraining

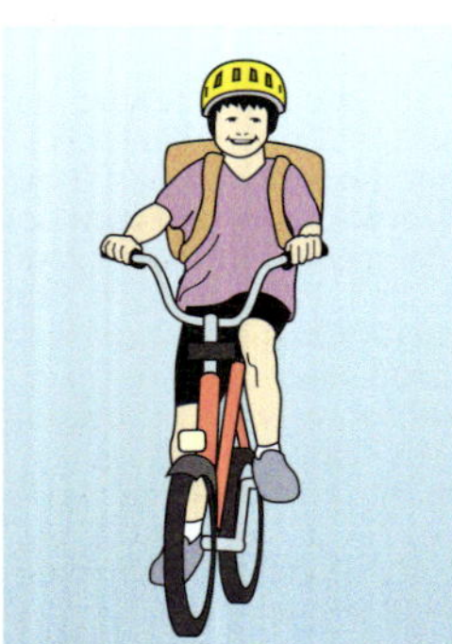

G Schutzhelm tragen

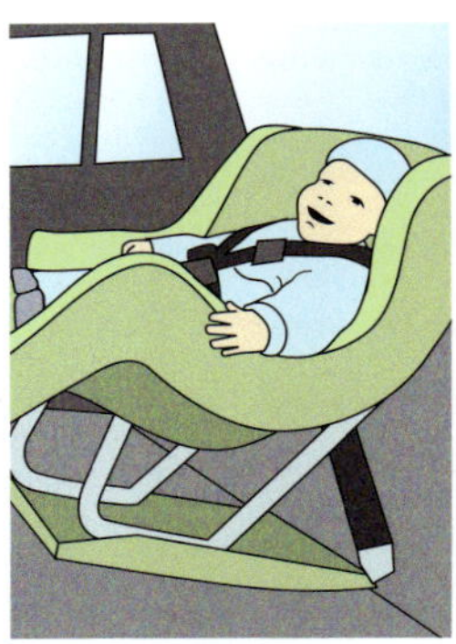

H Sicherheitssitz

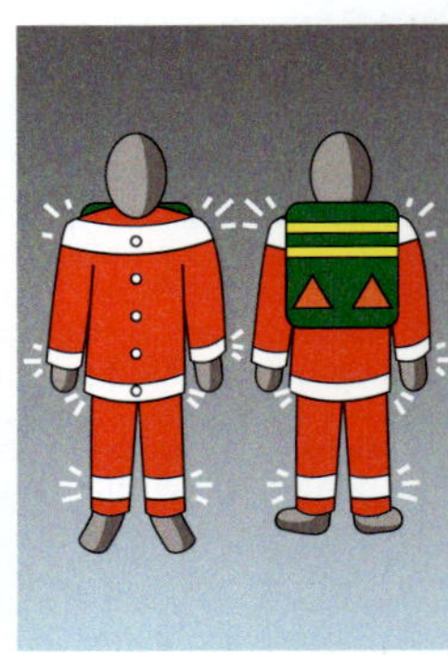

I Sicherheitskleidung

Jährlich ereignen sich in Deutschland rund 2,5 Millionen Unfälle im Straßenverkehr – das sind etwa 6 Prozent aller Unfälle. Dabei werden ca. 500000 Menschen verletzt, ca. 11300 verunglücken tödlich oder sterben indirekt an den Unfallfolgen. Folgende Faktoren sind als Hauptursachen für Unfälle im Straßenverkehr zu nennen:

- überhöhte Geschwindigkeit bzw. eine den Witterungs- und Sichtverhältnissen unangemessene Fahrweise (A)
- zu geringer Sicherheitsabstand (B)
- Missachten der Vorfahrt (C)
- riskantes und unvorsichtiges Überholen
- Alkohol- und Drogeneinwirkung.

Besonders viele Unfälle ereignen sich in Kreuzungsbereichen bzw. beim Abbiegen. Dem zweifellos größten Risiko, durch einen Unfall im Straßenverkehr verletzt zu werden, sind v. a. aus entwicklungs- und wahrnehmungspsychologischen Gründen Kinder ausgesetzt (D): Nach Angaben des Statistischen Bundesamtes verunglückten 2005 insgesamt 36954 Kinder unter 15 Jahren bei Verkehrsunfällen in Deutschland. Im Jahresdurchschnitt kam alle 14 Minuten ein Kind zu Schaden. Mit dem Fahrrad verunglückten 13568 Kinder, 12006 als Pkw-Insassen. Als Fußgänger verunglückten 9279 Kinder. 159 Kinder wurden 2005 im Straßenverkehr getötet.
Jungen sind häufiger an Unfällen beteiligt als Mädchen: Rund 57 Prozent der bei Verkehrsunfällen verunglückten Kinder waren Jungen und rund 43 Prozent Mädchen. Mit 343 Verunglückten je 100000 Einwohner der jeweiligen Altersgruppe und des Geschlechts war das Unfallrisiko von Jungen deutlich höher als das von Mädchen (267).

Im Straßenverkehr sollten u. a. folgende Hinweise zur Unfallvermeidung beachtet werden:

- Paragraph 1, Absatz 1 der Straßenverkehrsordnung (StVO): »Die Teilnahme am Straßenverkehr erfordert ständige Vorsicht und gegenseitige Rücksicht«, d. h. ein partnerschaftliches, verantwortungsbewusstes und defensives Verkehrsverhalten. Dazu gehört u. a.,
  - stets auf einen technisch einwandfreien Zustand (Lenkung, Bremsen, Beleuchtungsanlage) des eigenen Fahrzeugs zu achten,
  - die vorgegebene Höchstgeschwindigkeit nicht zu überschreiten,
  - die Fahrweise den Sicht- und Witterungsverhältnissen anzupassen,
  - einen ausreichenden Sicherheitsabstand einzuhalten,
  - beim Überholen besonders aufzupassen und
  - unter Alkohol- oder Drogeneinwirkung nicht aktiv am Straßenverkehr teilzunehmen (E); auch Medikamente können das Wahrnehmungs- und Reaktionsvermögen eines Menschen stark beeinträchtigen!
- Die Fahrerausbildung kann mit einem Fahrsicherheitstraining sinnvoll ergänzt werden (F).
- Zweiradfahrer (auch Fahrradfahrer!) sollten unbedingt einen geeigneten und passenden Schutzhelm tragen (G).
- Vorbeugende Maßnahmen im Straßenverkehr:
  - Grundsätzlich den Sicherheitsgurt anlegen und Kopfstützen verwenden bzw. korrekt einstellen
  - keine scharfkantigen oder größeren Gegenstände ungesichert im Innenraum von Fahrzeugen transportieren
  - während der Fahrt die Türen niemals von innen verriegeln, aber
  - ggf. Kindersicherungen verwenden
  - Kleinkinder nur in geeigneten Sicherheitssitzen mitnehmen (H)
  - während der Fahrt keine ablenkenden Tätigkeiten verrichten, z. B. telefonieren, rauchen oder Straßenkarten lesen
  - Kinder möglichst frühzeitig über die Gefahren im Straßenverkehr aufklären; wertvolle Tipps dazu geben örtliche Verkehrswachten, Automobilklubs und die Polizei
  - nach Möglichkeit sollten Kinder im Straßenverkehr, vor allem morgens, in der Dämmerung und abends, helle Sicherheitskleidung mit Reflexstreifen oder reflektierenden Aufklebern tragen (I)
  - sich der Vorbildfunktion als Erwachsener bewusst sein und z. B. Fußgängerüberwege benutzen, bei Fußgängerampeln auf Grün warten usw.
  - als Fahrradfahrer vorhandene Radwege benutzen (das Radfahren auf der Straße ist bei vorhandenem Radweg verboten!)
  - als Fußgänger auf Straßen ohne Gehweg den linken Fahrbahnrand benutzen.

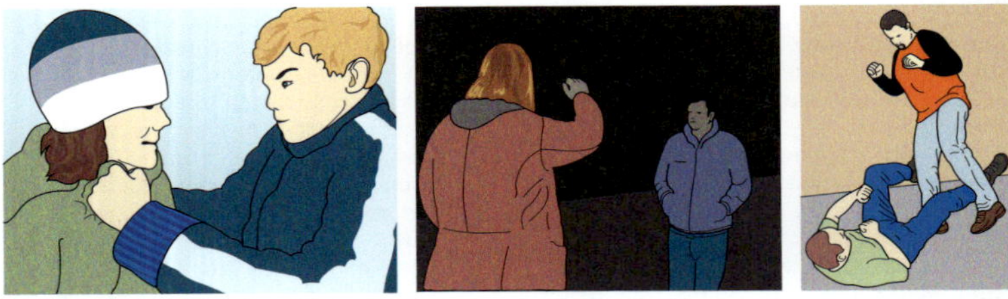

A Bedrohungs- und Konfliktsituationen

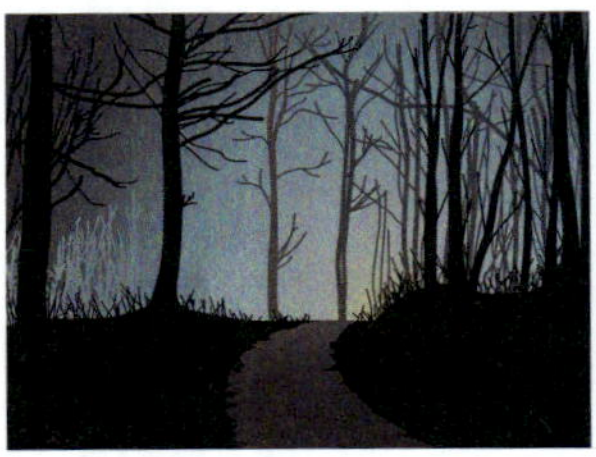

B Gefahren meiden

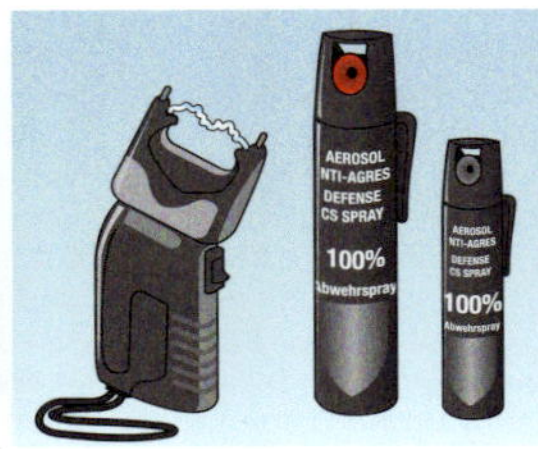

C Mittel zur Selbstverteidigung

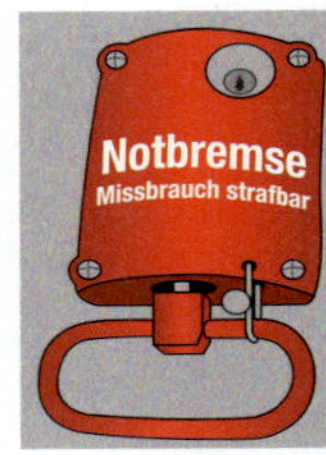

D Notbremse

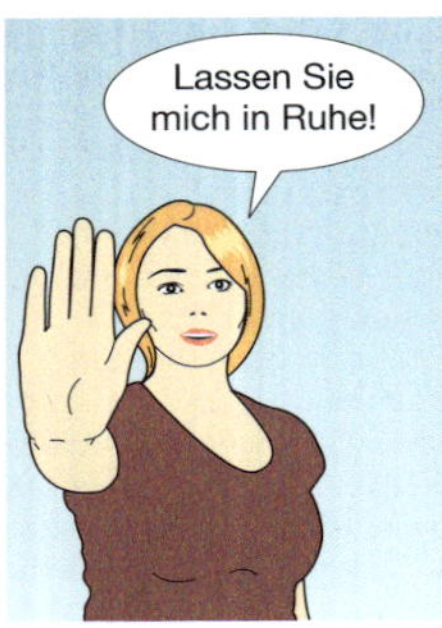

E Selbstbewusst auftreten

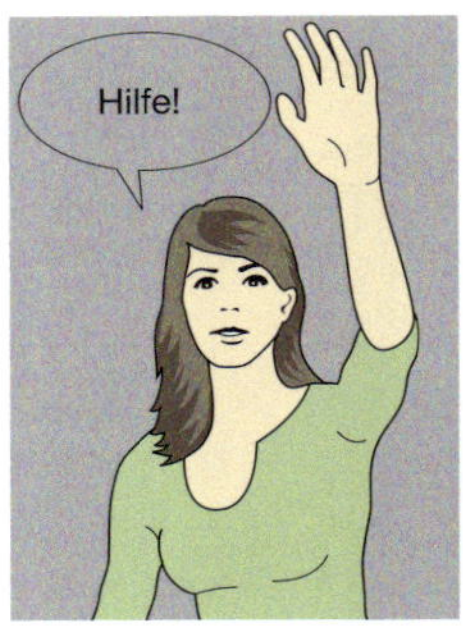

F Aufmerksamkeit wecken

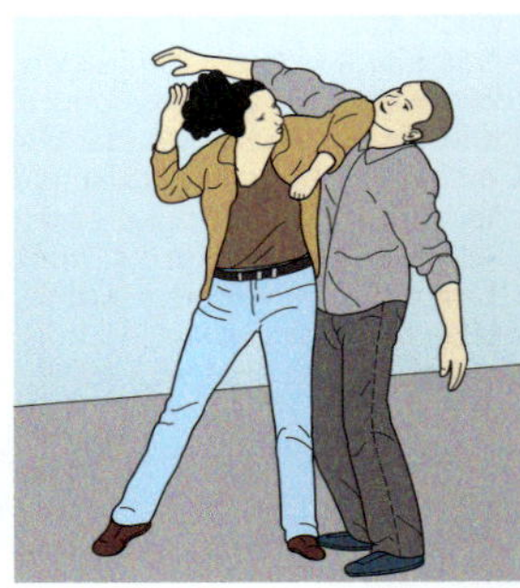

G Körperliche Gegenwehr

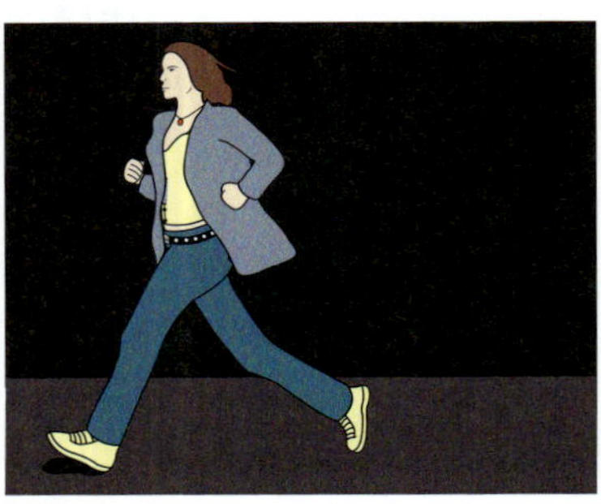

H Flucht

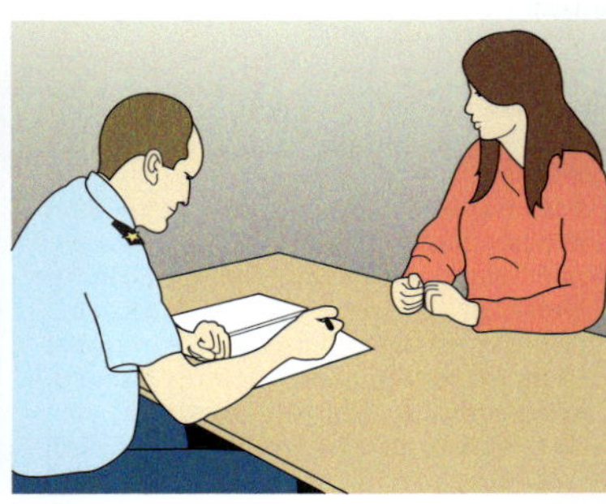

I Zeugenaussage

Bedrohungs- und Konfliktsituationen sind beispielsweise verbale Provokationen, Beleidigungen, Pöbeleien und Hänseleien sowie körperliche Angriffe, (Raub-)Überfälle und viele andere (häufig auch sehr subtile) Formen der Anwendung von Gewalt (A). Besonders gefährdet sind Kinder, Jugendliche, Frauen sowie ältere und gebrechliche Menschen. Für diese Personengruppen werden spezielle Kurse angeboten, in denen das Verhalten in Bedrohungs- und Konfliktsituationen trainiert werden kann. Polizeidienststellen informieren darüber, wann und wo solche Schulungen stattfinden.

Folgende Hinweise sollten beachtet werden, um Bedrohungs- und Konfliktsituationen zu vermeiden:

- Das Empfinden von Angst ist immer ein Warnzeichen dafür, dass man sich in Gefahr befindet. Auf dieses »Gefahrenradar« sollte man vertrauen. Wenn man z.B. Personen begegnet, die schon aus größerer Distanz betrachtet gefährlich wirken, sollte man frühzeitig – jedoch wie selbstverständlich – die Straßenseite wechseln und die Nähe anderer Menschen suchen.
- Einsame, abgelegene und in der Dunkelheit schlecht beleuchtete Wege sollte man nicht benutzen, auch wenn es sich um Abkürzungen handelt (B).
- Längere Wegstrecken sollte man insbesondere abends und nachts niemals allein, sondern stets in Begleitung mindestens einer weiteren Person zurücklegen. Im Zweifelsfall ist die Fahrt mit einem öffentlichen Verkehrsmittel oder einem Taxi sicherer.
- Die Sicherheit in Bussen und Bahnen lässt sich dadurch weiter erhöhen, dass man sich möglichst nicht in leeren Waggons oder Abteilen aufhält. Sofern man der einzige Fahrgast ist, sollte man sich einen Sitzplatz in der Nähe des Fahrers bzw. Zugführers suchen.
- Sich mit Waffen oder anderen Geräten zur Selbstverteidigung (z.B. Reizgas, Elektroschockgerät) auszurüsten, kann nicht pauschal empfohlen werden (C). Der Einsatz solcher Mittel könnte einen Angreifer noch aggressiver machen, oder es gelingt einem Angreifer, sie gegen das Opfer anzuwenden.

Wenn es zu einer Bedrohungs- oder Konfliktsituation gekommen ist, haben sich für das **Verhalten des Opfers** folgende Ratschläge bewährt:

- Man soll versuchen, selbstbewusst aufzutreten und keine Angst zu zeigen. Auch durch Pöbeleien soll man sich nicht provozieren lassen.
- In einigen Fällen kann es sinnvoll sein, sein Gegenüber mit einer unerwarteten Aktion zu überraschen und es dadurch »aus dem Konzept« zu bringen. Beispielsweise kann man ein Telefonat mit dem Handy vortäuschen.
- Man soll Personen, die einen bedrohen, laut und deutlich mit »Sie« ansprechen und dadurch signalisieren, dass man in Ruhe gelassen werden möchte (E).
- Andere Menschen in der näheren Umgebung können um Hilfe gebeten werden. Dabei ist eine gezielte und konkrete Ansprache einzelner Personen wichtig (→ Seite 51). Wenn niemand in unmittelbarer Nähe ist, sollte man laut und hemmungslos um Hilfe rufen (F).
- Wenn die Möglichkeit besteht, sollte man versuchen zu fliehen und rasch in die Nähe anderer Menschen gelangen (H). Ggf. kann man auch an der nächsten Haustüre klingeln.
- Körperliche Gegenwehr sollte man bei einem Überfall nur dann leisten, wenn man dem Täter eindeutig überlegen ist und eine Chance hat, eine körperliche Auseinandersetzung zu gewinnen (G). Ansonsten gilt der Grundsatz, dass die eigene Gesundheit wichtiger ist als Hab und Gut.
- Man sollte versuchen, sich den Hergang des Geschehens sowie das Aussehen und das Verhalten des Täters bzw. der Täter genau einzuprägen.

Als **Augenzeuge** sollte man außerdem Folgendes beachten:

- Keine Eigengefährdung riskieren! Dies gilt insbesondere dann, wenn jemand mit einer Waffe bedroht wird. In gewalttätige Auseinandersetzungen sollte man sich ebenfalls **nicht** einmischen.
- Sinnvoller ist es, Abstand zu halten und die Polizei zu alarmieren (→ Seite 29).
- Weitere Personen sollten auf die Situation aufmerksam gemacht werden, z.B. durch lautes Rufen.
- In öffentlichen Verkehrsmitteln kann man ggf. die Notbremse ziehen (D) oder den Fahrer informieren.
- Flüchtende Täter nicht auf- oder festhalten.
- Sich unmittelbar nach dem Geschehen der Polizei als Zeuge zur Verfügung stellen (I).

1	Heftpflaster	DIN 13 019-A	5 m × 2,5 cm
8	Wundschnellverbände	DIN 13 019-E	10 cm × 6 cm
1	Verbandpäckchen	DIN 13 151-G	10 cm × 12 cm
3	Verbandpäckchen	DIN 13 151-M	8 cm × 10 cm
1	Verbandtuch	DIN 13 152-A	60 cm × 80 cm
2	Verbandtücher	DIN 13 152-BR	40 cm × 60 cm
6	Kompressen		10 cm × 10 cm
2	Fixierbinden oder Mullbinden	DIN 61 634-FB 6	4 m × 6 cm
3	Fixierbinden oder Mullbinden	DIN 61 634-FB 8	4 m × 8 cm
2	Dreiecktücher	DIN 13 168-D	96 cm × 96 cm × 136 cm
1	Schere	DIN 58 279-B 190	
4	Einmalhandschuhe	DIN EN 455-1 und DIN EN 455-2	
1	Erste-Hilfe-Broschüre		
1	Rettungsdecke		min. 210 cm × 160 cm
1	Inhaltsverzeichnis		

Verbandkasten DIN 13 164

1	Heftpflaster	DIN 13 019-A	5 m × 2,5 cm
8	Wundschnellverbände	DIN 13 019-E	10 cm × 6 cm
4	Wundschnellverbände		120 mm × 20 mm
4	Fingerkuppenverbände		50 mm × 70 mm
4	Pflasterstrips		19 mm × 72 mm
8	Pflasterstrips		25 mm × 72 mm
1	Kälte-Sofortkompresse		mind. 200 cm^2
1	Verbandpäckchen	DIN 13 151-K	
3	Verbandpäckchen	DIN 13 151-M	8 cm × 10 cm
1	Verbandpäckchen	DIN 13 151-G	10 cm × 12 cm
1	Verbandtuch	DIN 13 152-A	60 cm × 80 cm
6	Kompressen		10 cm × 10 cm
2	Augenkompressen		
1	Rettungsdecke		210 cm × 160 cm
2	Fixierbinden	DIN 61 614-FB 6	4 m × 6 cm
2	Fixierbinden	DIN 61 614-FB 8	4 m × 8 cm
2	Dreiecktücher	DIN 13 168-D	96 cm × 96 cm × 136 cm
5	Vliesstofftücher		20 cm × 30 cm
4	Einmalhandschuhe	DIN EN 455-1 und DIN EN 455-2	
1	Schere	DIN 58 279-B 190	
2	Folienbeutel		30 cm × 40 cm
1	Erste-Hilfe-Broschüre		
1	Inhaltsverzeichnis		

Verbandkasten DIN 13 157

2	Heftpflaster	DIN 13 019-A	5 m × 2,5 cm
16	Wundschnellverbände	DIN 13 019-E	10 cm × 6 cm
8	Wundschnellverbände		120 mm × 20 mm
8	Fingerkuppenverbände		50 mm × 70 mm
8	Pflasterstrips		19 mm × 72 mm
16	Pflasterstrips		25 mm × 72 mm
2	Kälte-Sofortkompressen		mind. 200 cm^2
2	Verbandpäckchen	DIN 13 151-K	
6	Verbandpäckchen	DIN 13 151-M	8 cm × 10 cm
2	Verbandpäckchen	DIN 13 151-G	10 cm × 12 cm
2	Verbandtücher	DIN 13 152-A	60 cm × 80 cm
12	Kompressen		10 cm × 10 cm
4	Augenkompressen		
2	Rettungsdecken		210 cm × 160 cm
4	Fixierbinden	DIN 61 614-FB 8	4 m × 8 cm
4	Fixierbinden	DIN 61 614-FB 6	4 m × 6 cm
4	Dreiecktücher	DIN 13 168-D	96 cm × 96 cm × 136 cm
1	Schere	DIN 58 279-B 190	
10	Vliesstofftücher		20 cm × 30 cm
4	Folienbeutel		30 cm × 40 cm
8	Einmalhandschuhe	DIN EN 455-1 und DIN EN 455-2	
1	Erste-Hilfe-Broschüre		
1	Inhaltsverzeichnis		

Verbandkasten DIN 13 169

	bis 10 Personen	11 bis 50 Personen	je 50 weitere Personen
Baustellen	1 Verbandkasten DIN 13 157	1 Verbandkasten DIN 13 169	1 Verbandkasten DIN 13 169
	bis 20 Personen	21 bis 100 Personen	je 100 weitere Personen
Herstellungs- und Verarbeitungsbetriebe	1 Verbandkasten DIN 13 157	1 Verbandkasten DIN 13 169	1 Verbandkasten DIN 13 169
	bis 50 Personen	51 bis 300 Personen	je 300 weitere Personen
Verwaltungs- und Handelsbetriebe	1 Verbandkasten DIN 13 157	1 Verbandkasten DIN 13 169	1 Verbandkasten DIN 13 169
übrige Betriebe	1 Verbandkasten DIN 13 157		

Empfehlungen für die Ausstattung mit Verbandkästen

Die Impfkalender für Säuglinge, Kinder, Jugendliche und Erwachsene, hier vereinfacht dargestellt nach den Empfehlungen der ständigen Impfkommission (STIKO) am Robert-Koch-Institut, umfassen Impfungen zum Schutz vor Tetanus, Diphterie, Pertussis, Haemophilus Influenzae Typ B, Poliomyelitis, Hepatitis B, Pneumokokken, Meningokokken, Masern, Mumps, Röteln, Varizellen sowie gegen humane Papillomviren (HPV) und Influenza.
Der Zeitpunkt der empfohlenen Impfung wird in Monaten (Tab. 1) und in Jahren (Tab. 2) angegeben. Die Impfungen sollen so früh wie möglich erfolgen. Die Überprüfung und gegebenenfalls Vervollständigung des Impfstatus ist in jedem Lebensalter sinnvoll. Fehlende Impfungen sollten sofort entsprechend den Empfehlungen für das jeweilige Lebensalter nachgeholt werden.

Erläuterungen

G Grundimmunisierung (in bis zu 4 Teilimpfungen G 1 bis G 4)
A Auffrischimpfung
S Standardimpfung
N Nachholimpfung

Impfung	**Alter in Monaten**				
	2	**3**	**4**	**11–14**	**15–23**
Tetanus	G 1	G 2	G 3	G 4	
Diphterie	G 1	G 2	G 3	G 4	
Pertussis	G 1	G 2	G 3	G 4	
Haemophilus Influenzae Typ B	G 1	G 2*	G 3	G 4	
Poliomyelitis	G 1	G 2*	G 3	G 4	
Hepatitis B	G 1	G 2*	G 3	G 4	
Pneumokokken	G 1	G 2*	G 3	G 4	
Meningokokken				G (ab 12 Monaten)	
Masern, Mumps, Röteln				G 1	G 2
Varizellen				G 1	G 2

* kann unter bestimmten Bedingungen entfallen

Tab. 1: Impfkalender für Säuglinge und Kleinkinder bis 2 Jahre (August 2011)

Impfung	**Alter in Jahren**				
	5–6	**9–11**	**12–17**	**ab 18**	**ab 60**
Tetanus	A 1	A 2		A (ggf. N) Auffrischimpfung jeweils 10 Jahre nach der letzten vorangegangenen Dosis	
Diphterie	A 1	A 2			
Pertussis	A 1	A 2			
Poliomyelitis		A		ggf. N	
Hepatitis B	N				
Pneumokokken					S
Meningokokken	N				
Masern	N			S	
Mumps, Röteln	N				
Varizellen		N			
Influenza					S jährliche Impfung
Humanes Papillomvirus (HPV)			G 1 bis G 3: Standardimpfung für Mädchen u. junge Frauen		

Tab. 2: Impfkalender für Kinder ab 5 Jahre, Jugendliche und Erwachsene (August 2011)

Klasse		Art des Brandes	Löschmittel
A	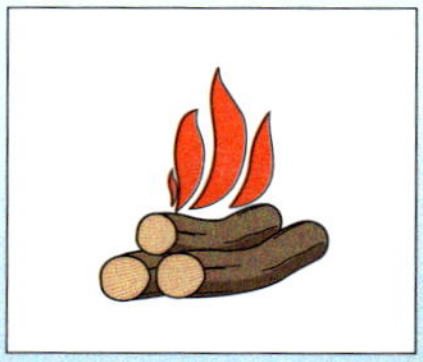	Brände fester Stoffe, hauptsächlich organischer Natur, die normalerweise unter Glutbildung verbrennen z.B. Holz, Papier, Stroh, Kohle, Autoreifen, Textilien	Wasser (W) Glutbrandpulver bzw. Spezialpulver (ABC) Schaum
B	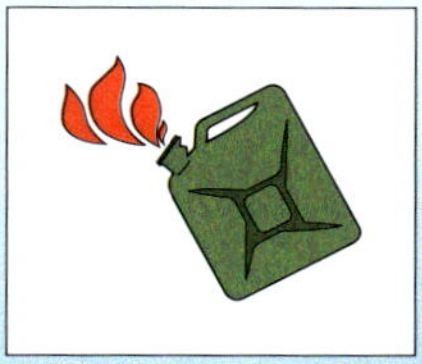	Brände von flüssigen oder flüssig werdenden Stoffen z.B. Benzin, Öle, Fette, Lacke, Harze, Wachse, Teer, Äther, Alkohole, Kunststoffe	Glutbrandpulver bzw. Spezialpulver (BC bzw. ABC) Schaum Kohlendioxid
C	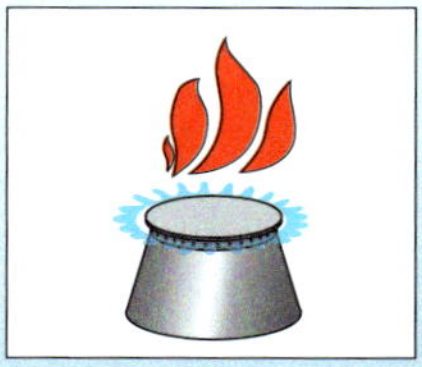	Brände von Gasen z.B. Methan, Propan, Wasserstoff, Acetylen, Stadtgas	Glutbrandpulver bzw. Spezialpulver (BC bzw. ABC)
D	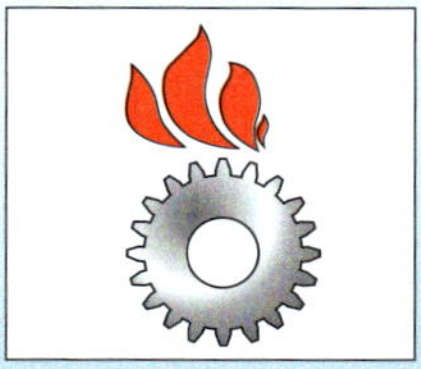	Brände von Metallen z.B. Aluminium, Magnesium, Lithium, Natrium, Kalium und deren Legierungen	Metallbrandpulver (D) Sand
F	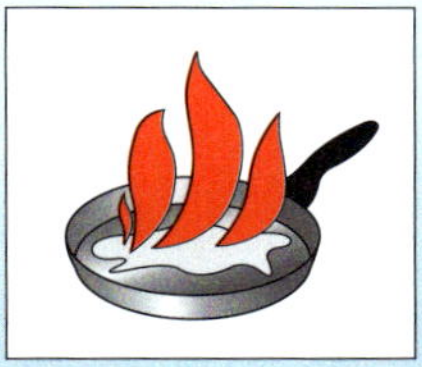	Brände von Speiseölen und -fetten z.B. in Frittier- und Fettbackgeräten und anderen Kücheneinrichtungen und -geräten	Topfdeckel (Flammen ersticken) **Niemals Wasser!**

Brandklassen und Löschmittel

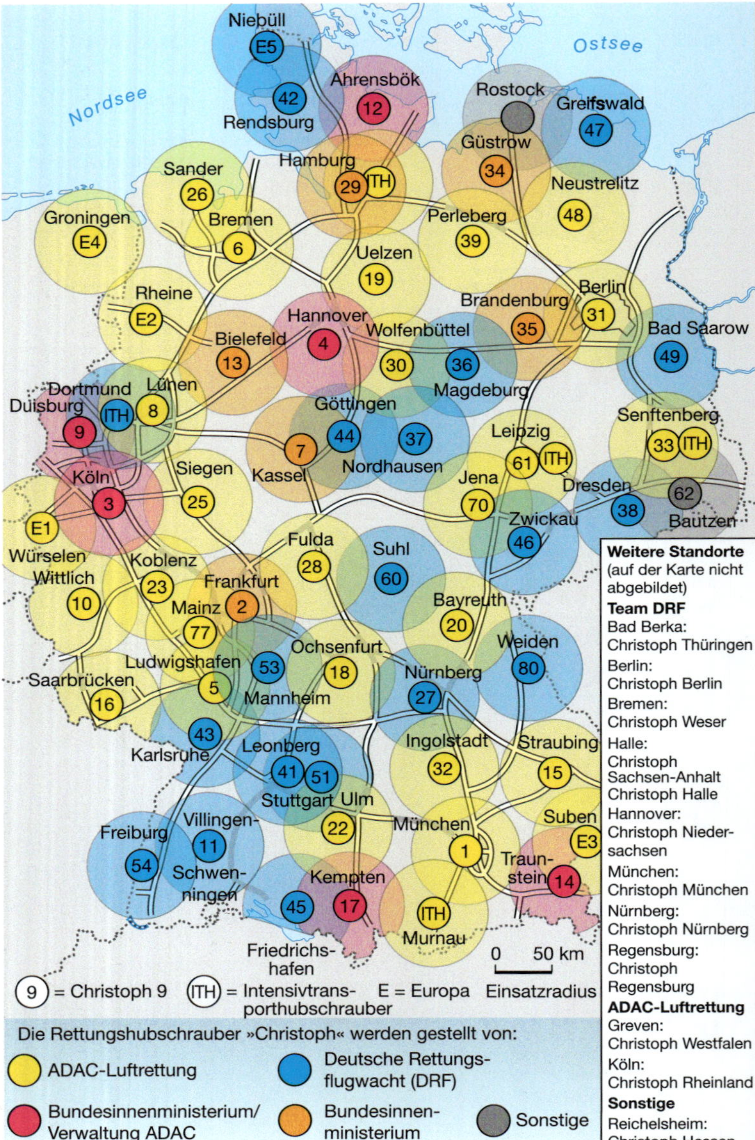

Standorte der Rettungs- und Intensivtransporthubschrauber in Deutschland (2011)

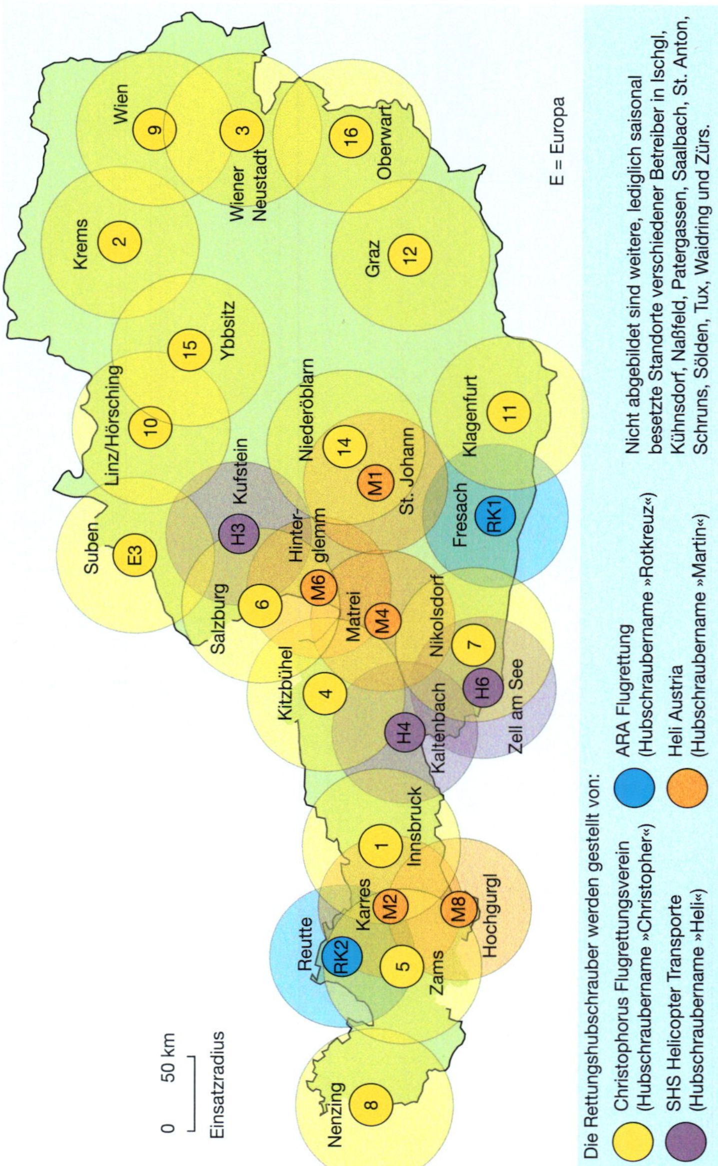

Standorte der Rettungshubschrauber in Österreich (2011)

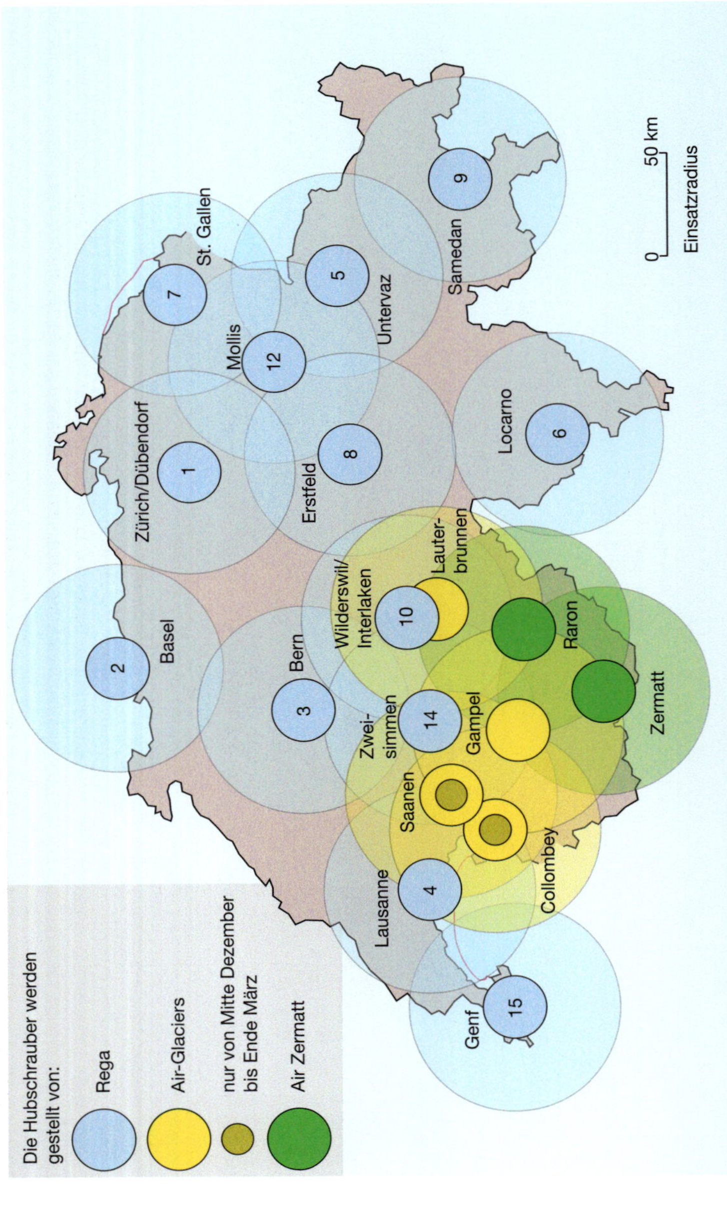

Standorte der Rettungshubschrauber in der Schweiz (2011)

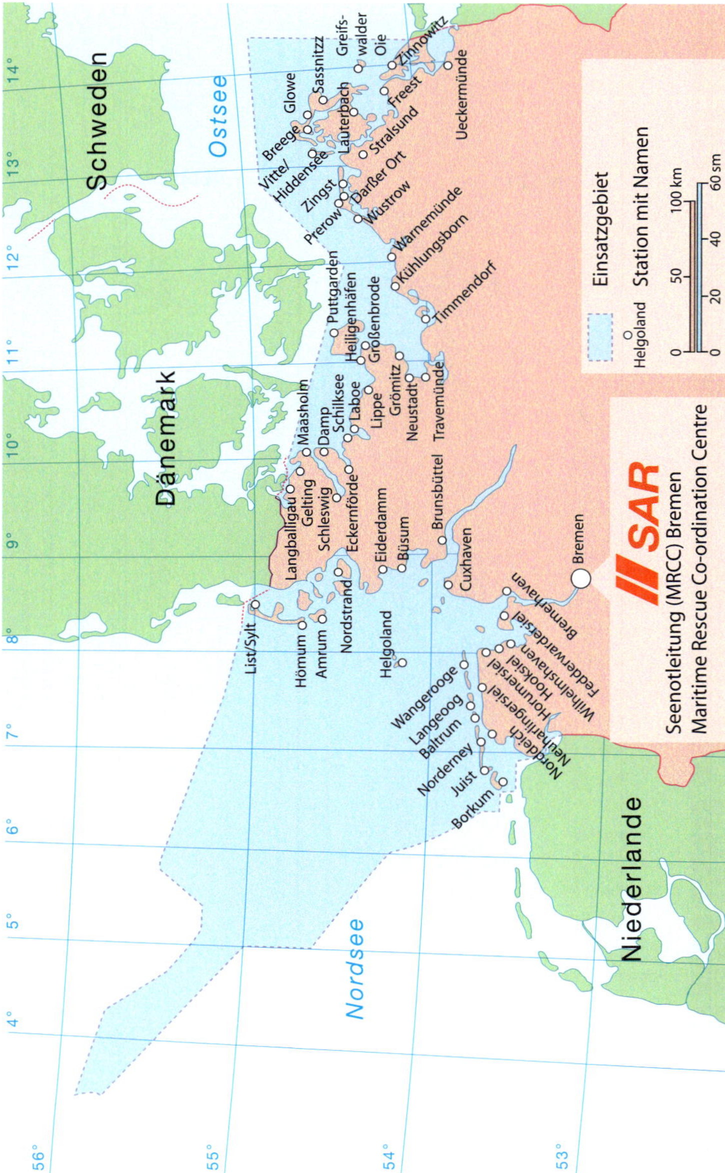

Stationen der Rettungsflotte der Deutschen Gesellschaft zur Rettung Schiffbrüchiger (DGzRS)

Land		Rettungsdienst	Polizei
	Belgien	112	112
	Bosnien-Herzegowina	124	112
	Bulgarien	150 und 112	166 und 112
	Dänemark	112	112
	Estland	112	112
	Finnland	112	112
	Frankreich	15 und 112	17
	Griechenland	166 und 112	100 und 112
	Großbritannien	112	112
	Irland	112	112
	Island	112	112
	Italien	118	112
	Kroatien	112	112
	Lettland	112	112
	Liechtenstein	144	117
	Litauen	112	112
	Luxemburg	112	113
	Malta	112	112
	Mazedonien	194	192
	Montenegro	94 und 112	92 und 112
	Niederlande	112	112
	Norwegen	113	112
	Österreich	144 und 112	133
	Polen	112	112
	Portugal	112	112
	Rumänien	112	112
	Russland	03	02
	Schweden	112	112
	Schweiz	144	117 und 112
	Serbien	94	92
	Slowakische Republik	112	112
	Slowenien	112	113 und 112
	Spanien	061 und 112	112
	Tschechische Republik	112	112
	Türkei	112	155
	Ungarn	112	112
	Zypern	112	112

In allen europäischen Ländern gilt im Mobilfunknetz die 112
Alle Angaben ohne Gewähr (Stand 2011)

Notrufnummern in Europa (Auswahl)

Literaturverzeichnis

ADAC-Luftrettung GmbH (Hg.): ADAC-Stationsatlas »Christoph – bitte kommen!« Ausgabe 2011/2012. Werner Wolfsfellner Medizin Verlag, München 2011

Adams, H.-A., Flemming, A., Friedrich, L., Ruschulte, H.: Taschenatlas Notfallmedizin. 2., überarb. Aufl., Thieme, Stuttgart/New York 2011

Alves, K., Müller, D.: Erste Hilfe mit Globi. Globi, Zürich 2005

Bengel, J. (Hg.): Psychologie in Notfallmedizin und Rettungsdienst. 2., vollst. überarb. Aufl., Springer, Berlin/Heidelberg/New York 2004

Bierhoff, H.-W.: Psychologie prosozialen Verhaltens. 2., überarb. Aufl., Kohlhammer, Stuttgart 2010

Blaumeiser, G.: Unfallprävention und Erste Hilfe im Lebensraum Schule. 2. Aufl., Shaker, Aachen 2005

Böbel, M., Hündorf, H.-P., Lipp, R., Veith, J.: LPN-San. Lehrbuch für Rettungssanitäter, Betriebssanitäter und Rettungshelfer. 2., aktual. Aufl., Stumpf & Kossendey, Edewecht 2006

Brandt, Th., Wirtz, S.: Erste Hilfe im Einsatzdienst. Die roten Hefte Bd. 19. Kohlhammer, Stuttgart 2002

Brommenschenkel, M., Wischerhoff, J.: Der Kursgestalter. Ein Praxishandbuch für Erste-Hilfe-Trainer. Stumpf & Kossendey, Edewecht 2005

Buchfelder, M., Buchfelder, A.: Handbuch der Ersten Hilfe. 4., aktual. Aufl., Schattauer, Stuttgart 2006

Bundesamt für Bevölkerungsschutz und Katastrophenhilfe (Hg.): Für den Notfall vorgesorgt. Vorsorge und Eigenhilfe in Notsituationen. 11. Aufl., Eigenverlag, Bonn 2009

Bundesärztekammer (Hg.): Reanimation – Empfehlungen für die Wiederbelebung. 5., überarb. Aufl., Deutscher Ärzte-Verlag, Köln 2011

Burgaß, W., Schönermarck, A., Fischer, F. u. a.: ADAC Ratgeber Erste Hilfe. Alles, was Sie wissen müssen. Travel House Media, ADAC Verlag, München 2007

Deutsches Rotes Kreuz, Generalsekretariat (Hg.): Handbuch Erste Hilfe. 5. Aufl., Eigenverlag, Berlin 2011

Deutsches Rotes Kreuz, Generalsekretariat (Hg.): Handbuch Erste Hilfe am Kind. 8. Aufl., Eigenverlag, Berlin 2011

Deutsches Rotes Kreuz, Generalsekretariat (Hg.): Handbuch Erste Hilfe für Ersthelfer im Betrieb. 8. Aufl., Eigenverlag, Berlin 2011

Deutsches Rotes Kreuz, Generalsekretariat (Hg.): Handbuch Erste Hilfe im Sport. Eigenverlag, Berlin 2009

Deutsches Rotes Kreuz, Generalsekretariat (Hg.): Heranführung an die Erste Hilfe in der Sekundarstufe 1. Unterrichtsmaterialien. 3., überarb. Aufl., Eigenverlag, Berlin 2009

Deutsches Rotes Kreuz, Generalsekretariat (Hg.): Lehrunterlage Erste Hilfe am Kind. 5. Aufl., Eigenverlag, Berlin 2010

Deutsches Rotes Kreuz, Generalsekretariat (Hg.): Lehrunterlage/Medienpaket Erste Hilfe, LSM, Erste-Hilfe-Training. Überarb. Aufl., Eigenverlag, Berlin 2010

Deutsches Rotes Kreuz, Generalsekretariat (Hg.): Leitfaden Defibrillation durch Ersthelfer. 2. Aufl., Eigenverlag, Berlin 2011

Deutsches Rotes Kreuz, Generalsekretariat (Hg.): Unfallverhütung und Heranführung an die Erste Hilfe in der Grundschule. Unterrichtsmaterialien. Eigenverlag, Berlin 2008

Deutsches Rotes Kreuz, Landesverband Niedersachsen (Hg.): Notfallrettung und qualifizierter Krankentransport. 8. Aufl., Eigenverlag, Goslar 2010

Dirks, B. (Hg.): Die Notfallmedizin. Springer, Berlin/Heidelberg 2007

Dobler, G. (Hg.): Der Weg zum erfolgreichen Ausbilder. 7., überarb. u. erw. Aufl., Stumpf & Kossendey, Edewecht 2010

Ellinger, K., Genzwürker, H. (Hg.): Kursbuch Notfallmedizin. 2., überarb. u. erw. Aufl., Deutscher Ärzte-Verlag, Köln 2011

Erste Hilfe bei Erkrankungen, Unfällen und Vergiftungen. In Zusammenarbeit mit dem Malteser-Hilfsdienst. Naumann & Göbel, Köln o. J.

Faller, A., Schünke, M.: Der Körper des Menschen: Einführung in Bau und Funktion. 15., überarb. Aufl., Thieme, Stuttgart/New York 2008 (auch als E-Book)

Fischer, G.: Neue Wege aus dem Trauma. Erste Hilfe bei schweren seelischen Belastungen. 7. Aufl., Walter, Düsseldorf/Zürich 2011

Flake, F., Scheinichen, F., Mayer, Ch.: Kindernotfälle im Rettungsdienst. 3., aktual. Aufl., Springer, Berlin/Heidelberg/New York 2010

Flemming, A.: Lehrbuch für präklinische Notfallmedizin (LPN). 6 Bde. 4. Aufl., Stumpf & Kossendey, Edewecht 2011

Fox, E., Garbert, J.: Mein Erste-Hilfe Buch. Kerle im Verlag Herder, Freiburg i. Br. 2004

Gorgaß, B., Ahnefeld, F.-W., Rossi, R., Lippert, H.-D., Krell, W., Weber, G.: Das Rettungsdienst-Lehrbuch. 8., aktual. Aufl., Springer, Berlin/Heidelberg/New York 2007 (7. Aufl. 2004 erschien unter dem Titel »Rettungsassistent und Rettungssanitäter«)

Gruner, M., Stegherr, S., Veith, J.: Frühdefibrillation. 3., überarb. u. erg. Aufl., Stumpf & Kossendey, Edewecht 2006

Hausmann, C.: Notfallpsychologie und Traumabewältigung. Ein Handbuch. 3., vollst. überarb. u. aktual. Aufl., Facultas Universitätsverlag, Wien 2010

Henke, F.: Erste Hilfe. Lebensrettende Sofortmaßnahmen. Kohlhammer, Stuttgart 2005

Hinkelbein, J., Genzwürker, H.: Notfallmedizin. 2., vollst. überarb. u. erw. Aufl., Thieme, Stuttgart/New York 2011

Hintzenstern, U. v.: Notarzt-Leitfaden. 6., überarb. u. erw. Aufl., Elsevier, München 2010

Hoffbauer, G.: Erste Hilfe bei Kindern. Im Notfall schnell und sicher reagieren. Knaur, München 2006

Jung, E. (Hg.): Lehrbuch für den Sanitätsdienst. 7. Aufl., Hofmann, Augsburg 2004

Kandioler, R., Kuderna, H., Sprengseis, G. (Hg.): Erste Hilfe. Ein Handbuch für Pflege- und Gesundheitsberufe. Facultas Universitätsverlag, Wien 2011

Karutz, H. (Hg.): Notfallpädagogik. Ideen und Konzepte. Stumpf & Kossendey, Edewecht 2011

Karutz, H., Lasogga, F.: Kinder in Notfällen. Psychische Erste Hilfe und Nachsorge. Stumpf & Kossendey, Edewecht 2008

Keggenhoff, F.: Erste Hilfe. Südwest, München 2002

Keggenhoff, F.: Erste Hilfe. Das offizielle Handbuch. Sofortmaßnahmen bei Babys, Kindern und Erwachsenen. Südwest, München 2007

Keggenhoff, F.: Erste Hilfe für Kinder. Coppenrath, Münster 2010

Klein, K., Kraam, W.: Notfalls helfen Kinder. Ein Erste-Hilfe-Arbeitsbuch für die Grundschule. 3. Aufl., Schneider, Hohengehren 2011

Köhnlein, E., Weller, S.: Erste Hilfe. 10., aktual. Aufl., Thieme, Stuttgart/New York 2004

Kühn, D., Luxem, J., Runggaldier, K. (Hg.): Rettungsdienst heute. 5., überarb. u. aktual. Aufl., Elsevier, München 2010

Lasogga, F., Gasch, B. (Hg.): Notfallpsychologie. Lehrbuch für die Praxis. 2., überarb. Aufl., Springer, Berlin 2011

Lasogga, F., Gasch, B.: Psychische Erste Hilfe bei Unfällen. 4., überarb. Aufl., Stumpf & Kossendey, Edewecht 2006

Lippert, H.: Lehrbuch Anatomie. 8., neubearb. Aufl., Elsevier, Urban & Fischer, München 2011

Luxem, J., Kühn, D., Runggaldier, K. (Hg.): Rettungsdienst RS/RH. 2., überarb. u. erw. Aufl., Elsevier, Urban & Fischer, München 2010

Madler, Ch., Jauch, K.-W., Werdan, K.: Akutmedizin – Die ersten 24 Stunden. 4. Aufl., Elsevier, Urban & Fischer, München 2009

Malteser (Hg.): Erste Hilfe für Ihr Kind. So reagieren Sie im Notfall richtig. Aktual. Neuausgabe, Dorling Kindersley, München 2007

Malteser (Hg.): Erste-Hilfe-Handbuch. Wissen. Ratschläge. Selbsthilfe. Dorling Kindersley, München 2010

Malteser-Hilfsdienst (Hg.): Ausbildungsunterlagen zum AED-Training für Ersthelfer. Eigenverlag, Köln 2005

Merz, C., Bayer, M.: Anton & Rübe sicher zu Hause. Herder, Freiburg 2008

Müller, S.: Notfallmedizin. 8., aktual. Aufl., Thieme, Stuttgart 2007

Müller, S., Thöns, M.: Kindernotfälle. Thieme, Stuttgart 2009

Müller-Lange, J. (Hg.): Handbuch Notfallseelsorge. 2., überarb. Aufl., Stumpf & Kossendey, Edewecht 2006

Nowack, R.: Notfallhandbuch Giftpflanzen. Ein Bestimmungsbuch für Ärzte und Apotheker. Springer, Berlin 1998
Oster, P.: Erste Hilfe Outdoor. Fit für Notfälle in freier Natur. 2., überarb. Aufl., Ziel, Augsburg 2008
Pschyrembel: Klinisches Wörterbuch 2011. 262., neubearb. u. erw. Aufl., De Gruyter, Berlin/New York 2010
Reichl, F.-X.: Taschenatlas Toxikologie. 3., aktual. Aufl., Thieme, Stuttgart/New York 2009
Ribbeck, J. v.: Schnelle Hilfe für Kinder. Notfallmedizin für Eltern. 4., überarb. Aufl., Kösel, München 2009
Roelecke, C., Voller, B.: Erste Hilfe im Polizei-Einsatz. Stumpf & Kossendey, Edewecht 2006
Rossi, R., Dobler, G.: Notfall-Taschenbuch für den Rettungsdienst. 12., überarb. Aufl., Stumpf & Kossendey, Edewecht 2011
Rothe, L., Skwarek, V.: Erste Hilfe konkret für Ausbildung und Praxis. 5., erw. Aufl., Bildungsverlag EINS-Gehlen, Bad Homburg v. d. H. 2007 (4. Aufl. 2003)
Rücker, G.: Bildatlas Notfall- und Rettungsmedizin. 2. Aufl., Springer, Berlin 2011
Schneider, Th., Wolcke, B., Böhmer, R.: Taschenatlas Notfall und Rettungsmedizin. Kompendium für den Notarzt. 4. Aufl., Springer, Berlin 2010
Schriever, J., Kallert, J.: Kindersicher – notfallfit: Unfällen vorbeugen, Verletzungen behandeln. Urania, Freiburg 2008
Stopfkuchen, H.: Notfälle im Kindesalter. Außerklinische Erstversorgungsmaßnahmen. 5., aktual. Aufl., Wissenschaftliche Verlagsgesellschaft, Stuttgart 2008
Stoppard, M.: Erste Hilfe für Babys und Kleinkinder. Die wichtigsten Informationen für den Notfall. Urania, Stuttgart 2004
Striebel, H. W.: Anästhesie, Intensivmedizin, Notfallmedizin. 7., aktual. u. erw. Aufl., Schattauer, Stuttgart 2009
Tappert, F., Schär, W.: Erste Hilfe kompakt. 11., vollst. überarb. u. erw. Aufl., Hans Huber, Bern 2006
Treibel, W.: Erste Hilfe und Gesundheit am Berg und auf Reisen. Neuauflage, Bergverlag Rother, Ottobrunn 2011
Yeshua, I., Benner, K.-U.: Erste Hilfe für alle Fälle! Medina, Küttingen/Aarau 1992
Ziegenfuß, Th.: Notfallmedizin. 5. Aufl., Springer, Berlin 2011

Informationsquellen im Internet (Stand August 2011)

URL	Herausgeber
http://www.asb.de	Arbeiter-Samariter-Bund Deutschland e. V.
http://www.bageh.de	Bundesarbeitsgemeinschaft Erste Hilfe
http:///www.bbk.bund.de	Bundesamt für Bevölkerungsschutz und Katastrophenhilfe
http://www.bevoelkerungsschutz.de	Interdisziplinäres Expertennetzwerk Biologische Gefahrenlagen
http://www.bevoelkerungschutz-portal.de	Bundesinnenministerium
http://www.brandschutzaufklaerung.de	Gemeinsamer Ausschuss Brandschutzaufklärung und Brandschutzerziehung von vfdb und DFV
http://www.das-sichere-haus.de	Deutsches Kuratorium für Sicherheit in Heim und Freizeit e. V. (DSH)
http://www.denis.bund.de	Deutsches Notfallvorsorge-Informationssystem deNIS
http://www.dlrg.de	Deutsche Lebens-Rettungs-Gesellschaft e.V.
http://www.drk.de	Deutsches Rotes Kreuz e. V.
http://www.roteskreuz.at http://www.redcross.ch	Österreichisches Rotes Kreuz Schweizerisches Rotes Kreuz
http://www.erstehilfe.ch	Private Internetseite zum Thema »Erste Hilfe«
http://www.erste-hilfe-im-kinderzimmer.ch	Private Internetseite zum Thema »Erste Hilfe«
http://www.floriansdorf.de	Floriansdorf Iserlohn
http://www.grueneskreuz.at	Grünes Kreuz, Österreich
http://www.johanniter.de bzw. at	Johanniter-Unfall-Hilfe e. V.
http://www.kindergesundheit-info.de/	Bundeszentrale für gesundheitliche Aufklärung
http://www.kindersicherheit.de	Bundesarbeitsgemeinschaft Mehr Sicherheit für Kinder e. V.
http://www.malteser.de bzw. at	Malteser Hilfsdienst e. V.
http://www.rauchmelder-lebensretter.de/	Forum Brandrauchprävention in der Vereinigung zur Förderung des Deutschen Brandschutzes e. V.
http://www.samariterbund.ch http://www.samariterbund.net	Schweizerischer Samariterbund Arbeiter-Samariter-Bund Österreich
http://www.slrg.ch	Schweizerische Lebensrettungs-Ges.
http://www.ssk.ch	Schweizerisches Sanitätskorps
http://www.votekk.de	Forschungsprojekt »Vorbereitung auf Terroranschläge, Krisen und Katastrophen« (VoTeKK)

Abbildungsnachweis

Alle Abbildungen wurden für dieses Buch erstmals oder neu gezeichnet. Die Vorlagen, Teilvorlagen und Datenquellen sind im folgenden Verzeichnis aufgeführt. Die jeweilige Abbildung wurde halbfett gesetzt, nach dem Doppelpunkt werden der Autor bzw. Herausgeber und das Erscheinungsjahr der Quelle genannt. Weitere Angaben zu den einzelnen Quellen können dem ausführlichen Literaturverzeichnis entnommen werden.

10 A: Bericht der Bundesregierung über die Maßnahmen auf dem Gebiet der Unfallverhütung im Straßenverkehr 2004 und 2005 (Unfallverhütungsbericht Straßenverkehr 2004/2005). Deutscher Bundestag, Drucksache 16/2100 vom 28. 06. 2006. **10 C:** Keggenhoff 2002. **12 A:** Gorgaß u. a. 2004. **12 C:** Yeshua/Benner 1992. **12 E:** Keggenhoff 2002. **12 F:** Gorgaß u. a. 2004. **28 H:** Erste Hilfe bei Erkrankungen … o. J. **40 A rechts:** Lasogga/Gasch 2006. **64 A:** Goldschmidt, P.: Erste Hilfe. 3. Aufl., Arbeiter-Samariter-Bund, Köln 1994. **64 B:** Rothe/Skwarek 2003. **66 B, C, D:** Kappert, A.: Lehrbuch und Atlas der Angiologie. 13. Aufl., Hanns Huber, Bern/Stuttgart 1998. **66 E:** Yeshua/Benner 1992. **68 B:** Yeshua/Benner 1992. **80 A:** Buchfelder/Buchfelder 2006. **80 B:** Buchfelder/Buchfelder 2006. **80 D:** Buchfelder/Buchfelder 2006. **82 B:** Gorgaß u. a. 2004. **88 B1:** Yeshua/Benner 1992. **94 A:** Gorgaß u. a. 2004. **102 A:** Buchfelder/Buchfelder 2006. **106 D:** Gorgaß u. a. 2004. **110 C:** Netter, F. H.: Farbatlanten der Medizin. The Ciba Collection of Medical Illustrations. Thieme, Stuttgart 1976 u. ö. **110 D:** Yeshua/Benner 1992. **122 B:** Gorgaß u. a. 2004. **122 D:** Buchfelder/Buchfelder 2006. **124 D:** Gorgaß u. a. 2004. **126 A:** Gorgaß u. a. 2004. **126 B:** Gorgaß u. a. 2004. **126 C:** Gorgaß u. a. 2004. **126 D:** Malteser-Hilfsdienst 2005. **128 A:** Buchfelder/Buchfelder 2006. **132 A:** Rothe/Skwarek 2003. **132 B:** Rothe/Skwarek 2003. **132 C:** Rothe/Skwarek 2003. **132 D:** Rothe/Skwarek 2003. **132 E:** Rothe/Skwarek 2003. **132 F:** Rothe/Skwarek 2003. **132 G:** Rothe/Skwarek 2003. **132 H:** Rothe/Skwarek 2003. **184 A links:** Yeshua/Benner 1992. **184 A rechts:** Goldschmidt, P.: Erste Hilfe. 3. Aufl., Arbeiter-Samariter-Bund, Köln 1994. **184 E:** Jung 2004. **208 A:** Ministerium für Arbeit, Gesundheit und Soziales des Landes Nordrhein-Westfalen (Hg.): Sicherheits-Lexikon für alle Haushalte. Eigenverlag, Düsseldorf 1992. **208 B, 208 C, 208 E, 208 F** wie **208 A, 208 G, I:** Bundeszentrale für gesundheitliche Aufklärung (Hg.): Die neue Sicherheitsfibel. Ein Ratgeber zur Verhütung von Kinderunfällen. Köln o. J. **226:** ADAC-Luftrettung GmbH 2011. **227, 228:** Hintzenstern 2010. **229:** Anders, B., Lubkowitz, A., Neumann, P., Wende, H.: Seenotrettung durch die DGzRS. Busse und Seewald, o. O. 1996.

Register

Halbfett gedruckte Zahlen beziehen sich auf **zentrale Stellen.**

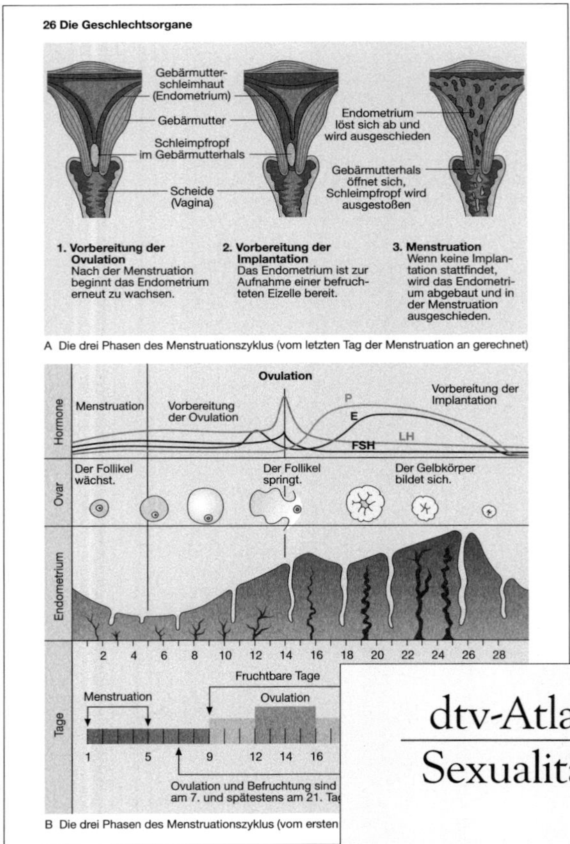

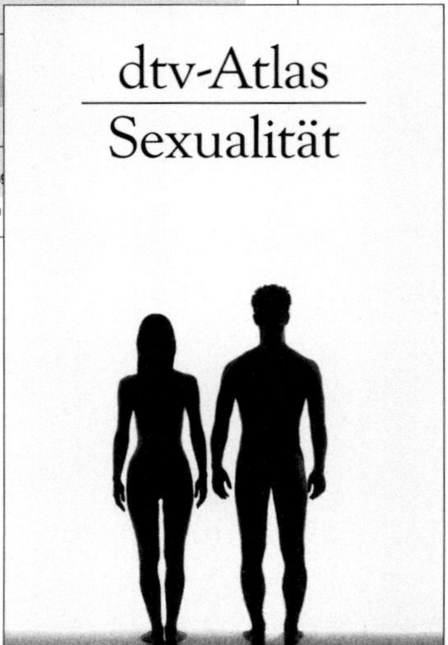

dtv-Atlas Sexualität

98 Abbildungsseiten in Farbe
Originalausgabe

ISBN 978-3-423-03235-3

Dr. med. Marianne Koch im dtv

Das Herz-Buch

ISBN 978-3-423-**24870**-9

Marianne Koch vermittelt medizinisches Wissen über das Herz, erklärt Herzmedikamente und die neuesten medizintechnischen Methoden, macht aber auch die Zusammenhänge zwischen Herz und Seele deutlich.

Die Gesundheit unserer Kinder
Was Sie über ihre körperliche und geistige Entwicklung wissen sollten

ISBN 978-3-423-**24588**-3

Die Autorin legt ein weiteres Nachschlagewerk vor, in dem sie erklärt, welche Entwicklungsschritte Kinder durchlaufen – von der Ausbildung des Ich-Bewusstseins bis zur pubertären Auflehnung.

Mein Gesundheitsbuch
8., durchgesehene Auflage

ISBN 978-3-423-**24421**-3

»Ein Nachschlagewerk, das in keinem Haushalt fehlen sollte.« (frau aktuell)

Körperintelligenz
Was Sie wissen sollten, um jung zu bleiben
8. Auflage 2011

ISBN 978-3-423-**24366**-7

»… Fundierte Angaben über neueste wissenschaftliche Erkenntnisse und eine kritische Betrachtung so genannter Anti-Aging-Mittel … ein Konzept, das vor allem von einem zehrt: den Erfahrungen einer Frau, die lebt, was sie schreibt. Und schreibt, wie sie denkt. Ohne Schnörkel …« (Westdeutsche Allgemeine Zeitung)

Tief einatmen!
Eine Entdeckungsreise in den Körper

ISBN 978-3-423-**62194**-6

»Marianne Koch … setzt in diesem Buch ihr Fachwissen für die Jüngeren um. Herausgekommen ist ein erfreulich offenes Buch, das diverse, so gern verschämt verschwiegene Fragen beantwortet …« (Buchkultur)

Heilwissen aus dem Reich der Mitte
Die Bücher von Susanne Hornfeck und Nelly Ma

Chinesische Hausmittel
Heilwissen aus dem Reich der Mitte
ISBN 978-3-423-**36286**-3

Die Traditionelle Chinesische Medizin (TCM) ist beliebter denn je. Die Autorinnen zeigen, wie man ihre Vorteile schnell und unkompliziert nutzen kann, ohne sich erst umfassend über Theorie und Praxis informieren zu müssen.

»Dieses Buch ist ein echtes Schatzkästlein an Tipps und Rezepten für Gesundheit, Schönheit und Wohlbefinden. Die vorgestellten Methoden sind ebenso sanft wie wirksam.«
Die Aktuelle

Die acht Schätze der chinesischen Heilküche
ISBN 978-3-423-**34125**-7

Die TCM kennt acht wahrhafte Schätze, die auf genussvolle Weise Gesundheit und ein langes Leben fördern: Ingwer, Soja, Rettich, Knoblauch, Frühlingszwiebeln, Chinakohl, Pilze und Sesam.

»Mit wenig Aufwand heilkräftige Gerichte zaubern! Hiermit klappt's. Alle Rezepte sind einfach nachzukochen.«
Welt der Frau

Erziehungsberater im dtv

Christiane Alvarez
Hochbegabung: Tipps für den Umgang mit *fast* normalen Kindern
ISBN 978-3-423-**34626**-9

Monika Arndt
Das Baby-Kochbuch
Gesunde Ernährung für Ihr Kind
ISBN 978-3-423-**36187**-3

Bruno Bettelheim
Kinder brauchen Märchen
Übers. v. L. Mickel und B. Weitbrecht
ISBN 978-3-423-**35028**-0

Caroline Eliacheff
Das Kind, das eine Katze sein wollte
Psychoanalytische Arbeit mit Säuglingen und Kleinkindern
Übers. v. S. Farin
ISBN 978-3-423-**35135**-5

Oggi Enderlein
Große Kinder
Die aufregenden Jahre zwischen 7 und 13
ISBN 978-3-423-**36220**-7

Inge Faltin, Daniel Faltin
Schule versagt
Warum Bildung ein Glücksspiel ist und wie sich das ändern kann
ISBN 978-3-423-**24835**-8

Klaus Fritz
Irene Zimmermann
Gymnasium
Ein Ratgeber für Eltern
ISBN 978-3-423-**34558**-3

Roland Geisselhart
Cordula Kießling
Gute Noten mit legalen »Spickzetteln«
So lernen Kinder schneller und besser
ISBN 978-3-423-**34374**-9

Martha Heinemann-Pieper
William J. Pieper
Smart Love
Erziehen mit Herz und Verstand
Übers. v. C. Trunk
ISBN 978-3-423-**34032**-8

Matthew McKay
Wenn Eltern die Wut packt
Alltägliche Stresssituationen mit Kindern bewältigen
Übers. v. M. Rometsch
ISBN 978-3-423-**36269**-6

Doro Kammerer
Das erste Lebensjahr
ISBN 978-3-423-**36290**-0

Das zweite Lebensjahr
ISBN 978-3-423-**36309**-9

Die ersten drei Lebensjahre
Ein Elternbegleitbuch
ISBN 978-3-423-**34140**-0

Erziehungsberater im dtv

Leichter lernen mit FOCUS-SCHULE
Hg. v. Gaby Miketta

Ischta Lehmann
Motivation
Wie Eltern ihr Kind unterstützen können
ISBN 978-3-423-**34475**-3

Petra Thorbrietz
Konzentration
Wie Eltern ihr Kind unterstützen können
ISBN 978-3-423-**34445**-6

Gerhard W. Lauth, Kerstin Naumann, Peter F. Schlottke
Rastlose Kinder, ratlose Eltern
Hilfen bei ADHS
ISBN 978-3-423-**34356**-5

Penelope Leach
Die ersten Jahre deines Kindes
Übers. v. C. Brusdeylins, A. Fäser u. U. Galter
ISBN 978-3-423-**36232**-0

Gerlinde Ortner
Märchen, die Kindern helfen
Geschichten gegen Angst und Aggression, und was man beim Vorlesen wissen sollte
ISBN 978-3-423-**36107**-1

Claudia Schäfer
Montessori für zu Hause
ISBN 978-3-423-**36273**-3

Nasma Scheibler-Shrestha
Ruth Lehmann
Babymassage
Die Sprache der sanften Berührung in der Newar-Tradition
ISBN 978-3-423-**36191**-0

Manfred Spitzer
Vorsicht Bildschirm!
Elektronische Medien, Gehirnentwicklung, Gesundheit und Gesellschaft
ISBN 978-3-423-**34327**-5

Angelika Steffen
Schule – und dann?
So helfen Eltern ihren Kindern bei der Berufswahl
ISBN 978-3-423-**34510**-1

Johannes Wilkes
Der kleine Kindertherapeut
Erste Hilfe für Kinder in seelischen Nöten
ISBN 978-3-423-**34423**-4

Wörterbuch Pädagogik
Von Horst Schaub und Karl G. Zenke
ISBN 978-3-423-**34346**-6

Katharina Zimmer
Widerstandsfähig und selbstbewusst
Kinder stark machen fürs Leben
ISBN 978-3-423-**34225**-4

Wissen ist die beste Medizin
Gesundheitsratgeber im dtv

Dr. med. Marianne Koch

Das Herz-Buch
Farbig illustriert von J. Mair
ISBN 978-3-423-**24870**-9

Das Herz-Buch vermittelt genaues medizinisches Wissen über das Herz, seine Gefährdungen und Krankheiten, stellt die neuesten medizintechnischen Verfahren vor, erklärt Herzmedikamente, macht aber auch die Zusammenhänge zwischen Seele und Herz deutlich. Und natürlich zeigt es, wie wir unser Herz schützen und gesund erhalten können.

Die Gesundheit unserer Kinder
Was Sie über ihre körperliche und geistige Entwicklung wissen sollten
ISBN 978-3-423-**24588**-3

Mein Gesundheitsbuch
Mit zahlreichen farbigen Abbildungen
ISBN 978-3-423-**24421**-3

Körperintelligenz
Was Sie wissen sollten, um jung zu bleiben
ISBN 978-3-423-**24366**-7

Tief einatmen!
Eine Entdeckungsreise in den Körper
ISBN 978-3-423-**62194**-6

Harriet Beinfield
Efrem Korngold
Traditionelle Chinesische Medizin
Grundlagen-Typenlehre-Therapie
Übers. v. S. Schuhmacher
ISBN 978-3-423-**34178**-3

Gene D. Cohen
Geistige Fitness im Alter
So bleiben Sie vital und kreativ
Mit einem Vorwort von Manfred Spitzer
ISBN 978-3-423-**34530**-9

Handbuch Autogenes Training
Grundlagen, Technik, Anwendung
Von Bernt Hoffmann
ISBN 978-3-423-**36208**-5

Dieses systematisch angelegte Handbuch fasst das theoretische und praktische Wissen über das AT übersichtlich zusammen. Alle bewährten Übungen werden ausführlich in ihrer Technik und in ihren Anwendungsmöglichkeiten behandelt.

Harald Karutz
Kursbuch Erste Hilfe
ISBN 978-3-423-**34491**-3